려주는

알쓸신약

알아두면　　　　쓸모있는　　　　신통방통　　　　약이야기

약사의 사명은 제대로 된 정보를 전달하는 것입니다.

　1년 반 만에 두 번째 프롤로그를 쓰게 될 거라고는 미처 생각지 못했습니다. 4년 가까이 이곳저곳에 글을 써오고 있지만, 그래도 글을 쓴다는 것은 항상 새롭고 어려우며 또 설렙니다. 대략 2년 전 임성용 약사와 함께 이 책을 쓰면서 몇 개월 동안 매일같이 새벽까지 자료를 정리하고 또 몇 번을 검수하면서 완성했습니다. 지금에서야 하는 말이지만 그 당시 너무 힘들어서 '괜히 책을 쓴다고 했나'라는 생각이 중간에 몇 차례 들기도 했습니다. 약사라는 타이틀을 달고 수년간 블로그를 운영하면서 내세울 건 '신뢰'밖에 없는 저희였기에 책에도 그것을 고스란히 담고 싶었습니다. 그러다 보니 완성도 높은 책을 내고 싶다는 욕심도 있었고 자존심도 상당했던 것 같습니다. 이러한 어려운 인고의 과정을 거쳐 결과물이 세상 밖으로 나왔고 저희의 기대보다 훨씬 더 많은 분들께서 이 책을 사랑해주셨습니다. 덕분에 지난 2년은 인생에 있어 정말 뜻깊고 다양한 경험을 더 많이 할 수 있었던 소중한 시간이었습니다.

　인생의 동반자이자 존경하는 임성용 약사와 처음 블로그를 시작하게 된 건 다름 아닌 '약사로서 약사답게 좀 살아보자!'라는 치기 어린 마음에서였습니다. 약사 가운을 입고 일하는 이상 제 약국에 오신 모든 분들께 제가 아는 정보를 아낌없이 공유하고 조금이라도 더 설명해서 도움을 드리고 싶은 마음이 컸습니다. 그게 약사의 역할이고 제가 할 일이라고 생각했거든요. 하지만 정작 약국을 직접 방문하는 분들은 제 이야기를 듣고 싶지 않아 하거나 경시하는 경우가 빈번했습니다. 이런 상황이 반복되니 처음에는 좌절도 하고 기운이 많이 빠지기도 했습니다. 사실 오프라인에서는 약국이라는 공간이 주는 보이지 않는 다양한 제약이 있습니다. 아무래도 대중들이 떠올리는 약국은 '병원을 다녀온 후 병원에서 처방받은 약을 조제 받기 위해 잠시 머무르는 공간'이라는 인식이 있다 보니 심도 있는 정보 전달이나 상담이 힘든 구조거든요. 또한, 처방에 치우친 약사들의 업무와 일부 발전 없는 도태가 겹치면서 약국과 약사에 대한 신뢰도가 그리 높지 않다는 측면도 존재하고요. 이런 갈증을 풀고자 온라인 활동을 시작하게 된 게 지금까지 이어져 오고 있습니다.

　다들 아시다시피 현재는 신세대/기성세대 구분할 것 없이 온라인에서 본인이 필요한 모든 정보를 손쉽게, 그것도 아주 다양하게 얻을 수 있는 시대입니다. 약이나 건강과 관련한 콘텐츠도 마찬가지인데요. 이렇게 정보가 넘쳐나다 보니 필연적으로 비전문가에 의한 근거 없는 정보들도 많이 마주치게 됩니다. 이런 정보들은 대부분 근거나 사실에 입각한 내용이기보다는 자극적이고 과장된 콘텐츠인 경우가 많은데 소비자들은 사실 이것이 올바른 정보인지 판단하기 힘들고, 심지어 이를 더 반기고 신뢰하는 현상도 목격됩니다. 그래서 이왕이면 이러한 전문적인 정보, 특히 건강의 문제와 직결되는 내용은 관련 전문가인 약사가 제공하는 게 맞지 않겠냐는 생각을 항상 가지고 있고 이를 실천하기 위해 노력해 왔습니다. 또 한 번 하면 뭐든지 확실하게 제대로 하자는 성격 덕분에 정보 하나를 올리더라도 제대로 된 올바른 정보를 올리기를 반복했고요. 그게 쌓이고 쌓여서 저를 신뢰해주는 분들이 온·오프라인 가리지 않고 생겨났고, 이는 다시 저를 스스로 부끄럽지 않은 사람이 되도록 더욱 채찍질하게 만드는 선순환이 되었습니다. 참으로 감사한 일입니다. 약사로서 살아 있음을 느낍니다.

앞으로의 개인적인 바람은 저 스스로가 단순한 직업을 영위하는 약사가 아닌, 공공재로서 작지만 뜻있는 역할을 하는 사람이 되자는 것입니다. 끊임없이 고민하고 공부하고 공감하다 보면 더 많은 분들께서 알아주실 것이라 믿고, 오늘도 피곤하지만 퇴근 후 책상 앞에 앉아 강의를 듣고 자료를 찾아 정리하고 있습니다. 조금 더 주제넘은 꿈을 꿔보자면 저뿐만 아니라 다른 많은 약사님들의 이런 노력과 열정이 모여서 온 국민의 약사에 대한 인식 개선과 함께 신뢰도 향상이 가능하면 참 좋겠다는 생각이 듭니다. 이 책은 그런 일의 조그마한 출발점이자 제가 보일 수 있는 최소한의 결과물이라고 볼 수 있습니다. 『알쓸신약』은 약과 건강, 그리고 영양제에 대한 올바른 인식과 함께 전반적인 이해도를 한층 더 업그레이드시켜줄 것입니다. 꼭 한 권씩 가정이나 사무실에 비치해둔다면 꽤나 유용하게 쓰일 것이라고 감히 확신해봅니다.

지난 몇 년간 블로그와 유튜브를 통해 활발하게 대중들과 소통하고 올바른 정보를 제공하기 위해 나름대로 노력해왔지만, 여전히 부족함을 많이 느꼈고 여러 이유로 포기하고 싶은 생각도 수차례 들었습니다. 하지만 그런 순간이 올 때마다 저를 믿고 의지하며, 진심을 담은 응원의 말씀을 해주시는 많은 분들이 계셨기에 다시 한번 힘을 내어 달리기를 이어나갈 수 있었습니다. 평생 공부하고 그 내용을 한 분에게라도 더 알려드릴 수 있도록 용기 내서 지치지 않고 더 열심히 해보려 합니다. 앞으로도 지켜봐 주시고 많은 사랑과 관심 부탁드립니다.

약 짓는 오빠들 _ 이정철 약사

약, 잘 알아야 잘 먹을 수 있습니다.

2019년 늦은 여름, 많이 부족했지만 그래서 더 열심히 준비했던 『알쓸신약』이라는 책을 출간하게 되었습니다. 책을 쓰고 나서 생전 처음으로 출간기념회란 것도 해보고 많은 분들의 기분 좋은 피드백을 받기도 하였습니다. 이정철 약사와 책에 대해 이야기를 하면서 '준비하는 과정이 힘들었지만 그래도 인생에서 해볼 수 있는 정말 멋진 경험이었다'라는 소회를 나누었던 기억이 납니다. 그로부터 1년 반이라는 시간이 지나 '또다시 이런 멋진 경험을 할 수 있을까' 생각하던 차에 때마침 시대인 출판사의 연락을 받고 기존 『알쓸신약』의 내용을 보완하고 새로운 내용을 추가하여 개정신간을 내게 되었습니다. 많은 분들께서 재밌게 읽어주시고 관심을 가져주신 덕분이라고 생각합니다.

책을 처음 쓸 때 했던 고민이 있습니다. 10년 가까이 약을 다루고 그것을 직업으로 삼아 온 저라는 사람과, 약사가 아닌 독자분들이 느끼는 '약'은 분명히 다를 것이라고 말이죠. 저 역시 약사가 되기 전에는 '약'이란 그저 어린 시절 아플 때 한 번씩 먹었던 달콤한 해열제 시럽만이 기억에 강렬하게 남아 있을 뿐, '아플 때 없으면 아쉽고, 있으면 좋은 것' 그 이상도 그 이하도 아니었습니다. 아마 많은 분들이 이와 비슷하게 생각하지 않을까 싶습니다. 하지만 약사가 된 이후로 예전에는 보지 못했던 많은 이야기가 약 속에 녹아 있다는 것을 알게 되었습니다. 그 이야기들은 약사라는 사람들을 통해 전달될 수 있는, 단순히 건강뿐 아니라 마음에 위안을 줄 수 있는 내용들이었습니다. 우스갯소리로 약을 좋아하면 안 되지만 저에게는 일상이고 애정이 녹아 있는 것이 '약', '약국', '약사'입니다. 그래서 이 책은 비록 약에 대한 정확한 정보 전달이 주된 내용이지만, 제가 생각하는 것들이 조금이라도 책에 담기면 좋겠다는 마음으로 책을 썼습니다. 책을 읽다 보면 딱딱한 내용들도 많지만 가장 보편적이면서도 실제로 독자분들이 제가 일하는 약국을 찾아오신다면 들려드리고 싶은 이야기들이라고 생각해주시면 좋겠습니다.

약사가 아닌 사람들에게 '약사'에 대한 이미지를 물으면 어떤 생각을 할지 궁금합니다. 약사가 되기 전, 조금 더 정확하게 말하자면 약대에 들어가기 전까지 저 역시 약사에 대한 이미지는 백지였습니다. 정작 약사가 되었을 때도 뚜렷한 목표 의식이 없었고, 그래서 약사로서 어떤 방향으로 살아가야 하는지에 대한 고민을 정말 많이 했습니다. 그 해답을 찾기 위해 병원에서 일도 해봤고, 현재는 다시 약국으로 돌아와서 매일 고민을 하며 살고 있습니다. 아마 이 때문에 블로그라는 소통 창구를 통해 이런 고민을 해결할 실마리를 찾고자 했는지도 모릅니다. 고민은 아직도 현재 진행 중이지만, 한 가지 확실하게 든 생각은 일단 약사로서 해야 할 역할에 충실하면서 더 나은 방향을 준비해야겠다는 것입니다.

사실 우리나라는 약에 대한 접근성이 굉장히 높은 나라입니다. 큰 건물을 살펴보면 수많은 병원 간판이 걸려 있고 지역별 약국 밀도도 높습니다. 전반적인 의약품 사용 소비액이 모두 OECD 평균을 상회합니다. 접근성이 높은 만큼의 안전장치가 필요하다고 생각합니다. 그리고 그 역할을 해야 하는 것이 바로 약국이고, 그 안에서 이뤄지는 약사와 환자간의 소통이 정말 중요합니다.

이 책을 쓰면서 가장 신경 쓴 부분이 약국에서 이뤄지는 소통에 대한 것입니다. '아 다르고, 어 다르다'라는 말이 있는데요 약에 관해서는 '아'와 '어'가 달라서는 안 됩니다. 약을 구매하거나 처방받는 사람은 궁금한 점이 있으면 꼭 명확하게 질문을 해야 하고 약사도 중요한 정보를 제공하는 데 있어서 최선을 다해야 한다고 생각합니다.

가끔 복약지도를 할 때 "바쁘니까 그냥 약만 주세요."라는 말을 듣곤 합니다. 혹자가 보기에는 저러면 귀찮게 설명하지 않아도 되고 환자도 아는 약을 그냥 다시 먹는 것이니 더편한 것이 아니냐고 생각할 수도 있습니다. 하지만 그렇게 약을 드리고 돌아서면 걱정과씁쓸함이 같이 찾아옵니다. 정말 바쁜 경우라면 어쩔 수 없지만 그래도 들어보면 더 좋은정보를 전달하고자 노력하는 많은 약사님들이 계신다는 것을 알 수 있을 것입니다. 그리고 그것이 저와 이정철 약사가 블로그를 운영하는 큰 취지이기도 했고요. 저는 약국이 모든 사람이 편하게 찾을 수 있는 공간이 되었으면 좋겠습니다. 물론 각각의 약국마다 상황은 다르겠지만 문턱을 낮춘, 가장 가까운 약료 서비스 시설로 소통이 이뤄질 때, 약사의 사회적인 역할이 더 인정받을 수 있고 사회에서 발생하는 수많은 약의 소비 역시 더욱 안전하게 자리 잡을 수 있을 것입니다.

3년이라는 시간 동안 올바른 약에 대한 정보를 제공하기 위해 수천 번이 넘는 검색을 하며 공부했습니다. 주관적인 의견이 들어간 부분도 있지만, 최대한 바른 정보를 전달해드리고자 노력했고 그 결과물을 이 책에 담았습니다. 딱딱한 부분도 있지만 나름대로 재미있게적고자 노력하였으니 재미있게 읽어주셨으면 좋겠습니다. 감사합니다.

약 짓는 오빠들 _ 임성용 약사

[CONTENTS]

PART 3. 우리 가족을 위한 영양성분

CHAPTER 1. 임산부 및 수유부

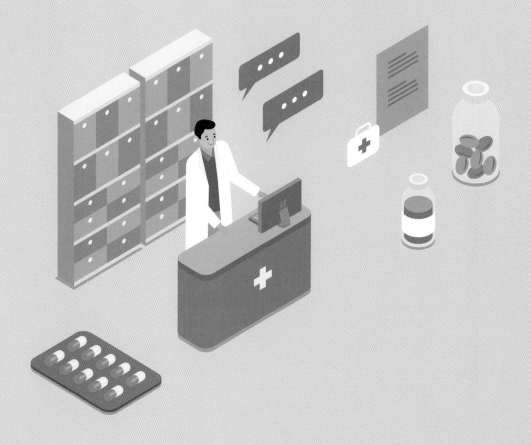

[시작하기 전에]

- 해당 도서에서 안내하는 정보는 2021년 5월을 기준으로 작성되었습니다.

- 도서에 명시된 내용은 의약품 사용 및 구매에 있어서 도움을 드리고자 작성한 것으로 하나의 참고사항
  으로 보시는 것이 좋으며, 개인에 따라 약의 효과나 부작용은 상이할 수 있습니다.

- 약을 구입할 때는 반드시 전문가(의사·약사)와의 상담을 통해 구입하는 것이 좋습니다.

- 도서에서 예로 든 제품들은 인지도가 비교적 높은 제품을 임의로 선택한 것입니다.

- 도서에는 저자의 주관적인 견해가 포함되어 있으며, 독자에 따라 달리 해석될 수 있습니다.

- 도서에 사용된 사진의 출처는 도서의 맨 뒤에서 확인하실 수 있습니다.

PART 01

약국에 대한 다양한 궁금증

약의 성분이 같으면
효과도 같은가요?

약국에 약을 사러 갔습니다. 평소 제게 잘 맞는 'ㅇㅇㅇ' 약을 달라고 했더니 그 약은 없다고 합니다. 대신 다른 제약회사에서 만들었지만 그 약과 같은 성분의 제품이 있다고 권하는데요. 성분이 같으니 효과도 같은 걸까요?

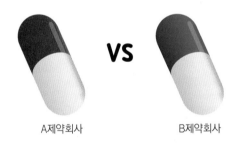

A제약회사   B제약회사

이런 일은 약국에서 정말 빈번하게 일어나는 상황입니다. 소비자 입장에서는 내가 찾는 약이 없어서 답답하고, 약사의 입장에서는 원하는 약을 드릴 수 없으니 참 곤란하죠. 간혹 "왜 약국에 약이 없어요?"라고 말씀하시는 분들이 계시는데 사실 약사 입장에서는 굉장히 난처한 질문입니다. 국내의 모든 제약회사에서 만드는 약품을 다 갖출 수 있는 약국이란 세상에 없으니까요.

간단하게 예를 들어볼까요? 우리나라에 존재하는 크고 작은 제약회사를 다 합하면 약 200여 곳이 넘습니다. 그중 이지엔6프로에 들어있어 많은 분들에게 알려진

'덱시부프로펜dexibuprofen' 성분을 봅시다. 이 성분이 들어있는 소염진통제를 만드는 회사를 찾아보면 A제약사부터 Z제약사까지 수십 곳이 넘습니다. 설령 약국이 운동장처럼 넓어서 모든 약을 다 준비해 놓을 수 있다고 하더라도 실제로 그렇게 하는 것은 비용적인 측면이나 관리하는 측면에서 불가능한 일입니다. 그래서 성분과 용량이 같다면 약사의 판단 하에 소비자에게 정보 전달이 더 용이한 제품, 제형이나 복용의 순응도에서 조금 더 나은 제품, 더 나은 경제성으로 가격이 저렴한 제품 등 여러 가지를 고려하여 약국에 보유합니다. 수많은 제약회사 중 약사가 A제약사와 B제약사의 제품을 선택했으나 소비자가 원하는 제품이 C제약사의 제품일 경우, 어차피 성분과 용량에는 차이가 없기 때문에 보유하고 있는 A와 B제약사의 제품을 권하는 것입니다. 이런 경우 소비자의 반응은 두 가지로 나뉩니다.

"네, 그럼 그 약으로 주세요."

or

"제가 찾는 제품이 아니네요. 다음에 올게요."

전자는 약사가 추천해주니 동일한 효과가 있다고 생각해 구매하는 경우이고, 후자는 본인이 찾는 약이 더 큰 효과를 발휘한다고 생각해 구매하지 않는 경우입니다. 그렇다면 과연 '소비자가 찾는 약'과 '약사가 권하는 약'에는 효과의 차이가 있을까요?

■ 성분과 용량이 같다면 효과도 동일할까요? ─────────

일단 정답부터 말씀드리자면 이론적으로는 효과의 차이가 없다고 보는 것이 맞지만, 실제로는 차이가 발생할 수도 있습니다. 굉장히 애매한 대답이죠? '차이가 없다'는 얘기는 일반적으로 판매되는 대부분의 약이 화학적 합성물질이기 때문입니다. 이는 생물학적 제제도 아니고, 사실 만드는 과정에서 특별한 기술이 필요한 것도 아니기 때문에 성분과 용량이 같다면 효과가 같다고 보는 것입니다. 실제로 같은 성분의 약인 경우 판매원만 다르고 제조원은 같은 경우도 많습니다. 쉽게 말하면, 동일한 성분을 가진 약의 경우 만들어진 공장은 한 곳이지만, 제품 생산을 주문한 회사가 여러 곳이라 회사에 따라 겉포장과 이름만 달리하여 판매되는 약들이 많다는 것입니다. 또한 약은 반드시 출시 전에 성분과 유효함량 등에 대한 검사를 진행하고 이를 통과해야만 시중에 출시되므로 일반적으로 주요 성분의 함량과 제형이 동일하다면 이는 '같은 약'이라고 봐야합니다.

하지만 성분이 같더라도 '차이'가 있을 수 있습니다. A제약사의 제품은 액상형 캡슐로 만들어졌고, B제약사의 제품은 정제로 만들어졌을 경우, 성분이 같기 때문에 기대할 수 있는 효능에서는 큰 차이가 없지만 약물의 붕해 속도나 이로 인한 작용시간, 약효의 발현 시점, 흡수 정도에 차이가 발생할 수 있기 때문입니다. 그 밖에도 미미한 부분이지만 제조사마다 원료가 다를 수 있어 인정되는 범위 내에서 유효성분 함량에 차이가 있을 수도 있습니다.

사실 효과의 차이에 가장 큰 영향을 미치는 것은 '사용자의 약물 경험'입니다. 상당히 많은 사람들이 같은 성분의 다른 약을 먹었을 때 차이를 느꼈다고 합니다. □□약을 먹었을 때는 효과가 없었는데 △△약으로 바꾸니까 바로 나았다고 말이죠. 하지만 이때 고려해야 하는 부분은 질병이라는 것이 항상 같은 경과를 보이며 진행하지 않는다는 점입니다. 같은 감기라하더라도 쉽게 증상이 회복될 만한 단계에서 약을 먹게 되면 아무래도 금방 낫는 듯한 느낌을 받게 됩니다. 하지만 증상이 오래가거나 심한 단계라면 약을 먹어도 쉽게 증상이 호전된다는 느낌을 받기 어렵습니다. 같은 성분의 약을 먹었더라도 전자의 경우에는 효과가 있다고 생각하고, 후자의 경우에는 효과가 없다고 생각하게 되는 것입니다. 물론, 심리적으로 평소 본인이 복용하던 것은 더 효과적으로 느끼고, 다른 약물은 그렇지 않게 느끼는 플라시보 효과(placebo effect)도 분명 존재하고요.

정리하자면 동일 성분 제품은 일반적으로 그 효과에 있어 차이가 없다고 보는 것이 맞지만, 위에서 언급한 작은 부분들로 인해 미세한 차이를 느낄 수 있습니다. 사람마다 컨디션이나 특정 성분에 대한 감수성에 차이가 있기 때문에 개인의 경험을 토대로 자신에게 맞는 약을 구입 또는 처방받아 복용하는 것이 중요합니다.

광고하는 제품이 더 신뢰가 가는데
약국에서는 다른 제품을 권해요.

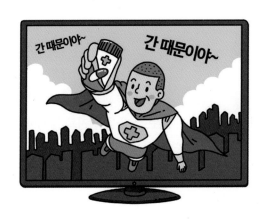

　광고가 홍수처럼 쏟아지는 세상입니다. TV나 인터넷, SNS를 하다 보면 하루에
도 수십 편의 광고를 접하게 되는데요. 광고를 통한 노출 빈도가 잦을수록 소비자
가 해당 제품을 찾을 확률이 높아지기 때문입니다. 이런 현상은 의약품도 예외가
아닙니다. 실제로 의약품 시장에서 높은 판매율을 유지하고 있는 제품들을 보면 예
전부터 익숙한 광고 로고송으로 소비자에게 노출된 제품이 대다수입니다. '간 때문
이야~', '두통, 치통, 생리통엔~!' 등 한 소절만 들어도 무슨 제품인지 알아차리기
는 어렵지 않습니다. 광고의 힘을 가장 잘 보여주는 예시가 아닐까 합니다. 그래서
인지 약국에서 "○○○주세요."라며 제품명을 말하는 사람들이 많습니다. 대부분
소비자가 원하는 약을 주지만 간혹 비슷한 종류의 다른 제품을 권하는 약사들이 있
는데요. 그 이유가 무엇일까요?

소비자가 약국에 와서 인지도가 높은 상품을 찾는 것은 어쩌면 당연한 일입니다. 광고를 한다는 것은 그만큼 그 판매사가 제품에 대해 자신이 있고 조금 더 신경을 쓰고 있다는 인상을 주기 때문입니다. 생소한 이름의 제품은 왠지 약의 효능이 떨어질 것만 같고 믿음이 가지 않기 때문에 가격에 큰 차이가 없다면 그 비용을 치르고서라도 유명한 제품을 선택하는 것이지요. 이런 방식으로 광고 제품을 구매하고 주변인들에게 전파하다 보면, 자연스럽게 제품의 매출은 늘고 판매사는 매출이 늘어난 만큼 마케팅에 다시 재투자하게 됩니다. '매출 1위!'라면서 말이죠. 판매사 입장에서는 선순환인 셈이네요. 제품의 질이 많이 떨어지는 게 아니라면 소비자도 손해 볼 건 없고 말이죠.

■ 약사의 입장

약국에서는 소비자들이 원하지 않는 제품을 억지로 강요하여 판매하지 않습니다. 하지만 다른 선택지를 알려드리고 설명하면서 권하는 경우는 분명 있는데요. 왜 그럴까요?

1. 운영상의 이유

약국의 일반적인 수입은 조제를 통한 조제료와 일반의약품 판매를 통한 수익입니다. 일반의약품에 의한 수익이 차지하는 비중은 약국마다 다르지만, 약국이 원활하게 운영되기 위해서는 조제료에만 의존할 수는 없기 때문에 상담을 통한 일반의약품의 판매가 필수적입니다. 그런데 광고를 통해 많이 알려진 제품들은 제품의 단가를 결정하는 과정에서 광고비로 인해 제품 생산 단가가 높아질 수밖에 없습니다. 예를 들어 유명 광고 제품인 A와 광고를 하지 않지만 A와 성분이 동일한 제품인 B가 있을 때, 성분과 함량이 모두 같은 약이라도 약국으로 사입될 때 제품 단가의 차이가 상당합니다. 광고를 하는 제품은 약국 사입가와 소비자 판매가의 차이가 거의 없는 경우가 많아 이런 약들만 판매한다면 약국을 운영하기가 굉장히 어렵습니다. 때문에 A와 B가 비슷한 효능을 가지고 있다면 B를 권할 수밖에 없는 것이지요.

하지만 이는 약국뿐 아니라 소비자에게도 좋은 일입니다. 만약 금액과 효능이 비슷한 C와 D라는 제품이 있다고 가정했을 때, 같은 가격이라면 광고를 하지 않은 D 제품의 용량이 높거나 구성이 좋은 경우가 많습니다. 광고비를 다른 방향으로 전환한 것인데요. 이 경우 소비자 입장에서는 광고를 하지 않은 D제품을 구매하는 것이 오히려 약을 조금 더 경제적으로 구입하게 되는 것입니다. 이러한 이점마저 없다면 약국에서 다른 약을 권했을 때 그 약을 사는 사람은 아무도 없을 것입니다.

2. '유명'하다고 해서 반드시 '명약(名藥)'은 아닙니다.

이는 제가 가장 드리고 싶은 말씀인데요. 유명하다고 해서 모든 병에 효과가 있는 것은 아닙니다. 사람들마다 각자의 성격이 다르듯이 같은 질병이라고 해도 증상은 아주 다양하게 나타납니다. 약을 선택할 때는 증상을 고려해야 하는데 광고에 나온 유명한 제품만 찾다보면 그 약의 성분이 내게 얼마나 효과가 있을지 장담할 수 없습니다.

예를 들면, 잇몸약의 양대 산맥이라고 할 수 있는 '인사돌'과 '이가탄'을 모르는 분은 거의 없을 것입니다. 하지만 두 가지 약이 어떻게 다른지, 나의 증상에는 어떤 약이 더 맞는지 고민한 후 선택하는 분들은 거의 없습니다. 대다수는 '누가 이 약을 먹었는데 좋았다더라'라는 말만 듣고 약을 선택합니다. 약국에서 소비자가 원하는 약을 주기 전에 선택에 도움이 되는 몇 가지 질문을 하고 간혹 다른 약을 권하는 이유가 여기에 있습니다. 실제로 인사돌은 치주염과 관련하여 치과 치료 후 보조적으로 잇몸을 건강하게 유지할 목적으로 복용하고, 이가탄은 잇몸이 붓고 피나는 경우에 주로 복용합니다. 두 가지 모두 '염증 억제'라는 큰 틀 안에 있지만 자세히 보면 조금씩 차이가 있음을 알 수 있습니다. 즉 잇몸약이라고 하여 모든 약이 같지 않으니, 유명한 약보다는 본인의 현재 증상에 따라 적용할 수 있는 성분의 약을 복용해야 합니다.

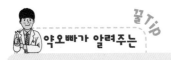
설명은 들었지만 광고하는 제품이 아니다보니 믿음이 안가고 찝찝하다면?

단골 약국을 만들어보세요!

자주 가는 약국 중 믿을 만한 약국을 선정하여 단골 약국으로 만들어보세요. 단골 약국을 이용한다면 건강에 대한 관리를 받을 수도 있고 약을 구매하는 데 있어서 더 신뢰감을 느끼실 겁니다. 나의 상태를 잘 아는 약국이라면 나에게 더 좋은 약을 권해줄 것은 자명한 사실이죠.

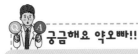
궁금해요 약오빠!!

Q. 유명한 약이 더 효과가 좋으니 많이 팔리고 홍보도 하는 것 아닌가요?

A. 유명한 약들을 살펴보면 대부분 예전에 출시되어 현재까지 오랫동안 판매되는 제품들입니다. 제약회사 입장에서 이러한 제품들은 굉장한 효자 상품입니다. 제품이 많이 팔리는 것은 물론이고 회사의 이미지와 인지도까지 상승시켰기 때문입니다. 하지만 과연 이러한 제품들이 소비자들에게도 효자가 될 수 있을까요?

요즘엔 매일같이 다양한 종류의 신약이 쏟아져 나옵니다. 새롭게 나오는 약들은 더욱 좋은 성분을 추가하고 함량도 조절하여 현대인의 바뀐 라이프스타일에 맞춰 적절한 구성으로 출시가 되고 있죠. 그런데 실제로 누구나 들으면 알만한 영양제들은 나온 지 수십 년(40~50년 이상)된 약들이 많습니다. 물론 변화에 맞춰 새로 리뉴얼을 한다고는 하지만 끊임없이 새로운 약들이 나오고 시대가 변하는 상황에서 이러한 제품들이 과연 최선의 선택인지는 약사뿐만 아니라 소비자들도 고민해야 하는 문제입니다. 약사의 입장에서는 소비자에게 조금 더 나은 선택사항이 있음을 알려드리고 제시할 의무도 있고요. 기존의 유명한 약이든 신약이든 소비자가 약을 먹고 현재의 증상이 좋아진다면 그보다 좋은 일은 없을 것입니다. 유명한 약이냐 아니냐를 따지기 전에 제품의 질이 얼마나 좋은지, 어떤 성분이 얼마만큼 들어있고, 소비자에게 얼마나 적합한지를 고려해 선택하는 것이 가장 중요합니다.

약국마다 약값이 다른 이유가 뭐죠?

안녕하세요. 저 A약 하나 주세요.

네, 여기 있습니다. 5,000원입니다.

어? 다른 데서는 4,500원이었는데 왜 여기는 더 비싸죠?

약국에서 약을 구입할 때 많은 분들이 궁금해하고, 또 오해의 소지가 있는 부분이 바로 '약값의 차이'입니다. 똑같은 약을 구매했는데, 혹은 똑같은 처방전을 냈는데 약국마다 가격이 달랐던 경험이 모두 한번쯤은 있으셨을 텐데요. 왜 이런 일이 발생하는지 일반의약품과 전문의약품의 경우로 나눠 설명해드리겠습니다.

■ 일반의약품

일반의약품은 의사의 처방 없이 약국에서 쉽게 구입할 수 있는 의약품으로 감기약, 진통제, 소화제, 각종 연고류, 파스류, 그리고 영양제 등이 해당됩니다. 이러한 일반의약품에 대해 대중들이 잘못 인식하고 있는 부분이 있는데 일반의약품은 국가에서 가격을 정하는 개념이 아니라, 판매가에 영향을 미치는 여러 요인을 고려해 개인사업자(약사)가 가격을 정하는 재화(財貨)의 개념이라는 점입니다. 따라서 일반의약품의 가격이 약국마다 다른 것은 아주 자연스러운 현상입니다. 다만 지역별로 같은 구역 내의 약국들끼리 동일한 약품에 대해서 가격대를 비슷하게 맞추는 것뿐이지 금액이 모두 같아야 할 이유는 전혀 없는 것이지요. 이는 우리 생활의 모든 경우에서도 마찬가지입니다. 기름 값이 주유소마다 다르고, 똑같은 수액제라도 병·의원마다 금액이 다릅니다. 같은 제품이라 할지라도 마트마다, 전자매장마다 금액이 다르다는 것을 생각하면 훨씬 이해가 쉬울 것입니다. 그렇다면 이렇게 약값에 영향을 줄 수 있는 요인에는 어떤 것들이 있을까요?

▶ 일반의약품의 가격 형성에 영향을 끼치는 요인
1. 거래 업체 및 구매 수량에 따른 사입가의 차이

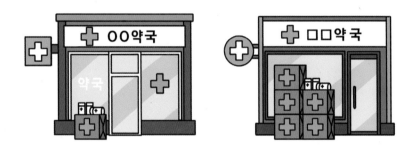

약국이 일반의약품을 사입하는 경로를 크게 나누면 특정 제약회사와 직거래하는 방법과 도매상을 통해 구매하는 방법, 두 가지로 나눌 수 있습니다. 이중 도매상을 통해 구매하는 경우 업체에 따라 도매가가 조금씩 차이를 보이는데요. 예를 들어 A라는 약품을 취급하려 할 때, '가' 도매상에서는 사입가 1만 원인데 '나' 도매상에서는 1만 2천 원인 경우가 있습니다. 이처럼 처음 사입을 할 때부터 생긴 2천 원의 차이가 판매 가격을 책정할 때도 영향을 미치게 됩니다.

구매 수량에 있어서도 사입가의 차이가 발생합니다. 이는 약국뿐만 아니라 전 세계의 물품 거래 시에도 동일하게 적용되는 이야기인데요. 한 번에 구입하는 물건의 개수가 많을수록 할인율이 올라가 사입가가 낮아지는 것입니다. 규모가 큰 약국의 경우 물건을 대량으로 구매해 사입가를 낮출 수 있기 때문에 다른 약국보다 더 저렴하게 판매가를 책정할 수 있습니다. 물론 판매가를 주변과 같게 맞추고 판매 마진율을 높게 가져갈 수도 있지만 이는 어디까지나 판매하는 약사 개인의 자유니까요. 이런 이유로 규모가 작은 영세 약국의 경우 규모가 큰 약국에 비해 약값이 비싸다고 인식되는 경우가 생깁니다. 일부의 경우에는 이런 오해를 없애기 위해 거의 마진이 없는 수준 또는 손해를 보면서까지 판매가를 주변 약국과 맞추는 경우가 발생하기도 합니다.

2. 주변 경쟁 약국 여부 및 지역별 시세

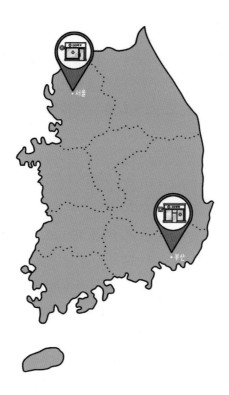

약값을 결정하는 것은 약사 개인의 자유입니다. 하지만 주변 약국들과 금액 차이가 너무 많이 나면 여러 가지 불편함이 발생할 수 있기 때문에 보통은 주변의 시세를 맞추려고 합니다. 이런 이유로 작게는 동네마다, 크게는 시·도마다 지역별 약값의 차이가 발생하는데요. 이때 일반적인 재화와 마찬가지로 부동산 임대료, 임금,

소득, 물가의 차이 등이 약값 형성의 중요한 요인이 됩니다. 특정 약품을 제약회사로부터 들여오는 사입가가 전국 모든 약국이 동일하다고 가정할 경우 임대료, 임금, 소득, 물가가 높은 지역의 약품 판매가는 이것들이 상대적으로 낮은 지역에 비해서 약간씩 높아질 수 있습니다. 물론 모든 약품이 반드시 이렇다는 것은 아니고, 다만 이런 이유들로 인해 가격이 다를 수 있다고 이해하시면 될 것 같습니다.

■ 전문의약품(처방약)

병·의원에서 의사에게 받은 처방전을 가지고 약을 조제하는 경우 동일한 처방전이라면, 전국 어느 약국에서 조제를 하더라도 가격은 같습니다. 이는 처방되는 약인 '전문의약품'의 가격을 보건복지부에서 정해놓았기 때문인데요. 그래서 처방전에 적혀있는 내용이 100% 똑같다면 약을 서울에서 지으나 제주도에서 지으나 가격은 무조건 똑같게 됩니다. 단, 이때도 몇 가지 예외가 있는데 그 사항들은 아래와 같습니다.

▶ 동일한 처방전이지만 약값이 다른 경우

1. 약을 조제하는 시간

동일한 처방전이라도 조제를 받는 시간대에 따라 약값에 할증이 발생합니다. 평일 오전 9시~오후 6시를 일반적인 기준으로 볼 때 그 외의 시간에는 할증이 발생하는데, 시간이 늦었다고 해서 약값 자체를 비싸게 받는 것이 아니라 늦은 시간대에 조제하는 약사의 조제 행위에 대해서 그를 보상해주는 개념의 '가산료'를 정부에서 인정해 주는 것입니다. 주 5일, 하루 8시간 근무가 정착되면서 그 외의 시간대에 일하는 병·의원, 약국의 모든 행위를 건강보험심사평가원에서 인정해 주는 것으로 2000년 9월 1일부터 시행된 제도입니다. 할증이 적용되는 시간은 약국에 처방전을 접수했을 때 건강보험심사평가원과 연결되어 있는 약국청구프로그램에 처방전의 내용이 저장되는 순간을 기준으로 자동 적용됩니다.

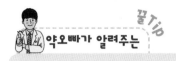

처방약 조제 시 약값의 할증이 발생하는 시간대를 알아두세요!

평일 오전 9시 이전 / 평일 오후 6시 이후 / 주말 및 공휴일에는 처방일수에 따라 약값에 할증이 발생합니다. 병원 진료비 역시 마찬가지이며, 이는 보건복지부에서 시행하는 것으로 전국의 모든 병·의원 및 약국에서 동일하게 적용되는 사항입니다. 이 시간만 피해서 간다면 약값을 조금은 줄일 수 있겠죠?

잘못된 오해와 상식

약값이 30%나 할증된다던데, 이건 너무 많은 것 같아요.

할증이 적용될 때 총 지불해야 하는 약값의 30%가 가산된다는 잘못된 정보가 인터넷에 떠돌고 있는데 이는 전혀 사실과 다른 오해입니다. 할증되는 금액은 전체 약값이 100만원이든 1만원이든 이와는 전혀 무관하며 오직 처방일수가 '며칠'이냐에 따라 부과됩니다.

건강보험심사평가원에 따르면 '조제기본료, 복약지도료 및 조제료 소정점수의 30%가 가산되어 본인 부담금이 증가된다'라고 할증 방식을 정의하고 있습니다. 즉, 약값 전체에서 30%의 할증이 붙는 것이 아니라 약값을 결정하는 여러 요인들 중 조제료, 복약지도료 등의 일부 항목에 대해서만 30%의 가산이 붙는다는 것입니다. 이는 조제일수와 관련이 있는 것으로 예를 들면, 전체 약값이 얼마이든지 관계없이 동일하게 3일분의 약이면 가산되는 금액은 300원, 5일분의 약이면 가산되는 금액은 400원으로 같다는 것입니다.

2. 비급여 약물이 포함될 경우

처방전을 받아서 약을 짓지만 그중에 비급여 약물이 포함된 경우는 동일 처방전이라도 약국마다 약값이 다를 수 있습니다. 그 이유는 정부에 의해 약값이 통제되는 급여 약물과 달리 비급여 약물은 약사 개인이 임의로 약값을 책정하는 것이기 때문인데요. 이는 병·의원이나 치과를 방문했을 때 비급여 항목의 금액이 병원마다 제각각인 것과 같은 이치입니다.

3. 노인외래정액제

노인외래정액제란 만 65세 이상 환자가 의원급 외래진료를 받거나 약국에서 약을 타갈 때, 총 진료비와 약제비의 일정 금액만 부담하는 제도입니다. 보통 우리가 처방을 받은 약에 대해 값을 지불할 때는 총 약제비의 30%에 해당하는 본인부담금을 내는데, 만 65세 이상의 경우 본인부담금이 구간별로 낮아지는 방식입니다. 즉, 동일한 약을 처방받았다 할지라도 만 65세를 기준으로 약값이 달라질 수 있습니다.

[노인외래정액제 (2019년 기준)]

총 약제비가 10,000원 이하일 경우 : 일괄적으로 본인부담금 1,000원
총 약제비가 12,000원 이하일 경우 : 총 약제비의 20% 만큼 본인 부담
총 약제비가 12,000원 이상일 경우 : 65세 이하의 보통의 경우와 동일하게 30% 부담

4. 약제비 본인부담 차등제

약제비 본인부담 차등제는 정부의 동네 병·의원 활성화 정책 중 하나라고 볼 수 있는데요. 병·의원에서 진료가 가능한 비교적 가벼운 질환에 대해 대학병원 또는 종합병원에서 외래진료를 받을 경우, 약국 약제비에 환자 부담률을 높게 적용하여 병·의원 이용을 유도하는 제도입니다. 가벼운 질환을 대학병원이나 종합병원에서 진료 받을 경우 처방전에는 경증환자임을 나타내는 특정기호 V252 또는 V352 코드가 삽입되는데요. 약국에서 이 코드를 통해 최대 50%까지 본인부담금이 적용될 수 있습니다. 이때 특정기호 V252는 기존에 적용되던 고혈압, 감기, 당뇨, 급성위궤양, 위염, 지방간 등 52개의 질병 코드번호이고, V352는 2018년 11월부터 새롭게 시행된 결막염, 중이염과 같은 48개의 질병 코드번호입니다. 따라서 가벼운 질환의 경우는 대형병원에서 진료를 받느냐, 동네 병원에서 진료를 받느냐에 따라 약값의 차이가 있을 수 있습니다.

[경증질환(V252, V352코드)의 경우 환자의 본인 부담금 비교]

상급종합병원(대학병원) : 본인부담금 50% 종　합　병　원 : 본인부담금 40% 그　외　일　반　병·의원 : 본인부담금 30%

5. 의약품 가격의 변동

앞서 언급했듯이 전문의약품은 가격이 정해져 있지만 그렇다고 항상 고정되어 있는 것은 아닙니다. 매달 말일을 기준으로 보건복지부(건강보험심사평가원)에서 전문의약품의 가격을 새롭게 책정하는데요. 모든 의약품의 가격이 변경되는 것은 아니지만, 매달 일부의 약품에 한해 가격이 오르기도 하고 내리기도 합니다. 이렇게 바뀐 약값은 그 다음 달부터 바뀐 금액으로 적용되기 때문에 동일한 처방 내역이라 하더라도 지난달과 이번 달의 약값이 차이날 수 있습니다.

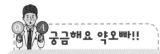
궁금해요 약오빠!!

Q. 분명히 동일한 처방으로 달라고 했는데 약값이 다른 이유는 뭐죠?

A. 100% 동일한 처방일 경우 위에서 언급한 다섯 가지의 경우가 아니고서는 약값이 다르게 나올 수가 없습니다. 이는 건강보험심사평가원과 연동된 약국의 청구프로그램에 처방 내용을 입력하면 자동으로 계산되어 나오기 때문입니다. 그럼에도 불구하고 약값이 다르다면 의사와 환자 사이의 의사소통에 있어서 사소한 문제가 생겼을 가능성이 높습니다. 이전과 동일한 약을 달라는 환자의 요구에 의사는 같은 효과를 내는 약 또는 같은 성분의 약으로 이해하고 처방해주는 경우가 많은데요. 이때 처방된 약이 기존 처방과 다른 제약회사의 제품인 경우 당연히 약값에 차이가 발생하겠죠? 성분명이 같아도 상품명이 다르면(제약회사가 다르면) 약값이 달라질 수 있으니 처방전을 받기 전 이전과 동일한 약인지 다시 한 번 확인할 필요가 있습니다.

대체조제란 무엇인가요?
믿을 만한가요?

A라는 약품이 처방되었는데 조제 가능한가요?

A라는 약은 없고 동일한 성분으로 대체 가능한
B가 있습니다.

■ 오리지널 약 vs 제네릭 약

　오리지널 약과 제네릭 약을 먼저 설명해드려야 할 것 같네요. 제약회사에서 어떤 약품을 처음 출시하면 일정 기간 동안 해당 제약회사만 신약을 생산 및 판매할 수 있는 특허권을 소유하게 되는데, 이때 처음으로 개발된 약을 오리지널 약이라고 부릅니다. 이후 특허가 만료되면 전 세계의 수많은 제약회사가 오리지널 약과 같은 약을 만들 수 있는데 이것을 제네릭 약 또는 카피약, 복제약이라고 부릅니다. 처음 특허권을 보장하는 이유는 개발사에 대한 이익을 보장해 주기 위함이고 향후 특허권이 만료되는 이유는 여러 회사들의 참여를 통해 오리지널 약의 가격 독주를 막기 위함입니다.

오리지널 약	제네릭 약
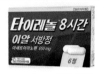	
타이레놀이알(한국얀센)	세토펜이알(삼아제약), 써스펜이알(한미약품), 엔시드이알(한림제약), 타이리콜이알(하나제약), 트라몰서방정(코오롱제약)

많은 사람들이 오리지널 약과 제네릭 약의 효능 차이에 대해 궁금해합니다. 일반적으로는 오리지널 약이 더 효과가 좋을 것이라 생각하지만, 제네릭 약 또한 각 국가별로 엄격한 기준을 거쳐 출시되었기 때문에 무조건 오리지널 약이 더 뛰어나다고만 할 수는 없습니다. 물론 오리지널 약과 제네릭 약은 제형과 첨가제의 종류 등에서 차이가 날 수 있기 때문에 100% 동일한 효과를 내지 않을 가능성은 존재합니다. 하지만 그것보다 중요한 것은 똑같은 약물을 복용하더라도 그것을 받아들이는 개개인의 특성에 따라 효능의 차이가 발생할 수 있다는 점입니다.

 잘못된 오해와 상식

대학병원에서 처방해 준 약이 일반 병원이나 동네 의원에서 처방해 준 약보다 좋다던데, 사실인가요?

예전에는 대학병원에서 처방해 준 약이 더 좋다는 인식이 있었습니다. 그 이유를 짐작해보자면 첫째는 대학병원의 체계화된 시스템, 둘째는 각 분야의 전문가라고 할 수 있는 교수님들에게 받는 진료, 셋째는 오리지널 약을 처방하고 있다는 인식 때문이 아닐까 싶은데요. 반은 맞고 반은 틀렸습니다. 특히 마지막 세 번째 이유의 경우 과거에는 어땠는지 몰라도 현재는 대학병원이라고 해서 오리지널 약만을 처방하는 것은 아닙니다. 제약 기술의 발달로 인해 오리지널과 효과가 거의 같은 제네릭 약 출시가 가능해졌기 때문인데요. 현재 대학병원에서 이루어지는 오리지널과 제네릭 약 처방 여부는 제약회사의 영업력, 약의 가격, 병원 내 정책적인 부분 등이 복합적으로 작용해 선택되고 있습니다.

즉, 대학병원이라고 해서 오리지널 약만 처방하고 일반 병원이나 의원이라고 해서 제네릭 약만 처방하는 것이 아닙니다. 물론 오리지널 약이 '원조'격이므로 더 좋다고 생각할 수도 있겠지만 여러 시험을 통해 효능이 동등하다고 인정받은 제네릭 약을 꺼리거나 거부할 이유는 없어 보입니다.

■ 대체조제(代替調劑)

약사가 의사 또는 치과의사가 처방전에 적은 의약품을
성분, 함량 및 제형이 같은 다른 의약품으로 대체하여 조제하는 것
– 약사법 제27조(대체조제) 中 일부 발췌 –

간혹 대체조제에 대해 '약사가 마음대로 가격이 비싸거나 효능이 적은 약으로 바꿔치기 하는 것'이라고 생각하는 경우가 있는데, 대체조제는 전혀 그런 것이 아닙니다. 처방 나온 약과 동일한 성분, 동일한 용량의 약을 제약회사만 다른 것으로 바꿔 대체하는 것인데요. 이때도 성분만 같다고 해서 약사가 아무 회사의 약으로 대체하는 것이 아니라 건강보험심사평가원에서 작성한 대체조제 가능 약품 목록에 있는 회사의 약품 중 하나를 선택해 조제합니다.

대체조제에 관해 건강보험심사평가원은 식품의약품안전처에서 행하는 다음의 두 가지 시험 조건을 만족한 제약회사의 약들에 한해 대체가 가능함을 목록으로 만들어 놓았습니다.

▶ 의약품동등성시험기준〈식품의약품안전처 고시 제2018-29호(2018. 4.18. 개정)〉
주성분·함량 및 제형이 동일한 두 제제에 대한 의약품동등성을 입증하기 위해 실시하는 생물학적동등성시험, 비교용출시험, 비교붕해 등 기타시험의 생체 내외 시험[1]을 말합니다.

1. 생물학적동등성시험(Bioequvalence Test)

제약회사에서 제네릭 의약품의 판매 허가를 받기 전 실시하는 생체 내 시험으로, 이 시험의 목적은 향후 상호 호환하여 사용하게 될 것이 예상되는 제제들이 생물학적으로 동등하다는 것을 보증하는 데 있습니다. 이미 승인된 의약품(오리지널 의약

---

[1] 식품의약품안전처 고시 제2011-57호

품)과 시험약(카피약, 제네릭 의약품)이 서로 제형이나 함량 또는 첨가제가 다르더라도 유효 성분, 투여 경로, 효능·효과와 용법·용량이 같은지를 평가합니다.

시험 방법은 시험약(제네릭 의약품)과 대조약(오리지널 의약품)을 비슷한 조건의 건강하고 젊은 성인에게 각각 투여한 후, 혈액 검사를 통해 혈중 농도와 조직에 도달하는 정도를 24시간에 걸쳐 측정 및 비교합니다. 이를 통해 같은 용량을 투여했을 때 각 제제의 흡수량과 속도 등을 비교하고 차이점이 있는지를 확인합니다.

우리나라는 식품의약품안전처가 미국 FDA(Food and Drug Administration; 식품의약국)뿐 아니라 유럽·일본 등 선진국과 동일한 심사기준을 적용해 비교용출시험, 생체시험(시험약과 대조약의 약효 차의 범위가 0.8~1.25 수준이면 적합), GMP(제조 및 품질관리시스템) 등을 평가한 후 적합판정을 내리고 있습니다.

2. 비교용출시험 및 비교붕해시험

비교용출시험(제제의 특성상 시험이 불가능한 경우 비교붕해시험 실시)은 의약품의 약효동등성을 확인하기 위한 실험실적 방법 중 하나입니다. 의약품을 용기에 넣고 패들 등의 기구를 사용하여 시간의 변화에 따라 두 가지 의약품 속의 주성분이 얼마나 동등하게 용출(녹아나오는 것)되어 나오는가를 비교하는 시험입니다.

위 두 가지 조건을 만족하는 경우에만 의약품 간 대체조제가 가능하며, 시험 결과를 바탕으로 건강보험심사평가원은 대체조제가 가능한 의약품 목록을 작성합니다. 약국에서는 이 목록을 가지고 대체조제를 하고 있으므로 불신은 거두셔도 좋습니다.

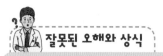

잘못된 오해와 상식

대체조제를 하면 더 안 좋은 약으로 처방되는 것 아닌가요?

절대 그렇지 않습니다. 식품의약품안전처에서 동일한 효능을 낸다고 평가된 약품들을 가지고 건강보험심사평가원이 대체약품 리스트를 만들어 올려놓고 있는데요. 그 리스트에서 해당 약국이 보유하고 있는 약품으로 대체하는 방식이기 때문에 기존 처방된 의약품에 비해 효과가 더 떨어지거나 반대로 효과가 더 좋은 약으로 대체되는 것이 아닙니다. 어차피 요즘은 여러 가지 이유로 병·의원에서 오리지널 약이 아닌 제네릭 약을 처방하는 빈도가 매우 높기 때문에, 오리지널 약이 처방되지 않은 이상 제네릭 약 사이의 대체(처방 : 제네릭, 대체 : 제네릭)에 거부감을 가질 필요는 없습니다.

또한, 모든 성분과 제형의 약물을 각 제약회사에서 다 만들어 낼 수는 없기 때문에 OEM(주문자부착생산방식)이라는 방식을 활용해 생산하는 경우도 많습니다. 달리 말하면, 상품명과 껍데기만 다를 뿐 만들어진 약물은 동일한 공장에서 만들어졌다는 것입니다.

일반의약품과 전문의약품은 어떻게 다른가요? 의약품의 분류에 대해 알려주세요!

혈압약을 복용 중인데 오늘 병원이 문을 닫아서 처방을 못 받았어요. 이 약국에서 샀었는데, 그냥 주시면 안 되나요?

이 연고 처방받아 쓰던 건데 이거 하나 받자고 병원에 가기는 너무 귀찮아요. 그냥 하나 사고 싶어요.

병원에 사람이 너무 많아 기다리기 힘든데 그냥 약만 똑같은 걸로 주세요.

위의 대화에서 공통적인 문제는 무엇일까요? 바로 '처방받은 약'을 '처방전 없이' 구입하려고 하는 것입니다. 병·의원에서 처방을 받아 약국에서 조제한 의약품은 대부분 전문의약품으로 분류되어 있기 때문에 의사의 처방이 있어야만 합니다. 하지만 처방받은 약 중 일부는 일반의약품이 처방되어 의사의 처방이 없어도 약국에서 구입할 수 있기도 해요. 이렇듯 똑같이 처방을 받은 약이라 할지라도 어떤 약은 처방이 있어야만 하고, 어떤 약은 처방 없이도 구매할 수 있는데요. 이런 의약품의 분류는 약사인 저에게는 매우 익숙하고 당연한 것이지만, 약사가 아닌 일반 사람들에게는 솔직히 쉽지 않습니다. 때문에 본인이 평소에 처방받아서 복용 중이던 전문의약품을 약국에서 그냥 살 수 없냐고 문의하는 경우가 꽤 많이 있습니다. 이와 같이 다소 헷갈리는 일반의약품과 전문의약품의 정의와 그 분류에 대해서 간단히 알아보겠습니다.

▶ 의약품

> "의약품"이란, 다음 각 목의 어느 하나에 해당하는 물품을 말한다.
> 가. 대한민국약전(大韓民國藥典)에 실린 물품 중 의약외품이 아닌 것
> 나. 사람이나 동물의 질병을 진단·치료·경감·처치 또는 예방할 목적으로 사용하는 물품 중 기구·기계 또는 장치가 아닌 것
> 다. 사람이나 동물의 구조와 기능에 약리학적 영향을 줄 목적으로 사용하는 물품 중 기구·기계 또는 장치가 아닌 것

▶ 일반의약품

> "일반의약품"이란, 다음 각 목의 어느 하나에 해당하는 것으로서 보건복지부장관과 협의하여 식품의약품안전처장이 정하여 고시하는 기준에 해당하는 의약품을 말한다.
> 가. 오용·남용될 우려가 적고, 의사나 치과의사의 처방 없이 사용하더라도 안전성 및 유효성을 기대할 수 있는 의약품
> 나. 질병 치료를 위하여 의사나 치과의사의 전문지식이 없어도 사용할 수 있는 의약품
> 다. 의약품의 제형과 약리작용상 인체에 미치는 부작용이 비교적 적은 의약품

▶ 전문의약품

> "전문의약품"이란, 일반의약품이 아닌 의약품을 말한다.

이런 분류에 대해 조금 더 쉽게 이야기를 하자면, 일반의약품은 부작용의 위험성이 비교적 적어 의사의 처방 없이 약국에서 구입 가능한 의약품을 말합니다. 일반적으로 우리가 일상생활에서 다빈도로 사용하는 진통제, 감기약, 소화제, 위장약, 지사제, 파스, 경구피임약, 상처연고, 무좀연고, 습진연고, 변비약 그리고 비타민제나 자양강장제 등의 영양보충제 중 일부가 이에 해당합니다. 반면, 전문의약품은 함부로 사용했을 시 오남용의 우려가 크고, 그에 따른 부작용이 심할 수 있어 반드시 의사의 처방 하에 약국에서 조제 가능한 의약품을 말합니다. 이러한 전문의약품 중에는 습관성, 의존성, 내성이 생길 수 있는 의약품들이 많습니다. 혈압약, 당뇨약, 고지혈증약, 갑상선약, 결핵약, 수면제, 신경안정제, 우울증약, 사후피임약, 발기부전 치료제와 같은 해피드럭(Happy Drugs), 스테로이드제 등이 이에 해당합니다.

위와 같은 분류에 따라 일반의약품과 전문의약품으로 분류되는 것이니 의사의 처방이 필요한 전문의약품은 꼭 병·의원을 방문하여 진료를 받고 처방받아 복용하도록 합니다.

■ 건강기능식품이란?

의약품의 분류를 하다 보니 문득 궁금한 것이 생겼습니다. 그렇다면 건강기능식품은 '의약품'으로 분류될까요? 아니면 '식품'으로 분류될까요? 정답은 '기능성 식품'입니다. 질병의 치료나 예방을 목적으로 직접적인 효과를 기대하는 일반의약품과 전문의약품은 약사법에 의해 정의되는 것과 달리, 건강기능식품은 질병의 치료나 예방이 아니라 정상적인 건강 유지에 도움을 주거나 생리 기능을 활성화하는 데 목적이 있기 때문에 '건강기능식품에 관한 법률'에 의해 정의되어 '기능성 식품'으로 분류됩니다.

▶ 건강기능식품

> 인체의 건강증진 또는 보건 용도에 유용한 영양소 또는 기능성분을 사용하여 제조, 가공한 식품으로서 식품의약품안전처장이 정한 것을 말한다.

이때 기능성이란, 인체의 구조 및 기능에 대하여 영양소를 조절하거나 생리학적 작용 등과 같은 보건 용도에 유용한 효과를 얻는 것을 말합니다. 이를 바탕으로 건강기능식품의 기능성은 다음과 같이 분류하고 있습니다.

[건강기능식품의 기능성]

구분	내용
질병 발생 위험 감소 기능	질병의 발생 또는 건강 상태의 위험 감소와 관련한 기능
생리활성 기능	인체의 정상적인 기능이나 생물학적 활동에 특별한 효과가 있어 건강상의 기여나 기능 향상 또는 건강 유지·개선을 나타내는 기능
영양소 기능	인체의 정상적인 기능이나 생물학적 활동에 대한 영양소의 생리학적 작용과 관련한 기능

건강기능식품의 기능성 원료는 식품의약품안전처에서 고시한 「건강기능식품의 기준 및 규격」(식품의약품안전처 고시 제2018-12호, 2018.2.28. 발령·시행)에 따라 누구나 사용할 수 있는 ①고시된 원료(95종)와 개별적으로 식품의약품안전처의 심사를 거쳐 인정받은 영업자만이 사용할 수 있는 ②개별인정 원료(263종)로 나눌 수 있습니다.

우리가 약국에서 만날 수 있는 제품들 중 흔히 영양제 또는 비타민제라고 칭하는 것들은 그 분류가 일반의약품이거나 건강기능식품인 경우가 대부분입니다. 밀크씨슬, 루테인, 헤마토코쿠스추출물, 쏘팔메토열매추출물, 폴리코사놀, 글루코사민, N-아세틸글루코사민, 폴리감마글루탐산, MSM, 홍국, 히아루론산, 효모베타글루칸, 오메가3, 프로바이오틱스, 홍삼, 인삼, 클로렐라, 스피루리나, 코엔자임Q10, 은행잎추출물, 식이섬유, 비타민, 무기질 등이 식약처장이 고시하거나 별도로 인정한 원료 또는 성분입니다. 그리고 이러한 기능성 원료와 성분을 가지고 일정한 절차를 거쳐 제조된, 안정성과 기능성이 보장된 제품을 건강기능식품이라고 합니다.

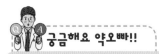

궁금해요 약오빠!!

Q. 건강기능식품과 건강식품은 같은 것 아닌가요?

A. 간혹 건강기능식품과 일반 건강식품이 같은 것이 아니냐며 오해하는 경우가 있는데 이 둘은 엄연히 다릅니다. '건강기능식품'은 특정 기능성을 가진 원료와 성분을 사용해서 만든 것으로 안전성과 기능성이 보장되며, 일일 섭취량이 정해져 있고 일정한 절차를 거쳐 제조되어 건강기능식품 문구나 마크가 있는 제품입니다. 반면, '건강식품'은 일반적인 보통의 식품보다 건강의 유지와 증진에 효과가 있거나 그렇게 기대되는 가공식품을 통칭하는 것으로 건강기능식품이라는 문구나 마크가 없으니 혼동하지 않도록 하세요.

왜 병원에서 처방받은 약은
근처 약국에만 있나요?

 약사님! 약사님께 약 받으려고 일부러 여기까지 왔어요. 처방전 여기 있어요.

이런, 여기까지 오셨는데 죄송하지만 저희 약국에 이 약은 없네요.

 네? 처방전만 있으면 모든 약국에서 약을 받을 수 있는 거 아니에요?

약국에서 하루에도 수차례씩 겪는 상황입니다. 단골손님들이 다른 먼 곳에서 처방 받으신 다음 일부러 제 약국으로 찾아와주신 건데요. 저를 믿고 찾아주신 것은 너무나도 감사한 일이지만 정작 처방약을 드릴 수 없어 죄송할 따름입니다. 간혹 "약국이 작아서 약이 다 없느냐", "약국에 약이 없다니 말이 되냐"는 식의 다소 날선 반응을 보이는 경우도 있습니다만, 사실 이것은 우리나라의 '진료-처방-조제'로 이어지는 시스템에 대한 이해가 부족하기에 발생하는 오해입니다. 약국을 운영하는 입장에서 정말 골칫거리이고 제도적으로 얼른 개선이 되었으면 하는 부분이기도 한데요. 이 시스템의 개선은 사회적으로도 재정 낭비를 최소화하기 위해 반드시 필요한 부분이라고 생각합니다.

▶ 병원의 진료 과목마다 다른 약의 성분

쉽게 말하면 내과에서 주로 사용하는 약의 성분과 비뇨기과에서 주로 사용하는 약의 성분은 많은 차이가 있다는 것입니다. 이 말인즉슨 진료 과목에 따라 사용되는 약이 많이 다르므로 약국마다 근처에 어떤 병원이 있느냐에 맞추어 각각의 약을 갖추고 있다는 것이지요. 제가 사용하는 약국 전산 프로그램 상 검색되는 약의 개수는 현재 약 5만 가지 이상입니다. 실제로는 이것보다 훨씬 더 많이 있을 것이고요. 언제 올지 모르는 처방을 위해 이 모든 성분의 약을 다 갖추고 있는 약국은 세상에 없습니다. 물론 큰 대학병원 근처의 약국이라면 대부분의 과에서 처방하는 약을 어느 정도는 골고루 갖추고 있겠지만, 동네 약국의 경우라면 근처 병원에서 주로 처방하는 성분의 약 위주로 구비할 수밖에 없습니다. 이것이 현실적인 상황입니다.

▶ 같은 성분이라 하더라도 다양한 제약회사가 존재

특정한 하나의 성분에 대해 수많은 제약회사들이 약을 만들어내고 있습니다. 그 예로 다빈도로 처방되는 '아목시실린amoxicillin + 클라불란산clavulanic acid' 복합 성분의 항생제에 대해서 동일성분 검색을 해보았습니다.

[동일성분 약품(5만 라이브러리 약품 중 성분코드가 동일한 약품)]

동일한 성분을 입력했을 때, 다양한 제약회사에서 약품명만 달리하여 제품을 출시하고 있는 것이 보이시나요? 이처럼 똑같은 성분에 대해 약품명(상품명)과 제약회사만 다른 약이 무려 50여 가지가 넘게 검색되었습니다. 바로 여기에서 문제가 생깁니다. 보통 병원에서 처방을 낼 때는 성분명이 아닌 약품명(상품명)으로 처방을 내기 때문입니다. 이것은 의사의 고유 권한으로 이것 자체로는 문제가 되지 않지만, 이 처방전을 들고 병원 근처가 아닌 먼 거리의 다른 약국에 갔을 때 문제가 발생합니다. 보다 더 이해가 쉽도록 '아스피린 100mg'으로 예를 들어보겠습니다. 아스피린 100mg은 바이엘, 한미약품, 유한양행 등 수많은 회사에서 생산하고 있는데요. 만약 처방전에 입력된 아스피린 100mg은 바이엘의 제품인데 내가 가는 약국에는 한미약품의 제품만 있을 수 있습니다. 약국에서는 모든 제약회사의 약품을 구비할 수 없기 때문에 약국 주변의 병원에서 처방하는 회사의 약품을 위주로 갖추고 있기 때문입니다.

이렇듯 처방한 병원의 근처 약국이라면 당연히 미리 해당 제약회사의 약품을 구비해 놓겠지만, 그렇지 않은 먼 거리의 약국이라면 제약회사와 약품명까지 동일한 약을 갖추고 있지 못할 가능성이 높습니다. 앞서 말씀드렸다시피 한 가지 성분에 대해서 수십 개가 넘는 약품명으로 출시되고 있는 것이 보통이고, 우리나라의 크고 작은 제약회사는 200여 개에 이르는 상황이니까요. '나는 전국의 모든 처방을 다 받을 거야!'라는 생각으로 모든 제약회사의 제품을 구비할 수 있다면 너무나 좋겠지만 이는 비용적·공간적·관리적 측면에서 불가능한 일입니다.

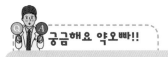

Q. 병원 근처 약국에서 약을 짓지 못하고 집으로 왔어요. 그럼 다시 그쪽으로 가서 지어야 하나요?

A. 부담이 없는 거리라면 병원 근처 약국에서 약을 받아 오시라고 말씀드리고 싶지만 거리가 부담스럽다면 '대체조제'를 받으시면 됩니다. 약국이 모든 약품을 구비할 수 없다는 문제점과 불용재고의약품에 대한 문제를 해결하기 위해 대체조제라는 시스템이 있는데요. 다시 병원 근처의 약국에 갈 필요 없이, 동일한 성분과 제형으로 생동성 실험을 거쳐 효능이 같다고 입증된 다른 회사의 약품으로 대체(代替)하여 조제(調劑)할 수 있는 제도입니다.

▷ 대체조제란?

보건복지부에서는 이와 같은 문제를 해결하고, 재정 낭비를 막기 위해 동일 성분이면서 생물학적 동등성을 인정받은 의약품 간에는 제약회사가 다르더라도 대체조제가 가능하게끔 목록을 제공하고 시스템화 시켜놓았습니다. 이 대체조제 가능 목록은 약국에서 사용하는 전산 프로그램에 각 성분마다 표시가 되므로 이에 대해서 약사님과 상의한 후 해당 약국에 대체가 가능한 약품이 있다면 대체하여 조제를 받을 수 있습니다.

※ 대체조제와 관련하여 보다 자세한 내용은 '대체조제란 무엇인가요? 믿을 만한가요?(p.26)'를 참고해주세요.

왜 약국에 가면 두세 가지씩 약을 주나요?
하나로는 안 되나요?

목이 붓고, 아프고, 기침·가래도 있고, 콧물이 심해요. 여기에 맞는 약 좀 주세요.

그렇다면 A약과 B약을 함께 복용해보세요.

그냥 하나만 먹으면 안 되나요?
복합적으로 효과가 좋은 거 하나만 주세요.

이런 경험, 모두들 한 번씩은 다 있으시죠? 그냥 감기약 하나만 주면 될 것 같은데 꼭 두세 가지의 약을 같이 주니까 안 살 수도 없고, 사자니 괜히 바가지 쓰는 것 같고…. 사실 약사의 입장에서는 아주 당연한 일이지만 일반 소비자의 입장에서는 오해를 할 수도 있을 것 같습니다. 그러면 대체 왜 약국에서 두세 가지의 약을 권하는지 지금부터 자세히 알려드리겠습니다.

■ 왜 한 번에 여러 가지의 약을 주는 거죠?

▶ 증상 완화를 위한 작용 방식이 다양할 경우

한 가지 증상이라도 이를 완화하기 위한 작용 방식은 여럿일 수 있습니다. 소화제로 예를 들어 보겠습니다. 대부분의 소비자들은 소화제에 대해 자세한 개념을 모르는 경우가 많습니다. 소화제가 어떤 방식으로 몸에서 작용하며, 어떤 성분을 가지고 있는 약인지 알기 어렵기 때문입니다. 하지만 약국에서 다루는 소화와 관련된 약물은 작용하는 방식이 모두 제각각입니다. 음식물을 분해하는 효소제, 위장운동 조절제, 제산제(위산 과다가 소화불량과 위장관 불편함의 원인이 될 경우), 담즙분비촉진제, 가스제거제(복부팽만감과 가스 과다로 불편함을 느끼는데 이를 소화가 안 된다고 표현하는 경우), 위장을 자극해 소화액 분비를 촉진시키고 위장운동을 활발하게 하는 생약 성분 등 하나하나 따지면 셀 수가 없습니다. 이렇듯 '소화가 안 되고 불편해요'라는 단순한 표현에 대해 약사가 쓸 수 있는 성분들은 아주 다양합니다. 각각의 약이 작용하는 방식이 다 다르기 때문에 어떤 상황에서 어떻게 불편한지에 따라 쓸 수 있는 약이 한 가지가 될 수도 있고, 증상 개선에 더 도움이 된다거나 빠른 효과를 낼 수 있다고 판단되면 두세 가지의 조합이 될 수도 있는 것이죠.

실제로 저는 단순한 소화불량 증상에 소화효소제 + 위장관운동조절제인 트리메부틴trimebutine + 생약 성분의 드링크제 등을 조합해서 드리는 편인데 달랑 소화효소제 하나만 드리는 경우에 비해 훨씬 피드백이 좋습니다. 그래서 보통 제 단골손님들은 본인이 먼저 증상을 말씀하시고는 알아서 잘 조합해서 달라고 하시곤 합니다. 이는 약물의 작용 기전과 이에 따른 효능을 생각하면 너무도 당연한 이야기입니다.

▶ 증상이 복합적인 경우

"목이 아프고, 기침·가래도 많으며, 콧물도 나고, 두통도 있어요."

이렇게 말씀하는 분께 약국에서 딱 한 가지만 선택해서 드릴 수 있다면 무엇이 있을까요? 사실 일반적인 종합감기약 하나 말고는 없습니다. 그런데 종합감기약은 초기 감기 또는 감기가 다 나아가는 시점에서 경미하게 있는 목과 코 관련 증상이나 약간의 두통이나 미열 등에 사용할 정도의 함량과 조합일 뿐입니다. 말 그대로 종합적으로 다양한 성분이 들어있는 것인데 각각의 함량 자체도 적을뿐더러 아주 기본적인 성분만 들어있기 때문에 보다 더 심한 증상에는 효과를 보지 못하는 경우가 많습니다. 그러니 여기에 한방(생약)제제, NSAIDs계 소염진통제, 다른 종류의 항히스타민제, 항균 및 항염증 역할을 할 수 있는 제제, 일시적으로 면역계를 활성화할 수 있는 제제 등을 증상에 맞게 조합해서 드리는 것이죠. 하나만 더 예를 들어 볼까요?

"잇몸이 붓고, 약간의 출혈과 통증까지 있어요."

이 경우는 약을 하나만 드릴 수 없습니다(물론 단순히 치통만 있을 경우는 진통제 하나만 드리는 경우도 있습니다). 그래서 이와 같이 증상이 복합적일 때는 NSAIDs계 소염진통제를 기본으로 하여 이가탄 성분의 소염효소제 또는 생약 성분의 복합 소염제 등을 조합해서 드리곤 합니다. 증상에 맞는 약을 챙겨 드린 것이기 때문에 당연히 한 가지의 약을 드시는 것보다 훨씬 효과적일 수 있습니다. 제가 이렇게 약을 조합해서 드린 경우, 대부분 손님들이 나중에 다시 오셔서는 "그때 주신 약이 정말 효과가 좋았어요"라고 말씀하십니다. 약사로서 아주 뿌듯한 순간이죠.

물론 간혹 '한 가지만 줘도 될 것을 괜히 약국 매출 증대를 위해 이것저것 섞어 주는 것 아니냐'고 묻는 분들도 계십니다. 그런데 이런 근시안적인 생각으로 약국을 운영하는 약사는 거의 없습니다. 이것저것 약을 권해서 몇 번 매출의 증대를 꾀한다고 해도 결국 드린 약이 효과가 없으면 그 약국은 오래가지 못하기 때문입니다. "그 약국에 갔더니 효과는 하나도 없는데 약만 비싸게 주더라!"라는 소문이 돌면 계속 약국을 운영하기 힘들어집니다. 한 자리에서 약국을 1, 2년만 하고 말 것이 아니기 때문에 대부분의 약사들은 '어떻게 하면 보다 더 효과적일까? 어떻게 하면 증상을 개선시키는 데 도움을 줄 수 있을까?'에 집중을 하지, '어떻게 하나라도 더 끼워 팔면 내게 이득일까?'라고 생각하진 않습니다.

조금 더 쉽게 생각해보면, 우리가 어떤 증상으로 병원을 방문할 때에도 최소한 2~3가지 약에서 많으면 6~7가지까지도 처방을 받습니다. 병원에서도 해당 증상에 대해 효과적이고 꼭 필요한 성분들, 추가로 사용했을 때 도움이 될 수 있는 성분들을 조합하다 보니 그렇게 되는 것인데요. 물론 병원에서든 약국에서든 주는 약의 개수가 많아지면 부담이 되고 거부 반응이 생긴다는 것은 이해합니다. 하지만 의사나 약사의 입장에서는 한두 가지 약을 애매하게 주어 증상이 낫지 않거나, 더 디거나, 재발하는 것보다 조금 개수가 많더라도 확실하게 나을 수 있도록 하는 것이 더 중요합니다. 결국은 환자가 하루빨리 낫기를 바라는 마음에서 이렇게 하는 것이라 생각해주셨으면 좋겠습니다.

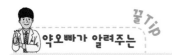

특정 약품을 지명하는 것보다는 약사에게 본인의 증상을 설명하는 것이 더 효과적으로 약을 구입하는 방법입니다.

평소 본인이 복용하거나 사용하던 약품이 있어서 그것을 똑같이 재구매하는 경우가 아닌 이상, 약국에서 약을 살 때는 특정 약품을 지명해서 달라고 하는 것보다 자신의 증상을 자세히 설명하고 가장 알맞은 약을 약사로부터 추천받아 구입하는 것이 좋습니다. 아무래도 사람들은 약품에 대한 특별한 지식 없이 광고나 주변 사람들의 권유로 선택하는 경우가 대부분인데, 실제 약국에는 광고를 하거나 잘 알려진 것들 외에도 훨씬 다양하고 더 효과적인 약품이 많기 때문입니다. 또한 증상을 보다 더 효과적이고 적합하게 관리하는 데에는 약에 대한 전문가인 약사의 도움을 받는 것이 무엇보다 중요합니다. 약국을 운영하다 보면 증상과 맞지 않은 약을 사용하는 경우를 정말 많이 봅니다. 대부분 그저 '비슷한 경우에 누가 그렇게 사용해서' 또는 'TV광고를 보니 이걸 사용하면 될 것 같아서'가 그 이유입니다. 이런 모습을 볼 때마다 사람들이 약국과 약사를 더 적극적으로 활용할 필요가 있다고 느낍니다.

자가 판단에 의해 그저 잘 알려진 약품을 지명 구매하는 것은 큰 효과를 볼 수 없을 뿐 아니라 자칫 부작용에 노출될 수 있습니다. 가령, 과음 후 깨질 듯한 두통을 해소하기 위해 약국에 가서 "타이레놀 주세요"라고 하는 것은 간에 치명적인 부담을 줄 수 있는 상황입니다. 그러므로 그냥 "타이레놀 주세요"보다는 "과음 후 두통이 있으니 적합한 약을 주세요"라고 하는 것이 더 좋습니다. 앞으로는 단순히 "종합감기약 하나 주세요"보다는 "지금 목이 많이 아프고, 콧물과 재채기도 심한데 두통은 딱히 없어요"라고 말하고, "소화제 하나 주세요"보다는 "점심을 먹고 난 뒤부터 속이 울렁거리고 부글부글 끓는 것 같아요"라고 구체적인 증상을 말하는 연습을 해보는 것은 어떨까요?

폐기의약품을 버릴 때는
왜 약국으로 가져가야 하나요?

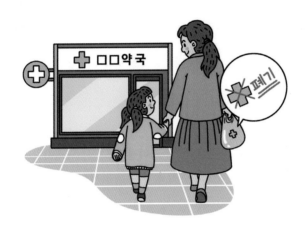

여러분은 집에 있는 폐기의약품을 어떻게 처리하시나요? 그동안은 약이 변질되거나, 유효기간이 지났거나, 증상이 좋아져서 더 이상 복용할 필요가 없는 폐기의약품을 쓰레기통에 그냥 버리셨을 텐데요. 2009년부터 환경부의 주도하에 약사회, 제약협회, 도매협회, 건강보험공단의 협약으로 '폐기의약품 수거 사업'이 시작되었습니다. 그래서 지금은 폐기의약품을 약국으로 가져가 버리고 있죠. 그런데 왜 그래야 하는 걸까요? 어차피 폐기하는 건 마찬가진데 그냥 아무데나 버리면 안 되는 걸까요?

■ 폐기의약품 수거 사업의 이유

약은 대부분 화학적 합성물이기 때문에 그냥 버리면 안됩니다. 약을 일반폐기물로 버린다면 약에 있는 화학물질들이 자연에서 분해될 때 생태계를 오염·교란시킬 수 있으므로 자연에 심각한 문제를 끼칠 수 있습니다. 특히 항생제의 경우에는 분해가 잘 되지 않아서 내성 균주로 인한 2차 피해가 발생할 수 있고, 그 피해는 고스란히 우리가 감당해야 하는 문제가 됩니다. 이러한 피해를 막고자 폐기의약품 수거 사업이 시작된 것인데요. 2009년 시작된 이후로 공공사업의 일환으로 '버릴 약은 약국으로 가져다주세요'라는 메시지를 담은 광고가 진행되었고 지금은 많은 분들이 폐기해야 할 약들을 약국으로 가져다주고 계십니다. 제가 약국에서 처음 일할 때만 해도 약국으로 약을 가지고 오는 분들이 거의 없었는데, 근래에 많이 늘은 것을 보니 사회적으로 인식이 많이 개선된 것 같습니다.

■ 폐기의약품 처리 방식

약국으로 들어온 약들은 이후 어떻게 처리될까요? 각 지역마다 처리하는 방식이 상이하지만 보통은 약국에서 폐기의약품 수거를 요청하면 구청이나 보건소, 약사회 등에서 일정 주기를 기준으로 수거해 정해진 소각장에서 따로 소각하는 방식으로 진행되고 있습니다. 하지만 폐기의약품 수거가 강제 시행령이 아니기 때문에 아직은 절차가 명확하지 않고 지역마다 수거방식에 차이가 있어서 원활하게 수거되지 못하기도 합니다. 또한 폐기의약품 수거는 자율 참여 방식으로 진행되기 때문에 약국에 인력이나 공간이 부족한 경우 수거함을 비치하지 못하는 등의 문제도 발생합니다.

실제로 최근 자료를 살펴보면 폐기의약품 수거 사업이 처음 실행된 시기에 비해 수거량이 크게 증가하지 못하고 있습니다. 갈수록 의약품의 사용량은 늘어나는 데 반해 수거량이 늘어나지 않는다는 것은 그만큼 일반폐기물로 버려지고 있는 의약품이 많다고 볼 수 있습니다. 이를 해결하기 위해서는 조금 더 적극적인 홍보와 인식 개선, 체계적인 수거 방법이 필요할 것입니다.

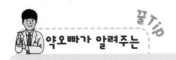

폐기의약품을 가져오실 때는 꼭 약봉투와 분리해주세요.

많은 분들이 폐기의약품을 약국으로 가져오시는데, 대부분 받으셨던 약 봉투와 약병을 분리하지 않은 상태로 가져다주십니다. 하지만 폐기의약품 수거는 말 그대로 '의약품'을 수거하는 것이기 때문에 약과 기타 폐기물은 분리되어야 합니다. 분리하지 않은 상태로 한꺼번에 건네주시면 누군가는 그것을 분리해야 하고 그 과정에서 인력 낭비는 물론 상당한 양의 기타 폐기물이 발생합니다. 물론 처리하는 과정 역시 지연되거나 복잡해지고요. 때문에 이런 부분에 조금 더 신경을 써주신다면 의약품을 처리하는 과정이 더 수월해질 것입니다.

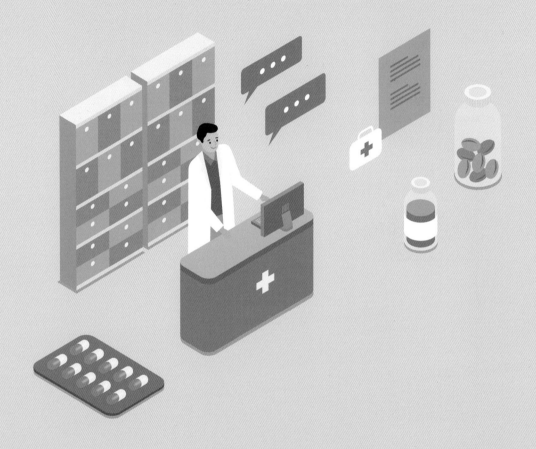

PART 02

약 vs 약

제대로 알고 먹어요!
올바른 약 복용법

지금 복용하고 계시는 그 약. 정말 올바르게 복용하고 계신가요? 혹시 그냥 내키는 대로 생각날 때마다 드시고 계시지는 않나요? 약은 어떻게 복용하 느냐에 따라서 영양성분의 흡수율이 달라집니다. 내 몸에 도움이 되기 위해 먹는 약이라면 좋은 성분들을 최대한 흡수하는 것이 좋겠지요? 여기에서는 그동안 약에 대해 잘못 알려진 내용을 바로잡고 올바른 복용법을 소개해드 립니다.

비행기 하강 시, 귀가 아프고 먹먹할 때는
코감기약을 먹으면 된다던데 왜 그런가요?

- 귀의 압력 이야기

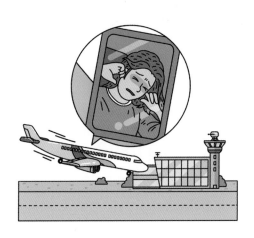

비행기가 갑작스럽게 고도를 높이거나 낮출 때 귀에 먹먹함을 느끼거나, 심할 경우 통증까지 느꼈던 경험이 다들 있으실 텐데요. 특히 하강 시에 더 많이 경험하게 되는 이런 현상은 왜 생기며, 이를 완화해 줄 수 있는 약물에는 어떤 것이 있을까요?

■ 귀가 먹먹해지는 이유

이유를 먼저 말씀드린다면 바로 '외이와 중이의 압력 차' 때문입니다. 귀는 고막을 기준으로 바깥쪽은 외이, 안쪽은 중이로 나뉩니다. 평소 외이와 중이의 압력은 평형을 이루고 있는데 이것은 외부의 압력 변화에 대응해서 유스타키오관(이관 = 귀관 = 귀인두관)이 열리고 닫히면서 공기를 이동시켜 압력 차를 조절해주기 때문입니다.

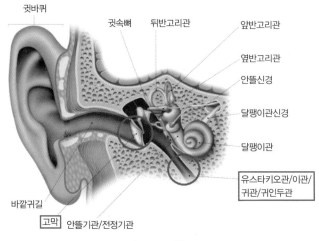

귓바퀴

귓속뼈　　뒤반고리관　　　　앞반고리관

옆반고리관

안뜰신경

달팽이관신경

달팽이관

유스타키오관/이관/
귀관/귀인두관

바깥귀길

고막　안뜰기관/전정기관

[귀 단면도[2]]

　평소에는 큰 문제가 없지만 급격한 고도 변화로 인해 외이와 중이의 압력 차가 생길 때 문제가 발생합니다. 비행기가 상승하면 고도가 높아짐에 따라 외이의 압력이 낮아집니다. 하지만 중이의 압력은 그대로이므로 외이와 중이 간에 압력 차가 발생하게 됩니다(외이의 압력 〈 중이의 압력). 이때 유스타키오관이 열리면서 중이의 공기가 빠져나가 상대적으로 높은 중이의 압력을 낮춰줍니다. 이 과정을 통해 외이의 압력과 평형을 이루게 되는 것이죠. 반대로 비행기가 하강할 때는 고도가 낮아지면서 외이의 압력이 높아지는데 중이의 압력은 변화가 없으므로 역시 둘 간의 압력 차가 발생합니다(외이의 압력 〉 중이의 압력). 이때에도 마찬가지로 유스타키오관이 열리면서 외부의 공기가 중이로 들어가 외이의 압력과 평형을 이루게 됩니다. 이렇듯 상승과 하강에 따른 외이와 중이의 압력 차에 의해 중간에 있는 고막은 영향을 받게 됩니다.

---

2) Britannica Visual Dictionary © QA International 2012. (www.ikonet.com) All rights reserved

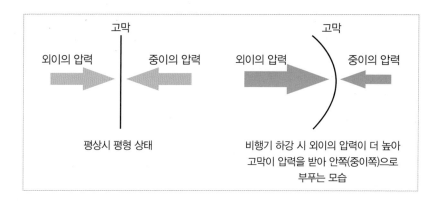

그런데 만약 이 과정에서 유스타키오관이 제대로 작동하지 못하여 외이와 중이의 압력이 평형을 이루지 못하면, 이로 인해 고막이 압력을 받아 한쪽으로 부풀게 됩니다. 이때, 우리는 귀에 먹먹함과 통증을 느끼게 되는 것이지요. 이 현상이 지속되고 그 정도가 심하면 삼출물이 나오고 염증까지도 생길 수 있는데 이것을 '항공성 중이염'이라고 부릅니다. 이는 바다 깊숙이 잠수를 할 때나 빠른 속도로 달리는 기차가 터널 안을 들어갈 때에도 비슷하게 경험할 수 있습니다.

보통은 유스타키오관이 압력 차를 잘 조절하지만, 일부의 경우 제대로 열리지 않는 경우가 있습니다. 선천적으로 고막이 얇거나 탄력이 떨어지는 사람, 비염이나 축농증(부비동염), 코감기 등으로 유스타키오관이 충혈되어 있거나 입구가 붓고 막혀있는 사람, 성인보다 유스타키오관이 덜 발달된 아이들이 그 경우인데요. 선천적 이유와 아이들을 제외하고 질병으로 인한 문제가 생겼다면 이런 증상을 어떻게 완화할 수 있을까요?

▶ 유스타키오관이 충혈되어 있거나 입구가 붓고 막혀있어 압력 차를 조절하지 못할 경우

1. 유스타키오관의 충혈을 해소해 주면 그 기능을 원활히 할 수 있으므로 충혈제거제를 사용합니다.

→ 먹는 약으로는 슈도에페드린pseudoephedrine이나 페닐레프린phenylephrine 성분을 미리 복용하면 도움이 되는데, 이는 주로 코감기약에 많이 들어있는 비충혈제거제입니다.

→ 동일한 작용 기전으로 뿌리는 비강스프레이를 사용하는 방법도 있습니다. 자일로메타졸린xylometazoline과 옥시메타졸린oxymetazoline 등의 비충혈제거제가 주성분인 스프레이를 말하는데요. 대표적인 상품으로는 '오트리빈'이 있습니다.

※ 비강스프레이에 관련하여 보다 자세한 내용은 '코막힘에 사용하는 비강스프레이, 오래 써도 안전한가요?(p.111)'를 참고해주세요.

2. 항히스타민제를 병용하는 것도 좋습니다.

비염, 축농증, 코감기 등으로 비강과 유스타키오관의 점막 부종이 있는 경우 이와 같은 현상이 발생하기 쉽고 증상 역시 심할 수 있습니다. 그래서 점막 부종을 억제해 줄 목적으로 항히스타민제가 병용되기도 합니다.

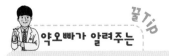
약오빠가 알려주는 꿀Tip

약물 외에 비행기 내에서 귀 통증을 억제하는 방법!
다음과 같은 행위 시 유스타키오관이 열린다고 하니 참고해보세요.
1. 하품을 합니다.
2. 침을 삼키거나 음료 또는 물을 마십니다.
3. 껌을 씹습니다.
4. 아이들의 경우 공갈 젖꼭지를 물리는 것도 좋습니다.
5. 엄지와 검지로 코를 막고, 입을 닫은 상태에서 입안의 공기를 코 뒤쪽(귀쪽)으로 불어넣습니다.

박카스에 카페인이 있다던데
많이 먹으면 중독되나요?

- 카페인 이야기

 박카스 하나 주세요.

여기 있습니다.

 아! 박카스에 카페인이 있다고 하던데,
박카스도 많이 먹으면 중독되나요?

박카스에 카페인이 들어있다는 것은 모두 알고 계시죠? 그래서인지 박카스 한 병이면 피곤이 가시는 것 같은 느낌이 드는데요. 박카스 이외에도 생각보다 많은 약에 카페인이 들어있다는 사실, 알고 계신가요? 일상생활에서 흔하게 접하고 있는 약 중 카페인이 들어있는 약을 대표적으로 몇 가지만 살펴보면 아래와 같습니다.

게보린, 사리돈, 펜잘큐, 그날엔 등의 **진통제**
판콜, 판피린 등을 비롯한 다양한 종류의 **감기약**
박카스를 비롯한 **에너지드링크**
각종 **자양강장제**

사실 이런 약에 포함된 카페인의 함량은 생각보다 그리 많지 않습니다. 게보린 1회 복용량에 포함된 카페인은 커피 한 잔 속의 카페인 함량에 한참 못 미치는 정도죠. 그렇다고 해서 이런 부분을 가볍게 여기고 약과 카페인이 든 음료를 무분별하게 섭취하면 과도한 양의 카페인을 섭취할 위험성이 있습니다.

예를 들어, 잠을 깨기 위해 커피를 두 잔 마시고, 감기 기운이 있는 것 같아 종합 감기약을 먹은 뒤 두통이 심해 게보린을 추가로 복용했습니다. 이와 동시에 피로감이 가시질 않아 태반이 함유된 자양강장제와 박카스를 마셨다고 가정해봅시다. 지금 예로든 제품 모두에 카페인이 들어있을 수 있습니다. 이럴 경우 자신도 모르는 사이에 카페인을 과다 섭취하게 됩니다. 이처럼 대부분의 사람들이 자신이 인지하지 못하는 사이 반복해서 많은 양의 카페인을 섭취한다는 것이 문제입니다.

■ 카페인은 어디에 좋은가요?

카페인이 무조건 나쁜 것은 아닙니다. 적당한 양의 카페인은 인체에 다양한 이점을 가져다줍니다. 카페인을 섭취하면 중추신경의 흥분 작용을 통해 각성효과가 일어나는데 이는 졸음을 예방하고 피로감을 덜어주는 것 같은 효과를 냅니다. 그 외에도 집중력 상승, 신진대사 촉진, 두뇌 활동 촉진 등의 작용도 기대할 수 있습니다. 그러니 올바르게 사용하면 긍정적인 효과를 얻을 수 있겠죠? 뭐든지 과하지 않게 사용하는 것이 중요합니다.

[식약처에서 권장하는 카페인 1일 섭취량]

구분	성인	임산부	어린이
일일 섭취 권장량(상한선)	400mg	300mg (미 FDA 임산부 권장량은 200mg)	체중 1kg당 2.5mg

　적당량의 카페인은 약이 되지만 과다 섭취하면 여러 가지 문제를 일으킵니다. 대표적으로 마그네슘과 칼슘, 비타민B군 등의 고갈을 불러일으킬 수 있으며, 체내 스트레스에 대응하는 부신피질호르몬인 코티솔cortisol의 분비 저하를 야기할 수 있습니다. 이처럼 체내 수용성 비타민과 미네랄이 고갈되면 점차 피로감을 더 심하게 느끼고 몸의 기능에 다양한 이상이 생길 수 있습니다. 이뿐만 아니라 신경 예민(과민), 두통, 혈압 상승, 불면, 불안, 심장 떨림, 위산 분비 촉진으로 인한 위장장애(속쓰림, 위염 및 식도염 증상 악화) 등의 부작용을 겪을 수도 있습니다. 평소 종종 가슴이 두근거리고 불안하거나 신경이 날카로워진 것 같다고 느끼며, 잦은 두통과 불면에 시달린다면 본인의 카페인 섭취 습관을 한 번쯤 돌이켜 볼 필요가 있습니다. 특히 약을 복용해야 하는 경우 복용하는 약에 카페인이 포함되어 있지는 않은지 체크하여 과하게 섭취하는 일이 없도록 해야 합니다.

[카페인 함유 음식]

각종 커피, 커피우유, 초콜릿, 콜라, 에너지드링크, 녹차 · 홍차를 포함한 각종 차 종류, 껌, 사탕, 두유, 시리얼, 아이스크림

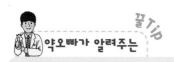

약오빠가 알려주는 꿀Tip

카페인과 함께 섭취할 때 주의해야 하는 약

1. NSAIDs계 소염진통제, 스테로이드제

카페인이 위산의 분비를 촉진할 수 있으므로 위장장애를 일으킬 수 있는 약들과 함께 먹을 경우 속쓰림이나 위통이 더 심해질 수 있습니다.

2. 테오필린

만성 폐쇄성 폐질환(COPD), 천식 등의 호흡기 질환 치료제로 사용되는 테오필린은 카페인과 분자구조가 비슷해서 함께 복용할 경우 효과가 더 높게 나타날 수 있는데, 그만큼 손 떨림이나 두근거림, 고혈당, 저칼륨혈증 등과 같은 부작용도 심해질 수 있습니다. 테오필린 이외에 기관지 확장을 하는 교감신경 작동 약들도 가급적 주의해서 복용하는 것이 좋습니다.

3. 슈도에페드린, 페닐레프린, 메틸에페드린

비충혈을 제거하고, 기관지를 확장해 기침으로 인한 호흡 곤란을 완화시켜주며 또한 항히스타민제와 병용 시 상승작용을 나타내어 콧물, 코막힘, 재채기 등의 증상에 사용되는 약물입니다. 이들은 교감신경을 작동시켜 불면을 유발할 수 있는데, 카페인과 함께 복용할 경우 불면증이 더욱 심해질 수 있습니다.

4. 퀴놀론계 항생제

퀴놀론계 항생제는 카페인의 체외 배출을 억제해 체내에 카페인을 축적하게 합니다. 이 때문에 불면, 두근거림, 예민함 등을 유발할 수 있습니다.

5. 알로푸리놀

통풍조절제로 쓰이는 알로푸리놀은 카페인의 대사를 억제해 카페인의 체내 작용을 증가시킬 수 있습니다.

긴장돼서 우황청심원을 먹으려는데 졸리진 않을까요?

- 우황청심원 이야기

시험·발표·결혼식과 같은 중대한 행사 등을 앞두고 긴장을 완화하기 위해, 놀란 일이 있어 마음을 진정시키기 위해, 일시에 스트레스를 심하게 받아 이를 가라앉히기 위해, 갑자기 혈압이 높아질 때, 피곤할 때, 체했을 때. 이럴 때 가장 먼저 생각나는 약은 어떤 것이 있나요?

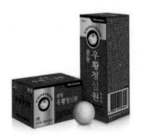

맞습니다. 바로 우황청심원(광동제약)입니다. 대한민국 성인 중 상당수는 우황청심원을 한두 번쯤 복용해봤을 텐데요. 앞서 말씀드린 것처럼 정말 다양한 용도로 소비되고 있습니다. 특히 미래를 결정짓는다고 해도 과언이 아닌 '수능' 때가 되면 약국에는 우황청심원에 대한 문의가 쏟아집니다. 시험 전에 우황청심원을 먹으려고 하는데 부작용은 없는지, 효과는 있는 건지…. 그중 가장 많이 물어보는 질문 중 하나가 '졸리지 않을까요?'입니다. 아마 한번쯤은 '우황청심원을 먹으면 졸리기 때문에 차라리 안 먹는 게 나을 수도 있다.'라는 말을 들어보셨을 겁니다.

그런데 정말 그럴까요? 대체 우황청심원이 어떤 성분으로 되어있고 어떤 효능이 있기에 이런 소문이 생겼는지 한번 알아보겠습니다.

■ 우황청심원의 성분은?

조선시대에는 우황청심원이 '만병통치약'으로 통했다는 것을 알고 계신가요? 심지어 청나라에서는 조선의 우황청심원을 얻기 위해 갖은 노력을 했다고 합니다. 물론 청나라에도 비슷한 처방을 가진 약이 있었지만 조선의 것과는 성분과 효능에서 큰 차이가 나서 조선의 우황청심원을 '진환(眞丸)'이라 불렀다고 합니다. 덕분에 조선의 사신단이 청의 관료들에게 우황청심원을 선물로 건네면 안 풀리던 일도 술술 해결할 수 있었다고 기록에 쓰여 있을 정도이니 효과는 확실했나봅니다. 옛날부터 확실한 효과로 사람들을 사로잡았던 우황청심원은 어떻게 만들었을까요?

『동의보감』에 따르면 우황(牛黃), 사향(麝香), 주사(朱砂), 석웅황(石雄黃), 서각(犀角), 용뇌(龍腦) 등을 포함해 총 30가지 생약 성분을 모아 우황청심원을 만든다고 합니다. 하지만 현재 국내에 유통되고 있는 우황청심원은 최대한 원 처방을 따르되, 우리나라의 실정에 맞춰 조금 변화되었는데요.『동의보감』에 기록된 재료 중 '주사'와 '석웅황'은 수은과 비소 등의 독성 유해물질을 함유할 수 있어 식약처에서 사용을 금지했고, 코뿔소의 뿔인 '서각'은 CITES(멸종위기에 처한 야생동식물의 국제거래에 관한 협약)에 의한 사용 금지 품목으로 지정되어 있어 사용할 수 없습니다. 따라서 오늘날의 우황청심원은 원 처방의 의도는 그대로 살려 재현하되 안전성을 확보하고 현재의 실정에 맞게끔 바꾼 것으로 우황과 사향을 포함한 총 25종의 생약 처방으로 이루어져 있습니다.

그중 우황청심원의 대표적인 두 가지 성분, 우황과 사향에 대해 간단히 알아보겠습니다. '우황(牛黃)'은 소의 담낭 및 담관에 생긴 결석을 건조해 만든 약재로 담즙

분비 촉진, 소염·진통·해열, 진정, 진경, 청심(淸心), 화담(化痰) 등의 효능을 가집니다. '사향(麝香)'은 수컷 사향노루의 사향선[배꼽부와 생식기 사이에 있는 선낭(腺囊)]에서 분비되는 향즙(香汁)을 추출하여 건조한 약재입니다. 잘 알려진 공진단의 주성분이기도 한데요. 강심, 소염, 발한, 이뇨, 중추신경흥분 등의 효능을 가집니다. 또한 막힌 곳을 뚫어주는 개규 작용이 강한 약재로 혈액순환에 도움을 주고 정신을 맑게 하는 효과를 기대할 수 있습니다.

■ 우황청심원의 효능과 효과

우황청심원의 성분을 확인했으니 이제 효능과 효과를 살펴봐야겠죠. 가장 먼저 '우황청심원'이라는 이름에서 대략적인 효능을 유추할 수 있는데요. 앞서 언급한 우황을 주성분으로 심장열을 내려 마음을 차분하게 가라앉히고, 사향을 통해 답답함을 없애 정신을 맑게 하고, 열을 내려 몸에 독을 풀어주며, 날카로운 신경을 진정시키는 효과가 있습니다. 『동의보감』에 따르면 '담연이 옹색하고, 입과 눈이 비뚤어지고, 손과 발을 마음대로 움직이지 못할 때 즉, 중풍으로 갑자기 쓰러진 사람이 인사불성이 되어 정신이 혼미한 경우 사용하는 구급약'이라고 적혀 있기도 합니다.

오늘날 식약처에서 일반의약품인 우황청심원에 대해 표기한 효능 및 효과는 아래와 같습니다.

[식약처에서 인정하는 효능 및 효과]

> 뇌졸중(전신불수, 수족불수, 언어장애, 혼수, 정신혼미, 안면(얼굴)신경마비), 고혈압, 두근거림, 정신불안, 급·만성경풍, 자율신경실조증, 인사불성

조금 더 쉽게 표현하자면 스트레스, 혈압, 뒷목 결림, 답답함, 두통, 소화불량, 경련, 마비, 불안, 초조 등의 증상에 효과가 있다는 것입니다.

■ 원방과 변방, 무슨 차이가 있나요?

우황청심원을 드셔보신 분들은 원방과 변방이란 단어를 들어보셨을 텐데요. 이 두 단어는 무슨 뜻이고 어떤 차이가 있을까요? 사전적 의미로는 동의보감 처방 그대로 구성한 것을 '원방'이라 부르고, 원방과 달리 처방 내용을 일부 변경한 것을 '변방'이라고 부릅니다. 변방에는 주요 성분인 우황과 사향의 함량이 매우 낮게 들어 있습니다. 변방에 들어있는 우황과 사향의 함량을 보면 우황의 경우 원방의 1/3가량, 사향의 경우 원방의 1/7 가량이 들어가 있는 정도입니다.

■ 우황청심원과 졸음의 상관관계

그렇다면 이제 원래의 질문에 대답을 해볼까요?

"우황청심원을 먹으면 졸리나요? 시험을 앞두고 있는데 걱정돼요."

아무래도 우황청심원에 마음을 차분하게 가라앉혀주는 진정작용이 있다 보니 이런 걱정을 하시는 것 같습니다. 하지만 말 그대로 진정작용이 있는 것뿐이지 졸음과는 직접적인 관계가 없습니다. 만약 우황청심원을 복용하고 졸음 부작용의 빈도가 높았다면 불면증에 시달리는 분들이 수면제 대신 찾지 않았을까요? 만약 시험 전에 우황청심원을 먹고 졸음이 쏟아졌다면 이것은 부작용이라기보다는 그 시간대가 원래 피곤했던 시간대이거나 너무 긴장하고 정신을 집중한 나머지 제대로 사고가 되지 않는 상황이었을 가능성이 있습니다. 즉, 약이 아닌 다른 복합적인 이유가 있다는 것입니다. 다만, 개인차는 존재합니다. 이것은 우황청심원뿐만 아니라 다른 약물에도 공통적으로 발생할 수 있는데, 약의 성분 중 진정작용에 예민하게 반응하는 경우가 있습니다. 특히 평소 혈압이 낮은 편이거나, 기력이 떨어진 상태이거나, 소화기가 약해 장이 냉하며 잦은 설사를 하는 사람이라면 복용 시 주의할 필요가 있습니다.

이런 경우는 나른함, 졸림, 집중의 어려움 등을 겪을 가능성도 있다고 하니 자신의 상태에 대해 걱정이 된다면 중요한 일이 있기 1~2일 전 동일한 시간에 미리 복용해 반응을 살펴보는 것을 권장합니다.

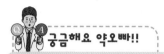
궁금해요 약오빠!!

Q. 우황청심원은 왜 가격이 다양하죠? 어떤 차이가 있는 건가요?

A. 주로 포함된 성분의 종류와 함량에 따라 제품이 다양하며 가격 역시 천차만별입니다. 특히, 주성분인 우황과 사향이 매우 고가이기 때문에 두 성분의 함량에 따라 가격대가 크게 차이납니다. 실제로 사향의 경우 사향노루가 CITES에 의해 보호종으로 지정되어 러시아를 통해 허가된 양만 제한적으로 수입되고 있기 때문에 사향이 들어간 우황청심원은 굉장히 비쌉니다. 상황이 이렇다 보니 국내의 제약회사에서는 사향을 대체할 만한 물질을 개발하였는데 그것이 바로 '영묘향(광동제약)'과 'L-무스콘(조선무약)'입니다. '영묘향'은 사향고양이의 향선낭 분비물을 추출하여 건조한 약재이고, 'L-무스콘'은 일종의 합성된 인공 사향이라고 볼 수 있습니다. 물론 이 두 가지 성분이 사향을 완벽히 대체한다고 할 수는 없으나 영묘향은 심장 관련 증상에서 어느 정도 사향에 준하는 효능을 발휘한다는 연구결과[3]가 있어 가격 대비 충분한 가치를 가지고 있다고 볼 수 있습니다. 한 마디로 정리하자면 우황과 사향의 함유량에 따라, 사향 대신 영묘향이 들어있는지 L-무스콘이 들어있는지에 따라 가격이 달라집니다.

Q. 우황청심원은 언제 먹는 것이 가장 좋은가요?

A. 액상은 정제나 환제보다 흡수가 빠르기 때문에 중요한 일이 있기 30분에서 1시간 전에 복용하는 것이 좋고, 정제나 환제는 1시간에서 2시간 전 공복 시에 복용하는 것이 좋습니다. 하지만 이것은 미리 긴장 상황을 대비할 때의 권장 복용 방법이고, 실제 특정 증상이 있어 이를 개선하고자 하는 것이 목적이라면 증상이 있을 때 바로 복용하면 됩니다.

---

3) 최은욱, 조명행, 신상덕, 마응천, 『사향 함유 우황청심원액과 영묘향 함유 우황청심원액의 혈압강하작용 및 적출심장에 미치는 효과에 대한 약리효능비교』, 한국생약학회, 2000

4

구충제는 꼭 먹어야 하나요?
얼마나 자주 먹어야 하죠?

- 구충제 이야기

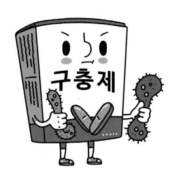

약국에 있다 보면 구충제를 사러 오시는 분들을 심심치 않게 접합니다. 그런데 복용하기 위해 구입하면서도 항상 궁금해 하십니다. 구충제를 꼭 먹어야 하는 건지, 먹어야 한다면 언제 먹어야 하는 건지…. 그래서 매번 이런 질문을 하시죠.

"구충제, 꼭 먹어야 하나요?"

일단 적을 알고 나를 알면 백전백승이라 했습니다. 구충제 이야기를 하기 전에 기생충의 종류에 대해서 간단히 알아보겠습니다.

[기생충의 종류]

기생충 질환예방법에 의하면 기생충 질환이란 회충, 편충, 요충, 간흡충, 폐흡충, 장흡충류, 조충류 및 보건복지부령이 정하는 기생충(이질아메바, 말라리아원충, 머릿니)에 감염된 경우를 말합니다. 기생충은 다음과 같이 분류됩니다.

- 선충류 : 양끝이 뾰족한 모양으로 회충, 요충, 편충, 고래회충이 이에 속합니다. 감염의 빈도가 가장 높은 기생충군입니다.
- 흡충류 : 흔히 디스토마로 알려진 기생충이며 나뭇잎 모양으로 편평한 것이 특징입니다. 돼지고기나 소고기를 날것으로 섭취하거나 오염된 식수를 마셨을 때 감염되며, 간흡충과 폐흡충이 있습니다.
- 조충류 : 몸이 편절로 되어 있으며 무구조충, 유구조충, 유구낭미충 등이 있습니다.
- 구충류 : 톡소포자충이 있습니다.

※ 기생충군마다 특징이 있고 인체 내 기생하는 부위도 다르기 때문에 치료하는 구충제의 종류도 각각 다릅니다.

– 약학정보원 –

기생충은 위와 같이 분류할 수 있는데 일반적으로 우리가 흔히 말하는 기생충은 주로 선충류에 속합니다. 그중에서 회충과 요충, 편충이 우리에게 가장 익숙한데요. 1950~1960년대에는 무려 국민의 70% 이상이 이런 기생충에 감염되었다고 합니다. 그럴만했던 것이 이런 기생충들은 주로 대변을 통해서 알이 배출되는데 그 당시는 재래식 화장실을 사용했었고, 인분을 거름으로 사용하기도 했으며, 위생관념이 철저하지 못한 시기였기 때문이죠. 하지만 사회가 발달하면서 화장실은 수세식으로 바뀌고, 더 이상 인분을 거름으로 쓰지 않으며, 음식물의 유통과정이나 조리과정도 비교적 깨끗해지는 등 위생관념이 철저해지면서 감염률이 점차 낮아졌습니다. 또한 국가에서 구충제 복용에 대한 대대적인 캠페인을 벌이기도 해 현재는 한 자릿수 정도의 낮은 감염률을 보인다고 합니다(기생충의 종류와 지역에 따라 차이가 있습니다).

■ 구충제의 성분과 용법

현재 약국에서는 다양한 종류의 구충제를 판매하고 있는데 이러한 구충제의 대표 성분은 알벤다졸albendazole과 플루벤다졸flubendazole입니다.

알벤다졸	플루벤다졸
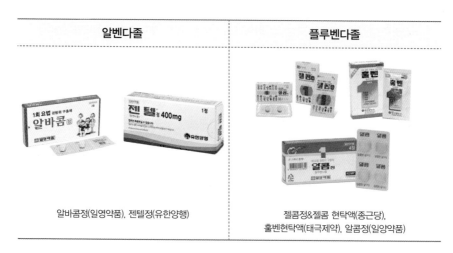	
알바콤정(일영약품), 젠텔정(유한양행)	젤콤정&젤콤 현탁액(종근당), 훌벤현탁액(태극제약), 알콤정(일양약품)

이 두 가지 성분은 기생충의 튜불린에 결합하여 미세소관의 변형을 일으켜 포도당을 흡수하지 못하게 합니다. 기생충이 에너지원인 포도당을 흡수하지 못하면 에너지 생성이 억제되어 활동을 멈추게 되고 결국 사멸하게 되는 것입니다. 쉽게 말하면 공급을 차단해 굶겨 죽인다고 볼 수 있는데요. 모든 기생충에 효과가 있는 것은 아니지만 우리나라 사람들에게서 주로 나타나는 회충과 요충, 편충, 십이지장충에 효과를 보입니다.

▶ 복용법

구 분		알벤다졸	플루벤다졸
복용 가능 연령		24개월 이상 사용 가능	12개월 이상 사용 가능
용 법	기 생 충 의 종 류	요충 — 1회 400mg(1정)을 투여하고, 완전한 박멸을 위해 7일 뒤 400mg(1정) 추가 투여	성인 및 소아의 구별 없이 1일 1회 1정(500mg) 복용
		회충, 편충, 분선충, 아메리카구충 — 400mg(1정) 1회(단회) 투여	
		분선충의 다른 기생충(조충)과의 중증 혼합 감염 — 1일 1회 400mg(1정)씩, 3일간 투여	
	참 고	• 정제와 저작정에 한해 삼키기 어려울 경우 씹거나 소량의 물로 복용이 가능하며 식사를 중단하거나 하제(변비약)를 쓰는 등의 특별한 과정은 필요 없다. • 치료 3주 후 검사를 하여 경우에 따라 2차 투여를 실시할 수 있다.	

어떤 약이든 주의할 점은 꼭 확인하고 넘어가야겠죠? 위와 같은 구충제는 공복 복용 시 거의 흡수되지 않지만, 만약 공복이 아닌 기름진 음식과 함께 복용했을 때에는 일부 흡수될 수 있습니다. 흡수된 약물은 간대사를 받기 때문에 간질환 환자는 복용에 있어서 주의가 필요하고, 임부와 임신하고 있을 가능성이 있는 여성 그리고 수유부는 복용하지 않는 것이 좋습니다. 만약 수유부가 복용했을 경우 즉시 수유를 중단해 아이에게 성분이 전달되지 않도록 하는 것이 좋습니다.

또한 먹는 시기도 중요한데요. 앞서 간단하게 언급했듯이 식사와 함께 복용할 경우 식사 중 섭취하는 지방에 의해 체내에 흡수되는 양이 증가하므로 가급적 공복에 복용하는 것이 좋습니다. 보통 약국에서 구입할 때 잠자기 전에 복용하라고 권하는 이유가 바로 여기에 있습니다. 일반적으로 자기 전에는 공복 상태이기 때문이죠. 하지만 단순히 위장관에 존재하는 기생충을 죽이려는 목적이 아니라, 전신 감염이 우려되는 특수한 상황에서는 약간의 부작용을 감수하고서라도 식후에 복용하여 체내로 흡수되는 부분을 높이는 경우가 있는데요. 이를 통해 전신으로 감염된 기생충을 억제할 목적으로 쓰기도 합니다.

■ 그렇다면 구충제는 꼭 먹어야 하는 건가요?

지금은 예전과 달리 위생이 잘 관리되고 있어 기생충 감염률은 사실상 매우 낮은 수준입니다. 그러므로 반드시 복용해야 하는 것은 아닙니다. 하지만 최근 들어 유기농, 무농약, 자연식을 선호하는 사람들이 늘어나면서 이로 인한 감염이 발생할 수는 있습니다. 따라서 이런 식이를 자주 하시는 분이나 육류, 생선, 채소 등을 생식으로 드시는 분은 평소 구충약을 챙겨 드시는 편이 좋습니다. 이외에도 기생충 감염률이 높은 개발도상국에 여행을 다녀왔다거나 반려동물을 기르시는 분, 집단생활을 하여 감염 우려가 있는 어린이 등은 복용을 고려해 볼 수 있습니다. 구충약은 특별한 부작용 없이 저렴한 비용으로 복용이 가능하기 때문에 엉덩이가 가렵다든지 복통이나 설사, 변비 등 기생충 감염이 의심되는 증상이 나타나면 복용하는 것이 좋습니다.

또한 '봄, 가을에는 구충약을 먹어야 한다'라는 말이 있는데 이것 역시도 반드시 그런 것은 아닙니다. 직접 배추를 길러 김치를 담가먹던 시절에는 이를 통해 회충 감염이 빈번했기 때문에 김치를 담그는 늦가을이나 겉절이를 주로 해먹는 봄에 구충제를 복용하면 좋다는 인식이 있었습니다. 이것은 일종의 옛어른들의 지혜이자 습관이라고 보면 됩니다. 요즘에는 배추 재배 환경이 좋아졌음은 물론 김치를 사먹는 사람들이 많아졌으니 꼭 1년에 2회를 복용할 필요는 없겠죠?

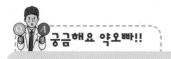
Q. 구충제를 먹으면 변을 통해 죽은 기생충을 확인할 수 있나요?

A. 구충제를 먹고 나면 변에 죽은 기생충이 나오고, 만약 기생충이 보이지 않는다면 약을 더 먹어야 한다는 얘기가 있죠. 정말 재미있는 얘기지만, 이것은 사실이 아닙니다. 본래 기생충은 사람의 소화관 내에서도 살아갈 수 있도록 큐티클층으로 덮여있습니다. 하지만 죽은 기생충은 이 큐티클층을 유지할 수 없죠. 그러므로 보호층이 없어진 기생충은 사람의 위액이나 소화액에 의해 녹아버리기 때문에 실제로 대변에서는 이를 확인할 수 없습니다.

Q. 왜 가족이 다 같이 먹어야 하나요?

A. 기생충의 종류에 따라 전파되는 경로가 다양하기 때문입니다. 음식, 신체 접촉, 침구류, 수건, 식기 등 다양한 매개체를 통해 감염될 수 있기에 같은 공간에서 생활하는 가족 모두가 함께 복용하는 것이 좋습니다. 특히 어린이가 있는 집은 더욱 주의해야 합니다. 아이들은 평소에 엉덩이를 긁는 버릇이 있는데 엉덩이를 긁고 다른 곳을 만지거나 다른 사람의 입에 손을 댈 경우 항문 쪽에 기생하는 기생충에 감염이 될 수 있습니다. 특히 우리나라는 잔을 돌리거나 숟가락을 섞어 먹는 문화가 익숙하므로 더욱 감염에 취약하니 이왕이면 가족 모두의 건강을 위해 신경 쓰는 것이 좋겠지요?

Q. 왜 성인과 소아의 복용 용량이 같나요?

A. 구충제는 공복에 복용 시 우리 몸으로 흡수되지 않고 장에 머물면서 그곳의 기생충을 죽인 후 몸 밖으로 배설됩니다. 따라서 허가 사항의 연령 이상이면 성인이나 소아나 용량의 차이 없이 복용할 수 있는데요. 특히 플루벤다졸의 경우에는 현탁액으로도 나오기 때문에 알약의 복용이 힘든 아이들의 경우는 플루벤다졸 현탁액을 복용하는 것이 좋습니다.

Q. 민물고기를 잡아먹었는데 조금 걱정이 되네요. 약국에서 구충제를 사 먹으면 될까요?

A. 취미로 낚시를 즐기는 분들이 늘어남에 따라 이런 질문도 많이 하시는데요. 민물고기를 회 쳐 먹을 경우 감염될 수 있는 기생충은 '간 디스토마(간 흡충)'가 대표적입니다. 간 디스토마를 치료하기 위해서는 프라지퀀텔이라는 성분이 필요한데 이는 전문의약품으로 의사의 처방을 받아 복용해야 합니다.

이와 비슷하게 말라리아 위험 지역으로 여행을 떠나는 분들이 구충제를 복용해 예방하고자 하는 경우가 있는데요. 말라리아의 치료 및 예방을 위해 복용하는 항말라리아 약제인 히드록시클로로퀸과 메플로퀸 역시도 전문의약품으로 의사의 처방이 필요한 약물이니 가까운 병원을 방문하여 상담을 받으면 됩니다.

Q. 구충제를 복용하면 기생충 감염을 예방할 수 있나요?

A. 예방 차원에서 구충제를 복용한다고 하는 분들이 상당히 많습니다. 하지만, 구충제란 현재 내 몸속에 있는 성체 기생충을 죽이는 역할을 하는 것이지, 이것이 체내에 오랜 기간 남아서 앞으로의 감염을 예방하는 작용을 하는 것은 아닙니다. 그러니 예방 차원에서 구충제를 복용한다는 것은 잘못된 상식입니다.

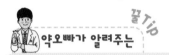

약오빠가 알려주는 꿀Tip

기생충 감염을 예방하기 위한 생활수칙!

1. 침구류, 식기, 옷 등은 주기적으로 햇볕에 말리거나 살균 및 소독을 하여 위생관리를 철저히 합니다.
2. 손씻기를 생활화합니다. 집으로 돌아오면 비누를 이용해 1분간 손을 깨끗이 씻습니다.
3. 익히지 않은 날것의 음식을 함부로 섭취하지 않습니다.
4. 야생의 동물이나 식물을 함부로 섭취하지 않습니다.
5. 해외 여행지에서는 음식과 물의 섭취에 주의를 기울입니다.
6. 반려동물의 위생관리에 신경 쓰고, 분변 처리를 철저히 합니다.

약은 식후 30분에 먹으면 되나요?

- 올바른 약물 복용 이야기

이 약은 속이 쓰릴 수 있으니 식사한 다음에 충분한 물과 함께 드세요.

 그러면 약은 밥 먹고 30분 뒤에 먹으면 될까요?

흔히 복약지도를 한다고 하면 가장 먼저 떠오르는 문장 중 하나가 '식후 30분에 복용하세요'라는 말입니다. 그런데 왜 하필 '식후 30분'인지 궁금하지 않으셨나요? 일반적으로 사람이 음식을 섭취하면 평균 1시간~3시간 정도에 걸쳐서 위장에 있던 음식이 소화되어 소장으로 넘어가는데요. 이런 과정을 생각해보면 도대체 왜 '30분'일까 하는 의문이 듭니다. 이와 관련하여 언급되는 이유는 다음과 같습니다.

1. 음식물로 인해 위장이 보호되면서도 위 내용물로 인한 약물 흡수의 방해가 최소한인 시점의 타협점

생활이 어려웠던 과거에는 사람들의 건강상태가 좋지 못했습니다. 굶는 건 일상이고 먹을 수 있는 것이 생기면 닥치는 대로 먹었을 거고요. 이렇게 위장관이 안 좋은 상태에서 여러 약물을 먹게 되면 속이 쓰리는 등의 위장관 부작용이 생길 수 있는데 이를 줄이고자 이런 말이 생겨난 것으로 보입니다.

2. 잊지 말고 제때 잘 복용하라는 약속

약마다 하루에 복용해야 하는 횟수는 다 다르지만 보통은 하루에 1회~3회 정도 복용합니다. 그런데 사람마다 활동하는 시간이 다르고 낮과 밤이 다른 경우도 많기 때문에 약을 매 시간마다 규칙적으로 복용하기란 사실 쉬운 일이 아닙니다. 반면에 식사는 거의 대부분 규칙적으로 하는 편이죠. 그러니 식사 후 일정 시간이 지나서 약을 복용하라고 인지를 시킴으로써 복용의 순응도를 높일 수 있는 일종의 '기억하기 쉬운 방법'이라고 생각할 수 있습니다.

그런데 사실 모든 약을 식후 30분에 먹는 것은 아닙니다. 약은 약물의 흡수율, 활성도, 작용기전, 복용 목적에 따라 식전/식후/공복/음식과 함께 등 먹어야 하는 시간이 다양합니다. 약 하나를 먹더라도 알맞은 복용법에 따라 복용해야 기대하는 효능을 최대한으로 얻을 수 있기 때문입니다. 그러므로 '식후 30분'이라는 말에는 어떤 합리적인 이유가 있는 것이 아니라 습관적으로 생겨난 말이라고 볼 수 있습니다.

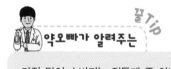

꿀Tip 약오빠가 알려주는

가장 많이 소비되는 진통제 중 하나를 꼽으라고 하면 단연 '타이레놀'입니다. 대부분의 사람들이 진통제의 부작용으로 위장장애가 발생할 수 있다고 판단하여 식후에 드시는 경우가 많은데요. 사실 타이레놀의 주성분인 아세트아미노펜은 식전이든 식후든 복용에 큰 상관이 없습니다. 다른 진통제와 달리 위장장애가 거의 없기 때문이죠. 그러니 '지금 너무 아프니까 얼른 밥 먹고 약 먹어야지' 하면서 통증을 참지 말고, 아플 때 바로 먹는 것이 좋습니다. 물론 이 경우는 아세트아미노펜 성분의 타이레놀일 때만 적용되는 것이니, 다른 종류의 진통제는 식후에 복용해 위장에 부담이 가지 않도록 해주세요.

■ 약은 언제 먹는 것이 가장 좋을까요?

이쯤 되면 궁금해지기 시작합니다. 식후 30분이 큰 의미가 없는 것이었다면 도대체 약은 언제 먹는 것이 좋은 걸까요? 이때 중요한 것이 바로 '혈중 농도'입니다. 대부분의 약물은 복용하고 나면 여러 과정을 거쳐서 혈액으로 들어가게 되는데요.

이때 혈액에 포함되어 있는 약물의 양을 혈중 농도라고 합니다. 약의 효과를 잘 보려면 이 혈중 농도가 일정하게 유지되어 있어야 합니다.

알기 쉽게 예를 들어 보겠습니다. 정철이가 두통이 너무 심해서 오전 10시에 두통약을 하나 먹었습니다. 정철이가 먹은 약은 위장관을 통해 흡수되고 얼마 지나지 않아 약물의 혈중 농도가 상승하며 정철이의 두통은 점차 가라앉습니다. 마음이 놓인 정철이는 다시 친구들과 놀러 나갔습니다. 하지만 시간이 지나면서 약물이 대사, 배설됨에 따라 혈중 농도가 감소하여 오후 4시쯤이 되자 정철이는 다시 두통을 느끼게 됩니다. 이처럼 약을 복용했을 때 혈중 농도가 얼마나 유지되느냐에 따라 복용 시기를 정할 수 있는데, 정철이가 먹은 두통약의 경우는 6시간 동안 혈중 농도가 유지되었으므로 6시간에 한 번씩 먹으면 됩니다.

약을 복용하는 이유는 치료 목적도 있지만 증상을 가라앉히는 대증요법의 목적도 있기 때문에 불편한 증상에 대한 효과를 기대하기 위해서는 이러한 점을 고려하면 더 좋습니다. 1일 3회 복용하는 약이라고 가정할 때, 약을 복용하기에 가장 좋은 시간은 24시간인 하루를 3등분하여 8시간마다 복용하는 것입니다. 하지만 잠자는 시간도 있고 이를 지키기가 어렵기 때문에 일반적으로 자는 시간을 제외하고 나머지 시간을 3등분하여 복용하는 것도 한 방법입니다.

■ 복용 시기에 따른 약물의 분류

적절한 시간 간격을 지켜서 복용해야 하는 것 외에도 식사 여부(식전/공복/식후/음식과 함께)에 따라 복용법을 준수해야 하는 약물도 많습니다. 일반적으로 항생제, 스테로이드제, 소염진통제 등은 공복에 복용 시 위장장애가 있을 수 있기 때문에 식사 후 일정 시간이 지나고 복용하는 것이 좋습니다. 또한 항진균제 중 이트라코나졸itraconazol 성분이나 중성지방을 낮추는 페노피브레이트fenofibrate 성분은 음식물과 함께 또는 식후 즉시 복용해야 흡수율이 높고, 골다공증에 쓰는 약 중 비스포스포네이트bisphosphonate 제제는 공복 시 복용해야 효과적으로 흡수됩니다. 그밖에도 많은 분들이 복용해 보셨을 역류성식도염 치료제 중 프로톤펌프억제제(PPIs ; Proton-Pump Inhibitor)는 여러 이유에 의해 식사 전 복용이 가장 효과적입니다. 이렇듯 약들마다 최대의 효과를 내기 위한 복용 방법은 다릅니다.

당뇨약도 작용 기전에 따라 복용 방법(시점)이 다 다릅니다. 예를 들면, 인슐린 분비를 촉진하여 식사 후 혈당 상승을 억제할 목적으로 쓰이는 글리메피리드 glimepiride 성분의 혈당강하제를 음식물과 함께 또는 식후 즉시 복용할 경우 흡수에 방해가 될 수 있고, 식후 혈당이 올라가는 것을 막아 줄 목적으로 복용하는 것이므로 식사 전에 복용하는 게 좋습니다. 하지만 간에서의 당신생(비탄수화물로부터 당류를 생산하는 것)을 억제하고 말초 조직에서의 당 사용을 증가시키는 메트포르민 metformin 성분의 혈당강하제는 흡수율 측면에서 그리고 복용 시 메스꺼움이나 속쓰림의 부작용을 줄이기 위해 식사와 함께 또는 식후 즉시 복용하는 게 좋습니다. 물론 식사 전후와 상관없이 복용 가능한 혈당강하제들도 있습니다.

이처럼 약의 성분에 따라 복용 시기가 저마다 다르니 투약 시 약사의 복약지도를 주의 깊게 듣는 것이 좋겠죠? 이런 내용들을 조금 더 쉽고 보기 편하도록 표로 정리해보았습니다.

▶ 공복 or 식전에 섭취하세요.
공복이나 식전에 먹어야 하는 약들은 음식에 의해 약물 흡수의 방해를 받을 수 있기 때문에 식전 복용이 권장되는 경우가 많습니다. 이외에도 위산과 같은 강산에 의해 활성도가 떨어지는 약이나 먹는 음식의 종류에 따라서 제형이 깨져 원하는 효과를 기대하기 어려운 약들도 식전, 혹은 공복에 먹는 것이 좋습니다.

약 성분	효능 및 적응증	비고
비스포스포네이트 계 약물	골다공증	공복 복용 시 흡수 용이
인디나비르	HIV 감염	공복 복용 시 흡수 용이
PPIs 위산 조절제	역류성식도염 위·식도 역류질환	위산, 담즙에 의한 활성도 감소로 식전 복용 권장
메토트렉세이트	류마티스 관절염, 백혈병, 중증건선	공복 복용 시 흡수 용이
리팜핀, 이소니아지드	결핵	공복 복용 시 흡수 용이
시프로플록사신	항생제	공복 복용 시 흡수 용이
테트라사이클린	항생제	공복 복용 시 흡수 용이
위장운동 조절제	소화불량, 위장장애	공복 복용 시 우수한 효과
식욕촉진제	식욕촉진	식전에 복용하여 식욕을 증가하는 효과 기대
식욕억제제	식욕억제	식전에 복용하여 식욕을 억제하는 효과 기대
sulfonylureas 계 약물	당뇨	식전에 미리 복용하여 식후 증가하는 혈당을 효과적으로 관리
진토제	구토	식전에 미리 복용하여 식후 심해지는 구토를 억제
정장제	변비, 묽은 변, 복부팽만감	위산, 담즙에 의한 효과 감소 (성분에 따라 조금의 차이가 있을 수 있음)
레보티록신	갑상선 저하증	공복 복용 시 흡수 용이
엔테카비어	B형 간염	공복 복용 시 흡수 용이
펙소페나딘	알레르기 비염	공복 복용 시 흡수 용이
실로스타졸	항응고제	공복 복용 시 흡수 용이
알벤다졸	구충제	흡수가 되지 않고 장에서 각종 균을 처리하는 것이 목적이라 공복에 복용

▶ 식사와 함께 or 식후에 섭취하세요.

식후에 복용해야 하는 약들은 대부분 공복에 복용했을 때 위장장애를 유발하기 때문인 경우가 많습니다. 대표적인 것이 흔히 복용하는 진통제인데요. 일반적으로 위가 건강한 사람이라면 공복에 한두 번 진통제를 먹는다고 하여 위장장애가 생기는 일은 드뭅니다. 하지만 평소에 위가 약한 사람에게는 불편함을 유발할 수 있고, 장기적으로 복용하면 위를 보호하는 점막층을 약하게 만드는 부작용이 있습니다. 간혹 식사 중에 복용하는 약이 있는데 이 경우는 음식물과 함께 복용해야 약물의 흡수가 더 잘 일어나기 때문입니다.

약 성분	효능 및 적응증	비고
NSAIDs 소염진통제	소염, 진통, 해열	공복 복용 시 위장장애 유발
알로푸리놀	통풍, 고요산혈증	공복 복용 시 위장장애 유발
아스피린	소염, 진통, 해열	공복 복용 시 위장장애 유발
페노피브레이트	원발성고지혈증	식사와 함께 또는 식후에 바로 복용 시 흡수 용이
스테로이드	항염	공복 복용 시 위장장애 유발
소화제	소화불량	섭취한 음식물을 분해하기 위해 식후에 복용
오를리스타트	지방흡수억제	지방식이와 함께 또는 식후 1시간 이내 복용
이트라코나졸	항진균제	캡슐과 정제는 식사와 함께 또는 식후에 바로 복용 시 흡수 용이 (단, 시럽제는 식전에 복용 시 흡수가 용이)
메트포르민	당뇨	식사와 함께 복용 시 위장장애 감소
이소트레티노인, 아시트레틴	여드름	식사와 함께 또는 식후에 바로 복용 시 흡수 용이

▶ 취침 전에 섭취하세요.

자기 전에 복용해야 하는 약들도 있습니다. 주로 작용 시간이나 부작용을 고려하여 정했습니다.

약 성분	효능 및 적응증	비고
수면제	불면증의 단기 치료	약효 발현 시간을 고려하여 취침 전에 복용
신경안정제	불안·긴장 완화	졸음 부작용이 나타날 수 있어 취침 전에 복용
독사조신	고혈압, 양성전립선 비대에 의한 뇨폐색 및 배뇨장애	기립성 저혈압을 유발할 수 있어 취침 전에 복용
비사코딜	급성·만성 변비	작용 시간과 기상 후 배변을 고려하여 취침 전에 복용
심바스타틴	고지혈증	작용 시간을 고려하여 저녁에 복용
일부 전립선 치료제	양성 전립샘비대증에 따른 배뇨장애	기립성 저혈압을 유발할 수 있어 취침 전에 복용
일부 항히스타민제	두드러기, 가려움, 비염, 재채기, 콧물, 기침	졸음 및 진정 부작용을 줄이기 위해 취침 전에 복용

6

종합비타민, 정말로 효과가 있나요?

- 종합비타민 이야기

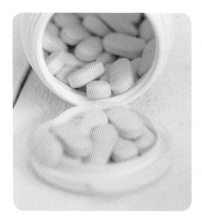

약국에서 영양상담을 하다 보면 많이 듣는 질문 중 하나가 "종합비타민만 먹어도 효과가 있나요?"라는 질문입니다. 또한 불편함을 느끼고 있는 증상을 완화하기 위해서 꼭 필요한 영양성분이 무엇이고 어느 정도를 섭취하는 게 좋다고 말씀드리면 "종합비타민 먹고 있는데요? 그 안에 다 들어 있잖아요."라는 대답이 돌아오는 경우가 많습니다.

■ 종합비타민, 정말 이거 하나면 'OK'일까요?

종합비타민에 대해 많은 전문가들이 꽤 오랜 시간 동안 의견을 나누고 있지만 여전히 다양한 시각이 존재합니다. 누구는 효과가 있다고도 하고, 누구는 별 의미 없으니 먹지 말라고도 하고 대체 뭐가 맞는 말일까요? 세상 모든 일이 그렇듯이 '약의 복용도 모두에게 일괄적으로 적용될 수는 없다'라는 것이 그 질문에 대한 답이 되지 않을까 싶은데요. 사람마다 필요한 영양성분과 그 양은 다르기 때문입니다.

예를 들면, 평소 인스턴트 위주의 식사를 하거나 끼니를 자주 거르는 사람은 몸이 필요로 하는 최소한의 비타민과 미네랄마저도 충족시키지 못할 수 있습니다. 이런 경우는 종합비타민만 꾸준히 복용해도 몸의 균형을 맞추어, 몸이 약해지거나 비타민 결핍으로 인해 각종 질병에 걸리는 것을 예방할 수 있죠. 평소에 채소, 과일, 육류, 생선, 견과류 등을 골고루 섭취하면서 몸에 특별한 이상이 없는 사람이라면 굳이 종합비타민을 복용할 필요는 없다고 생각합니다. 하지만 평소 음식도 골고루 섭취하고 특별한 질병이 있는 것도 아니지만 항상 피곤하다면, 종합비타민보다는 유산균제, 고함량 비타민B군 위주의 영양제, 간장약, 항산화제 등이 해당 증상 개선과 컨디션 관리에 도움이 될 수 있습니다.

'종합비타민'이라는 말은 단어 그대로 여러 가지 영양성분들을 다양하고 종합적으로 함유한 약을 의미합니다. 종류에 따라서 어떤 제품에는 20~30여 가지의 성분이 들어가기도 하죠. 다양한 영양성분이 들어있다 보니 필연적으로 각각의 함량은 충분하지 못합니다. 자그마한 알약 한 알에 이것저것 수십 가지의 영양소들을 넣는데 당연히 모두 충분히 들어갈 수는 없겠죠? 그래서 저는 영양상담을 할 때 항상 이렇게 말씀드립니다.

> "종합비타민을 먼저 찾을 것이 아니라 본인의 현재 몸 상태와
> 주변 환경, 식습관, 생활방식, 수면 습관, 질병 유무, 복용 중인 약 등을
> 고려해서 어떤 부분이 부족하고 또 필요한지를 알고 그에 맞추어 본인에게
> 필요한 특정 영양성분을 집중해서 충분한 양으로 보충하는 것이
> 중요합니다."

■ 권장섭취량과 최적섭취량의 차이를 알고 계신가요?

지금 가지고 있는 영양제(건강기능식품)의 뒷면을 한번 살펴볼까요? 뒷면에는 '%영양성분기준치'라는 항목 아래에 각 성분의 %에 해당하는 숫자를 확인할 수 있는데요. 이는 식품의약품안전처(이하 식약처)에서 고시하는 '식품 등의 표시기준'

고시 사항 중 '1일 영양성분 기준치'에 따른 해당 영양성분의 함량 비율을 나타낸 것입니다. 그런데 이를 잘 보시면 100%가 넘어가는 경우가 꽤 있습니다. 그렇다 보니 "기준치를 100% 만족했으니 충분히 용량이 높은 거네!"라고 생각하기 쉽습니다. 하지만 실제로는 생각하시는 내용과는 조금은 다른 사실이 존재합니다.

'1일 영양성분 기준치'는 권장섭취량을 말합니다. 권장섭취량 RDA(Recommended Dietary Allowances)는 1일·연령별로 권장되는 영양소 섭취량으로서 각 성분마다 평균 필요량을 근거로 산출된 용량입니다. 그런데 이는 어디까지나 특정 영양성분의 결핍을 예방하기 위한 필요량의 개념입니다. '이 정도는 충족시켜 주어야 해당 영양성분의 결핍으로 인한 여러 질병을 예방할 수 있다'는 의미죠. 학교 다닐 때 비타민A가 부족하면 야맹증, 비타민C가 부족하면 괴혈병, 비타민D가 부족하면 구루병 등을 앓을 수 있다고 배웠던 기억이 있을 겁니다. 이렇게 특정 영양소의 결핍으로 인한 질병을 막는 데 필요한 최소량의 개념이 '1일 권장섭취량'입니다. 그런데 건강을 유지하기 위해서 또는 내가 기대하는 효과를 얻기 위해서는 이보다 더 많은 용량의 영양성분을 섭취해야 하는 경우가 많습니다. 공식적으로 각국의 정부 기관이 인정하는 성격의 개념은 아니지만, 세계의 다양한 건강 관련 연구기관에서 '최적섭취량'이라는 개념을 사용하곤 합니다. 최적섭취량 ODI(Optimal Daily Intakes)란 최적의 건강을 유지하기 위한 영양소 섭취량을 의미합니다. 쉽게 말해 '최적의 건강 상태를 유지하려면 넉넉하게 이정도는 보충해주는 것이 좋다'는 의미죠. 이는 건강 유지뿐 아니라 퇴행성 질환을 예방하거나 치료의 보조에 필요한 용량이기도 합니다.

그럼 권장섭취량과 최적섭취량은 어떤 식으로 차이가 날까요? 몇 가지 비타민과 미네랄로 비교해보도록 하겠습니다.

[권장섭취량과 최적섭취량 비교]

	권장섭취량[4]	최적섭취량[5]
비타민B1(티아민)	1.2mg	50~100mg
비타민B2(리보플라빈)	1.5mg	15~50mg
비타민B3(니아신)	16mg	50~100mg
비타민B5(판토텐산)	–	50~100mg
비타민B6(피리독신)	1.5mg	50~100mg
비타민B7(비오틴)	–	400~800mcg
비타민B9(엽산)	400mcg	400~800mcg
비타민B12(시아노코발라민)	2.4mcg	200~400mcg
비타민C	100mg	1000~3000mg
비타민D	–	400IU
아연	10mg	30~50mg
칼슘	800mg	1500~2000mg

(19세 이상 ~ 50세 이하 성인 남성 기준)

어떤가요? 권장섭취량과 최적섭취량의 차이가 제법 나죠? 권장섭취량이 연령대와 성별에 따라 특정 수치로 정해져 있는 것과는 다르게, 최적섭취량은 넓은 범위로 나타납니다. 이는 개인의 건강 상태나 질병의 유무, 체질 등에 따라 필요량이 다를 수 있기 때문입니다. 예를 들어 스트레스를 많이 받거나 질병을 앓고 있는 사람의 경우, 스트레스로부터 몸을 보호하고 에너지 대사가 보다 더 활발해질 필요가 있기 때문에 필요한 영양성분의 종류와 용량이 평소보다 높아지는 게 당연한 일입니다. 요즘 국내에 유통되는 비타민제의 주류는 고함량 비타민B군 위주의 영양제입니다. 보통 B1~B12까지 다양하게 포함되는데 각각의 함량이 50mg~100mg 정도까지 고함량으로 들어가는 경우가 많습니다. 보건복지부가 정한 권장섭취량이 1~2mg 내외인 것을 보면 이 권장섭취량이란 것이 어떤 의미인지 잘 아실 수 있을

4) 권장섭취량 : 2015 한국인 영양소 섭취기준, 보건복지부&한국영양학회
5) 최적섭취량 : Prescription for Nutritional healing 3rd Edition by Phyllis Balch, James Balch, 2000
　*최적섭취량의 경우, 자료를 작성하는 기관과 시기마다 그 수치는 조금씩 달라질 수 있습니다.

겁니다. 이것은 비단 비타민B군에 국한되는 것이 아니라 다른 성분들에도 동일하게 적용되는 이야기입니다. 그러니 가지고 있는 종합비타민제를 보면서 권장섭취량을 충분히 만족하고 있다고 생각해서는 안됩니다. 섭취하는 비타민이 실제 우리 몸에서 어떠한 이로운 기능을 하기 위해서는 권장섭취량보다 훨씬 더 많은, 충분한 양이 필요할 수 있다는 점을 인지해야 합니다.

■ 비타민, 음식으로 섭취하면 안 되나요?

  간혹 영양제를 먹는 것에 부담을 느끼는 분들이 계십니다. 믿을 수 없다, 이상한 성분이 들어있을 것 같다, 가공된 것이 아니냐는 등의 다양한 이유가 있는데요. 이런 분들은 영양제 대신 음식으로 섭취하면 된다고 생각합니다. 하지만 특정 영양성분을 음식으로만 완전하게 충족시키는 것은 다소 무리가 있습니다. 골고루 음식을 먹는다고 하더라도 이론적으로 기대하는 만큼의 영양성분을 섭취하기는 불가능하기 때문입니다.

  어떠한 음식물이 우리 입으로 들어오기까지의 과정 즉, 저장-가공-유통-조리의 과정에서 우리가 기대하는 영양성분은 많이 소실됩니다. 그리고 또 하나 중요한 점은 음식에 포함되어 있는 성분이 섭취하는 만큼 100% 다 흡수가 되는 것이 아니란 점입니다. 더하여, 최근의 서구적 식이습관과 편식, 잦은 끼니거름, 다이어트 등으로 인해 영양 결핍 또는 불균형이 발생할 가능성이 갈수록 높아지고 있습니다. 반면, 각종 유해물질과 오염물질, 독성물질, 화학물질로의 노출이 증가하는 시대에 살고 있다 보니 이를 몸속에서 처리하기 위해서는 예전보다 더 많은 영양소가 필요하게 된 상황입니다. 물론 음식을 통해 영양소를 섭취하는 것이 가장 이상적인 방법이지만 위와 같은 이유로 인해 현실적으로 불가능하므로, 본인에게 필요한 영양소가 무엇인지 잘 체크하여 이를 보충해주는 것이 매우 중요합니다.

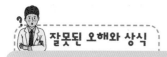

지금 집에서 먹고 있는 종합영양제에 다 들어있는데, 또 먹어야 하나요?

불편한 증상이 있어 고생하시는 분들에게 "이런 영양소가 필요하니 충분히 섭취해주세요."라고 말씀드리면 "저 그거 먹고 있어요."라고 하십니다. 그래서 혹시나 하는 마음에 여쭤보면 종합영양제를 드시고 계신 경우가 다반사입니다.

앞서 말씀드렸다시피 종합영양제에는 결핍을 예방할 정도의 용량만 들어있습니다. 예를 들어 평소 스트레스를 많이 받고 항상 피곤하며 잦은 구내염을 동반하고 있는 경우, 1차적으로는 비타민B군의 섭취를 생각해 볼 수 있는데 종합비타민에는 기껏해야 1~2mg 정도밖에 들어있지 않습니다. 이런 경우 의미 있는 효과를 위해서는 비타민B에만 집중해서 충분한 함량을 넣은 약을 복용하는 것이 필요합니다. 하나 더 예를 들어볼까요? 코엔자임 Q10은 혈압 강하 효능에 대해 식약처에서 인정을 받은 기능성 원료입니다. 물론 이것이 혈압약을 대신할 수 있다거나 모든 사람에게 효과를 나타내는 것은 아니지만, 꼭 혈압 강하 효과가 아니더라도 체내 에너지 생성, 심장 보호, 항산화 등의 효과를 기대할 수 있기에 저는 심혈관 질환이 있는 분들께 종종 권해드리곤 합니다. 간혹 "제가 먹는 영양제에 그 성분 있어요."라고 말씀하시는 분이 계셔서 용량을 확인해보면 하루 섭취량 기준으로 10~50mg가량만 들어있는 경우가 많습니다. 하지만 실제 코엔자임 Q10으로 위에서 언급한 각종 유익한 기능을 얻기 위해서는 하루 100~200mg 정도의 용량을 섭취해야 합니다.

이렇듯 특정 영양소를 섭취해서 기대하는 바를 얻기 위해서는 충분한 용량을 섭취하는 것이 중요한데, 다양한 종류를 소량씩 넣은 종합영양제에는 각각의 영양소가 충분히 들어갈 수 없습니다. 즉, '종합'이라는 단어가 붙은 영양제만으로는 원하는 결과를 얻을 수 없으니 나에게 필요한 영양소가 무엇인지 확인하고 충분한 양을 섭취하는 것이 중요합니다.

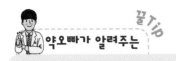

약오빠가 알려주는 꿀Tip

많은 분이 종합비타민을 찾는 이유는 아주 간단합니다. 바로 '정보 부족'이지요. 건강을 위해서 약은 먹어야겠는데 어떤 약을 얼마나 먹어야 하는지 모르기 때문에 '종합'이라는 함정에 빠지는 경우가 많습니다. 하지만 이런 함정에서 빠져나오는 방법은 아주 간단합니다. 약사를 적극적으로 활용해보세요.

최근 한 조사에서 우리나라 국민 가운데 건강기능식품이나 건강식품을 복용하는 비율이 무려 89.3%에 달한다는 내용을 보았습니다. 그런데 안타깝게도 건강식품 구입에 필요한 정보 획득처가 약국인 경우는 겨우 10%가량이었습니다. 반면 가족·지인·친구 등 추천이 31.9%로 가장 많았고 뒤이어 광고가 17.5%, 포장재 설명이 14.3%가량을 나타냈습니다. 사실 약이나 건강기능식품에 대한 전문가는 약사인데 어찌된 영문인지 실제 구입에 있어 약사와 상담을 하거나 약사의 조언을 구해 참고하는 분들은 극소수에 해당한다는 거죠. 오늘날 이런 모습에는 의약분업이 시행된 이후 조제와 전문의약품에 집중하는 약사님들이 많아져 국민들에게 전문가로서 신뢰가 떨어졌다는 점과 매체의 발달로 약과 건강에 대한 정보를 온라인상에서 쉽게 얻을 수 있다는 점이 바탕이 되었다고 생각할 수 있습니다. 하지만 제가 개인적으로 수년간 약국과 블로그를 운영하면서 느낀 것은 '여전히 많은 사람들이 잘못된 정보의 홍수 속에서 헤매고 있고, 무분별한 정보와 그릇된 마케팅 속에서 제대로 본인에게 필요한 부분을 얻기란 정말로 힘들다'는 것이었습니다. 아무리 매체가 잘 발달되어 정보를 얻기 쉬운 환경이 되었다 하더라도 그 정보가 제대로 된 것인지, 과장되거나 틀린 내용은 없는지를 제대로 판단할 수 있는 사람은 약에 대한 기본 지식이 있고, 이런 부분을 오랜 시간 꾸준히 다뤄온 사람들이라야 가능합니다. 그래서 약에 대한 전문가인 약사가 존재하는 것이고 사람들은 이를 잘 활용할 필요가 있는 것입니다.

보다 정확하고 꾸준한 관리를 받고 싶다면 단골약국을 만드는 것이 좋습니다. 믿을 만한 약국의 약사를 정해 자주 마주하다 보면 익숙한 사이가 되어 내 몸의 상태에 대해 편하게 물어볼 수 있고 그 과정에서 약사는 나의 건강에 대해 많은 것을 알게 됩니다. 저는 저희 약국을 자주 방문해서 상담을 받으시거나 문의를 하시는 분들의 경우 특정 약물에 대한 알레르기 유무, 평소 건강 상태, 복용 중인 약물 및 영양제, 생활 방식, 식습관, 수면 습관 등을 하나하나 다 기록해둡니다. 그리고 다음 상담 시에 이런 부분들을 체크하면서 불편한 부분은 없는지, 요즘 건강 상태는 어떤지 등의 대화를 주고받죠. 이러한 과정은 저에게도 도움이 되고, 손님도 본인 및 가족의 건강을 믿고 맡길 누군가가 있다는 점에 상당히 만족하십니다. 이런 분들께는 제가 공부를 하다가 손님에게 도움이 되는 부분을 새로 알게 된다면 먼저 알려드리고 정보를 제공해드리기도 하지요. 그러니 근처에 한 명쯤은 '아는 약사', '믿을 만한 약사'를 만들어 보시길 바랍니다. 분명히 어느 순간 큰 도움이 될 것입니다.

7

둘코락스를 우유와 함께 먹어도 되나요?

- 장용정 이야기

약사님! 저는 위가 약해서 그런데 둘코락스 먹을 때 우유랑 먹어도 되죠?

안됩니다. 약물 중 장용정이라고 표기되어 있는 것들은 특히 우유와의 복용을 피해주세요.

간혹 위가 약해서 약을 먹으면 속이 쓰리다는 분들이 계십니다. 이런 분들은 속쓰림을 예방하고자 우유와 함께 약을 드시곤 하는데요. 하지만 이런 경우 오히려 약의 효과를 제대로 보지 못할 수 있고 반대로 부작용이 더 심해질 수 있다는 것을 알고 계셔야 합니다.

변비약으로 유명한 '둘코락스'를 복용한 적이 있는 분이라면 '장용정'이라는 단어를 보신 적이 있을 겁니다. 장용정 또는 장용성 캡슐은 말 그대로 '장에서 용해되도록 설계된 약'이라는 뜻입니다. 장에서 효과를 발휘해야 하는 약이 위에서 소화가 되어 버리면 참 곤란하겠지요? 때문에 위를 거쳐 장에서 용해되도록 특수하게 설계되어 있습니다. 장용정의 대표적인 약으로는 비사코딜bisacodyl 성분이 함유되어 있는 '둘코락스, 메이킨Q, 비코그린' 등이 있으며, 역류성 식도염 증상이 있을 때 병원에서 처방받는 PPI(위산분비억제제) 약물들도 장용성인 경우가 많습니다.

이렇게 특정 약물들이 장용성으로 설계된 데는 다음과 같은 이유가 있습니다. 첫 번째는 위장장애를 방지하기 위함입니다. 약물 자체가 위장 점막에 자극을 주어 속이 쓰리거나 구토를 포함한 다양한 위장장애가 생길 수 있습니다. 특히 변비약에 포함된 비사코딜의 경우 장 점막을 자극하기 때문에 이로 인한 위장장애를 예방하기 위해서입니다. 두 번째로는 약물이 위를 거치면서 위산이나 담즙에 의해 불활성화 되는 경우를 방지하기 위함입니다. 역류성 식도염 치료에 사용하는 PPI 약물의 경우 소장까지 안전하게 도달하여 소장 점막에서 흡수된 후 혈액을 타고 위벽세포로 가서 위산 분비 억제 작용을 해야 하는데요. 이런 PPI 약물들은 위산에 의해 불활성화 되기 쉽기 때문에 위를 안전한 상태로 통과하기 위해 장용정 또는 장용성 캡슐의 형태로 약을 만듭니다.

이런 이유로 장용정 약들은 복용에 있어서 특히 더 주의해야 합니다. 절대로 우유와 같은 알칼리성 음료와 함께 복용하면 안 됩니다. 알칼리성 음료는 장의 pH와 유사한 환경이기 때문에 알약이 장까지 가기도 전에 이미 식도나 위에서 약물이 붕해되어버리기 때문이죠. 같은 이유로 알약을 갈아먹거나, 쪼개 먹거나, 씹어서 복용하는 것도 안 됩니다.

그렇다면 장용정 약은 어떻게 먹어야 할까요? 일반 알약과 동일하게 물과 함께 드시는 것이 가장 좋습니다. 이런 사항들을 잘 지켜서 복용한다면 약물로 인한 부작용은 최소화하고 반대로 그 효과는 극대화할 수 있겠죠? 앞으로 약 복용 시 장용정 또는 장용성 캡슐이라고 쓰여 있지는 않은지 꼭 한 번 확인해보시기 바랍니다.

8

타이레놀 500mg과 타이레놀 ER서방정은 어떤 차이가 있나요?

- 서방정 이야기

우리나라뿐만 아니라 세계적으로도 유명한 진통제, 타이레놀! 타이레놀은 역사가 매우 오래된 진통제입니다. '타이레놀'이라는 상품명은 1955년 미국에서 처음 상품화되어 판매될 때 붙여진 이름으로 그 성분은 아세트아미노펜acetaminophen입니다. 아세트아미노펜은 1886년 처음 발견되었으며 1955년 상품화된 이후로 가장 많은 판매율을 기록한 진통제로 각광받아 온 약이지만 아이러니하게도 명확한 작용기전은 알려져 있지 않습니다. 현재까지는 통증 유발과 관련된 프로스타글란딘prostaglandin이라는 물질을 억제하여 진통 효과를 갖는다고 추측하고 있습니다. 소염작용은 거의 없지만 해열, 진통 작용을 통해 여러 원인에 의한 통증을 완화시킬 목적으로 사용하며 다른 약에 비해 부작용이 적다고 알려져 있지만, 미국에서는 매년 5만 6천여 명이 간 손상으로 인해 병원을 찾기도 합니다.

이런 타이레놀에 여러 종류가 있다는 것 혹시 알고 계셨나요? 용량이 여러 가지로 구분되어 있는 것 외에도 끝에 ER정(또는 이알 서방정)이라고 쓰여 있는 경우가 있습니다. 이것은 무엇을 뜻하며 일반적인 약들과 어떻게 다를까요?

■ ER정

ER제제는 Extended-Release의 약자로 '길어진 방출, 연장된 방출'이라는 뜻을 가지고 있습니다. 약을 복용한 후 한 번에 약물이 방출되는 것이 아니라, 처음 방출된 이후 일정 시간의 간격을 두고 2회 또는 3회로 추가 방출되도록 만든 제제인데요. 보통 이런 ER제제는 맨 처음 빠르게 방출되는 층과 나중에 서서히 방출되는 층이 복합된 형태로 구성되어 있습니다. 내층을 감싼 외층 형태인 경우도 있고, 2중 또는 3중층으로 구분되어 있는 경우도 있죠. 비슷한 개념이지만 약간 다른 형태로는 SR제제가 있는데요. SR제제는 Sustained-Release의 약자로 복용 후 약물이 처음부터 일정 시간 동안 천천히 방출되도록 설계된 제제입니다.

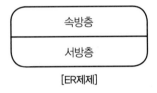

[ER제제]

■ 타이레놀 500mg vs 타이레놀 이알 서방정

다시 처음으로 돌아가서 타이레놀 500mg과 타이레놀 이알 서방정을 비교해보겠습니다. 일반적인 알약의 형태로 주성분인 아세트아미노펜이 체내에서 한 번에 방출되도록 설계된 약이 타이레놀 500mg이라면, 타이레놀 이알 서방정은 아세트아미노펜 650mg이 체내에서 2회에 걸쳐 방출되도록 설계된 약입니다. 이처럼 비슷한 약을 다른 타입으로 만든 이유는 약물 복용의 편의성을 높이고(복용 횟수를 줄이고), 약물의 혈중 농도를 일정 수준 이상으로 유지하여 일정한 시간 동안 효과가 지속되도록 하기 위함입니다. 이런 약리학적 특성으로 인해 두 가지 타이레놀은 복용법에 약간의 차이가 있습니다.

구 분	타이레놀 500mg	타이레놀 이알 서방정 650mg
지속시간	4시간	8시간
복용방법	4~6시간마다 복용	8시간마다 복용

즉, 짧은 시간 동안만 통증을 억제하면 되는 경우(치통, 생리통, 두통)에는 타이레놀 500mg을 복용하고, 오랜 시간 동안 지속적으로 통증 조절이 필요한 경우(관절통, 근육통, 요통, 만성 두통)에는 타이레놀 이알 서방정을 복용하는 것이 더 효과적입니다. 단, 타이레놀 이알 서방정을 복용할 경우 약물 지속시간이 있기 때문에 복용 간격을 8시간 이상으로 두고 복용해야 합니다.

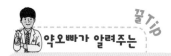

타이레놀(아세트아미노펜) 복용 시 주의사항
어떤 타입의 타이레놀을 복용하든 반드시 주의해야 하는 부분이 있습니다.
1. 정기적으로 매일 3잔 이상의 음주를 하는 경우는 반드시 의사나 약사와 상의하기
2. 1일 최대 용량인 4000mg을 넘기지 않기

이것은 모두 아세트아미노펜의 간 독성과 관련이 있습니다. 타이레놀의 주성분인 아세트아미노펜은 대부분 간에서 대사가 이루어지는데요. 대사가 끝난 후 아세트아미노펜의 90% 정도는 무독성물질로 대사되어 빠져나가지만 일부가 독성 대사체인 NAPQI로 전환됩니다. 직접적으로 간에 손상을 줄 수 있는 이 독성 대사체는 정상적인 경우 글루타치온이라는 강력한 항산화제가 해독을 해주지만, 과음 혹은 정기적으로 음주를 하여 간 기능이 약해진 상태라면 글루타치온이 고갈되어 제대로 해독이 되지 못할 수 있습니다. 또한 적정 용량 이상을 섭취하는 경우 역시 간에 큰 문제를 가져올 수 있습니다.

즉 타이레놀은 술을 마셨거나 간 기능이 저하된 상태라면 의사나 약사와의 상담을 통해 가급적 복용하지 않는 것이 좋으며, 일반적인 사람의 경우에도 정확한 용법과 용량을 지켜 복용하는 것이 좋습니다.

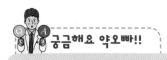

Q. 술 마신 날에 약을 먹어도 괜찮은가요?

A. 사실 모든 약은 과음을 하거나 정기적으로 술을 마시는 경우 복용에 주의해야 합니다. 술을 마시면 간에서 약물 대사를 담당하는 효소나 독성 물질을 해독해 주는 글루타치온 등의 항산화제 수치가 영향을 받기 때문입니다. 특히 위에서 언급했던 독성 대사체를 생성하는 아세트아미노펜은 타이레놀 외에도 많은 약품에 포함되어 있는데요. 우리가 잘 아는 게보린, 펜잘 등의 진통제뿐만 아니라 상당수의 종합감기약, 목감기약, 코감기약에도 포함되어 있습니다. 또한 감기약 중 파우치 형태의 한약 제품에도 일부 아세트아미노펜이 섞여있는 경우가 있습니다. 이런 이유로 약국에서 약품을 구입할 때는 꼭 자신의 현재 상태(간 질환 여부나 음주 상태, 복용 중인 다른 약물)에 대해 약사에게 충분히 설명하고 적합한 약물을 복용하는 것이 중요합니다.

 잘못된 오해와 상식

빠른 효과를 보려면 타이레놀 이알 서방정 650mg보다 일반 타이레놀 500mg이 더 낫다고 하던데 정말인가요?

많은 분들이 이렇게 알고 있는데 실제로는 상관이 없습니다. 위에서도 말씀드렸다시피 처음부터 약물이 서서히 방출되는 SR제제와 달리 타이레놀 이알 서방정 650mg은 이중층의 ER제제입니다. 즉 속효성을 띠며 초반에 빠르게 약물을 방출시켜 혈중 농도를 올리는 하나의 층과 일정 시간 이후부터 서서히 방출되어 약물의 혈중 농도를 일정 수준으로 유지시키는 서방형 층으로 구성되어 있으므로 처음에는 일반 타이레놀과 마찬가지로 빠른 효과를 보입니다. 그러므로 일반 타이레놀이 더 빠른 효과를 낸다는 것은 잘못된 상식입니다. 만약 초반에 빠르고 강한 효과를 얻고 싶다면 500mg이든 650mg이든 상관없이 용량(1정 또는 2정)을 선택해서 복용해야 합니다.

약의 유통기한에 대해 알려주세요!
- 약의 종류와 제형에 따른 유통기한 이야기

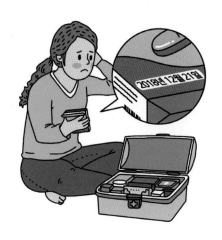

식품에도 유통기한이 있듯이 약에도 유통기한이 있습니다. 유통기한이라 함은 말 그대로 제품이 유통될 수 있는 기한을 의미하는데요. 유통기한을 정하기 위해 제품을 만들고 해당 제품이 변질되는 기간을 기다리며 관찰하기에는 현실적으로 무리가 있기 때문에, 일반적으로는 동일한 제품을 온도나 습도를 바꾼 여러 환경에서 실험하여 설정합니다. 보통 완제품으로 나오는 일반의약품 중 정제로 된 약들은 생산일 기준 3년 정도로 유통기한을 설정하지만 이는 약의 성분과 제형에 따라 바뀌기도 합니다. 예를 들자면 흔히 잇몸이 안 좋을 때 먹는 인사돌의 경우 생산일로부터 3년을 기준으로 유통기한이 정해져있습니다. 하지만 최근에 출시한 인사돌 플러스는 '후박'이라는 생약 성분이 포함되어 있어 유통기한이 생산일 기준 2년 정도로 짧습니다.

우리나라의 약에 관한 대표 의약품 공정서인 『대한약전』에 따르면 약의 유통기한은 '약의 주성분의 효능이 90%에 이르는 기간'이라고 나와 있습니다. 이 말은 유통기한이 지나면 약의 효능이 90% 이하로 떨어진다는 것을 의미합니다. 물론 이것 역시 올바른 장소와 환경에 보관했을 때이고 실제로 보관되는 환경이 가정마다 다르므로 절대적인 기간은 아닙니다. 때문에 항상 변질의 가능성을 염두에 두어야 하며, 약물의 설명서를 잘 확인하여 올바른 방법으로 보관해야 합니다.

[가장 기본적인 약물 보관방법]

1. 원 포장 상태를 유지할 것
2. 적정 온도에서 보관할 것
3. 습도가 높은 곳은 피할 것
4. 직사광선을 피할 것
5. 다른 약물과 혼합하여 보관하지 않을 것

그렇다면 유통기한이 지난 약, 먹어도 될까요?

유통기한이 지난 지 얼마 되지 않은 약이라면 약의 유효성분이 아직 90%는 남아 있는 상태이기 때문에 변질되지 않았다는 가정 하에 복용하셔도 괜찮습니다. 하지만 이런 경우는 낱개 포장된 약물이나 미개봉 약물, 캡슐 제형의 약물 등으로 약의 주성분이 노출되지 않은 경우만 해당됩니다. 또한 약효가 살짝 떨어질 수 있다는 점은 감안하셔야겠죠?

■ 약의 종류와 제형에 따른 유통기한

▶ 약통에 들어있는 약

영양제처럼 통에 담겨있는 약들은 개봉하지 않으면 정해진 기간까지 보관 및 복용이 가능하고 개봉 후에는 보통 최대 1년 정도 복용할 수 있습니다. 다만 소분하여 보관 환경이 조금 열악한 경우에는 6개월 정도가 권장됩니다.

▶ 조제 받은 알약

처방을 받아 약포지에 조제된 알약의 일반적인 보관기간은 2개월입니다. 다만 개봉하지 않은 상태에서 낱개 포장된 제품은 유통기한까지 보관이 가능합니다. 보통 PTP 포장 상·하단에 유통기한이 명시되어 있으므로 포장을 훼손하지 않는 것이 좋습니다.

▶ 조제 받은 가루약

일반적으로 1개월 정도를 권장합니다. 다만 정제를 갈아 만든 가루약은 습기에 민감하고 쉽게 변질되는 경우가 있을 수 있으므로 해당 약에 관하여 약국에서 설명을 듣는 것이 좋습니다. 알약을 잘 삼키지 못해 갈아버린 경우, 특정 성분의 항생제는 공기와 접촉하면 금방 갈변하기 때문에 장기 조제를 받지 않는 것이 좋고 보관에도 신경 써야 합니다. 참고로 알약 중에서는 갈아서는 안 되는 약들이 많으니 반드시 약사와 상의 후 조제를 받도록 합니다.

▶ 조제 받은 시럽

기본적인 보관기간은 1개월입니다. 다만 밀봉된 것이 아니라 작은 병에 소분하여 조제 받은 경우에는 조금 더 짧아질 수 있으며, 다른 시럽과 섞어 먹는 경우에는 2주 정도 보관이 가능합니다. 간혹 몇몇 성분은 보관기간이 더 짧은 경우가 있는데요. 냉장 보관하는 아목시실린amoxicillin(+클라불란산clavulanic acid) 성분의 항생제는 조제 후 1주일까지이고, 몇몇 세파 계열의 항생제는 1주~2주 정도입니다. 그리고 아이들이 배탈 났을 때 먹는 포리부틴polybutine 같은 시럽 역시 조제 후 2주로 짧은 편입니다. 항히스타민제 시럽(알레르기 반응을 억제하는 목적으로 투여하는 약물) 중 일부는 햇빛에 약하기 때문에 차광용기에 보관하거나 일반용기에 넣되 빛에 노출되지 않도록 보관해야합니다.

[주요 항생제 성분에 따른 보관기간]

항생제 성분	냉장보관	실온보관
아목시실린+클라불란산	7일	x
세파클러	14일	1일
세파드록실	14일	1일
세프포독심	14일	1일
세프프로질	14일	1일
아지스로마이신	x	5일(용해 시)
클래리스로마이신	x	14일

▶ 안약, 안연고

통에 들어있는 안약은 개봉하고 나서 1개월 정도 사용이 가능합니다. 보존제가 포함되어 있기 때문에 뚜껑을 열고 닫아도 어느 정도는 쉽게 오염이나 변질이 되지 않습니다. 1회용 안약의 경우는 제품을 개봉하지 않은 상태라면 유통기한까지 사용해도 되지만 개봉했다면 1회 사용하고 버리는 것이 좋습니다. 경우에 따라 1회분에 들어있는 용량이 많아서 1개의 튜브를 하루 종일 사용하는 경우가 있는데 1회용 안약에는 보존제가 없기 때문에 빠르게 변질할 위험이 있어 주의해야 합니다.

안연고 역시 마찬가지로 눈에 쓰는 제품이기 때문에 최대 1개월 정도 사용이 가능합니다. 안연고 중에는 보존제가 들어있는 것도 있지만 보존제가 들어가지 않은 약들도 있습니다. 파라핀paraffin 같은 유기성분의 약은 세균이 번식할 수 없는 성분이기 때문에 따로 보존제를 넣지 않기도 합니다. 하지만 개폐하는 과정에서 다른 오염의 우려가 있기에 역시 최대 1개월 정도까지만 사용하는 것이 바람직합니다.

▶ 연고류

연고류는 개봉하여 쓰는 완제품의 경우 6개월까지 사용이 가능합니다. 다만 처방받아 조제한, 노란색 또는 분홍색 연고통에 덜어서 쓰는 연고는 1개월 정도만 쓰는 것이 좋습니다.

▶ 비강분무제

제품마다 차이가 있습니다. 피지오머 비강세척제와 같이 내부 역류가 방지된 케이스의 제품은 기본 6개월까지 사용이 가능합니다. 다만 이때 보관방법에 유의해야하는데 피지오머의 경우 분무 노즐을 빼둔 상태에서 보관해야 합니다. 보존제가 없거나 역류에 대한 방지 효과가 없는 약물은 보통 3개월 사용이 권장됩니다.

▶ 한약제제

한약제제는 제품으로 포장되어 나온 것도 있고 약국에서 분포하여 조제하는 경우도 있습니다. 분포 조제된 한약제제는 밀봉상태에서 3개월까지 보관이 권장됩니다. 그 밖의 우리나라에서 판매되는 한방 파우치나 과립은 개봉하지 않으면 표기된 유통기한까지 보관이 가능합니다.

이처럼 각각의 성분과 제형마다 보관방법과 기간이 다르기 때문에 복약지도를 받을 때 약품에 조제 받은 날짜를 적어주는 것이 좋습니다. 또한 꾸준히 복용하는 약이 아닌 상비약의 경우 한번 사다두고 잊어버리는 경우가 많아서 최소 3개월에 한 번 정도는 유통기한을 확인하여 지난 제품은 바로 폐기하는 것이 좋습니다.

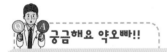
궁금해요 약오빠!!

Q. 약을 냉장보관하면 더 오래 보관할 수 있나요?
A. 약국에서 많이 받는 질문 중 하나입니다. 보통 실온보다 냉장고에 보관하면 약이 변질되는 속도가 느려진다고 생각하는데, 사실 약마다 보관을 위한 적정 온도가 다르며 실제로 냉장보관을 요하는 약물은 그리 많지 않습니다. 예를 들면, 조제된 건조시럽 형태의 항생제 중 일부, 녹내장에 쓰는 안약 중 일부, 니트로글리세린, 개봉하지 않은 인슐린 주사제, 백신류 정도가 냉장보관을 해야 하는 약물이라 할 수 있습니다. 그렇다면 위의 나열한 약물 이외의 나머지 약물은 대부분 상온 또는 실온에서 보관을 요하는 셈인데요. 특히 약포지에 조제된 알약을 오래 보관하고 싶다며 냉장고에 두면 되겠냐는 질문을 많이 하시는데 오히려 약포지에 조제된 약들의 경우 냉장고에서 꺼내는 과정 또는 냉장고 문을 열고 닫는 과정에서 발생하는 온도와 습도차에 의해 약물이 쉽게 변질될 수 있습니다. 일반적으로 상온보관이 권장되는 약이라면 냉장고보다는 직사광선과 높은 습도를 피해서 보관하는 것이 좋습니다.

10

철분제는 오렌지주스와 함께
복용하면 더 좋다던데 정말인가요?

– 철분제 이야기

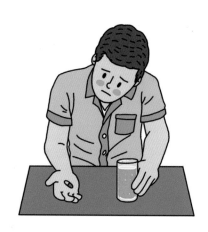

'철분제를 비타민C나 오렌지주스와 함께 복용하면 더 좋다'라는 말을 들어보신 적 있으신가요? 과연 이 말이 맞는 말인지 많이 궁금하셨을 텐데요. 결론부터 말씀 드리자면 '맞는 말'입니다. 2017년 뉴욕타임즈에 실린 한 기사에 따르면 음식과 함께 차(Tea)를 마신 경우에는 음식 속 철분의 흡수율이 62% 감소, 커피를 마신 경우는 35%가 감소하였으나, 오렌지주스를 마신 경우는 반대로 85% 증가했다고 밝혔습니다. 이는 무엇과 함께 먹느냐에 따라 철분의 흡수율이 달라진다는 것인데 왜 그런 걸까요?

먼저 차의 경우 녹차나 홍차에 들어있는 탄닌 성분이 철분과 킬레이트를 형성해 철분의 흡수를 방해하기 때문입니다. 또한 커피에는 탄닌과 비슷한 구조의 클로로겐산chlorogenic acid이 있어 차와 마찬가지로 철분의 흡수를 방해한다고 알려져 있습니다.

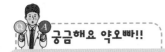 궁금해요 약오빠!!

Q. 약국에서 철분제는 헴철이 좋은 거라며 권해줬는데, 왜 좋은 건가요?

A. 헴철이 좋은 이유는 비헴철보다 흡수율이 높고 부작용이 덜하기 때문입니다. 철분제는 크게 동물성 철분인 헴철과 식물성 철분인 비헴철로 나눌 수 있는데요. 먼저 비헴철에 대해 말씀을 드리자면 비헴철은 십이지장이나 공장 상부에서 +2가(2가 양이온) 형태로 흡수됩니다. 그러나 음식물이나 2가 양이온인 마그네슘, 칼슘, 아연 등의 미네랄을 고함량으로 함께 먹으면 이들이 동시에 흡수되려 하기 때문에 상호 영향을 끼칠 수 있습니다. 간단하게 말하자면 하나의 통로로 많은 사람들이 몰려 들어가는 것을 생각하면 됩니다. 사람은 많고 통로는 하나이니 많이 들어가지 못하게 되겠죠? 때문에 고함량의 미네랄을 섭취할 때에는 최소 2시간 정도의 간격을 두고 섭취하는 것이 영양소 흡수에 도움이 됩니다. 칼슘을 예로 들면, 한 번에 최소 300mg 이상을 복용할 때 철분의 흡수에 영향을 미칠 수 있다고 합니다. 하지만 종합비타민과 같이 각각의 함량이 고함량이 아니라면 크게 문제가 되지 않으니 걱정하지 않으셔도 됩니다.

그렇다면 헴철은 어떨까요? 헴철은 비헴철과 달리 별도의 흡수 통로가 있기 때문에 음식물이나 2가 양이온에 영향을 받지 않습니다. 흡수율 또한 일반적인 철분제보다 높으며, 위장관 내를 이동하는 과정에서 산화/환원 과정을 거치지 않기 때문에 이 과정에서 발생하는 활성산소가 없어 위장장애도 적은 편입니다. 단, 현재 유통 중인 헴철 제품은 철분의 함량으로만 보자면 낮은 편에 속하기 때문에 헤모글로빈 수치가 낮거나 몸 상태(임산부, 생리양 과다, 철분 부족 환자, 출혈 등)에 따라 약국에서 약사와 상담 후 적합한 철분제를 선택하는 것이 중요합니다.

철분은 우리 몸에 반드시 있어야 하는 영양소이지만 그렇다고 해서 반드시 챙겨 먹어야 하는 것은 아닙니다. 오히려 철분 과잉은 단백질이나 DNA를 직접적으로 손상시킬 수 있고, 특히 암환자의 경우 철분이 암세포의 성장과 증식을 촉진시킬 수도 있다고 하니 위암이나 대장암 환자의 경우 각별한 주의가 필요하기도 합니다.

때문에 의사나 약사와의 상담을 통해 철분약을 구매해야 하는데요. 시중에는 철분제의 종류가 셀 수 없이 많고, 가격도 천차만별이기 때문에 대체 어떤 걸 어떻게 섭취해야 하는지 감이 안 온다는 분들이 많습니다. 그래서 철분제를 선택하는 방법과 섭취방법을 간단하게 정리해보겠습니다.

■ 올바른 철분제 선택 및 섭취방법

▶ 본인에게 필요한, 적합한 함량의 철분제를 섭취하세요!

앞서 말씀드렸다시피 철분은 많이 먹는다고 해서 몸에 좋은 것이 절대 아닙니다. 오히려 몸을 상하게 하죠. 하지만 대부분의 사람들은 본인이 복용하는 철분제의 하루 복용량 기준 철의 함량이 얼마인지도 모른 채 그냥 복용하고 있습니다. 철분은 빈혈 검사를 했는데 그 수치가 낮아서 고함량이 필요한 경우도 있고, 실제 수치상으로 철 결핍성 빈혈은 아니지만 여러 가지 관련 증상이 있어 철분제 복용이 필요한 경우도 있습니다. 시중에는 다양한 철분제가 있고 각각의 제품마다 철분 함량도 많이 차이가 나기 때문에 임의대로 선택해 복용하는 것이 아니라 반드시 전문가와 상의하여 필요한 용량을 섭취하도록 합니다.

▶ 양질의 철분제를 섭취하세요!

철분제는 크게 헴철과 비헴철로 나뉘고, 세부적으로 헴철은 가용성헴철(고급)과 난용성헴철(일반)로, 비헴철은 이온화되는 비헴철(무기염/유기염)과 이온화되지 않는 비헴철(착염형태)로 나뉩니다. 이런 형태의 차이는 흡수율에도 영향을 미치는데요. 일반적인 비헴철의 흡수율은 10% 내외(넉넉히 잡으면 2~20% 정도)이며, 헴철의 흡수율은 15~35% 정도입니다. 물론 체내 저장철인 페리틴ferritin의 혈중 농도에 따라 철분제 복용 시 흡수율이 조금씩 달라지긴 합니다만 대략적으론 헴철의 흡수율이 훨씬 높습니다. 또한, 이와 같은 형태의 차이는 변비, 속쓰림 등의 위장장애나 체내 생체이용률 등에도 영향을 미칩니다. 혹시 '철분제를 열심히 복용했는데 수치가 안 오른다' 또는 '증상 개선이 없다'라는 경우는 흡수율과 생체이용률이 떨어지는 값싼 철분제를 복용했을 가능성이 있습니다.

▶ 빈혈이 있다면 꾸준하게 철분제를 섭취하세요!

철분제를 복용하면 며칠 만에 자각증상이 나타나고, 약 4일~30일 사이에 수치의 개선이 나타난다고는 하지만, 체내 저장철인 페리틴이 형성되는 기간은 6개월 정도로 봅니다. 그러므로 저장철의 개념까지 생각한다면 빈혈 환자의 경우 6개월 정도는 꾸준히 철분제를 복용하는 것이 좋습니다. 쉽게 말하자면 겨울이 오기 전에 곳간에 곡식을 쌓아둔다고 생각하면 되겠지요?

▶ 철분과 동시에 양질의 단백질 및 조혈비타민을 함께 섭취하세요!

적혈구의 헤모글로빈을 구성하는 요소는 4개의 글로빈 단백질 + 4개의 헴(heme) 구조이며, 각 헴의 중심부에는 철(Fe)이 위치합니다. 즉, 적혈구의 생성에 철분은 물론 철분과 결합할 글로빈 단백질 역시 중요하다는 이야기입니다. 그러므로 아미노산이나 단백질의 보충이 충분해야 하고, 그 외에도 조혈비타민이라고 불리는 비타민B9(엽산), B12 등이 필요합니다. 생약 성분으로는 숙지황, 작약, 당귀, 천궁, 황기 등이 조혈에 도움을 줄 수 있습니다. 이처럼 단순한 철분의 보충보다는 적혈구(헤모글로빈) 생성에 필요한 여러 성분들을 함께 섭취하는 것이 좋습니다. 물론 단백질이나 조혈비타민 등이 체내에서 부족할 일은 그리 많지 않지만, 어떤 원인에 의해서 이런 것들이 부족한 상태가 된다면 혈액 생성에 차질이 생길 수 있다는 점은 알아두는 것이 좋습니다.

11

인공눈물의 종류가 많던데, 각각의 차이와 사용법을 알려주세요.

- 올바른 인공눈물 사용 이야기

스마트폰, 컴퓨터, TV까지…. 세상에 볼 것이 갈수록 늘어나면서 우리 눈은 더욱 피곤해지고 있습니다. 하루가 멀다 하고 찾아오는 황사는 물론 제대로 환기를 시키지 않는 밀폐된 사무실에서 하루를 보내는 요즘 사람들에게 건조한 눈은 이제 자연스러운 일상이 되었습니다. 2017년 기준, 보고된 안구건조증 환자는 지난 10년 사이에 2배 가까이 증가했다고 합니다. 이런 현상으로 인공눈물 시장 역시 더욱 커졌는데요. 특히 최근에는 갈수록 심해지는 미세먼지의 영향까지 더해 인공눈물의 판매량은 매년 증가하고 있는 추세입니다.

■ 안구건조증이란?

먼저 안구건조증에 대해 설명을 하자면 '안구건조증'이란 단순히 눈이 건조한 것을 넘어 안구 표면의 다요인성 질병으로 눈물막의 항상성을 상실하고 다양한 안구 증상이 동반되는 특징을 가집니다. 우리 눈에는 눈물샘이 존재하는데, 이곳에서 분당 1.2㎕의 눈물이 분비됩니다. 그런데 특정 이유로 눈이 지나치게 건조해지거나 눈물이 분비되는 양이 줄어들게 되면 보충되는 눈물의 양보다 증발하는 눈물의 양이 많아져 건조감을 느끼게 됩니다. 2017년에 안구건조증에 대한 대표적인 국제 연구모임인 DEWS(Dry Eye WorkShop)가 안구건조증이 생기는 원인에 대해서 눈물막의 불안정, 고 삼투압, 안구 표면의 염증 및 손상, 신경감각 이상이 원인(2017 TFOS DEWS II)이라고 발표하기도 했습니다. 이처럼 건조하다고 표현되는 안구건조증에는 다양한 원인이 있으며 그 원인에 따라 치료법이 달라집니다. 그 중 가장 간단한 치료법으로 인공눈물을 사용하는 방법이 있는데 인공눈물의 가장 주된 작용은 수분 공급이지만 성분에 따라 높은 점도로 인해 수분이 증발하는 것을 막아주는 역할을 하기도 합니다.

■ 우리 눈, 왜 건조해지는 건가요?

우리의 눈이 건조해지는 원인에는 다양한 이유가 있는데 크게 나눠서 살펴보겠습니다.

▶ 노화

사람이 나이가 들면 눈의 기능은 당연히 떨어지게 됩니다. 그중 눈물샘의 기능도 점차 퇴화되는데, 눈물샘의 부피가 감소하면서 생성되는 눈물의 양이 적어져 기능을 다하지 못하게 됩니다. 젊었을 때는 아침에 일어나도 눈의 건조한 느낌이 적었지만 나이가 들면서 아침에 눈을 뜨기가 힘들어지는 이유도 이 때문입니다.

▶ 눈의 깜빡거림

사람은 무언가에 집중하면 계속 눈을 뜨고 있게 됩니다. 컴퓨터 앞에 앉아 집중이 필요한 업무를 할 때, 시험을 앞두고 책을 뚫어져라 볼 때, 골키퍼가 골을 막을 때 우리의 눈꺼풀은 잠시 일을 멈춥니다. 그런데 눈을 깜빡이는 것은 꼭 필요한 행동입니다. 눈을 깜빡여야 눈물샘에서 나온 눈물을 고르게 퍼트릴 수 있고, 이로 인해 눈이 건조해지지 않는 것이죠. 하지만 깜박임을 멈추는 상황이 지속적으로 반복된다면 우리의 눈은 건조해질 수밖에 없습니다. 또한 질병에 의해 건조해지기도 하는데요. 안면 마비로 인해 눈의 깜빡임이 원활하지 못한 경우에도 건조증이 나타나게 됩니다.

▶ 눈물 구성층의 이상

눈물은 점액층, 수성층, 지방층으로 구성되어 있습니다(최근에는 눈물막부터 안구 표면의 수성겔과 안구 표면에서 안쪽 지방층까지의 눈물막으로 표현하기도 합니다). 이 중 지방층은 윤활 기능과 동시에 눈물의 증발을 막아주는 역할을 하는데 특정 원인에 의해 지방층에 손상이 생기면 그만큼 눈물의 증발이 빨라져 건조증이 발생할 수 있습니다. 또한 이 지방층은 우리 눈의 마이봄샘이라는 기관에서 만들어지는데 마이봄샘의 기능 이상으로 인해 안구건조증이 발생하는 사례가 많습니다.

▶ 질병

가장 많이 언급되는 질병이 쇼그렌 증후군입니다. 쇼그렌 증후군은 입이 마르고 눈물샘에 염증이 발생하는 자가면역질환의 하나로 발생빈도가 높습니다. 눈물샘에 염증이 생기면 기능에 장애가 발생하여 눈물이 원활하게 생성·분비되지 못해 눈이 건조해집니다. 이 밖에도 눈물샘의 결핍이나 눈물이 나오는 관의 폐쇄, 위에서 언급한 마이봄샘 기능 장애, 결막염 등이 원인이 되기도 하고, 선천적 또는 후천적인 눈꺼풀의 장애나 손상, 안구 표면의 손상 등 구조적인 문제도 원인이 될 수 있습니다.

▶ 기타

렌즈 사용, 건조한 실내 환경, 항콜린 부작용을 유발할 수 있는 약물의 잦은 복용 등이 안구건조증을 유발할 수 있습니다. 특히 입 마름과 안구 건조, 배뇨장애, 변비 등 항콜린 부작용을 일으키는 약물은 본인이 인지하지 못한 채 복용하고 있는 경우가 많아 이에 대한 정확한 인지가 필요합니다. 참고로 항콜린 부작용을 일으키는 약물로는 항히스타민제(알레르기 억제약, 특히 1세대), 멀미약, 수면유도제, 코감기약, 피부 알레르기약 등 생각보다 다양해 주의가 필요합니다.

■ 인공눈물, 바르게 알고 사용합시다!

안구건조증으로 생긴 불편함을 없애기 위해서는 어떻게 해야 할까요? 가장 중요한 것은 건조증의 원인을 찾는 것입니다. 만약 원인이 질병에 기인한 것이라면 당연히 치료를 받아야 하지만, 특별한 원인이 없고 노화, 실내 환경, 업무 환경, 생활 환경 등이 원인이라면 인공눈물의 적절한 사용만으로도 건조증을 개선할 수 있습니다.

▶ 인공눈물의 종류 : 다회용 인공눈물 vs 1회용 인공눈물

인공눈물에는 다회용 인공눈물과 1회용 인공눈물이 있습니다. 예전에는 작은 병에 들어있어 필요할 때마다 뚜껑을 열어 사용하는 다회용 인공눈물을 많이 사용했는데, 요즘에는 튜브 형태의 1회용 인공눈물을 더 많이 사용합니다. 이 두 종류 인공눈물의 차이점은 '보존제의 유무'입니다. 공기 중에는 눈에 보이지 않는 균과 바이러스가 무수히 많이 떠다닙니다. 따라서 인공눈물을 개봉함과 동시에 공기를 통해 1차적으로 오염이 진행되고, 인공눈물을 넣을 때 실수로 용기의 끝이 눈에 닿게 되면 여기서 2차적 오염이 진행됩니다. 이는 곧 내용물의 변질로 이어지기 때문에 일반적인 다회용 인공눈물은 보존제를 추가해 변질을 막습니다. 하지만 보존제는 만능이 아니므로 다회용 인공눈물은 개봉 후 한 달 이내로 사용하는 것이 권장됩니다. 이런 문제점을 개선하여 등장한 것이 바로 1회용 인공눈물입니다. 멸균 과정을 거쳐 1회용 튜브에 담아 나온 것으로 1회 사용 후 폐기하기 때문에 변질이나 오염에 대한 걱정을 덜 수 있습니다. 다만 개별포장이기 때문에 생산 단가가 높고 이로 인한 비용의 부담이 있습니다.

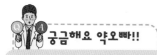

궁금해요 약오빠!!

Q. 인공눈물에 사용되는 보존제, 안전한가요?

A. 약 본연의 기능을 위한 성분을 제외한 나머지 성분들은 기존의 목적 이외에 약물의 형태를 유지하고 수명을 연장시키기 위해 사용됩니다. 그러다 보니 약의 효능과는 반대로 다른 부가적인 영향이 나타날 수 있는데요. 인공눈물에 들어간 보존제 역시도 예외는 아닙니다.

인공눈물에 사용되는 보존제는 대표적으로 염화벤잘코늄, 클로로부탄올, 파라옥시안식향산에스테르 등입니다. 이 성분들을 대상으로 동물실험과 현미경 관찰 연구를 진행한 결과 각막상피세포에 독성을 나타내고 손상된 부분의 재생을 지연시킨다는 결과가 보고되어 있습니다. 아직 사람을 대상으로는 어느 정도의 기간 동안 사용했을 때 독성이 나타나는지 보고된 것은 아니지만 가급적이면 보존제가 포함된 인공눈물의 장기간 사용은 권장하지 않습니다. 국내에서 생산된 제품에 가장 많이 들어가는 염화벤잘코늄은 그 농도가 국제 기준을 충족하기 때문에 안전성에서는 문제가 없다고 합니다. 다만 염화벤잘코늄 성분 자체가 지방층을 녹이는 효과가 있기 때문에 오랜 기간 사용하게 되면 확률적으로는 드물지만 눈물막을 불안정하게 만들어서 각막 손상이나 건조감, 통증을 느끼게 만들 개연성이 있다고도 알려져 있습니다.

또한 렌즈를 착용하고 보존제가 포함된 인공눈물을 사용했을 때 문제가 생기기도 합니다. 소프트렌즈에는 미세한 구멍이 존재하는데 렌즈를 착용한 상태로 인공눈물을 넣게 되면 염화벤잘코늄 성분이 구멍을 통해 렌즈에 잔존하게 됩니다. 이렇게 남아있는 염화벤잘코늄은 지속적으로 각막에 자극을 줄 수 있고 렌즈의 산소 투과율을 감소시킬 수 있습니다. 7일간 염화벤잘코늄을 렌즈에 노출시켰을 때, 하드렌즈에 비해 소프트렌즈에 더 많은 양이 축적되었고 일반적인 세척으로도 이 성분이 잘 씻기지 않음을 관찰한 연구가 있습니다. 따라서 소프트렌즈를 사용하는 사람이라면 가급적 보존제가 없는 인공눈물을 사용하는 것이 좋고, 사용하게 되더라도 인공눈물을 넣을 때는 잠깐 렌즈를 뺐다가 15분 정도 지난 후에 렌즈를 다시 착용하는 방법으로 사용하는 것이 안전합니다.

▶ 인공눈물의 성분과 특징

1. 포비돈

'포비돈povidone'이라고 하면 머릿속에 떠오르는 것이 하나 있습니다. 바로 빨간 소독약이죠. '아하~ 눈에 세균이 있으면 안 되니까 넣는 거군요!'라고 생각하실 수도 있을 것 같은데요. 그렇다고 하기에 인공눈물은 빨간색이 아니고, 눈에 있는 균을 살균하기 위해 사용한다고 하기에는 인공눈물 본연의 목적과는 거리가 있어 보입니다. 포비돈은 적정 농도에서 뛰어난 살균력을 지녀 소독 목적으로 많이 이용되기도 하지만, 자체의 특성 중 쉽게 피막을 형성하는 능력도 있습니다. 바로 이 원리로 인공눈물에 사용되는 것입니다. 포비돈을 넣어 사용하게 되면 각막층에 막을 형성하여 눈물의 점도를 높이고 수분이 쉽게 증발하는 것을 막아줍니다. 이로 인해 답답함을 느끼는 사람도 간혹 있지만, 눈물층의 수분을 보호해주기 때문에 건조 증상으로 인한 불편함 해소에 도움이 될 수 있습니다. 다만 눈에 머무르는 시간이 짧기 때문에 효과가 오래가지 않는다는 단점이 있습니다.

2. 염화나트륨, 염화칼륨

'그냥 눈에다가 물을 적셔주면 안되나?' 건조한 눈 때문에 고생해 본 사람이라면 한번쯤 이런 생각을 할 것입니다. 하지만 수돗물을 눈에 넣는 것은 뭔가 찝찝하고 그래서인지 약국에서 판매하는 생리식염수를 눈에 넣어도 되냐고 물어보는 사람이 상당히 많습니다. 물론 즉각적으로 수분을 보충해준다는 개념에서는 문제가 되지 않습니다. 하지만 식염수는 방울로 점적이 어렵기 때문에 씻어내듯이 사용해야 하고, 보존제가 들어있지 않아서 개봉한 상태로 오랜 기간 사용하는 것에는 무리가 있습니다. 뿐만 아니라 잦은 식염수 세척은 오히려 눈을 보호해주는 각막의 여러 보호물질을 씻어내 장기적으로 봤을 때는 더욱 건조감을 유발할 수도 있습니다.

이럴 때는 생리식염수와 비슷한 성분을 가진 인공눈물을 사용하면 됩니다. 식염수에 들어가는 염화나트륨sodium chloride과 추가적으로 염화칼륨potassium chloride 같은 성분이 배합된 인공눈물은 즉각적으로 수분을 보충해주는 역할을 합니다. 눈물은 여러 성분이 섞여 구성되어 있는데 그 성분들이 적절한 농도를 이룰 때 각막의 보호작용이 원활하게 이뤄집니다. 전해질의 농도가 맞지 않을 경우 오히려 눈의 불편감이 더 커질 수 있습니다. 따라서 일반 수돗물이나 정제된 물만을 사용하는 것보다는 적절한 농도의 전해질이 포함된 인공눈물을 사용하는 것이 바람직합니다. 이런 성분의 인공눈물은 천연 눈물과 구성성분이 상당히 유사하여 거부감이 없다는 장점이 있지만 점도를 높이거나 수분과의 친화성이 높은 다른 성분들과는 달리 단순히 수분만을 보충해준다는 점에서 한계가 있습니다.

3. 하이프로멜로스

'셀룰로오스'라는 단어를 들어보셨나요? 섬유소라는 이름으로 더 친숙한 이 물질을 화학적으로 가공하여 만든 것이 하이프로멜로스hypromellose입니다. 다른 이름으로는 하이드록시프로필 메틸셀룰로스hydroxypropyl methylCellulose라고도 불립니다. 이 성분은 다양한 용도로 사용되지만 인공눈물로 사용되었을 때는 눈물의 점도를 높여 수분이 머무르는 시간을 늘려주는 역할을 합니다. 보통 단독 성분으로 들어있기보다는 다른 성분들과 함께 사용되는 경우가 많습니다.

4. 카르복시메틸셀룰로오스

하이프로멜로스와 같은 셀룰로오스 유도체인 카르복시메틸셀룰로오스carboxymethyl cellulose입니다. 고분자 다당체로서 눈에 넣었을 때 안구 표면에 오랜 시간 동안 수분이 머무를 수 있게 도와주며, 물에 잘 녹는 특징으로 눈물층 중 수분이 주로 존재하는 수성층에 작용하여 수분을 잡아주는 역할을 합니다. 처방 없이 약국에서 구입할 수 있는 1회용 인공눈물의 가장 대표적인 성분이기도 합니다. 점성이 있지만 아주 높지는 않아서 상대적으로 눈이 편안한 느낌을 받을 수 있지만 지속 시간은 길지 않은 편입니다. 또한 이 성분은 건조증뿐만 아니라 각막 상피세포의 창상 회복에도 도움이 된다고 알려져 있습니다.

5. 히알루론산

현재 인지도가 높고 가장 많이 사용되는 성분을 꼽자면 바로 히알루론산hyaluronic acid일 것입니다. 이 성분은 1930년대, 소 눈의 유리체에서 처음 추출해 낸 성분으로 천연 탄수화물의 일종입니다. 물론 사람의 몸에도 존재합니다. 주로 눈, 관절 연골, 피부에 존재하며 의료 시장에서는 화장품, 피부 미용, 필러, 건강기능식품 등으로 상당히 많이 활용되고 있습니다. 간혹 복용 중인 히알루론산 영양제를 약국으로 가져오셔서 효과를 물어보시는 분들이 계신데, 일반적으로 히알루론산은 먹어서는 흡수가 어렵다고 알려져 있습니다. 대신 우리 몸에서 사용되는 대부분은 체내에서 분해와 재합성을 반복하여 구성되는데요. 70kg의 성인 기준, 15g의 히알루론산이 몸속에 들어있습니다. 히알루론산이 인공눈물에 사용되는 이유는 점액층의 주요 구성성분이면서 동시에 많은 양의 수분을 함유할 수 있기 때문입니다.

[히알루론산의 구조]

히알루론산의 구조입니다. 엄청 복잡하죠? 그런데 여기서 'OH'라고 써진 부분만 찾아 동그라미를 그려보세요. 굉장히 많음을 알 수 있습니다. OH기가 많을수록 물과 친하다는 의미인데요, 실제로 히알루론산은 자체 무게의 1000배에 해당하는 물을 끌어당기는 특성을 가진 성분입니다. 각막에 있는 수분을 끌어당겨 보습을 주고 점도가 높은 편이기 때문에 지속적인 효과를 나타낼 수 있으며, 이 외에도 눈에 넣었을 때 각막 상피세포의 이동을 촉진하여 손상된 결손 부위를 막아 각막 창상 치유에도 많은 도움이 됩니다. 그래서 실제로 눈에 손상이 있어서 안과를 방문하면 이 성분의 인공눈물을 처방해줍니다.

히알루론산 인공눈물은 건성안의 정도와 치료 목적에 따라서 0.1%, 0.15%, 0.18%, 0.3% 농도의 제품이 있습니다. 가벼운 안구건조증에는 주로 0.1%가 많이 사용되고 각막 창상 치료의 경우 고농도 제품이 사용됩니다. 건조증에도 고농도 제품을 사용하는 것이 더 좋지 않냐고 생각하실 수 있는데 일반적인 건조증에 고농도 히알루론산을 사용하면 오히려 눈 표면의 수분을 가져가 자극을 유발할 수 있기 때문에 주의를 요합니다.

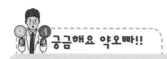

Q. 약국에서 일반적으로 살 수 있는 카르복시메틸셀룰로오스(CMC) 성분과 병원에서 처방받아 사용하는 히알루론산 성분의 인공눈물 중 어느 것이 낫나요?

A. 답변을 드리기 전에 먼저 말씀을 드린다면 위의 질문은 틀린 말입니다. 사실 카르복시메틸셀룰로오스 성분의 인공눈물도 처방받아 구매할 수 있고, 히알루론산이 들어있는 일반의약품 인공눈물도 있습니다. 다만 여러 이유로 히알루론산 단일 성분의 인공눈물은 현재 일반의약품으로는 생산이 되지 않고 있을 뿐이지요(허가는 되어 있지만 생산을 하고 있지 않습니다). 일반적인 인식으로는 처방받아 사용하는 약의 효과가 더 강하다거나 좋다고 생각하는 경우가 많은데, 과연 이 두 성분을 비교하면 어떤 차이가 있을까요?

안구건조증에 대한 측면에서만 살펴보면 국내외에서 행해진 두 약물의 비교 실험 자료를 찾아보았을 때 그 효능은 막상막하입니다. 안구건조증으로 인한 결막염과 관련하여 두 성분으로 연구를 한 자료에서는 미세하게나마 히알루론산이 우위에 있었지만 거의 효과가 동일하다고 평가하였습니다. 안구건조증과 관련하여 주요 지표로 사용되는 것이 TBUT(Tear Break Up Time)입니다. 눈을 깜빡이고 난 뒤 각막 표면에서 건조한 부위가 나타나기까지 걸리는 시간을 의미하는데, 이 두 성분의 TBUT를 비교·분석한 자료에서 역시 큰 차이가 나지 않았고 오히려 몇몇 연구에서는 카르복시메틸셀룰로오스가 더 높은 스코어를 나타내기도 했습니다.

따라서 건조증에 한하여서는 두 성분 중 어느 것이 더 좋다고 객관적으로 따지기는 무리가 있습니다. 일단은 전문가의 진단을 통해 원인을 파악하고 심하지 않은 안구건조증이라면 사용 후 약효의 지속감, 눈의 불쾌감, 개선도를 개인적으로 판단한 다음 본인에게 맞는 것을 선택하는 것이 가장 좋은 방법입니다.

6. 트레할로스

트레할로스trehalose는 포도당 2개로 구성된 이당류로 물을 잘 머금고 여러 환경에서 안정적인 특성을 보이고 있어서 인공눈물로 많이 사용됩니다. 단백질과 결합하여 안구 표면을 보호하고 수분을 잡아 보습작용을 나타내기도 하는 등 다양한 효과를 나타내는데요. 비록 대규모는 아니지만 현재까지 여러 연구가 진행되고 있으며, 몇몇 연구에서는 히알루론산보다 더 나은 효과를 보이기도 했습니다.

'눈만 안 아프면 되지, 넣었을 때 촉촉한 느낌만 들면 돼!'라는 생각으로 인공눈물을 구입하던 시대는 지났습니다. 건조증으로 불편함을 느끼는 사람들이 점점 많아지면서 인공눈물의 시장도 넓어지고 특색 있는 인공눈물도 많이 나왔습니다. 그래서인지 요즘에는 아예 제품을 지명 구입하는 사람들도 늘어났습니다. 그래서 준비해보았습니다. 사람들이 약국에서 가장 많이 찾는 인공눈물은 어떤 것이고 어떤 성분이 들어있는지 한번 살펴보겠습니다.

▶ 시원한 느낌이 매력적인, 프렌즈 아이드롭

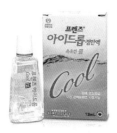 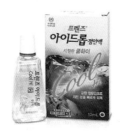 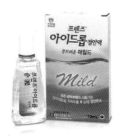

언제부터인지 시원한 느낌이 나는 인공눈물 또는 안약을 찾는 사람들이 늘어났습니다. 눈에 넣으면 마치 파스를 바른 것처럼 시원한 느낌이 나면서 순간 눈이 번쩍 뜨이는 제품으로 눈에 넣으면 정신도 차릴 수 있고 왠지 눈앞이 맑게 보이는 것 같다고 합니다. 시원한 느낌을 가진 인공눈물 중 가장 유명한 제품은 '프렌즈 아이드롭(JW중외제약)'입니다. 모든 콘택트렌즈에 사용이 가능하다는 장점과 제품의 단계에 따라 시원함의 차이를 두어 많은 인기를 끌고 있지요. 제품에 기본적으로 들어가는 주요 성분들은 다음과 같습니다.

	염화나트륨
	염화칼륨
주요성분	포도당
	폴리소르베이트
	멘톨
보존제	클로르헥시딘글루콘산

염화나트륨과 염화칼륨은 앞에서 설명한 것과 같이 눈의 삼투질 농도를 조정하는 성분으로 천연 눈물에도 포함되어 있는 성분입니다. 포도당은 사람이 활동하는데 필요한 에너지원으로 여기서는 각막 세포에 에너지원으로 공급되어 피로감 개선에 도움을 주며, 점액층을 보충하는 폴리소르베이트polysorbate도 포함되어 있습니다. 프렌즈 아이드롭은 개봉하여 사용하는 인공눈물인 만큼 보존제인 클로르헥시딘글루코산chlorhexidine gluconic acid이라는 성분이 포함되어 있습니다. 하지만 렌즈에 보존제가 부착되는 것을 방지하는 기술이 적용되어 있어 렌즈를 착용한 상태에서도 사용할 수 있다는 장점이 있습니다. 마지막 성분은 프렌즈 아이드롭의 특징인 시원한 느낌을 주는 멘톨menthol입니다. 멘톨은 눈에 들어갔을 때 눈물 생성을 자극하는 효과와 더불어 청량감을 주는데요. 때로는 이 청량감이 지나쳐 "눈에 넣어도 되요?" 하고 물으시는 분들도 계시지만, 실제로는 이와 관련하여 인공눈물에 사용되는 농도에서는 문제가 없다는 의견이 많습니다. 다만 비록 동물실험이지만 지속적인 멘톨의 사용은 자극을 유발할 수 있다는 보고가 존재하기도 합니다.

* 간혹 청량감을 주기 위해 휘발성 물질을 첨가한 인공눈물이 있는데, 해당 성분이 증발하면서 눈에서 시원함을 느낄 수 있습니다. 하지만 이 과정에서 우리 눈의 수분도 함께 증발할 수 있기 때문에 사용에 주의가 필요합니다.

▶ 무방부제 인공눈물, 로토 씨 큐브 아쿠아차지 아이

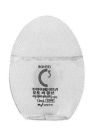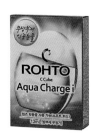

주요성분	콘드로이틴설페이트나트륨 염화칼륨 염화칼슘수화물 염화나트륨 탄산수소나트륨 히프로멜로오스
첨가제	붕산, 붕사, 히알루론산나트륨, 폴리소르베이트80, 폴리옥시에틸렌(196) 폴리옥시프로필렌(67)글리콜, 에데트산나트륨수화물, 염산, 수산화나트륨, 정제수

로토 씨 큐브 아쿠아차지 아이(보령제약)의 성분을 살펴봅시다. 염화칼륨, 염화나트륨, 히프로멜로오스는 위에서 설명을 드렸는데 콘드로이틴chondroitin은 조금 낯설게 느껴지시죠? 이 성분은 사실 관절 영양제에서 주로 찾아볼 수 있습니다. 골관절염을 치료하기 위해 다른 관절 영양성분과 함께 사용되고 있는 성분으로 관절에서의 콘드로이틴은 윤활작용을 통해 관절의 기능을 돕고 통증을 덜 느끼게끔 합니다. 눈에서 콘드로이틴은 눈물층에 많이 존재하며, 점성을 띄는 각막 보호 물질로 눈물생성에 있어서도 중요한 역할을 합니다. 이러한 이유로 복용하는 눈 영양제에도 콘드로이틴이 포함되어 있는 경우가 많이 있는데요. 이 성분은 복용하였을 때보다는 눈에 직접 넣었을 때 더 큰 효과가 나타난다고 알려져 있습니다.

▶ 피로한 눈에 영양 공급, 로토 지 파이 뉴 점안액

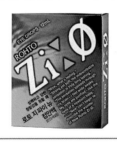
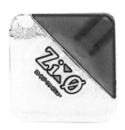

주요성분	L-아스파르트산칼륨 10mg/mL
	네오스티그민메틸황산염 0.05mg/mL
	알란토인 2mg/mL
	클로르페니라민말레산염 0.3mg/mL
	테트라히드로졸린염산염 0.5mg/mL
	피리독신염산염 1mg/mL
보존제	벤잘코늄

로토 지 파이 뉴 점안액(보령제약)에서 보습제인 알란토인allantoin을 제외하고 다양한 성분 중 가장 눈에 띄는 것은 아스파르트산칼륨aspartic acid potassium과 피리독신pyridoxine입니다. 이 두 성분은 눈에 영양을 보충해주는 역할을 하는데요. 그래서인지 이런 인공눈물을 '비타민이 들어있는 눈에 좋은 안약'이라고 생각하는 사람들이

많습니다. 물론 이 성분들이 눈에 도움이 되는 것은 분명하지만 다른 성분을 보면 얘기는 조금 달라집니다. 클로르페니라민chlorpheniramine은 항히스타민제로 분류되어 알레르기 반응을 억제해주는 약물이고, 테트라히드로졸린tetrahydrozoline과 네오스티그민neostigmine은 혈관을 수축시켜 충혈을 제거해주는 역할을 하지만 안압을 상승시킬 수 있습니다. 뿐만 아니라 보존제인 벤잘코늄benzalkonium이 들어있기 때문에 렌즈를 사용하는 사람은 주의가 필요합니다.

즉, 이런 성분의 안약은 적당히 사용하면 약이 되지만 무턱대고 수시로 사용하다 보면 독이 될 수도 있습니다. 지금 당장에야 눈이 시원해지고, 덜 가렵고, 빨갛게 충혈되었던 것이 완화되지만 무분별하게 반복적으로 사용하면 결국에는 내 눈의 건강에 적신호를 켜는 원인 중 하나가 될 수 있음을 명심해야 합니다.

이상에서 살펴봤듯이 무조건 시원하다고 좋은 것도 아니고, 비타민이 들어있다고 해서 영양을 보충하는 안약처럼 수시로 사용해서도 안 됩니다. 본인의 증상에 맞게 약국에서 약사와 상담 후 안약을 구매하는 것이 정말 중요하며, 사용법도 꼭 숙지하셔서 필요한 경우에만 사용하도록 합니다.

코막힘에 사용하는 비강스프레이,
오래 써도 안전한가요?

- 비강스프레이 이야기

코 막힐 때 뿌리는 스프레이 주세요.

네, 여기 있습니다.
그런데 혹시 사용법은 아시나요?

그냥 코 막힐 때마다 뿌리면 되는 거 아닌가요?

환절기가 되면 특히나 많이 찾는 약품 중 하나가 바로 '비강스프레이'입니다. 코 안에 칙칙 뿌리는 걸 달라고 동작을 취하면서 유쾌하게 표현하는 분들도 계시죠. 보통 비강스프레이를 사용하는 분들을 보면 효과가 빠르고 간편하다는 등의 이유로 큰 경각심 없이 사용하고 계십니다. 하지만 이런 비강스프레이는 특히나 더 용법을 잘 지켜서 사용해야 한다는 사실 알고 계셨나요?

■ 비강스프레이, 병원용 vs 약국용

비강스프레이로 사용할 수 있는 약품은 크게는 병원의 처방을 받아야 하는 전문의약품과 처방 없이 약국에서 바로 구입할 수 있는 일반의약품으로 나뉩니다.

세부적으로는 아래 표와 같은 다양한 약품들이 있으며, 사용 목적에 따라 달리 구분해야 합니다.

구분	성분명	상품명	효능·효과	사용법 및 특이사항
일반의약품	옥시메타졸린	레스피비엔액, 오트리빈s	부비동염, 알레르기 비염, 코감기(급성비염)로 인한 코막힘 증상의 완화	• 6~10세 미만의 소아 : 각 비강에 12시간마다 1회 2~3방울을 1회 분무 • 10세 이상의 소아 및 성인 : 각 비강에 12시간마다 1회 2~3방울을 1~2회 분무
	자일로메타졸린	오트리빈 나잘스프레이, 화이투벤 나잘스프레이, 나리스타 자일로 점비액	코감기(급성비염), 알레르기성 비염 또는 부비동염에 의한 다음 증상의 완화 : 코막힘, 콧물, 재채기, 머리 무거움	• 7세 이상의 소아 및 성인 : 1일 1~3회(매 8~10시간마다), 1회 1번 각 비강에 분무 • 1일 3회 초과 금지
	자일로메타졸린 + 클로르페니라민	코앤쿨 나잘스프레이, 하벤플러스 나잘스프레이, 코마키텐 나잘스프레이	코감기(급성비염), 알레르기성 비염 또는 부비동염에 의한 다음 증상의 완화 : 코막힘, 콧물, 재채기, 머리 무거움	• 7세 이상 소아 및 성인 : 1일 1~3회, 1회 1번씩 각 비강에 분무 • 연령 및 증상에 따라 적절히 증감하되 1일 6회 초과하지 않고, 매회 최소 3시간 이상의 간격을 두고 적용
	멸균등장해수	피지오머 비강세척액	코점막 분비물 또는 화농성으로 인한 코막힘에 비강 세척	• 1일 1~4회 분무 • 스프레이(spray) 노즐과 젯(jet) 노즐로 구분되며, 성분은 동일하나 분사 방식에 따라 나눔
	3% 염화나트륨 (고장액, hypertonic)	페스 내추럴 비강분무액	코점막 분비물 또는 화농(곪음)성으로 인한 코막힘에 비강 세척, 건조한 환경에서 코 점막에 수분 보급	• 3세 이상의 소아 및 성인 : 1일 2~3회, 1회 1~2번씩 각 비강에 분무 • 무보존제로 임산부도 사용가능
	염화나트륨 (7.4mg/mL)	오트리빈 베이비내추럴 비강분무액	코점막 건조 증상의 완화, 건조하거나 응고된 코점막의 보습성을 회복시켜 끈끈한 코 점액을 묽게 하고 이의 배출을 촉진	• 2세 미만의 소아 : 각 비강에 1회 분무 • 2세 이상의 소아 : 하루에 2~4회 또는 필요할 때 각 비강에 1~2회 분무 • 임산부도 사용가능
	덱스판테놀 + 멸균 천연해수	마플러스 나잘 스프레이	코막힘(비염) 및 코점막의 염증에 대한 보습, 세척	• 유아, 소아 및 성인 : 1회 사용 시 1~2회 각 비강에 분무하며, 필요할 경우 1일 수회 사용
	덱스판테놀 + 히알루론산	코앤 나잘스프레이, 하벤 프레쉬 나잘스프레이	코점막 보습 및 보호	• 1회 사용 시 1~2회 각 비강에 분무하며, 1일 3회 사용

구분	성분명	상품명	효능·효과	사용법 및 특이사항
전문의약품	모메타손 푸로에이트	나조넥스 나잘스프레이, 라니넥스 나잘스프레이, 잘코넥스 나잘스프레이, 알러나잘 스프레이	계절성 알레르기 비염, 연중 비염, 비용종, 급성 비염 또는 부비동염	• 2~11세의 소아 : 일반적으로 1회 각 비강에 1번씩 1일 1회 분무 • 12세 이상의 청소년 및 성인 : 1회 각 비강에 2번씩 1일 1~2회 분무하되, 증상이 경감되면 분무 횟수를 각 비강 당 1번씩 분무로 감량
	플루티카손 푸로에이트	아바미스 나잘스프레이	계절성 또는 통년성 알레르기 비염 증상 치료	• 2~11세의 소아 : 초기 권장 용량은 1일 1회, 각 비강에 1번씩 분무. 이 용량에 적절히 반응하지 않는 소아의 경우 1일 1회, 각 비강에 2번씩 분무로 증량. 증상이 조절된 후에는 1일 1회, 각 비강에 1번씩 분무로 감량 • 12세 이상의 청소년 및 성인 : 초기 권장 용량은 1일 1회, 각 비강에 2번씩 분무. 증상이 조절된 후에는 1일 1회, 각 비강에 1번씩 분무로 감량
	플루티카손 프로피오네이트	후릭소나제 코약	계절성 알레르기성 비염, 고초열, 다년성 비염	• 12세 미만의 소아 : 1일 1회에 각 비강에 1번씩 분무. 1일 최대 투여량은 각 비강에 2번 • 12세 이상의 청소년 및 성인 : 1회 각 비강에 2번씩, 1일 1회 아침에 투여. 경우에 따라서는 1회 각 비강에 2번씩, 1일 2회 투여가 필요할 수도 있음. 1일 최대 투여량은 각 비강에 4번
	시클레소니드	옴나리스 나잘스프레이	계절성 알레르기 비염, 통년성 알레르기 비염	• 1일 1회 200mcg을 투여하며, 각 비강에 2번씩 분무 (1분무 당 50mcg)
	이프라트로피움 브롬화물	리노벤트 비액	알레르기 비염 및 비알레르기 비염의 콧물 완화	• 7~12세의 어린이 : 1일 2회 각 비강에 1번씩 분무. 증상에 따라 적절히 증감 • 12세 이상의 청소년 및 성인 : 1일 2~3회 각 비강에 1번씩 분무

위 표의 다양한 성분들 중에서 일반의약품으로 많이 쓰이는 자일로메타졸린 xylometazoline과 옥시메타졸린oxymetazoline 성분의 비충혈제거제에 대해서 조금 더 자세히 알아봅시다.

코막힘은 알레르기원의 자극과 같은 어떠한 원인에 의해 비강 점막의 혈관이 확장되어 코 안이 퉁퉁 부은 상태로, 이로 인해 공기가 지나가는 통로가 좁아져 답답함을 느끼게 되는 것입니다. 이때, 비충혈제거제를 사용하면 α-교감신경이 자극되어 확장된 코 점막의 혈관을 수축시키고 해당 부분의 충혈을 제거해줍니다.

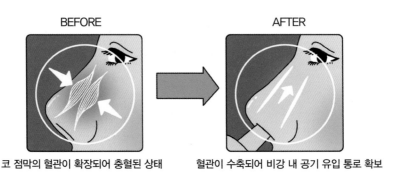

BEFORE   AFTER

코 점막의 혈관이 확장되어 충혈된 상태   혈관이 수축되어 비강 내 공기 유입 통로 확보

쉽게 말하면, 어떠한 원인으로 혈관이 확장되어 그곳에 혈액이 고여 있으면 비강이 좁아져 답답한 상태가 되는데 이때 스프레이를 사용하면 확장된 혈관을 수축시켜 공기가 지나가는 통로를 뚫어주게 됩니다. 이런 비충혈제거제는 먹는 코감기 약에도 들어가는데요. 먹는 약은 복용 후 효과가 나타나기까지 시간이 조금 걸리는 것에 반해, 스프레이는 국소적으로 코 점막에만 작용하기 때문에 효과가 빠르게 나타나며 먹는 약과는 달리 전신부작용이 덜하다는 장점이 있습니다.

■ 비충혈제거 스프레이의 부작용 ─────

"약사님, 왜 약을 사용하면 할수록 증상이 더 심해지나요?"

장점이 있으면 단점이 있기 마련이죠. 빠른 효과와 사용의 편리성 때문에 많이 사용되고 있는 비충혈제거 스프레이에도 단점은 존재합니다. 우리 몸은 항상성을 유지하려는 성질이 있습니다. 어느 한쪽으로 치우치지 않고 항상 균형을 유지하려 애쓰는 매우 똑똑한 성질이죠. 그런데 이것이 문제가 될 때도 있습니다. 지속적으로 약물을 사용하여 교감신경을 자극해 혈관이 수축되다 보면 우리 몸은 반대로 혈관 확장을 일으키는 부교감 신경을 활성화시킵니다(교감신경 활성 – 혈관 수축 / 부교감신경 활성 – 혈관 확장). 그렇기 때문에 비충혈제거 스프레이를 장기간 사용하다 보면 점점 효과의 지속 시간이 짧아지게 됩니다. 그럼 효과가 덜하니 제대로 용법을 지키지 않고 사용 횟수를 늘리겠죠? 이것이 반복되다 보면 반동 현상으로 나중에는 오히려 혈관이 더 확장되어 비충혈(코막힘) 상태가 더욱 심해지는 지경에 이릅니다. 이를 다른 말로 반동성 비염 또는 약물성 비염이라고 부릅니다. 이에 대한 다른 설명으로는 α 수용체의 하향조절(down regulation)로 인해 그 수용체 수가 감소하게 되고, 반대로 역치값은 증가하게 되어 약물성(반동성) 비염이 발생한다고 보기도 합니다.

실제로 저는 이런 부작용을 제대로 인지하지 못한 채로 무분별하게 사용하다가 코막힘이 더욱 심해져 고생하시는 분들을 꽤 많이 목격했습니다. 이럴 경우는 일단 사용을 중지해야 합니다. 그리고 코막힘을 해결할 수 있는 다른 방법을 찾는 것이 좋습니다. 하지만 역시 부작용이 생기지 않도록 하는 것이 가장 좋겠지요? 개인적으로는 비충혈제거 비강스프레이는 하루 1~3회 정도로 사용하되, 연속해서는 최대 5일을 넘기지 않는 선에서 사용하는 것을 권장합니다.

비충혈제거 스프레이! 단기간 사용 시에는 코막힘 완화에 효과적이나, 지속적으로 사용할 경우 오히려 비강 점막의 부종(코막힘)이 더 심해질 수 있다는 점을 꼭! 기억하시길 바랍니다.

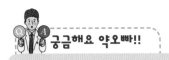

Q. 병원에서 처방받아 쓰는 스프레이와 약국에서 구입하는 스프레이는 다른가요?

A. 병원에서 처방을 받아 사용하는 전문의약품 비강스프레이는 코르티코스테로이드 류가 주성분입니다. 그런데 스테로이드라는 단어가 주는 위압감은 실로 엄청난 듯 보입니다. 대부분의 사람들이 처음에는 "이거 몸에 안 좋은 거 아니에요?"라면서 거부 반응을 보이거든요. 하지만 비강스프레이는 매우 낮은 용량의 국소 적용제로 만든 것이므로 흔히들 생각하는 그런 무시무시한 부작용은 떠올리지 않으셔도 됩니다. 용법만 잘 지켜서 사용한다면 24개월 이상의 아이들에게도 처방되는, 비교적 안전하게 쓰이는 약입니다.

그 작용 기전은 강력한 항염증(소염)작용을 통해 비강 내 염증반응을 억제하는 것입니다. 세포막의 인지질 대사에 관여하는 포스포리파아제A2를 억제하여 류코트리엔과 프로스타글란딘의 생성을 억제함으로써 알레르기 염증반응을 억제하는 것이죠. 또한 이 과정은 혈관수축 작용도 가집니다. 이외에도 T림프구나 호산구 비만세포 등의 알레르기 염증세포에 작용하여 사이토카인이나 다른 화학매개체의 유리를 억제합니다. 말이 어려워졌는데 쉽고 간단하게 정리하자면 '약물 적용으로 인해 비강 점막의 알레르기 염증 반응을 억제하고, 혈관 수축 작용을 가진다'는 것입니다. 이로 인해 비염으로 인한 각종 증상을 완화할 수 있는 것이죠.

그런데 처방을 받아 사용하는 스프레이(스테로이드제)는 단기간에 효과가 나는 개념이 아닙니다. 한두 번 사용으로는 증상이 호전됨을 기대할 수 없고 최소 3일~7일 이상 꾸준히 써야 점진적인 증상 완화를 기대할 수 있습니다. 속효성이 아니기 때문에 바로 내가 기대하는 효과가 나지 않는다고 하루에 수차례 본인 마음대로 뿌리면 안 된다는 점을 반드시 기억해야 합니다. 의사의 지시 하에 정해진 용량과 용법을 지켜서 사용하면 꽤 오랜 기간 지속적으로 사용이 가능합니다.

반면, 약국에서 처방 없이 구입하는 스프레이(혈관수축제)는 뿌리면 수 분 내로 효과가 나타나지만 연속해서 오랜 기간 사용하면 부작용으로 반동성 비염이 생길 수 있습니다. 가급적이면 연속해서 5일 이상은 사용하지 않는 것이 좋습니다.

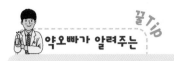

약오빠가 알려주는 꿀TIP

비염관리, 평소에 어떻게 해주면 좋을까?

1. 멸균 생리식염수를 이용한 코세척

코 안쪽은 다수의 혈관이 가깝게 노출되어 있는 점막층입니다. 이 점막은 본래 여러 오염물질로부터 우리 몸을 방어하는 역할을 하는데요. 여기에 알레르기를 유발하는 물질이나 감염증을 유발하는 세균·바이러스 등이 달라붙게 되면 방어 작용으로 히스타민이나 류코트리엔 같은 물질이 분비되고, 이는 점액의 과도한 분비와 동시에 점막 충혈, 재채기 등을 유발하게 됩니다. 이게 흔히 말하는 코감기나 비염입니다. 이런 증상을 호전시키는 방법으로는 코세척이 아주 좋습니다. 하루 1~2회의 코세척은 점막을 각종 질환 유병 물질로부터 보호하며 급·만성 비염을 관리하는 데 도움이 됩니다. 단, 너무 잦은 세척은 오히려 점막의 방어인자들을 씻어낼 수 있으니 적절한 사용을 권장합니다.

• 코세척 하는 방법

몸을 숙이고 고개를 한 쪽으로 돌린 다음 한쪽 코에 생리식염수(비강용)를 조금씩 흘려넣고 다른 쪽 코로 내보냅니다. 이때 삼키지 않도록 입으로는 '아~' 소리를 냅니다. 반대쪽도 동일한 방법으로 하면 됩니다.

2. 덱스판테놀 성분의 비강스프레이 사용

증상이 심한 경우라면 빠르고 직접적인 효과를 내는 비충혈제거제 성분의 스프레이를 사용하는 것이 적합할 수 있습니다. 하지만 지속적으로 사용했을 때 오히려 코막힘을 더 악화시킬 수 있으므로, 증상이 심하지 않다면 평소에는 덱스판테놀 성분이 포함된 비강스프레이(코앤 나잘스프레이, 하벤 프레쉬 나잘스프레이, 마플러스 나잘스프레이 등)를 사용하며 점막을 보호하고 보습해주는 것이 좋습니다.

3. 면역력을 높여줄 수 있는 영양성분 보충

면역력 상승과 관련 있는 영양성분인 프로바이오틱스, 아연, 오메가3, 비타민D, 베타글루칸, 폴리감마글루탐산 등을 보충하는 것으로도 비염을 예방할 수 있습니다. 뭐든지 예방이 가장 중요하므로 평소 이런 영양성분을 꾸준히 보충해주는 것이 좋습니다.

소화불량엔 카베진!
그런데 장기간 복용해도 괜찮을까요?

- 위장질환에 장복하면 위험한 성분 이야기

평소 소화가 잘 안된다거나, 쓰리거나, 잦은 위통이 있는 분들이 심심치 않게 찾으시는 위장질환 관련 약품이 바로 '카베진'입니다. 카베진은 일본에서 만든 의약품으로 창출과 당약 등의 생약 성분과 MMSC라는 양배추 유래 성분, 그리고 제산제와 소화효소제 등이 함유되어 있어 속쓰림과 위통 개선, 소화 촉진뿐 아니라 위점막을 복원하는 효과가 있다고 알려져 있습니다. 50여 년을 일본에서 사랑받아온 검증된 의약품이라 그런지 요즘에는 국내에서도, 일본 여행을 갔을 때도 많이 구매하는 약 중 하나입니다.

실제로 카베진을 복용하고 나서 속도 편해지고, 소화도 잘되고, 쓰린 증상도 덜해서 좋다고 말씀하시는 분들을 많이 봐왔습니다. 이런 효과 때문인지 간혹 카베진을 영양제처럼 생각하여 몇 달씩 지속적으로 복용하는 분들이 계시는데, 이 부분에 대해서는 회의적입니다. 그 이유는 카베진에 포함된 성분 중 두 가지에서 기인합니다. 지금부터 이 두 가지 성분에 대해 알려드릴 건데, 미리 말씀드리자면 이는 꼭 카베진이라는 특정 제품에만 해당되는 것이 아니라 이런 성분이 들어있는 다른 소화제나 위장약에 대한 포괄적인 이야기입니다.

▶ 스코폴리아엑스

스코폴리아 추출물의 주된 효능을 나타내는 성분은 스코폴라민scopolamine으로 부교감신경이 흥분함에 따라 발생하는 증상을 억제하는 작용을 합니다. 이런 기전을 통해 다양한 효능을 가지기도 하는데, 다른 말로는 항콜린 작용, 항무스카린 작용 등으로 부르기도 하죠. 스코폴라민은 카베진에서 위장관 운동의 과항진(과도하게 경련이 나타나거나 활동하는 것)을 억제하기 위한 진경제(위장관 경련을 억제하는 약물)로 쓰기 위해 사용되었는데요. 이 외에도 대표적인 진경제인 부스코판의 주성분이기도 하고 멀미나 구토 및 구역을 예방할 목적으로도 쓰입니다. 우리에게 친숙한 붙이는 멀미약 '키미테'도 스코폴라민이 주성분이에요.

아무튼 이 성분을 사용할 때 알아두어야 할 사항이 몇 가지 있는데, 스코폴라민은 빠르면서도 완전하게 중추신경계 내로 분포하므로 대부분의 항무스카린 약보다 훨씬 큰 중추신경계 효과를 나타낸다는 겁니다. 하지만 효과가 크면 부작용 역시 클 수밖에 없죠. 대표적인 부작용으로는 빈맥, 시야 흐림, 구강건조, 뇨저류(소변이 잘 안 나옴), 안구 건조 등의 증상이 나타날 수 있습니다. 물론 카베진에 들어간 스코폴리아엑스는 3배 산으로 희석한 상태이기 때문에 단기간 먹는 걸로는 이런 부작용을 심각하게 우려할 정도는 아니지만, 몇 달 이상 장복하는 경우라면 평소에 이와 같은 부작용과 관련하여 몸의 변화가 있지는 않은지 한 번쯤 점검해 볼 필요가 있습니다.

또한, 카베진과 같이 부교감신경 억제제가 들어간 약을 복용하는 와중에 이와 비슷한 부작용을 유발할 수 있는 항히스타민제(피부과나 이비인후과에서 가려움증이나 비염을 치료하기 위해서 사용), 삼환계 항우울제(TCA anti-depression), 과민성 방광이나 요실금 증상 치료제 중 일부, 파킨슨병 치료제 중 일부, 항정신병 약물 중 일부 등을 동시에 복용하게 되면 그 부작용은 일반적인 경우보다 더 심해질 수 있기 때문에 주의를 기울여야 합니다. 가끔 약국에 오시는 분 중 입이 너무 마른다고 고충을 토로하시는 분들이 계시는데 이야기를 나눠보면 이런 식으로 부교감신경 억제제, 항히스타민제, 항우울제, 파킨슨병 치료제, 항정신병 약물 등을 평소에 중복으로 복용하고 계신 경우가 많았습니다.

▶ 탄산수소나트륨 & 침강탄산칼슘

위산을 중화시키는 데 사용하는 제산제입니다. 위산이 많이 나오면 메스껍고, 소화가 잘 안되고, 속이 아프고, 쓰릴 수 있습니다. 그래서 이를 억제하기 위해 제산제를 먹는데요. 물론 효과적인 위산의 억제나 중화는 분명 위의 증상 개선에 도움이 됩니다. 그런데 위산을 계속 억제하면 어떻게 될까요? 오히려 나중에는 소화가 더욱 안되고, 가스가 차고, 더부룩한 증상이 생길 수도 있습니다. 이는 위산 본연의 기능과 관련이 있습니다.

[위산의 기능과 적당한 양이 필요한 이유]

1. 단백질의 소화
위산은 단백분해효소인 펩시노겐pepsinogen을 펩신pepsin으로 활성화하는 데 꼭 필요한 물질이므로 위산이 지속적으로 억제되면 첫째로는 단백질 소화에 문제가 생길 수 있습니다. 그런데 이를 단순히 '소화가 덜 된다'라고만 볼 문제는 아닙니다. 왜냐하면 단백질은 우리 몸의 구성에 있어 아주 중요한 물질이기 때문입니다. 당장에 뼈, 근육, 치아, 관절, 연골, 잇몸, 머리카락, 손·발톱, 각종 점막 등의 구성뿐 아니라 혈액, 호르몬, 면역세포들의 생성에도 필요한 것이 바로 단백질입니다. 그러니 우리가 섭취하는 단백질이 소화가 제대로 되지 못하고, 이것이 장을 통해 흡수되지 못하면 위와 같은 다양한 부분의 생·합성에 영향을 미치게 되겠죠?

또한 덜 소화된 단백질 자체가 문제가 되기도 합니다. 분해되지 못한 단백질 찌꺼기는 장에서 유해균의 먹이가 되어 각종 유해균을 증가시킬 수 있는데 이로 인해 가스 과다 생성, 더부룩함, 자극감 등의 불편을 겪을 수 있습니다. 또한 덜 소화된 단백질 찌꺼기는 장 점막의 밀착연접(tight junction)을 통해 유입되기 쉬운데 이들은 소장 점막을 통해 흡수된 후 항원으로 작용해 각종 면역반응을 일으킬 수 있습니다. 그 결과 각종 염증과 알레르기 반응이 더 잘 생기게 됩니다.

2. 미네랄과 비타민의 흡수
위산은 비타민B12의 흡수 과정에 있어 중요한 역할을 담당합니다. 비타민B12는 적혈구의 생성에 있어 꼭 필요한 성분이기 때문에 이것의 흡수 부족은 빈혈과도 무관하지 않고, 그

외 신경계의 기능 유지와 각종 영양물질의 대사에도 필요합니다. 위산 저하로 인해 비타민 B12의 흡수가 저하될 경우 빈혈, 신경통, 근육통, 피로감 등의 증상이 나타날 수 있습니다.

또한, 2가 양이온(칼슘, 마그네슘, 철분, 아연, 셀레늄 등)의 흡수에도 위산이 필요합니다. 이들이 흡수되기 위해서는 위산에 의한 염의 이온화 과정이 필요하기 때문입니다. 위염과 역류성식도염에 사용하는 위산분비억제제인 PPI 제제를 1년 이상 장기간 복용하면 골절 위험도를 증가시킨다는 연구 결과가 발표된 적이 있었는데요. 아직 이 부분에 대한 찬반 논란은 있으나 이런 위산 억제제들의 장기 복용이 위산을 저하하고 이는 곧 칼슘, 마그네슘을 비롯한 미네랄의 체내 흡수를 저하함으로써 충분히 야기될 수 있는 부분이 아닐까 생각합니다.

3. 세균 억제와 장내 미생물 균총의 균형 유지

위산의 중요한 작용 중 하나는 살균작용입니다. 외부로부터 입을 통해 들어오는 세균이나 곰팡이 등을 살균 및 소독하는 것이 위산의 역할인데 이것이 부족해지면 각종 균이 위를 지나쳐 장까지 내려가 장내 미생물 균총의 균형을 파괴하게 됩니다. 이로 인해 유익균보다 유해균이 더 많아지는 순간 우리는 다양한 불편 증상을 겪게 됩니다. 실제 이런 장내 미생물 균총의 균형 파괴는 여러 면역반응과도 관련이 있습니다.

카베진은 분명 좋고 효과적인 약이지만 이 약을 증상의 경중과 상관없이 영양제처럼 생각하고 몇 달이고, 몇 년이고 계속 복용해도 좋을지는 위와 같은 성분들로 인해 저는 물음표를 남깁니다. 실제 카베진의 분류도 일반의약품입니다. 아무 때고 영양제처럼 복용하는 개념은 분명 아니라는 뜻이겠죠.

이 내용은 단순히 카베진의 장복에 국한되는 것이 아니라 모든 종류의 제산제나 위산분비억제제에 해당되는데요. 혹시 대표적인 제산제인 겔포스, 알마겔, H2 blocker(파모티딘, 라푸티딘 등), PPI 등을 습관처럼 드시고 계신 분이 있다면 잘 생각해보세요. 분명히 갈수록 소화가 안되고 속이 불편할 것입니다. 물론 이런 소화기 관련 증상은 식습관, 생활 습관, 복용하는 약물, 스트레스, 혈부족, 위장관계 질환 등등 복합적인 요인이 작용하기 때문에 관리하기가 힘든 건 맞습니다. 하지만 건강을 위해서 본인의 평소 약물 복용 습관을 다시 한번 되짚어보는 건 어떨까요?

영양제, 언제 먹어야 가장 효과가 좋을까요?

- 영양제 복용 이야기

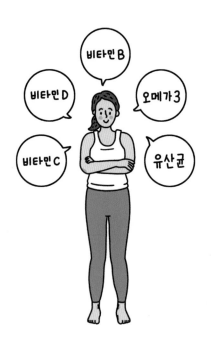

건강에 대한 관심이 나날이 늘어가고 있습니다. 다양한 매체를 통해 여러 영양성분을 접할 기회가 많다보니 이것저것 구입을 해놓기는 하는데 막상 어떻게 복용해야 효과적인지 잘 모르는 경우가 많습니다. 그래서 그냥 한 번에 몰아서 복용하시는 분들이 많은데요. 영양성분에 따라서 제대로 복용법을 지키는 것과 그렇지 않은 것 사이에는 흡수율이나 효과 면에서 큰 차이를 보입니다. 그렇기에 이번 기회에 각 영양성분을 제대로 복용하는 방법을 알려드리겠습니다.

■ 비타민C

수용성 비타민으로 일반적으로는 공복 복용 시 흡수율이 높습니다. 하지만 비타민C 자체는 약산성을 띄기 때문에 때때로 속쓰림 등의 위장장애를 유발할 수 있습니다. 특히나 요즘은 비타민C 메가도즈(mega dose, 고용량) 요법을 하시는 분들이 계시기에 이처럼 높은 함량을 지속적으로 섭취하는 경우라면 식사 직후 복용을 권장합니다. 물론 '중성 비타민C'라고 하여 속쓰림의 부작용을 최소화한 제품들도 있으니 이런 경우는 공복에 복용하는 것이 좋겠지요?

비타민C는 체내에서 짧은 시간 동안 쓰이고 소변을 통해 배출되므로 한 번에 높은 용량을 복용하는 것보다는, 조금씩 여러 번에 걸쳐 복용하는 것이 체내에 일정한 농도가 유지되면서 지속적으로 작용할 수 있어 더 효과적입니다. 예를 들어 하루 2000mg을 복용한다고 하면, 한 번에 2000mg보다는 1000mg을 두 번에 걸쳐 복용하는 것을 권장합니다. 참고로 고용량을 여러 번 먹는 것이 불편하다면 요즘은 용출 시간을 지연시킨 서방제제도 출시되어 있으니 선택에 있어 참고하시길 바랍니다.

■ 비타민D

지용성 비타민으로 음식물에 함유된 지방질과 섞였을 때 잘 녹으므로 식사와 가깝게 복용하는 것이 좋습니다. 식사 도중 또는 식사 직후 복용을 권장합니다.

소장 점막은 친수성 물질을 받아들이려는 성향이 강한데, 담즙이 유화작용을 통해 비타민D를 친수성으로 바꾸어주어 소장 점막에서 잘 흡수되도록 도와줍니다. 이러한 담즙은 음식물 섭취 시 소화를 돕기 위해 간에서 분비되며 식사량이 많을수록 많이 분비됩니다. 이를 종합했을 때, 비타민D는 하루 중 식사량이 가장 많은 때의 식사 도중 또는 식사 직후 복용하는 것이 좋습니다. 참고로 비타민D를 공복에 복용하게 되면 식사 도중 또는 식사 직후에 복용했을 때보다 흡수율이 최대 50%까지도 감소한다고 합니다.

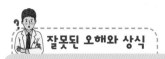

비타민D는 액상으로 복용하는 것이 흡수에 유리하다?

가끔 이런 식으로 광고를 하는 업체들이 있습니다. 언뜻 생각하기에는 액상으로 된 것이 더 빨리 흡수될 것 같죠? 물론 액상이 흡수에 용이한 것은 사실입니다. 단, 비교 대상이 정제라면 말이죠. 그런데 요즘 국내에 유통되는 비타민D 제품 중 정제는 많지 않습니다. 대부분이 연질캡슐 형태인데요. 연질캡슐을 깨물어 보면 안에 액체가 들어있습니다. 즉, 연질캡슐 제품도 내용물은 액상 비타민D이며 그것을 단지 젤라틴 기제를 이용해 둘러싼 것일 뿐입니다. 그러니 비싼 비용을 지불하면서까지 액상형을 고집할 필요는 없습니다.

또한, 비타민D는 진통제와 같이 지금 당장 효과를 봐야 하는 속효성의 성분이 아닙니다. 우리가 복용하는 비타민D는 콜레칼시페롤이라고 하는 비활성 형태의 비타민D로 장에서 흡수된 후 간에서 오랜 시간 동안 저장되어 있습니다. 그 후, 간에서 1차 대사를 거쳐 혈액으로 방출된 뒤 신장을 비롯한 각종 인체 기관에서 2차 대사를 거쳐 활성형인 칼시트리올이 됩니다. 칼시트리올 형태가 비로소 몸에서 기능을 하는 비타민D인 거죠. 이렇게 체내에 오래 남아있으면서 작용을 하기 때문에 1000IU를 매일 복용하는 것과, 7000IU를 주 1회씩 복용하는 것에 있어서 효과에 큰 차이가 없다고도 하는 것입니다. 즉, 특별히 액상을 복용해서 빨리 흡수되어야 할 필요가 없는 것이죠.

가장 효과적으로 비타민D를 섭취하는 방법은 아주 간단합니다. 바로 올바른 복용방법을 알고 이를 준수하는 것입니다. 영유아나 연하곤란(삼킴장애)자와 같이 특별히 액상 형태로 섭취해야 하는 경우가 아니라면, 경제적인 부분을 고려했을 때 연질캡슐 형태의 제품으로 식사 도중 또는 식사 직후에 꾸준히 복용하는 것이 좋습니다.

스프레이형 비타민D가 가장 흡수가 빠르고 좋다?

이것도 위의 오해와 같은 맥락으로 설명드릴 수 있습니다. 표면적인 부분만 본다면 아무래도 구강 점막에서 바로 흡수되어 혈관을 타고 빠르게 작용할 수 있어서 좋아 보이는데요. 위에서도 말했듯이 우리가 스프레이 제형을 통해서 보충하든, 연질캡슐이나 액상드롭 제형으로 보충을 하든 이는 모두 비활성 형태의 비타민D로 섭취하는 것입니다. 바꿔 말하면 빠르게 흡수된다 하더라도 이후 어쨌든 다시 간으로 가서 대사를 거치고 추가로 신장으로 가서 대사를 거쳐야 활성형이 되어 몸에서 기능을 하는 것이므로 스프레이형으로 빠르게 흡수가 된다고 해서 특별히 더 좋을 것이 없습니다.

일부 자료에서 스프레이형 비타민D 제품과 연질캡술 형태의 비타민D 제품을 일정 기간 동안 같은 용량으로 섭취하게 한 후 혈중 농도 상승치를 비교하면서 스프레이형 비타민D의 우월성을 나타낸 것이 있는데요. 이에 대해서 '컨슈머랩'이라는 미국의 소비자 연구기관에서는 "이 실험은 공평한 비교가 아니다"라고 꼬집었습니다. 그 이유는 실험의 설계 자체가 스프레이와 연질캡술 형태 모두 식사 후 30분이 지난 시점에서 보충이 이루어져 이상적인 비타민D 섭취방법(식사 도중 또는 식사 직후)이 아니었기 때문입니다. 실제로 식사와 함께 동일한 용량의 스프레이형과 연질캡술을 섭취하게 한 실험에서는 둘 다 큰 차이가 없는 결과를 보였다고 합니다. 그러므로 건강한 개인이라면 무조건 값비싼 스프레이 타입을 고수할 필요는 없어 보입니다. 단, 크론병, 궤양성대장염, 지방변 등 위장관 질환을 가져 소장에서의 흡수에 문제가 있는 사람이라든가 영유아 및 연하곤란자들의 경우에는 스프레이 타입이 효과적이며 사용에 있어 편리한 부분도 분명 있으니 참고하시길 바랍니다.

■ 비타민B

수용성 비타민으로 에너지 대사 촉진과 관련하여 낮에 활동하는 동안 최적의 효과를 기대하기 위해 일반적으로 아침 공복에 복용하는 것이 가장 권장됩니다. 단, 고함량 비타민B군의 경우 특유의 역한 냄새가 나기도 하고, 고함량으로 인한 위장 장애가 발생할 수 있으므로 이 경우에는 식사 후 복용하면 불편함을 감소시킬 수 있습니다. 비타민B군만 포함된 것이 아닌 종합영양제 개념의 경우라면 속이 더 불편할 수 있는데, 이 경우도 마찬가지로 식후에 복용하는 것을 권장합니다.

간혹 잠을 설칠 수 있다는 이유로 저녁 또는 자기 전에 비타민B의 복용을 피하는 경우가 있는데, 이는 사람마다 다르고 또 반드시 그런 것만은 아닙니다. 어떤 경우는 비타민B군을 섭취하고 숙면에 도움이 되었다고도 하니 본인의 몸에 맞추면 됩니다.

■ 멀티비타민

지용성과 수용성 성분이 섞여 있어 흡수 측면에서는 공복 복용이나 식후 복용을 정하기 어려우나, 위장장애 측면에서는 가급적이면 식후 복용을 권장합니다. 멀티

비타민에는 여러 종류의 2가 양이온 미네랄이 들어있지만 워낙 소량씩 들어가는 것이라 상호 간의 흡수에 있어 크게 영향을 미치지는 않습니다. 고른 식사를 충분히 하지 못할 때 특정 영양소가 결핍되는 것을 막아주기 위해 필요한 것이 멀티비타민이라, 그렇지 않은 경우라면 멀티비타민보다는 개인에게 필요한 성분들 위주로 충분한 함량을 집중적으로 복용하는 것이 좋습니다.

■ 오메가3

지용성으로 음식물에 함유된 지방질에 잘 녹으므로 식사 도중 또는 식사 직후 복용을 권장합니다. 소장 점막은 친수성 물질을 받아들이려는 성향이 강한데, 담즙이 유화작용을 통해 오메가3를 친수성으로 바꾸어주어 소장 점막에서 잘 흡수되도록 도와줍니다. 이러한 담즙은 음식물 섭취 시 소화를 돕기 위해 간에서 분비되며 식사량이 많을수록 많이 분비됩니다. 이를 종합했을 때, 오메가3는 하루 중 식사량이 가장 많은 때의 식사 도중 또는 식사 직후 복용하는 것이 좋습니다.

가장 최근 세대인 알티지 폼(rTG form)이 이전 세대인 EE form, TG form에 비해 생체이용률과 흡수율이 높으므로 가급적이면 rTG form을 선택하는 것이 좋습니다. 물론 가격은 조금 더 비싸지만 효과는 훨씬 좋습니다.

※ 오메가3의 폼과 관련하여 보다 자세한 내용은 '좋은 오메가3 고르는 방법을 알려주세요.(p.433)'를 참고해주세요.

오메가3는 주로 생선에서 추출한 기름을 가공해서 만든 것이다 보니 간혹 메스꺼움, 울렁거림 등의 위장장애를 호소하는 경우가 있는데 이는 주로 소화기능이 약하거나 예민한 분들에게서 자주 발생되는 현상입니다. 이럴 경우 냉장고에 보관해 복용하면 불편함이 조금은 사라집니다. 간혹 복용하지도 않았는데 먹기 전부터 냄새가 나거나, 깨물었을 때 심하게 비린내가 난다면 산패가 진행되었을 가능성이 높으므로 섭취하지 않는 것이 좋습니다. 오메가3는 가급적 신선한 제품을 복용하도록 합니다.

■ 칼슘 & 마그네슘

▶ 단일제

칼슘과 마그네슘 같은 미네랄들은 염의 형태로 존재하는데 이것들이 흡수되기 위해서는 이온화 과정을 거쳐야 합니다. 이온화는 음식물이 없는 공복 상태에서 위산과 반응해 가장 효과적으로 일어나므로 공복 시 복용을 권장하는 바이나, 혹시라도 위장장애가 발생한다면 식사 후 복용하는 것이 좋습니다. 단, 이는 무기염 형태의 경우를 이야기하는 것이고 유기염 형태, 천연 형태, 킬레이트화 된 미네랄 보충제라면 공복이 아니더라도 흡수가 잘 됩니다.

일반적으로 칼슘(Ca2+), 마그네슘(Mg2+), 철분(Fe2+), 아연(Zn2+), 셀레늄(Se2+), 망간(Mn2+) 등의 2가 양이온 미네랄들은 흡수 채널을 공유한다고 알려져 있습니다(킬레이트화 미네랄 보충제는 아미노산 흡수 경로를 통해 흡수되어 경로가 다릅니다). 물론 흡수 채널이 100% 동일한 것은 아니지만 상호간의 경쟁으로 인해 흡수가 저해될 수도 있습니다. 만약 칼슘, 마그네슘, 철분, 아연 등을 단일 성분으로 고함량 섭취하는 경우라면, 이런 현상을 최소화하기 위해서 각각 시간차를 충분히 두고 복용하는 것이 좋습니다.

▶ 복합제

사실 시중의 많은 미네랄제는 단일 성분만 있는 단일제보다는 칼슘과 마그네슘을 비롯한 2가 양이온 미네랄들이 복합으로 들어있는 경우가 많습니다. 위에서도 언급했듯이 2가 양이온들이 흡수 채널을 공유하는 것은 맞지만 모든 채널이 겹치는 것은 아니고, 복용의 편의성을 추구하기 위해 복합 미네랄제 형태로 제조 및 판매되고 있는 것으로 생각됩니다. 또한, 이런 미네랄은 단독으로 작용하기보다는 체내에서 각종 효소 반응의 보조 작용과 호르몬의 활성화 등 다른 미네랄과 함께 복합적으로 작용을 하기에 특정 미네랄의 단독 섭취보다는 여러 미네랄을 동시에 보충하는 것이 이득임을 고려하여 복합제로 제품화되지 않았나 생각해 봅니다. 이런 복합제의 경우 각각의 성분이 고함량이 아니기 때문에 한 번에 보충을 해도 상호간의 흡수에 있어 크게 방해가 되지 않는다고 보입니다.

▪ 유산균

생균은 위산과 담즙에 의해 불활성화되기 쉽다고 알려져 있습니다. 위산과 담즙은 음식물 섭취 후 많이 분비가 되죠. 그래서 이들에 의한 불활성화를 피하기 위해 공복 시 복용을 권장하는데요. 그런데 사실 공복 상태일 때 위내 pH는 1.5~2.5 정도로 매우 낮습니다. 바꿔 말하면 위산이 가장 높은 농도로 존재한다는 의미입니다. 위산을 피하려고 공복에 복용하는데 사실 공복이 위산 농도가 가장 높은 상태라니 뭔가 아이러니하죠? 이를 해결하기 위해 유산균은 공복에 복용하되 복용 전 위산을 희석시키거나 씻어 내리는 의미로 물을 한두 컵 충분히 마신 후 복용하는 것을 권장합니다.

내산성, 내담즙성이 강한 균주들이 포함된 제품의 경우 제조사 또는 판매사에서 식사와 무관하게 섭취가 가능하다고 합니다. 하지만, 보통 특정 제품 안에는 한두 가지의 균주만 포함되어 있는 것이 아니라 여러 종류의 균주들이 일정한 배합 비율을 유지하고 있습니다. 과연 이렇게 특정 제품을 구성하는 균주들 모두가 내산성·내담즙성이 강할까요? 식후에 복용해도 된다는 말만 믿고 담즙과 위산이 많이 분비될 때 복용하면 내산성·내담즙성이 강한 균주는 살아남지만 그렇지 못한 균주들은 활성을 잃게 될 것입니다. 그렇다면 이는 곧 제조사 측에서 제품의 기획 당시 고려한 각 균주들 간의 배합 비율이 깨지는 셈이 됩니다. 그러므로 개인적으로는 유산균은 공복 시에 복용하기를 추천합니다. 아무리 방탄조끼를 입어서 안전하다고 하더라도 굳이 총알이 빗발치는 때에 길을 나서기보다는 총성이 잦아들 때 움직이는 것이 낫지 않을까요?

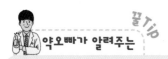

약오빠가 알려주는 꿀Tip

유산균 가글, 들어보셨나요?

구강 내에는 유익균이 일정 비율 이상으로 존재하는 것이 좋습니다. 잇몸, 혀, 구강 점막 등의 건강을 위해서인데요. 평소 잇몸이 약해 염증이 잦거나 구내염, 설염이 잦은 경우라면 다른 치료법에 더하여 보조적인 요법으로 유산균을 가글 형태로 사용해 보는 것은 어떨까요? 훨씬 더 좋은 효과를 얻을 수 있을 것입니다.

■ 밀크씨슬

간 건강에 탁월한 효과를 보인다는 밀크씨슬(실리마린silymarin)은 식사와 무관하게 복용이 가능하다고 알려져 있습니다. 하루 중 어느 때 복용해도 상관없지만, 만약 음주의 빈도가 높은 분이라면 음주 전후로 복용해보는 것은 어떨까요? 예를 들면, 저녁 퇴근 후 술자리가 잦은 경우라면 퇴근 전에 밀크씨슬을 복용해보세요. 큰 도움을 받을 수 있을 것입니다. 밀크씨슬은 장기간 섭취해도 특별한 부작용은 없으나 혹시라도 설사 등의 위장장애가 생기면 용량을 줄이거나 잠시 섭취를 멈추는 것이 좋습니다.

■ 코엔자임Q10

지용성으로 음식물에 함유된 지방질에 잘 녹으므로 식사 도중 또는 식사 직후 복용을 권장합니다. 식후에 분비되는 담즙이 코엔자임Q10의 유화작용에 도움을 주어 소장 점막에서 잘 흡수되도록 하기 때문에 하루 중 식사량이 가장 많은 때의 식사 도중 또는 식사 직후 복용하는 것이 좋습니다.

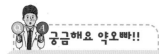 궁금해요 약오빠!!

Q. 코엔자임Q10은 누가 복용하면 좋은가요?

A. 우리 몸의 모든 세포에 존재하는 물질인 코엔자임Q10은 심장, 신장, 간, 근육 등에 많이 분포되어 있으며, 세포 내의 에너지 생성 기관인 미토콘드리아 내막에서 진행되는 ATP 생성 과정에서 전자 전달 운반체로 작용하여 ATP 합성에 꼭 필요한 물질입니다. 또한, 항산화제로 작용하여 활성산소로부터 우리 몸을 보호하고 노화를 억제하는 역할도 합니다. 따라서 누구라도 피로감 개선(에너지 생성)이나 노화 방지를 위해 일정량은 반드시 필요합니다.

코엔자임Q10은 본래 체내에서 자연적으로 합성되기 때문에 결핍되는 경우는 흔치 않습니다. 하지만 스타틴 계열의 고지혈증 약을 복용하는 분들의 경우 해당 약이 체내 콜레스테롤을 억제할 뿐 아니라 코엔자임Q10의 생성도 함께 억제하므로 몸에서 부족해질 수 있습니다. 이외에도 울혈성 심부전 등의 심장질환을 앓고 계신 분들에게서는 심근세포의 코엔자임Q10 레벨이 낮아지는 경향이 있고, 이는 심부전을 더욱 악화시킬 수 있다고 하는데요.

이런 분들에게 코엔자임Q10을 보충해주면 심장 박출률, 심박출량 등이 개선되었다는 연구 결과가 있습니다. 또한, 코엔자임Q10을 100mg 이상씩 꾸준히 복용했을 때, 수축기와 이완기 혈압을 일정 수준 낮춘다는 연구 결과가 존재하므로 혈압이 높은 분들에게도 보조 요법으로 도움이 될 수 있습니다. 실제로 혈압강하 효과에 대해서 식약처에서 유일하게 기능성 원료로 인정한 것이 코엔자임Q10입니다.

■ 철분제

철분은 식도와 위를 거쳐서 최종적으로는 십이지장과 공장 상부에서 양이온 미네랄 흡수 채널을 통해 주로 흡수됩니다. 이때 2가철(Fe2+) 상태로만 흡수가 되기 때문에 다른 2가 양이온 미네랄(칼슘, 마그네슘, 아연, 셀레늄 등)과 흡수에 있어 경쟁을 하게 됩니다. 흡수 채널이 같기 때문인데요. 쉽게 생각하면 하나의 좁은 문에 여러 종류의 2가 양이온 미네랄들이 서로 들어가겠다고 싸우고 있는 모습을 떠올려보면 한번에 이해가 될 것입니다. 이런 이유로 철분제 복용 시에는 다른 미네랄과 시간차를 충분히 두고 먹어야 합니다. 또한 우유와 치즈 등을 비롯한 유제품, 칼슘제, 마그네슘제, 제산제 등에는 이런 2가 양이온 미네랄이 포함되어 있기 때문에 이 역시도 철분제와 최소 2~3시간 이상 시간차를 두는 것이 좋습니다.

▶ 철분제 복용은 공복에!

일반적으로 철분제는 공복에 복용하는 것이 좋다고 알려져 있는데, 그 이유는 크게 두 가지입니다. 첫 번째로는 철분이 음식물 속의 다른 성분들과 킬레이트를 형성해 흡수에 방해를 받을 수 있기 때문입니다. 피틴산phytic acid(현미와 같은 전곡류와 콩에 많이 함유), 탄닌tannin(홍차와 녹차 등 각종 차), 클로로겐산chlorogenic acid(커피) 등이 대표적이며 그 밖에도 고구마, 과일 등에 많은 식이섬유나 시금치에 많은 옥살산oxalic acid도 철분의 흡수를 방해할 수 있다고 알려져 있습니다. 두 번째는 철분이 흡수되기 위해서는 이온화가 되어야 하는데, 이는 위산의 농도가 높을수록 유리하기 때문입니다. 정확하게는 pH가 낮은 상태를 말하는 것인데, 공복이 바로 이에 가장 적합한 상태입니다.

반대로 철의 흡수를 촉진시키는 인자로는 가장 많이 알고있는 비타민C(60mg 이하의 철분일 경우)를 비롯해 젖산, 피루브산, 과당(프룩토오스 fructose), 아미노산 (asparagine, glycine, cysteine, serine 등)이 있습니다.

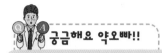

궁금해요 약오빠!!

Q. 철분제 복용 시 속이 쓰리고 더부룩하던데 왜 그런가요?

A. 비헴철 중 이온화되는 무기염 및 유기염 철분제의 경우 3가(Fe^{3+})의 형태도 있고 2가(Fe^{2+})의 형태도 있습니다. 어떤 형태이든 간에 최종 흡수되는 종착지인 십이지장까지 가는 과정에서 철분은 전자를 잃고 얻으며 끊임없이 '산화–환원 과정'을 반복하게 됩니다. Fe^{3+} → Fe^{2+}도 되었다가, Fe^{2+} → Fe^{3+}도 되었다가 하면서 말이죠. 이 과정에서는 멀쩡한 세포를 공격해 손상시키는 활성산소종이 발생하는데, 이것이 위장 점막을 자극하여 복통, 위통, 속쓰림, 메스꺼움, 변비 등의 위장장애를 일으킵니다.

이처럼 이온화되는 과정에서의 철분제 부작용을 개선하고자 만든 것이 착염제제입니다. 쉽게 말하면 3가 철분을 유기염과 같은 다른 물질에 합체시켜 착염의 형태로 만든 것인데요. 이렇게 형성된 착염은 위를 거치면서 분해되지 않습니다. 즉, 위장관을 거치면서 철분이 이온화되지 않기 때문에 산화–환원 과정이 발생하지 않고, 따라서 위장 점막을 자극하는 프리라디칼이 발생되지 않으니 위장장애로부터 비교적 자유로울 수 있는 것입니다.

▶ 철분제이지만 공복에 복용하지 않아도 좋아요.

1. 헴철

자연 상태 그대로의 철분으로 주로 육류에 들어있는 헴철입니다. 헴철은 앞서 말한 2가철(Fe^{2+})이 흡수되는 채널과는 무관하게 소장 점막에 자신만의 특수한 흡수 통로(HCP-1)를 가지고 있습니다. 따라서 다른 미네랄과 경쟁할 필요가 없으니 시간을 두고 먹을 필요도 없고, 음식 중 다른 성분들과 킬레이트를 형성하지도 않아서 식후·공복 상관없이 복용이 가능합니다. 그러니 커피, 녹차, 홍차, 우유, 칼슘제 등과 함께 복용을 해도 흡수에 미치는 영향은 거의 없고, 굳이 흡수가 잘 되라고 오렌지주스나 비타민C와 함께 복용하지 않아도 됩니다. 이온화되는 형태가 아니다보니 이온의 산화–환원 과정에서 발생하는 프리라디칼에 의한 다양한 위장장애 부작용도 거의 없죠. 또한, 헴철의 흡수 기전 중에는 심한 빈혈 상태에서는 매우 적극적으로 흡수 능력을 발휘하고, 반대로 정상 상태에서는 흡수를 낮춰 철 중독으로부터 인체를 보호하는 기능도 있습니다.

여기까지 들으면 반드시 헴철을 복용해야만 할 것 같죠. 마치 철분제의 끝판왕 같은 느낌인데요. 그렇다고 헴철이 무조건 장점만 있는 것은 아닙니다. 헴철은 철의 함량이 낮다는 단점이 있습니다. 시중 판매되는 가용성 헴철(고급 헴철)인 모아철 플러스((주)에이.비.아이)의 경우 하루 4캡슐 복용량 기준 철의 함량은 12mg에 그칩니다. 그래서 실제 혈액 검사 상 빈혈로 진단을 받은 경우라면 헴철 단독 복용으로는 수치를 높이는 데 적합하지 않습니다. 물론, 일반 철분제의 흡수율이 5~10% 남짓인 것을 감안할 때, 헴철은 20~35%까지도 흡수를 하기 때문에 흡수율이 높은 것을 생각해보면 괜찮은 거 아닌가 싶지만 그런 부분을 감안해도 함량이 많이 낮습니다. 그래서 단독 사용이라면 빈혈 개선 목적보다는 경계성 빈혈이거나 자각 증상(피곤함, 어지러움, 두통, 졸음, 기억력 저하 등)을 느끼는 경우, 또는 컨디션을 개선할 목적으로 복용하는 것이 좋습니다.

2. 천연철단백

인체의 저장철과 가장 유사한 형태로 위장장애가 거의 없는 천연철단백(페리친성 철)인 훼마틴은 식후에 복용하는 것이 좋습니다. 철분이 단백질과 결합된 상태로 존재하다가 십이지장에서 흡수되기 위해서는 이 철단백 복합체가 단백질과 철분으로 분리되어야 하므로 식사 후 나오는 위산 그리고 이에 의해 활성화되는 펩신의 작용이 필요하기 때문입니다.

마이신, 어떤 약인가요?

- 항생제 이야기

일하다가 손가락을 다쳤는데 불안하네요.
마이신을 좀 먹어야 할 것 같아요.

오늘 귀를 뚫었는데, 마이신 좀 주세요.

약국에서 마이신을 찾는 사람들과의 대화입니다. 도대체 '마이신'이 무엇이기에 이렇게 찾는 걸까요? 요즘 인터넷을 보면 재미있는 내용들이 많습니다. 그 중 하나가 '아재(아저씨) 판별기'인데요. 일정 시대에 유행했던 문화를 가지고 '이 노래 알면 아재, 이거 먹어봤으면 아재, 이 영화 알면 아재'와 같이 추억과 공감을 장난스럽게 엮어낸 것입니다. 그런데 이 '아재 판별기'가 약국에도 있는 것 같습니다. 바로 '마이신'입니다.

약국에서 마이신을 찾는 사람은 크게 두 부류입니다. 하나는 '항생제'를 찾는 경우이고, 다른 하나는 염증을 완화하는 약 중 '항생제처럼 생긴 약'을 찾는 경우입니다. 제가 이 약을 아재 판별기라고 부른 이유는 '마이신'이라는 단어가 어떻게 쓰여졌는지를 살펴보면 쉽게 알 수 있습니다.

　마이신에 대해서 말씀드리기 전에 먼저 '의약분업'에 대해서 말씀을 드려야 할 것 같습니다. 때는 2000년, 제가 고등학교를 다니고 있을 때입니다. 정확히 기억은 잘 나지 않지만 그 당시 뉴스에서는 의약분업이 뜨거운 감자로 연일 보도되곤 했습니다. 저는 그때까지만 해도 약사가 될 것이라고는 꿈에도 생각하지 않았기 때문에 의약분업이 어떤 것인지 별 관심이 없었습니다. 나중에 약대에 진학하고 나서야 '아, 그때 그것 때문에 나의 약사로서의 삶도 이렇게 달라졌구나'라는 것을 알게 되었습니다.

　지금도 젊은 사람들은 의약분업에 대해 정확히 아는 분이 적을 것입니다. 2000년 7월부터 시행된 이 제도는 의사는 진료를 통해 약을 처방하고 약사는 처방전을 확인·검토하여 투약하는 것으로 의사와 약사가 서로 이중으로 점검하여 진료와 조제의 독점을 방지하기 위한 제도입니다. 지금은 이런 시스템이 당연하게 생각되지만, 의약분업 이전까지는 가벼운 질병의 경우 약국에서 의사의 진료 없이 약사 처방으로도 조제가 가능했습니다. 때문에 지금은 전문의약품으로 분류되어 의사의 처방 하에 조제가 가능한 스테로이드제와 항생제도 그 당시에는 병원에 가지 않아도 약국에서 조제를 받을 수 있었던 것이죠.

　그 당시 약국에서 처방하던 항생제 중 핵, 이질, 장티푸스와 같은 질환에 자주 사용된 '스트렙토마이신streptomycin'이라는 항생제가 있었는데, 이름이 너무 길고 어려워서 항생제의 이름 앞에 붙은 스트렙토라는 말을 빼고 뒤에 세 글자만 가져와 지금의 '마이신'이라고 불리게 되었습니다. 그 밖에도 록시스로마이신roxithromycin, 에리스로마이신erythromycin, 클래리스로마이신clarithromycin 같은 다양한 이름의 항생제가 있고, 옥시테트라사이클린oxytetracycline이라는 항생제가 옥시마이신으로도 굉장히 많이 사용되었습니다. 이처럼 스트렙토마이신이 아니더라도 많은 항생제의 이름이 '~마이신'으로 끝났기 때문에 많은 대중들이 '마이신=항생제'라고 인식하게 된 것입니다.

자, 이제 왜 마이신을 아재 판별기라고 했는지 말씀드리겠습니다. 의약분업 이전에는 약국에서 마이신을 달라고 하면 항생제를 주었으나, 의약분업 이후부터는 오남용 우려로 항생제가 전문의약품으로 분류가 되면서 일반 약국에서 구매할 수 없게 되었습니다. 따라서 요즘 젊은 사람들은 병원 처방 없이 약국에서 항생제를 구입한다는 생각 자체를 잘 하지 않지만 예전에 약국에서 항생제를 구입했던 일명 '아재'들은 예전 기억을 가지고 가끔 마이신을 찾기도 합니다. 왜 제가 마이신이 아재 판별기라고 한 것인지 아셨나요?

물론, 다른 경우도 존재합니다. 마이신이라는 단어 자체를 병·의원에서 처방받는 항생제가 아니라 다른 의미로 사용하는 경우도 있거든요. 젊은 사람들 중에서 부모 세대로부터 마이신이라는 단어를 듣고 자랐거나, 또 주변에서 한 번쯤 들어본 사람들이 있는데요. 이런 경우는 정확하게 항생제를 지칭하는 것이 아닌, '염증을 줄여줄 수 있는 어떤 것'을 통칭해 사용하는 것으로 보입니다. 즉, '귀를 뚫었는데 곪지 않게 마이신 주세요! 잇몸이 부었는데 마이신 좀 주세요! 여드름이 났는데 마이신 주세요!' 등등 말이죠.

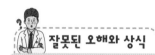

잘못된 오해와 상식

다른 약국에서는 항생제를 주던데요?
가끔 "다른 약국에서는 항생제를 사먹었는데 왜 이 약국은 안 주는 거야"라며 볼멘소리를 하는 분들이 계십니다. 먼저 말씀드리면 항생제는 의사의 처방 없이는 절대 약국에서 구매할 수 없습니다. 다만 여기에도 예외는 있는데요. 의약분업 예외 지역으로 정해진 곳에서 정해진 기간 내에 한하여 항생제를 조제 받는 것입니다. 물론 이 경우에도 일반의약품처럼 쉽게 구매할 수 있는 것은 아니며 한 번에 많은 양을 구매할 수도 없습니다. 이를 제외하고 약국에서 항생제를 사는 것은 불가능하고 혹시 샀다면 그것은 엄연한 불법입니다. 만약 위에 해당되는 내용이 아니라면 대부분 손님이 구입한 것이 항생제와 비슷하게 생긴 소염제이거나 캡슐 모양의 약을 마이신이라고 표현한 것일 수 있습니다.

■ 약국에서 사용되는 일명 '마이신'은?

병원에서 처방을 받아야 하는 항생제를 대신해 약국에서 소염제로 가장 많이 사용되는 일반의약품은 '배농산급탕'이나 '은교산'과 같은 생약 성분의 한방제제입니다. 이 약들은 분류상 항생물질제제로 분류되어 있지는 않고, 배농산급탕의 경우는 화농성 질환용제로, 은교산은 해열·진통·소염제로 분류가 됩니다. 엄밀히 따지면 항생제는 아니지요. 다만 일반의약품 항생제가 없기 때문에 관련 증상에 어느정도 도움이 될 수 있는 약을 대신 사용하는 것입니다. 물론, 이런 약물의 사용에 있어서 그 판단은 본인이 임의로 하는 것보다 전문가의 의견을 듣는 것이 좋습니다. 한 가지 재미있는 사실은 이러한 약이 대부분 '마이-', '-신' 등 마이신이라는 단어를 의식한 듯한 이름들이라는 것입니다. 아무래도 신경을 안 쓸 수 없었겠죠? 그렇다면 항생제를 대신해 가장 많이 사용되는 두 가지의 약물을 간단히 알아보겠습니다.

▶ 배농산급탕

'배농'이라는 단어에서 알 수 있듯이 농을 제거하기 위해 사용되는 화농성 질환의 대표적인 약제입니다. 길경, 작약, 감초, 지실, 대추, 건강으로 구성된 약으로 농이 시작되는 단계부터 농이 자리 잡은 화농성 염증까지 고루 사용되는 한방 소염제입니다. 길경, 지실, 작약 성분은 한방에서 천연 항생물질로 작용하며 길경과 작약은 통증과 염증을 가라 앉혀 주고, 감초는 스테로이드와 유사한 작용으로 약효의 상승을 돕는다고 알려져 있습니다. 약재의 효과를 보면 항생제 대신 사용할 만하죠? 하지만 이것이 실제로 처방받아 복용하는 항생제와 유사하다고 생각하는 것은 금물입니다. 배농산급탕이 항생제와 유사한 역할을 하는지에 대한 연구 역시도 거의 없고요. 다만 종기, 화농성 여드름, 다래끼 등의 염증성 질환에 효과를 보이고 있어 약국에서 다빈도로 사용하고 있을 뿐입니다. 심한 염증이나 감염증으로 의심되는 질환은 반드시 의사의 진료를 통해 적절한 약을 처방받아 복용해야 합니다. 다만 그것이 어려운 상황이나 가벼운 화농성 염증이라면 배농산급탕을 복용하는 것도 한 가지 방법입니다.

▶ 은교산

배농산급탕과 더불어 약국에서 염증성 질환에 많이 사용하는 한방제제입니다. 우방자, 연교, 두시, 감초, 금은화, 죽엽, 박하, 길경, 형개, 영양각으로 구성된 약제로 주로 상초(호흡기계)의 염증에 많이 사용하는데 상초 이외의 염증 질환에도 유효합니다. 몇몇 연구 자료를 찾아보면 은교산에 포함된 천연 항생물질로 알려진 성분들이 실제로 항균작용을 하며 바이러스에도 어느 정도 효과가 있다고 보고되어 있습니다. 중국에서는 인플루엔자A(H1N1) 바이러스에 은교산과 마행감석탕의 합방 처방이 항바이러스제인 오셀타미비르oseltamivir(타미플루)와 비슷한 수준으로 해열 효과를 내었다는 임상 보고도 존재합니다. 은교산은 이러한 항균, 소염 작용을 통해 열감이 있는 감기나 인후통, 기관지염, 목마름, 기침 등에 사용이 가능하며 면역 증강에도 도움이 되는 것으로 알려져 있습니다.

결과적으로 현재 약국에서 일반적으로 항생제를 구입하는 것은 불가능하고 흔히 마이신으로 불리는 약들은 대부분은 한방제제이거나 소염진통제인 경우가 많습니다. 어떤 사람들은 이러한 변화가 불편하다고 말하기도 합니다. 예전처럼 약국에서 항생제를 사 먹는 것이 좋았다며 왜 약을 안 주는지 이해할 수 없다고 화를 내기도 합니다. 물론 모든 제도가 무조건 긍정적인 효과만 있을 수는 없습니다. 의약분업이 환자 입장에서는 조금 불편하다고 느껴질 수도 있지만 결과적으로 항생제의 오남용을 막고, 보다 안전한 약료 서비스가 가능해졌다는 점을 이 '마이신'을 통해 기억해주셨으면 좋겠습니다.

항생제를 자주 먹으면
내성이 생긴다던데 정말인가요?

- 항생제 관련 Q&A

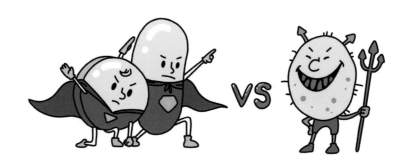

영국 정부에서 2016년에 발간한 「항균 내성에 대한 고찰」이라는 이름의 보고서에는 끔찍한 미래의 모습이 등장합니다. 포스트 항생제 시대(Post-antibiotic era). 많은 학자들이 현재 인류가 직면한 상황을 이렇게 부릅니다. 내성을 획득한 새로운 균의 등장이 약물의 개발 속도보다 빨라서 어떠한 항생제로도 치료가 안 되는 세균과 마주하는 시대를 의미합니다. 이는 무분별한 항생제의 남용으로 슈퍼박테리아가 출현하고, 그 어떤 항생제로도 치료할 수 없어 전 세계적으로 3초당 1명 꼴로 목숨을 잃을 것이라고 경고하는 것입니다. 내성균의 출현을 막기 위한 가장 좋은 방법은 항생제를 사용하지 않는 것이지만 항생제가 개발된 이후 인간의 수명을 크게 늘려왔다는 점에서 새로운 대안이 없는 한 항생제의 사용을 중단하는 것은 현실적으로 불가능합니다.

세계적으로 항생제의 남용이 문제가 되고 있지만, 특히 우리나라는 더욱 심각한 상황입니다. 감기 등 급성 상기도감염에 항생제 처방률이 2017년 기준 39.7%로 OECD 회원국 중 터키와 그리스에 이어 세 번째로 남용이 심각합니다. 건강보험 심사평가원의 자료에 따르면 2016년 우리나라 전체 항생제 사용량은 OECD 평균 대비 1.6배나 높은 수준이며, 통계청 자료에 따르면 2016년 매일 우리나라의 국민 1000명 중 34.8명이 항생제를 처방받았는데, 이는 OECD 평균 21.2명에 비해 매우 높은 수준이라고 합니다. 항생제의 올바른 사용이 절실히 필요한 시점입니다.

많은 사람들이 항생제에 대해 오해하는 것 중 하나는 항생제 내성이 사람의 몸에 생긴다고 생각하는 것입니다. 약국에서 복약지도를 하다 보면 항생제를 자주 먹는 아이의 엄마가 "우리 아이가 항생제를 너무 오래 먹었어요. 아이에게 내성이 생기면 어떡하죠?"라며 걱정 가득한 질문을 하곤 합니다. 하지만 항생제의 내성은 사람의 몸에 생기는 것이 아니고 병원균에게 생기는 것입니다. 무분별한 항생제의 남용으로 감염의 원인이었던 병원균이 내성을 획득하거나 지역 사회에서 특정 원인으로 내성을 획득하여, 사람에서 사람으로, 주변 환경에서 사람으로 전파가 되는 것입니다. 일반적으로 의료기관에서 자주 발생하는 문제로 치부되기도 하지만 지역 사회 구성원 공동의 노력이 필요한 것이 바로 항생제 내성 문제입니다.

이처럼 항생제 사용은 완전히 피할 수 없기 때문에 개인과 지역 사회가 협심하여 올바른 방법으로 항생제를 사용하는 것이 가장 중요합니다. 이와 관련하여 약국에서 자주 접하게 되는 항생제 사용에 관한 질문을 소개해드릴까 합니다.

Q1. 항생제, 오래 복용해도 되나요?

'오래 복용'이라는 기간에 대한 기준이 명확하지가 않습니다. 감염 증상이 나타났을 때, 어떤 균이 질환의 원인이 되는가를 찾는 것은 사실상 쉽지 않습니다. 가장 정확한 방법은 균의 배양을 통해 감염의 원인이 되는 균주를 찾는 것이지만 비용과 시간이 많이 소모됩니다. 그 사이에 질병은 더욱 악화될 수도 있는 노릇이고요.

그래서 일반적으로는 해당 증상에 대한 전문가의 판단을 통해 적절한 항생제가 선택되고, 이와 관련해 항생제를 써야하는 일정 기간에 대한 지침이나 가이드라인이 존재하므로 이에 따라 치료가 진행됩니다. 가장 중요한 것은 처방의의 판단이고 증상에 따라 치료기간이나 사용 약물이 달라지기 때문에 단순히 '길게' 먹는다고 걱정할 문제는 아닙니다. 복용 기간이 길고 짧은 것은 개인이 받아들이는 주관적인 부분일 뿐입니다.

Q2. 항생제를 복용했다가 증상이 없어지면 그만 먹어도 될까요?

항생제는 처방받은 대로 용법과 기간을 지켜서 복용하는 것이 가장 중요합니다. 증상이 완화되었다고 해서 약을 임의로 중단했다가 나중에 다시 복용하는 등의 습관은 증상 개선에 좋지 않은 영향을 주며, 항생제 내성을 유발하는 원인이 될 수 있습니다. 내가 느끼는 증상의 완화와 실제 균의 완전한 사멸은 다른 문제입니다. 균이 사멸되지 않은 상태에서 항생제를 중단하면 남은 균이 내성을 획득할 수 있으며, 이러한 습관이 반복될수록 내성 문제를 악화시켜 나중에 돌이킬 수 없게 되어버릴지도 모릅니다. 조금 더 쉬운 예를 들자면, 권투 경기에서 상대가 완전히 다운될 때까지 몰아붙여 펀치를 퍼부어야 게임이 끝나는 것인데, 상대가 힘이 좀 빠져 보인다고 해서 등을 돌리고 여유를 부리며 세레모니를 하다가 오히려 되살아난 상대에게 펀치를 허용하는 꼴이 될 수 있다는 것입니다. 가급적이면 처방 받은대로 끝까지 다 복용하여 처방의의 지시를 따르도록 하며, 임의의 판단으로 복용을 중단하는 것은 바람직하지 않습니다.

* 이는 보편적으로 권장되는 사항입니다. 하지만, 몇몇 전문가들이 이와 반대되는 의견을 제시하고 있어 계속 논의가 진행 중입니다.

Q3. 깜빡하고 이틀을 못 먹었는데, 다시 먹으면 내성이 생기진 않을까요?

증상의 호전이 없는 상태라면 다시 복용하는 것이 좋습니다. 하지만 이러한 습관이 반복된다면 분명 항생제 내성을 유발하는 직접적인 원인이 될 수 있습니다. 따라서 처방받은 부분에 대해서는 평소 신경 써서 복용하는 것이 좋습니다. 그리고 무엇보다 증상의 변화에 대한 전문가의 의견을 참고하는 것이 가장 중요합니다.

Q4. 항생제 복용의 부작용으로 설사를 하는데 유산균제를 복용하면 도움이 될까요?

항생제는 세균을 억제하는 약물입니다. 일반적으로 우리가 말하는 유산균도 살아있는 세균의 일종이기 때문에 유산균이 항생제의 의해 활성이 저해되거나 사멸될 수 있습니다. 그러니 사실상 항생제 복용 기간에 유산균제를 복용하는 것은 큰 의미가 없습니다. 그래도 꼭 집에 있는 유산균제를 복용하겠다면, 항생제 복용 간격 사이에 최대한의 시간을 두고 복용해보시길 바랍니다. 참고로 유산균과는 다른 효모균의 일종인 비오플은 항생제와 함께 먹어도 무방합니다.

Q5. 별로 증상이 심하지도 않은데 왜 병원에서 항생제를 처방하나요?

본인이 느끼는 증상과 의사의 진료를 통한 진단은 다를 수 있습니다. 실제로 증상이 덜하다고 느꼈겠지만 의사가 보기에 항생제 사용을 필요로 하는 소견이 보여서 처방했거나, 지속적인 추적 관찰이 필요한데 환자의 재방문이 힘들다고 생각되는 경우, 그리고 가장 높은 빈도로 현재 상태는 심하지 않으나 향후 더 악화될 것이 예상되는 경우에 처방을 하기도 합니다.

이런 부분들은 표면적인 이유이고 제가 개인적인 생각을 하나 덧붙이자면, 우리나라 사람들의 '빨리빨리' 정신과 이를 만족시키기 위한 의사들의 '어쩔 수 없는 선택'이 어우러져 지금까지 누적되어 온 경향도 있다고 생각합니다. 아이가 빨리 낫지 않는다고 이 병원, 저 병원을 옮겨 다니면서 약을 바꿔가며 먹이는 엄마들도 있고, 병원에서 처방해 준 약을 며칠 동안 먹었는데 빨리 낫지 않는다며 약이 제대로 처방된 것이 맞냐고 약국에서 하소연하는 분들도 실제로 굉장히 많습니다. 사실 '낫는다'는 것은 약물의 도움을 받으면서 내 몸이 스스로 회복되어야 하는 것입니다. 하지만 요즘 사람들은 내 몸이 회복되도록 충분한 휴식과 시간 그리고 영양분을 주지 않고 그저 약을 더 세게, 더 많이 먹으면 낫는 줄로 잘못 알고 있는 듯합니다. 그러다보니 항생제를 포함해서 약을 세게 쓰는 병원은 진료를 잘 보는 병원이 되고, 그 의사는 명의가 되어 환자들이 문전성시를 이루는 아이러니한 상황이 발생하기도 합니다.

빨리 낫는 것도 물론 중요하긴 하지만, 중하지 않은 질환이라면 강력한 약을 처방해주길 요구하기보다는 내 몸이 스스로 회복될 수 있도록 좋은 여건을 조성해주는 쪽으로 생활 습관과 식습관을 개선하려는 노력이 우선시되어야겠습니다.

Q6. 감기는 바이러스 질환 아닌가요? 왜 항생제를 쓰죠?

두 가지로 나눠 생각할 수 있습니다. 첫째는 바이러스에 의해 시작된 감기라 할지라도 몸의 면역체계가 떨어짐으로 인해 2차적으로 세균에 의한 감염 위험도가 높아지는 상태가 될 수 있음을 고려한 처방입니다. 실제로 바이러스 감염에 의해 시작되었지만 세균 감염으로 인한 합병증이 많이 발생하기 때문에 이런 징후가 보일 시 처방을 하는 것입니다. 둘째는 안타깝게도 불필요한 처방이 되는 경우입니다. 바이러스가 원인인 감기는 항생제를 쓴다고 해서 좋아지지 않습니다. 처방 당시 의사가 어떤 원인으로 항생제를 처방하였는지는 알 수 없지만 잘못된 약물 사용일 경우도 분명 존재합니다. 그래서 전문가에 의한 항생제 사용에 대해 많은 지적과 의견들이 제시되고 있습니다. 하지만 이를 전적으로 처방의의 잘못으로 넘기기에는 환자들의 인식과 그로 인한 의료기관의 수익성 등 쉽게 해결되기 어려운 부분도 있습니다.

Q7. 예전에 처방받고 남은 항생제가 있는데 감기 증상에 복용해도 될까요?

집에 남아있는 약은 여러 문제점이 있습니다. 일단 보관 상태와 기간에 따라 약의 효과가 달라질 수 있다는 것과 남은 약들의 복용 기간이 넉넉지 못하다는 점입니다. 약의 효과가 떨어진 상태에서 원인균이 사멸할 때까지 충분히 복용하지 못하면 결국 내성이 생기는 원인이 되고, 개인의 판단에 의해 사용하다 보면 항생제의 오남용의 우려가 있습니다.

간혹 비슷한 포장의 항생제면 다 같은 약이라고 생각하는 분들이 계십니다. "약사님! 이거랑 비슷하게 생긴 약이 집에 남아있는데 그냥 그거 먹으면 안 되나요?"와 같은 질문을 많이 하시는데, 겉포장이 비슷한 것과 안에 있는 약의 성분이 같은 것은 완전히 다른 문제입니다. 보통 흡습성이 높아 역가 손실의 우려가 있는 약들의 경우 'PTP 포장'이라고 하여 알루미늄 호일로 된 포장용지에 넣은 형태로 제조되어 있는데, 이는 겉으로는 다 비슷한 것처럼 보입니다. 하지만 안에 어떤 성분의 약이 들어있는지는 성분명이나 상품명을 읽어서 확인해야 합니다. 언뜻 보기에 비슷한 포장지에 들어있다고 다 같은 항생제라고 생각하며 복용해서는 절대로 안 됩니다. 반드시 주의가 필요한 부분입니다.

Q8. 항생제를 자주 바꿔도 상관없나요?

항생제를 바꾸는 경우는 두 가지입니다. 첫째는 기존 항생제 처방으로 더 이상의 호전이 없는 경우인데 사실 이런 경우라면 다른 종류를 사용하는 것이 맞습니다. 그래서 실제 가이드라인에서도 항생제 사용 이후 환자의 상태를 판단하여 호전이 없거나 더욱 악화되었다면 다른 항생제로 변경하거나 용량을 높여 사용하라고 되어 있습니다. 오히려 이런 식의 변경은 항생제 내성을 막을 수 있는 방법이기도 합니다. 둘째는 항생제 복용으로 인한 부작용 발생의 경우입니다. 대표적으로 아목시실린amoxicillin과 클라불란산clavulanic acid 조합의 항생제 복용은 설사의 부작용이 발생할 가능성이 높습니다. 이럴 경우 다른 계열의 항생제로 바꿔 처방하게 됩니다.

이때 주의해야 할 점은 항생제 변경은 어떠한 원인에 따라 처방의가 판단한 것이므로 너무 우려를 표하기보다는 전문가의 가이드를 잘 따르는 것이 좋습니다. 치료에 있어서 가장 중요한 요소 중 하나가 복약순응도입니다. 환자가 전문가를 믿고 따라주어야 효과적인 치료가 가능합니다. 또한 임의로 판단하는 것은 절대 금물입니다. 몸에 이상이 있거나 궁금한 부분이 있으면 개인적으로 판단을 내리는 것이 아니라 반드시 전문가와 상담을 한 후 결정하도록 합니다.

CHAPTER

02

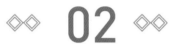

자주 사용하는 약,
비교 & 정리

약을 구매하려고 하는데 약의 종류가 너무 많아서 어떤 약을 사용해야 할지
몰라 곤란했던 경험이 다들 있으시죠? 그래서 준비했습니다. 생리통, 진통
제, 소화제, 위장약 등 자주 사용하는 약 중에서 대표 제품을 비교하고, 어떤
증상에는 어떤 성분이 들어있는 약을 복용해야 큰 효과를 볼 수 있는지 알
려드립니다.

생리통 : 생리통에 제일 좋은 약은 무엇인가요?

약사님, 아무거나 가장 잘 듣는 생리통 약 하나 주세요!

여성분의 표정이 너무나 고통스러워 보여서 정말로 '가장 잘 듣는 약'을 주고 싶었습니다. 그런데 그 순간 고민에 빠졌습니다. 많은 분들이 말하는 '생리통에 가장 잘 듣는 약'이 무엇일까요? 진통 강도가 조금이라도 더 강한 약? 여러 가지 성분이 복합적으로 들어가 다양한 효과를 기대할 수 있는 약? 약 상자에 커다랗게 '생리통'이라고 적혀있고, 광고도 많이 나와서 마치 생리통에 정말로 더 효과가 있을 것 같은 약? 고민이 됩니다.

약사님,
진통제 가장 센 걸로 주세요!

증상이 어떤지 구체적으로 말씀해주시겠어요?

자궁이 뒤틀리는 것 같은 통증이 있어요.

자궁 주변의 근육 수축으로 인한 경우일 수 있으니 단순 진통제와 진경제를 함께 드릴게요.

여성분들의 생리통과 관련된 증상은 다양한 형태로 나타납니다. 물론 단순 통증만 느끼는 분들이 대부분이지만, 경우에 따라서는 자궁 근육의 수축이 과도하게 일어나 마치 장기가 꼬이거나 뒤틀리는 듯한 느낌의 통증이 있을 수 있고 손발이 붓거나 유방의 압통이 생기는 경우도 있습니다. 이처럼 증상이 다양하게 나타나는 만큼 그에 맞는 약을 선택해 효과적으로 복용하는 것이 중요합니다. 단순히 진통제 하나로 '만사 OK!'는 아니라는 뜻입니다.

■ **생리통이란?**

월경(생리) 기간에 나타나는 주기적인 통증을 말하며 발생하는 부위는 하복부, 골반, 허리 그리고 경우에 따라 유방 등에도 통증이 발생할 수 있습니다. 생리통은 단순한 통증만 있는 경우부터 손발의 부종(부기), 소화장애, 변비, 정서적 변화 등 통증 이외의 여러 증상을 동반하기도 합니다.

이런 생리통의 일반적인 원인은 자궁 내막의 프로스타글란딘prostaglandin이라는 물질의 생성 때문이라고 알려져 있습니다. 여성의 몸은 배란 전 프로게스테론 농도가 감소하면서 COXcyclooxygenase라는 효소를 활성화시키는데요. 체내에 존재하고 있던 오메가6 계열의 아라키돈산arachidonic acid이 이 효소와 만나면 자궁 내막에 프로스타글란딘의 생성이 촉진됩니다.

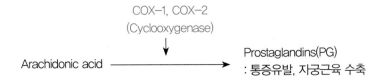

이렇게 생성된 프로스타글란딘은 우리 몸에서 통증과 염증을 발생시키며, 자궁 근육의 강한 수축을 유발하기도 하는데 이것이 바로 여성들이 느끼는 생리통과 관련된 증상들입니다. 생리통에 사용하는 진통제들은 이 프로스타글란딘의 생성을 억제하는 역할을 한다고 볼 수 있습니다.

대개 '생리통 약'이라고 하는 약물을 살펴보면 통증의 완화에 초점을 맞춘 진통제인 경우가 많은데요. 이 진통제도 성분이 매우 다양합니다. 대표적으로는 아세트아미노펜acetaminophen, 이부프로펜ibuprofen, 덱시부프로펜dexibuprofen, 나프록센naproxen 등이 있죠. 성분명이라 감이 잘 안온다고요? 그럼 이렇게 말씀드리는 건 어떨까요?

> 아세트아미노펜 – 타이레놀
> 이부프로펜 – 애드빌&캐롤에프
> 덱시부프로펜 – 이지엔6프로
> 나프록센 – 탁센

이제 제법 익숙하죠? 하지만 우리가 약을 선택할 때 알아야 할 것은 이런 상품명이 아니라 이 제품이 어떤 성분의 약인지 알려주는 '성분명'입니다. 만약 단순한 통증만 있다면 위와 같은 진통제 성분의 약을 복용하면 되지만, 다양한 증상이 나타난다면 진통제 성분 외에도 여러 성분들이 복합적으로 함유되어 있어 다양한 증상에 보다 더 효과적인 약을 복용하는 것이 좋습니다. 그러니 본인의 현재 몸 상태를 체크해서 거기에 맞는 약을 사용하는 게 중요하겠죠!

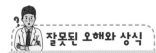

잘못된 오해와 상식

생리통 전용 약이 따로 있다?
이는 아마도 제약회사의 마케팅이 만들어낸 결과물인 듯한데요. 사실 생리통이 발생하는 기전 자체는 우리 몸의 다른 부위에서 발생하는 일반적인 통증이나 염증 생성 기전과 같습니다. 즉, 생리통에만 유효한 약이 있을 리가 없다는 거죠. 주로 제품 겉면에 여성의 그림이 그려져 있거나 '생리통'이라는 직접적인 문구를 크게 인쇄해 놓으면 소비자가 보기에 '생리통 전용' 또는 '생리통에 보다 더 효과적'이라고 인식하게 됩니다. '생리통 전용 약'이라는 것은 이런 반응을 노린 마케팅의 결과로 실제로는 모든 부위의 통증에 사용이 가능합니다. 치통, 두통, 관절통, 근육통 모두에 말이죠.

■ 생리통 약 한방에 비교

주성분	대표 제품	상세 성분	특징
이부프로펜	이지엔6 이브(대웅제약)	• 이부프로펜 200mg • 파마브롬 25mg	• 파마브롬 함유로 부종(부기) 완화에 도움
	이지엔6 애니(대웅제약)	• 이부프로펜 200mg	–
	그날엔Q 삼중정 (경동제약)	• 산화마그네슘 50mg • 알릴이소프로필아세틸요소 30mg • 이부프로펜 75mg • 카페인무수물 40mg	• 산화마그네슘 함유로 소염진통제 복용 시 발생할 수 있는 속쓰림 완화 • 마그네슘의 근육 이완 작용으로 자궁 근육 수축으로 인한 경련성 통증에 효과적
	캐롤에프 (일동제약)	• 이부프로펜아르기닌 368.9mg	• 아르기닌 복합제로 약물의 흡수 속도를 높여 빠른 효과를 기대할 수 있음 • 아르기닌은 위장 점막의 혈류량을 늘려 점막 보호 작용을 가지므로 속쓰림 완화
	애드빌	• 이부프로펜 200mg	–
덱시부프로펜	이지엔6 프로(대웅제약)	• 덱시부프로펜 300mg	• 이부프로펜의 두 가지 이성질체 중 활성형인 S-이부프로펜만을 추출한 것으로 역가(효능)가 높음
나프록센	탁센(녹십자)	• 나프록센 250mg	• 작용 지속시간이 긴 성분으로 하루 2회 복용 가능
	이지엔6 스트롱 (대웅제약)	• 나프록센 250mg	• 작용 지속시간이 긴 성분으로 하루 2회 복용 가능

아 스 피 린	아스피린 (바이엘코리아)	• 아스피린 500mg	–
아 세 트 아 미 노 펜	이지엔6에이스 (대웅제약)	• 아세트아미노펜 325mg	• 액상형 연질캡슐로 보다 빠른 효과 발현
	타이레놀 (한국얀센)	• 아세트아미노펜 500mg	• 위장장애 없음
	타이레놀ER (한국얀센)	• 아세트아미노펜 650mg	• 서방정으로 몸속에서 천천히 방출되어 작 용하므로 작용 지속시간이 긴 것이 특징
	우먼스 타이레놀 (한국얀센)	• 아세트아미노펜 500m • 파마브롬 25mg	• 파마브롬 함유로 부종(부기) 완화에 도움
	게보린 (삼진제약)	• 아세트아미노펜 300mg • 이소프로필안티피린 150mg • 카페인무수물 50mg	• 두 가지 성분의 진통제 복합
	펜잘큐(종근당)	• 아세트아미노펜 300mg • 에텐자미드 200mg • 카페인무수물 50mg	• 두 가지 성분의 진통제 복합
	부스코판 플러스 (사노피아벤티스 코리아)	• 아세트아미노펜 500mg • 부틸스코폴라민브롬 화물 10mg	• 진경제인 스코폴라민 함유로 자궁 수축 으로 인한 경련성 통증에 효과적

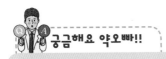

Q. 가장 효과적인 생리통 약이 따로 있나요?

A. 그렇지는 않습니다. 사람마다 각 진통제 성분에 대한 감수성이 다르므로 일괄적으로 어떤 한 성분이 모든 사람에게 동일한 효과를 보이는 것은 아닙니다. 그러므로 '누가 복용했는데 효과가 좋았다더라'를 바탕으로 약을 선택하는 것보다는 평소 본인이 복용했을 때 효과적이었던 성분을 기억해놓았다가 다음에도 그 성분이 들어간 약을 복용하는 것이 가장 좋은 방법입니다.

Q. 생리 전 미리 생리통 약을 복용해도 되나요?

A. 생리 예정일 하루 정도 전에 미리 복용해도 좋습니다. 이는 앞서 설명했던 생리통의 원인 물질인 프로스타글란딘의 생성을 미리 차단하려는 목적인데요. 프로스타글란딘은 우리 몸이 생리를 준비하는 시점부터 서서히 만들어지기 시작하며 생리를 시작할 때는 이미 꽤 많은 양이 쌓여 있는 상태입니다. 그러므로 미리 약을 복용하여 억제할 수 있는 것이죠. 특히 생리주기가 일정한 여성분의 경우에는 예정일 하루 전부터 또는 생리가 시작하자마자 즉시 복용하면 보다 더 효과적일 수 있습니다.

Q. 진통제에 왜 카페인이 포함되어 있나요?

A. 카페인은 중추 신경계 자극을 통해 각성 효과를 가진다고 알려져 있습니다. 이는 피로감을 덜 느끼게 하며, 졸음을 예방하고, 신진대사를 촉진하기도 하죠. 진통제에 이런 카페인이 함께 들어있는 이유는 각성 효과를 통해 통증을 덜 느끼게끔 하는 이유도 있지만 카페인이 소염진통제의 작용을 증가시켜주기 때문입니다. 카페인이 진통제 성분의 '상승작용'을 일으킨다고 표현할 수 있겠네요. 그래서 조금 더 적은 용량의 진통제 성분이라 할지라도 카페인과 함께하면 그 이상의 효과를 기대할 수 있습니다. 또한, 카페인은 이뇨작용을 가지기 때문에 부종(부기)을 동반하는 경우에 보다 더 도움이 될 수 있습니다.

■ 생리통 약의 일반적인 부작용

NSAIDs 계열로 분류되는 이부프로펜, 덱시부프로펜, 나프록센, 아스피린은 속쓰림, 위통 등의 위장장애가 있을 수 있습니다. 이런 부작용을 피하려면 가급적 음식물 섭취 후 약을 복용하는 것이 좋습니다. 반면에 아세트아미노펜은 상대적으로 위장장애의 부작용은 덜한 대신, 간 손상과 관련된 부작용이 발생할 수 있습니다. 평소 정기적으로 음주를 하는 사람이거나 과음을 한 경우 아세트아미노펜을 과다 복용하는 것은 적절하지 못합니다.

간혹 특정 성분에 대한 알레르기 반응을 일으키는 사람이 있습니다. 가볍게는 피부발진이나 두통, 열 등의 증상부터 시작해서 심한 경우는 쇼크까지 올 수 있는데요. 생리통 약으로 복용하는 소염진통제의 경우도 가끔씩 알레르기 반응을 일으킬 수 있습니다. 만약 본인이 특정 소염진통제를 복용하고 알레르기 반응을 경험했던 적이 있다면 그 성분을 반드시 기억해야 합니다. 이때 중요한 건 제품명이 아니라 '성분명'을 기억하셔야 하고요. 그래야 다음에 병원에서 처방을 받거나 약국에서 약을 구매할 때 그 성분을 피할 수 있기 때문입니다. 건강을 위해 복용하는 약이니만큼 약으로 인한 부작용으로 고생하지 않도록 꼭 성분명을 체크해주세요.

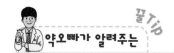
약오빠가 알려주는 꿀TIP

효과적인 생리통 약 구매 커뮤니케이션!
• 가장 좋은 생리통 약 주세요. → 복부 쪽에 통증이 있으면서 동시에 뒤틀리는 듯한 느낌이 있는데 여기에 맞는 약 주세요. : **증상을 명확히**
• 친구가 A약이 제일 괜찮다던데 똑같은 걸로 주세요. → 저는 평소 위가 좀 약한 편인데 위장장애가 적은 약으로 주세요. : **부작용을 고려해서**
• 제일 센 걸로 주세요. → 예전에 B성분의 약을 복용했을 때 효과가 좋았는데, B성분이 들어간 약으로 주세요. : **정확한 성분명으로**
• 생리통 전용 진통제로 주세요. → 생리 기간에 부종이 있는 편인데 부종 완화에 도움이 되는 것으로 주세요. : **내 몸에 맞는**

생리통 완화에 도움이 되는 생활요법
1. 핫팩을 붙이거나 따뜻한 물주머니로 아랫배를 따뜻하게 유지합니다.
2. 일상적인 수준의 가벼운 운동 및 스트레칭을 통해 신진대사를 원활하게 해줍니다.
3. 가공식품, 탄수화물, 정제설탕의 섭취는 줄이고 평소 비타민제를 복용합니다.
4. 너무 조이는 옷보다는 여유로운 옷을 입습니다.
5. 반신욕으로 몸의 긴장을 풀어주고, 동시에 혈액순환을 촉진시켜줍니다.

생리통 및 월경전증후군 완화에 도움이 되는 영양요법
• 비타민B6 : 과도한 에스트로겐으로 인한 증상들을 억제하고, 월경전증후군을 겪는 여성들에게 결핍되기 쉬운 세로토닌과 도파민의 수치를 높이는 데 도움을 줍니다.
• 마그네슘 : 생리 전부터 생리 기간에 걸쳐 나타나는 불안, 우울, 예민, 두통, 수면장애 등의 증상 개선에 도움을 줍니다. 비타민B6와 함께 복용 시 훨씬 더 효과적이라는 임상 연구들이 많습니다.

피임약(여성호르몬제) :
어떤 피임약을 먹는 게 좋을까요?

생리를 늦추려고 하는데 피임약 주세요!

피임약을 처음 드시나요? 아니면 드셔본 적이
있나요? 복용방법은 알고 계신가요?

  아마 여성분들이라면 대부분 한 번 이상은 복용을 해보셨거나 또는 최소한 가까이에서 접해보셨을 약이 바로 여성호르몬제, 피임약입니다. 생리주기를 맞추기 위해, 일정이 있어 생리를 피하기 위해, 피임을 하기 위해 등 다양한 목적으로 피임약을 복용하죠. 그런데 정작 피임약에 대해서 제대로 알고 복용하시는 분은 거의 없는 것 같습니다. 약국에서도 주로 TV광고를 많이 하는 제품을 지명해서 구입하시는 분들이 대부분이고요. 하지만 피임약도 굉장히 여러 종류가 있으며 먹는 방법이나 복용 시 주의해야 하는 내용들이 있으니 반드시 알아보고 복용하시길 바랍니다.

■ 피임약의 원리

  일반적으로 우리가 복용하는 피임약은 에스트로겐과 프로게스틴(프로게스테론과 유사한 합성유도체) 성분의 복합체입니다.

▶ 에스트로겐

여성의 난소에 있는 여포, 황체 그리고 태반에서 분비되는 호르몬으로 여성의 2차 성징을 일어나게 하며 생리 주기 전반기에 증가하여 자궁 내막을 발달시키는 역할을 합니다. 피임약에서 에스트로겐은 뇌하수체에서 분비되는 FSH(여포자극호르몬)의 분비를 억제하는데, 이는 곧 미성숙한 난자(제 1 난모세포)의 성숙을 억제하는 역할을 합니다.

▶ 프로게스테론

주로 황체에서 분비되며 임신 중에는 태반에서 분비되는 호르몬입니다. 생리주기 후반부에 증가하는데 두터워진 자궁벽을 비후한 상태로 유지시켜 수정란이 착상되기 좋은 자궁 상태를 만들어줍니다. 또한 임신했을 때는 자궁의 운동성을 감소시켜 태아를 보호하기도 하죠. 일정 기간 후 수정란이 착상되지 않는다면 프로게스테론 수치가 급격히 줄면서 두터워진 자궁벽이 허물어지게 되고(자궁 벽세포의 탈락) 이 과정은 출혈을 동반하는데 이걸 우리는 '생리'라고 부릅니다. 피임약에서 프로게스테론은 자궁 내부 점액의 점도를 증가시키고 자궁 경부를 비후하게 만들어 정자의 침입을 막습니다. 또한 난포의 성숙을 억제하고 배란을 억제하는 일을 하죠.

종합하면, 피임약의 에스트로겐과 프로게스테론은 난자의 성숙을 막고, 배란을 억제하며, 정자의 침입을 막음으로써 피임의 기능을 하는 것입니다.

■ 세대별 피임약 비교

피임약도 세대별로 다양하다는 것을 알고 계신가요? 프로게스테론의 종류에 따라 1~4세대로 구분하는데 1세대는 현재 사용되지 않는 약입니다. 2세대와 3세대는 일반의약품으로 분류되어 있어 약국에서 쉽게 접하는 약이며, 4세대는 전문의약품으로 분류되어 병원에서 처방전에 의해 받을 수 있는 약입니다.

▶ 여성호르몬제의 구분

구분	상품명	에스트로겐	프로게스테론
2세대 (일반의약품)	에이리스(일동제약), 라니아(현대약품) 다온(일동제약)	에티닐에스트라 디올 0.02mg	레보노르게스트렐 0.1mg
	미니보라30(동아제약)	에티닐에스트라 디올 0.03mg	레보노르게스트렐 0.15mg
	트리퀼라(동아제약) * 3가지 용량이 단계별로 구성	에티닐에스트 라디올 0.03, 0.03, 0.04mg	레보노르게스트렐 0.05, 0.075, 0.125mg
3세대 (일반의약품)	머시론(알보젠코리아), 보니타(현대약품) 바라온(일동제약), 센스데이(유한양행), 쎄스콘미니(지엘파마)	에티닐에스트라 디올 0.02mg	데소게스트렐 0.15mg
	멜리안(동아제약), 센스리베(광동제약), 디어미(녹십자)	에티닐에스트라 디올 0.02mg	게스토덴 0.075mg
	디어미순(녹십자)	에티닐에스트라 디올 0.015mg	게스토덴 0.06mg
	마이보라(동아제약), 미뉴렛(한국화이자제약)	에티닐에스트라 디올 0.03mg	게스토덴 0.075mg

4세대 (전문의약품)	야즈(바이엘코리아)	에티닐에스트라디올 0.02mg	드로스피레논 3mg
	야스민(바이엘코리아)	에티닐에스트라디올 0.03mg	드로스피레논 3mg

표에서 확인할 수 있듯이 회사별로 상품명은 다르지만 성분과 함량이 같은 약들이 존재합니다. 성분과 함량이 같으니 당연히 같은 효과를 기대할 수 있다고 봐야겠죠. 그러니 약국을 방문했을 때, 평소 본인이 복용했던 약이 없더라도 동일 성분의 함량이라면 그것을 선택하셔도 무방할 것입니다.

하지만 이때 주의해야 할 부분이 있습니다. 일반적으로 2세대 → 3세대 → 4세대로 갈수록 혈전의 위험도가 높아지는 것으로 알려져 있기 때문에 혈전과 관련하여 조심해야 하는 분들은 세대를 반드시 참고하시기 바랍니다.

[세대별 혈전위험도[6]]

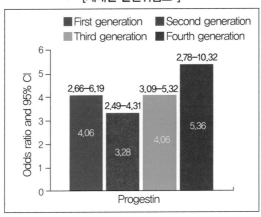

---

6) Christian Jamin, "Combined hormonal contraceptives and the subsequent risk of a venous thromboembolism", Phlebolymphology, 2016, 23(1):31

■ 올바른 피임약 복용방법

▶ 기본 복용법

일반적으로 21일간 일정한 시간에 복용한 후 7일간 휴약기를 가집니다. 휴약기 동안에 생리를 하게 되며 이렇게 전체 생리주기를 한 달로 맞춥니다.

▶ 처음 복용하는 경우

피임약을 아예 처음 복용하는 경우를 포함해, 한동안 복용하지 않다가 아주 오랜만에 다시 피임약을 복용하고자 하는 경우를 말합니다. 이런 경우는 생리를 시작한 첫째 날부터 복용하는 것이 좋습니다. 월경이 시작된다는 건 여포 속의 새로운 미성숙 난자가 성숙되기 시작한다는 신호입니다. 그러니 이 시기를 지나서 피임약을 복용하게 되면 난자의 성숙이나 배란을 막을 수 없게 됩니다. 만약 첫째 날부터 복용하지 못했다면 복용하는 첫 1주일 정도는 콘돔과 같은 추가적인 피임법을 병행합니다.

▶ 생리주기 조절의 경우(생리를 늦추고 싶은 경우)

피임이 목적이라기보다 생리주기를 조절할 목적으로 피임약을 복용하는 경우에는 생리 예정일의 최소 7일 전부터는 복용을 시작해야 합니다. 간혹 약국에 와서는 당장 내일 모레가 생리 예정일인데 약을 복용하겠다는 분들이 계시는데요. 이렇게 예정일이 얼마 남지 않았을 때는 피임약을 복용한다 하더라도 생리 지연 효과를 장담할 수 없습니다. 복용 이후 다시 정상적인 생리를 원하면 약의 복용을 중단하면 되고 중단한 뒤 수일 내로 생리가 시작됩니다.

▶ 약을 바꾸는 경우

A피임약에서 B피임약으로 전환해서 복용하는 경우는 휴약기 없이 바로 이어서 복용합니다.

※ AAFP(미국가정의사학회)의 피임약 스위칭 방법에 의함

▶ 주말에 생리를 피하고 싶은 경우

일반적으로 주말에 특별한 일정이 생기는 경우가 많죠. 주말에 생리를 피하기 위해서는 생리를 시작한 주말(일요일)부터 약을 21일간 복용한 후 7일간의 휴약기를 가집니다. 이런 방법으로 주중에 생리를 유도할 수 있습니다.

▶ 복용 후 구토했을 경우

약을 복용한 후 3~4시간 이내에 구토를 했을 경우 체내로 약이 충분히 흡수되지 않았다고 판단합니다. 그러므로 바로 다시 1정을 복용합니다.

▶ 부정출혈이 발생한 경우

피임약 복용 시 간혹 부정출혈이 발생하는 경우가 있습니다. 만약 부정출혈이 일어난다면 현재 복용 중인 피임약의 에스트로겐 용량을 확인하고 복용 중인 약보다 에스트로겐이 더 많이 함유된 약으로 바꾸는 방법이 있습니다. 에스트로겐 함량이 높을수록 부정출혈의 발생을 낮출 수 있기 때문입니다. 하지만 같은 증상이 지속된다면 병원에서 전문의의 상담을 받아보는 것이 좋습니다.

▶ 피임약 복용을 잊었을 경우

	12시간 이내	12시간 초과
한 알 잊었을 경우	생각나는 즉시 잊은 정제 복용 이후 원래 복용 시간에 지속적으로 복용	생각나는 즉시 잊은 정제 복용 다음날 복용분과 겹칠 시 한번에 두 알 복용 7일간은 보조 피임법을 병행
	첫 1, 2주차	3주차
두 알 잊었을 경우 (부정출혈 발생 가능)	생각나는 즉시 잊은 두 알 복용 이어서 기존 복용 시간에 한 알씩 원래대로 복용 7일간 보조 피임법 병행 경우에 따라 응급피임약 복용	휴약기 없이 바로 새 포장을 복용 7일간 보조 피임법 병행 경우에 따라 응급피임약 복용
세 알 이상 잊었을 경우 (부정출혈 발생 가능)	휴약기 없이 바로 새 포장을 복용 7일간 보조피임법 병행 경우에 따라 응급피임약 복용	

■ 피임약의 부작용

▶ 에스트로겐 함량이 높을수록

혈전의 위험성이 증가합니다. 보통 에티닐에스트라디올ethynylestradiol 50mcg 이상의 용량을 사용할 경우 혈전의 위험성에 대해서 이야기하는데요. 현재 시판되는 저용량(20~30mcg)의 에스트로겐 피임약은 혈전을 걱정할 만큼의 용량은 아닙니다. 다만 가족력이 있거나 정맥혈전증, 허혈성 심질환, 뇌졸중, 혈압 등 혈전 증상과 관련해서 히스토리가 있는 경우라면 피임약 복용 시 주의를 기울여야겠죠. 그 외 유방팽만감, 유방통, 편두통, 메스꺼움, 구토, 부정출혈, 고혈압의 부작용이 있을 수 있습니다.

▶ 프로게스테론 함량이 높을수록

남성호르몬과 구조적으로 유사한데서 오는 여드름, 체모 증가 등 안드로젠androgen 활성 관련 부작용이 발생할 수 있습니다. 또한 식욕 및 체중 증가, 체온 상승, 부종, 피로감, 우울감 등의 부작용을 호소하는 경우도 있습니다.

[가급적이면 피임약 복용을 하지 말아야 하는 경우]

- 혈관염, 혈전색증, 뇌혈관질환, 관상동맥질환 또는 그 기왕력이 있는 경우
- 간기능에 심각한 장애가 있는 경우
- 유방암, 자궁내막암 또는 기타 여성호르몬 의존성 종양이 있는 경우
- 진단되지 않는 질출혈 증상을 겪은 경우
- 임신 중이거나 임신의 가능성이 있는 경우

■ 35세 이상 흡연 여성 경구피임약 투여 금기

식품의약품안전처에서 기존에는 피임약을 복용하는 여성의 경우 가급적이면 흡연하지 않을 것을 '권고'하는 수준이었으나, 최근 의약품 허가사항 변경을 통해 35세 이상(고령일수록 더 혈전 발생 위험도가 높음) 흡연 여성의 경우 경구피임약 투여 '금기' 대상으로 규정하기로 했습니다(현재 허가사항 변경안을 알리고 업계의 의견을 받는 단계인 것 같습니다. 특별한 일이 없다면 이렇게 허가사항의 변경이 될

것으로 보입니다). 미국 FDA에서는 이미 동일한 내용을 금기로 규정하고 있었습니다. 본래 흡연과 경구피임약은 상극의 관계인데요. 한 연구 자료에 따르면 경구피임약을 복용하면서 흡연하는 여성의 경우, 그렇지 않은 경우에 비해 심근경색증 발병 위험도가 30배까지 높았다고 합니다. 이는 35세가 넘어가면서부터 혈전 생성의 위험도가 더 커지기 때문에 최근 식약처에서 금기로 지정한 것입니다.

그 밖에도 정맥혈전증, 뇌졸중, 고혈압, 허혈성 심질환 등에 대한 위험이 있는 분들 역시 같은 이유로 복용에 있어 주의해야 합니다. 물론 본인이 35세 미만이라 하더라도 경구피임약 복용 시에는 금연을 하는 것이 좋습니다. 더불어, 경구피임약 복용 중 평소와 다르게 숨이 차거나, 가슴 통증이 느껴지거나, 어지러움 및 두통이 심하다거나, 손발이 저리다거나, 부종이 심하다면 일단은 복용을 중지하고 전문의에게 상담을 받아보는 것을 권장합니다.

■ 피임약 선택 기준

피임약을 선택하는 기준은 당연히 사람마다 특성마다 달라야 합니다. 하지만 제반 지식이 없고서는 어떤 걸 선택하기란 쉽지 않죠. 지금 간단하게 사람의 특성에 따라 피임약의 선택 기준을 설명해 드리겠습니다. 단, 모든 사람에게 동일하게 적용되는 것은 아니므로 참고만 하세요.

• 피임약을 처음 복용하거나 가장 순한 피임약을 원한다면 2세대이면서 에스트로겐 용량이 낮은 것을 추천합니다.
   ☞ 에이리스, 라니아, 다온
• 단순 생리주기를 조절할 목적으로 일시적으로 사용할 경우는 배란 억제 효과가 가장 강하다고 알려진 3세대 게스토덴gestodene이 포함된 것을 추천합니다.
   ☞ 멜리안, 센스리베, 디어미, 디어미순, 마이보라, 미뉴렛

- 기존에 피임약 복용 후 또는 평소 생리 전 여드름 등의 피부질환이 발생하는 사람들의 경우, 혈전증 병력이나 관련 전구 증상이 없다는 전제 하에 3세대 복용을 추천합니다.

  ☞ 머시론, 보니타, 바라온, 센스데이, 쎄스콘미니, 멜리안, 센스리베, 디어미, 디어미순, 마이보라, 미뉴렛

- 피임약 복용 후 체중 증가, 피로감, 부종 등의 부작용을 겪었다면 프로게스테론 성분이 약한 게스토덴을 함유한 것을 추천합니다.

  ☞ 멜리안, 센스리베, 디어미, 디어미순, 마이보라, 미뉴렛

- 혈전증, 색전증 등의 과거 병력이 있거나 저혈압, 하지정맥류를 겪고 있는 사람, 평소 흡연량이 꽤 되는 사람들의 경우는 2세대 중 에티닐에스트라디올 함량이 낮은 것을 추천합니다.

  ☞ 에이리스, 라니아, 다온

- 피임약 복용 시 두통, 메스꺼움, 구역감, 출혈 등을 겪었다면 에티닐에스트라디올 용량이 낮은 것을 추천합니다.

  ☞ 에이리스, 라니아, 다온, 머시론, 보니타, 바라온, 센스데이, 쎄스콘미니, 멜리안, 센스리베, 디어미, 디어미순

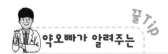

약오빠가 알려주는 꿀Tip

피임약 복용 시 보충해주어야 하는 영양성분! 마그네슘&비타민B군

경구용 피임약 복용 중 일반적으로 나타날 수 있는 부작용으로는 피로감, 우울감, 수면장애, 빈혈, 두통, 구역감, 체중 증가, 수분 저류 등이 있는데요. 이러한 부작용들은 피임약 복용으로 인해 체내에서 고갈될 수 있는 영양성분들과 직·간접적으로 관련이 있습니다. 그중 특히 비타민B6나 마그네슘의 결핍이 발생할 가능성이 큰데요. 이들이 부족하게 되면 체내에서는 다음과 같은 증상들이 나타날 수 있습니다.

피로, 우울감, 신경과민, 수면장애, 구역감

그러므로 평소 피임약을 복용하는 분들 중 위와 같은 증상을 겪은 분이라면 비타민B군과 마그네슘의 보충을 고려하는 것이 좋습니다. 그 외에도 비타민B12, 엽산, 셀레늄, 아연, 코엔자임Q10 등의 결핍이 발생할 수 있으므로 참고하세요.

성관계 후 임신을 막기 위해 복용하는 사후피임약은 일반 경구용 피임약보다 최소 10배 이상의 프로게스틴이 들어있어 임신을 막는 작용을 합니다. 작용 기전을 살펴보면 배란 전이라면 배란을 지연하거나 배란이 되지 않도록 막고, 자궁내벽 및 자궁경부의 점액질을 변화시켜 정자의 이동을 방해해 수정을 억제시킵니다. 만약 수정이 된 경우라면 자궁내막의 위축을 초래해 수정란의 착상을 억제합니다. 사후피임약은 가급적이면 성관계 후 빠르게 복용할수록 피임 효과가 높아지는데요. 이론적으로는 24시간 이내 복용 시, 95% 피임 성공률 / 48시간 이내 복용 시, 85% 피임 성공률 / 72시간 이내 복용 시, 65% 피임 성공률을 나타낸다고 알려져 있습니다. 기존의 사후피임약이 3일(72시간) 이내에 복용하였을 때 효과를 기대할 수 있었다면 최근에는 5일(120시간) 이내에 복용하였을 때도 효과를 기대할 수 있는 엘라원(울리프리스탈아세테이트ulipristal acetate)이라는 성분의 사후피임약도 출시되었습니다.

흔한 부작용으로는 오심과 구토 증상이 있을 수 있는데, 만약 약을 복용하고 3시간 이내에 구토를 한다면 즉시 다시 한 알을 복용하는 것이 좋습니다. 그 외에도 어지러움, 두통, 복통, 유방압통, 월경 지연, 월경량 증가, 출혈, 피로감 등의 부작용을 초래할 수 있습니다.

매우 고함량인 사후피임약은 복용 시에도 각별한 주의를 기울여야 합니다. 적은 양의 호르몬 변화에도 민감하게 반응하는 것이 우리의 몸인데, 평소보다 10배 이상 많은 호르몬을 투여하는 것이므로 몸에 크고 작은 무리를 줄 수 있기 때문입니다. 피치 못할 사정이 있다면 어쩔 수 없지만 가능하면 사후피임약을 복용하는 단계까지 가지 않도록 사전 피임을 잘하는 것이 중요합니다.

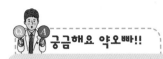
Q. 경구피임약은 꼭 생리 시작 첫날부터 복용해야 하나요?

A. '생리 시작 첫날부터'라는 것은 피임약을 처음 복용하거나 오랜 기간 복용하지 않다가 다시 복용하는 경우에 해당합니다. 생리 시작일부터 약을 복용해야 난자를 성숙하지 못하게 만들고 배란을 막을 수 있기 때문입니다. 며칠 정도 늦게 복용해도 큰 문제는 없으나 완전한 피임을 위해서는 콘돔 등의 추가적인 피임법을 병행하는 게 좋겠죠? 만약 피임약을 지속적으로 복용 중이라면 21일 복용 후 7일간의 휴약기를 가지고 다시 약을 복용하면 됩니다. 이는 휴약기 동안에 그전에 복용했던 약 성분들이 그 역할을 지속적으로 하고 있기 때문에 휴약기 중 생리가 시작된다고 그날부터 다시 약을 복용할 필요가 없다는 이야기입니다.

Q. 모레 여행을 가야하는데 지금부터 피임약을 복용하면 생리를 늦출 수 있을까요?

A. 생리를 미룰 목적이라면 생리 예정일로부터 최소한 7일 전부터 약을 복용하시는 게 좋습니다. 2~3일 정도의 짧은 여유기간이라면 원하는 생리 지연이 되지 않을 확률이 높다고 봐야 하고요, 만약 평소 생리 주기가 불규칙적인 분이라면 더욱 사전에 약을 복용하는 것이 좋겠죠?

Q. 생리하는 게 너무 싫어요. 피임약을 휴약기 없이 계속 복용해도 되나요?

A. 실제 이런 분은 없겠지만, 휴약기 없이 계속 피임약을 복용하게 된다면 이론적으로는 월경이 일어나지 않을 겁니다. 하지만 이는 우리 몸에서 일어나는 자연적인 법칙을 거스르는 행위이므로 몸에 여러 문제를 가져옵니다. 무월경이 장기간 이어지면 자궁내막 증식이나 호르몬 수치가 급격히 낮아지면서 생기는 소퇴성 출혈 등이 발생할 수 있다고도 하니 휴약기를 꼭 가지시길 바랍니다.

Q. 피임약을 복용 중이었는데 이제 임신 계획을 세우고 있어요. 약을 끊은 후 얼마가 지나야 임신이 가능한가요?

A. 일반적으로는 경구피임약을 중단하고 그 다음 달부터는 임신이 가능합니다. 하지만 일부의 경우 다시 정상적으로 주기가 돌아올 때까지 수개월이 걸리기도 하니 사람에 따라서 달라질 수 있다는 점을 참고해야 합니다.

Q. 피임약을 복용하면 살이 찐다던데 정말인가요?

A. 피임약 복용과 체중 증가의 명확한 상관관계는 밝혀진 바가 없습니다. 사실이 아니거나 우연히 체중 증가와 피임약 복용 시기가 겹쳐 오해했을 가능성이 큽니다. 아주 일부의 경우 체중 변화가 나타나기도 하지만 이는 약 복용을 중단하면 다시 원래의 체중으로 돌아옵니다. 간혹 피임약에 포함된 호르몬의 영향으로 부종을 경험한 분들이 이를 '살이 찐다'라고 표현하는 경우도 있습니다.

Q. 복용 중인 피임약에서 다른 종류의 피임약으로 변경하려는데 더 높은 용량으로 바꿔야 하나요? 더 낮은 용량으로 바꿔야 하나요?

A. 미국가정의학회(AAFP)의 지침에 따르면 용량과 상관없이 기존에 복용하던 피임약 복용 중지 후 바로 다음날부터 다른 피임약으로 바꿔 복용하면 됩니다. 그러니 높은 용량에서 낮은 용량으로의 변경도 가능하고, 낮은 용량에서 높은 용량으로의 변경도 가능합니다. 용량은 본인의 상태에 맞게 변경하면 됩니다.

3

파스 : 파스는 어떤 걸 사용해야 좋은가요? 주의사항은요?

파스는 경구로 복용하지 않고 피부를 통해 국소 또는 전신으로 약물을 흡수시켜 효과를 기대하는 약물입니다. 피부에 붙여 사용하기 때문에 간에서의 약물대사를 피할 수 있고 경구로 복용했을 때 나타날 수 있는 위장장애나 전신 부작용 등으로부터 자유롭다는 장점이 있습니다. 하지만 피부 자극감과 경구 복용에 비해 상대적으로 효과가 약하다는 단점도 있지요. 이처럼 장점과 단점이 명확하게 나뉘는 파스, 어떻게 사용하는 것이 좋을까요?

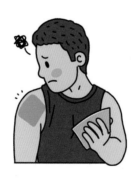

어느 날 갑자기 어깨가 뻐근하고 통증이 느껴집니다. 약을 먹기는 좀 부담되었는데 마침 예전에 구입해둔 파스가 생각납니다. 파스를 찾아 어깨에 붙였더니 처음에는 시원한가 싶었는데 얼마 지나지 않아서 피부에 후끈후끈한 자극감이 느껴집니다. 시간이 더 지나니 이제는 피부가 벌겋게 달아오르기까지 하네요. 먹는 약의 부작용 때문에 파스를 사용한 것인데 이것 참 낭패입니다.

이런 경험, 다들 있으시죠? 약국에서 파스는 정말 다빈도 판매 약품입니다. 그래서인지 그만큼 부작용을 겪으신 분들도 많이 계신데요. 다양한 부작용으로 고생하셨던 분들이라면 파스를 구매하기 전에 꼭 이런 말 한 마디씩을 하셨을 겁니다.

"어깨에 붙이는 파스 하나 주세요."
"강한 파스 하나 주세요."
"피부에 자극 없는 파스 주세요."
"냄새 안 나는 파스 주세요."

약국에는 굉장히 많은 종류의 파스가 있습니다. 뜨거운 파스, 시원한 파스, 자극이 있는 파스, 아무런 자극이 없는 파스…. 그리고 파스마다 성분도 모두 다릅니다. 이 많은 파스 중에서 도대체 어떤 파스가 내 증상에 더 도움이 되고 부작용이 적을까요?

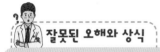

잘못된 오해와 상식

파스는 의약품이 아니다?

이상하게도 파스는 약품 또는 약물이라는 생각이 들지 않습니다. 심지어 어떤 분들은 밴드나 반창고처럼 의약외품 정도로 생각하는 경우도 있습니다. 하지만 파스는 엄연히 소염진통제를 함유한 일반의약품입니다. 그 말인즉슨, 임의대로 오남용했을 시에 부작용이 발생할수 있다는 의미입니다. 실제로 많은 파스에 사용되는 케토프로펜 성분은 광과민성 부작용이 있을 수 있고, NSAIDs 소염진통제가 주성분인 파스는 경구용 NSAIDs 소염진통제나 아스피린 등과 동일한 부작용이 나타날 가능성이 존재합니다. 그러므로 파스 한 장을 구입할 때에도 반드시 약사에게 본인의 병력을 알리고, 기존 약물 복용 시 발생했던 부작용이 있다면이에 대해 상의한 후 선택해서 구입하는 것이 중요합니다.

■ 파스란?

파스는 독일어 'PASTA'에서 유래된 단어로 Toothpaste처럼 치약과 같은 반죽 형태를 의미합니다. 이 단어가 일본을 거쳐 우리나라에 들어오면서 '파스'라고 불리게 된 것입니다. 우리가 아는 파스는 넓적하게 붙이는 천이나 종이 같은 것인데 반죽 형태라니 둘이 어떤 관계가 있는지 궁금하시죠? 이는 파스의 종류를 살펴보면 쉽게 알 수 있습니다.

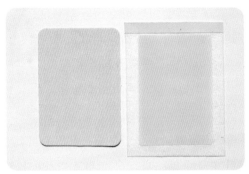

[플라스타 vs 카타플라스마]

파스는 크게 '플라스타'와 '카타플라스마'로 나눌 수 있습니다. 플라스타는 플라스틱이나 섬유상 재질에 약 성분을 발라 피부를 통해 흡수할 수 있게 만든 제제이고, 카타플라스마는 부착포에 플라스타보다 수분이 더 많이 함유된 페이스트 형태의 약물을 발라 찜질 효과나 혈액 순환 개선효과를 주는 제제입니다. pasta 유래에 부합하는 것은 카타플라스마 제형입니다.

▶ 플라스타 vs 카타플라스마

플라스타는 섬유상 재질에 약물이 스프레드 된 형태입니다. 약물과 접착성을 갖는 용매를 같이 발라두어 접착포 없이 그대로 붙일 수 있으며, 전면에 접착제가 발라져 있어서 붙이기가 더 수월합니다. 초창기 플라스타는 약한 소염 성분에 열감을 주는 성분이나 시원한 느낌을 주는 성분이 포함되어 통증을 잊게 하는 원리로 출시되었습니다. 출시 이후 수많은 개발을 하였고, 그 결과 단순히 통증을 줄이려는 목적을 넘어 염증에 대한 치료 효과를 기대하기 위해 소염진통제 성분을 피부로 투과시키는 파스들이 등장했습니다. DDS[7]로 불리는 약물전달체계로서 약물이 일정하

---

7) DDS[drug delivery system] : 약물이 체내에 전달되는 시스템을 개선하는 방식.

게 피부로 흡수되게끔 하여 치료 효과를 높인 것입니다. 최근에는 제형도 발전하여 관절에 붙여도 움직임에 방해가 되지 않도록 탄력성을 높인 제품, 테이핑 요법과 더불어서 파스 효과를 함께 내는 기능성 제품도 출시되고 있습니다.

카타플라스마는 플라스타에 비해 수분 함유량이 더 높습니다. 조금 더 두툼한 느낌의 카타플라스마는 만져보면 상당히 촉촉하고 시원한 느낌이 듭니다. 페이스트 형태의 약물이 따로 접착력을 가지고 있지 않아서 접착포를 사용해 붙이는 방식이며, 피부에 자극이 적다는 장점이 있습니다.

이 두 가지의 파스를 구분하는 방법은 아주 쉽습니다. '접착포'만 기억하면 됩니다. 약국에서 "접착포 없이 한 번에 붙이는 파스 주세요."라고 하면 플라스타를, "접착포 있는 파스 주세요."라고 말을 하면 카타플라스마를 드릴 것입니다. 이러한 두 파스 제형의 차이는 피부가 민감한 사람이라면 충분히 고려하여 선택해볼 만합니다. 하지만 피부가 빨개지는 부작용이 이 둘의 차이에 기인하지 않는 경우도 많기 때문에 다른 부분도 함께 살펴보겠습니다.

■ 파스의 효과는 어떤가요?

상당히 난감한 질문이면서도 가장 많이 듣는 질문 중 하나가 바로 '가장 잘 듣는 파스는 무엇인가요?'입니다. 이런 질문을 하시는 이유는 십분 이해되지만, 진통에 대한 효과는 주관적으로 평가되기 때문에 객관적인 지표가 따로 없어 말씀드리기가 굉장히 조심스러운데요. 그래도 어느 정도의 답은 드려야겠지요?

▶ 먹을까? 붙일까? : 경구용 소염진통제 VS 파스

소염진통제가 들어간 파스의 성분들은 실제로 우리가 자주 경구로 복용하는 소염진통제 성분과 유사합니다. 약을 경구로 먹었을 때 더 큰 효과를 보는 경우가 많지만, 먹었을 때 간과 위장장애를 우려하는 상황이거나 직접 피부에 붙여서 시원하거나 후끈한 느낌을 원하는 경우에 약물을 피부로 흡수하게 하여 유사한 효과를 기대하는 것입니다. 하지만 사람의 피부가 그렇게 호락호락하지는 않습니다. 피부는 외부에서 들어오는 물질을 차단하는 역할을 하기 때문에 파스를 붙인다고 하여 약물이 모두 흡수되는 것은 아닙니다. 따라서 일반적으로 복용하는 약에 비해 파스의 효과는 약하다고 볼 수 있습니다. 그렇기에 증상이 심하다면 파스를 찾을 것이 아니라 먹는 소염진통제가 더 효과적일 수 있습니다. 반면에 먹는 약은 위장장애나 전신 부작용이 나타날 수 있지만 파스는 이러한 부작용에서 조금 더 자유롭다는 장점이 있습니다. 그래서 먹는 약의 복용이 어렵거나 부작용이 우려되는 사람은 파스를 대신 사용하기도 합니다.

■ 파스에는 어떤 성분이 들어있나요?

앞에서 파스를 플라스타와 카타플라스마로 나누었지만 성분으로 다시 구분을 해본다면 한방파스와 양방파스로 나눌 수 있습니다. 파스의 성분은 굉장히 다양합니다. 판매되는 파스들의 소염진통 성분을 조사해보면 흔히 양약 성분으로 분류되는 파스 성분으로는 [살리실산메틸methyl salicylate, 펠비낙felbinac, 디클로페낙diclofenac, 피록시캄piroxicam, 록소프로펜loxoprofen, 케토프로펜ketoprofen, 인도메타신indomethacin, 플루비프로펜flurbiprofen] 등이 사용되고 있고, 한약 성분으로는 [치차, 황백, 감초, 위령선, 피마자, 목별자, 몰약] 등이 사용되고 있습니다. 여기에 추가로 여러 파스에 토코페롤tocopherol; vitamin E, 레보멘톨levomenthol, 캄파 같은 보조 작용을 위한 성분들이 함께 포함되어 있으며, 요즘에는 소염진통제 성분과 한약 성분을 섞어서 만든 제품들도 있습니다.

▶ 양방 + 한방 복합제

세부적으로 나눠보면 초창기 플라스타이면서 동전파스에도 많이 사용되는 성분 조합이 있습니다. 우리나라 파스의 역사를 살펴볼 때 초창기에 출시된 플라스타들은 대부분 살리실산메틸이라는 성분에 냉감와 온감을 주는 성분과 혈행개선제가 들어있었습니다. 사명을 달고 출시한 '신신파스' 같은 제품들이 이에 해당합니다.

> 살리실산메틸, L-멘톨, (박하유), 캄파, 노닐산바닐릴아미드,
> 니코틴산벤질, 산화아연, 토코페롤아세테이트

살리실산메틸은 진통작용을 나타내는 성분입니다. 우리가 소염진통제로 잘 알고 있는 아스피린의 성분이 아세틸살리실산acetyl salicylic acid인데요. 이를 보면 '살리실산'이 공통적으로 소염진통제로 작용한다는 것을 알 수 있습니다. '멘톨menthol'은 껌이나 사탕에서 많이 들어보셨을 겁니다. 민트나 박하에서 추출한 물질로 시원한 느낌을 주는 성분인데요. 자연 상태의 멘톨은 향이 강하지 않기 때문에 이를 화학적으로 가공하여 만든 것이 레보멘톨입니다. 피부에 붙였을 때 시원한 느낌을 주고 피부를 자극하여 진통 유사 효과를 나타내기도 하며 혈액의 흐름을 안정화시켜주는 효과도 있습니다. 캄파는 '장뇌'라고 불리는 성분입니다. 자극을 통해 진통 효과를 나타내며, 피부의 신경세포를 자극하여 혈관을 확장시켜 혈액순환을 돕는 역할도 합니다. 혈액순환이 잘 이뤄지면 몸에 존재하는 치유 물질들이 잘 공급되어 빠른 회복을 도울 수 있습니다. 이 밖에 토코페롤아세테이트(비타민E)는 피부의 자극을 줄이고 혈류를 개선하며, 노닐산바닐릴아미드리nonilsan vanillyl amide는 고춧가루와 유사하게 자극감을 주고 혈액순환을 돕는 역할을 합니다.

이러한 성분들의 파스는 강한 소염진통제들과는 다르게 자극감을 통한 진통 유사 효과와 혈류 개선, 부기 완화를 통해 불편한 느낌을 줄여주고 자연적인 치유 효과를 높이는 데 초점을 두고 있습니다.

▶ NSAIDs 소염진통제

> 펠비낙, 디클로페낙, 록소프로펜, 케토프로펜, 인도메타신, 플루비프로펜, 피록시캄

위 성분들은 통증을 조절하기 위해 먹는 약에 많이 사용되는 성분으로 DDS라는 약물전달체계를 통해 피부 속으로 일정하게 흡수되어 작용합니다. 먼저 소개한 성분의 파스보다 통증이 심하거나 염증이 있는 사람에게는 더 강한 효과를 기대할 수 있으며, 특히 관절염이 있거나 염증이 심한 경우라면 이런 소염진통 성분이 들어있

는 파스를 사용하는 것이 좋습니다. 그렇다면 이 많은 성분 중에서 어떤 성분이 들어있는 것을 사용하는 것이 더 효과가 좋을까요? 이론적으로는 어떤 성분의 진통작용이 더 좋다, 항염증 작용이 더 우수하다고 말하기도 하지만, 결과적으로는 경험적인 부분에 기대어 자신에게 가장 잘 맞다고 판단되는 파스를 사용하는 것이 좋습니다. 그리고 가끔 파스를 붙이면 약물이 전신에 흡수되어 약을 먹는 것과 유사한 효과가 있다고 생각하는 사람들도 있는데(물론 외용제로서 파스처럼 붙이는 경피흡수제 중에는 피부에 붙이면 약물이 피부를 통과하여 전신 작용을 나타내는 약들도 있습니다), 실제로 대부분의 소염진통 성분의 파스는 국소적으로 작용합니다.

※ 소염진통제에 관련하여 보다 자세한 내용은 '진통제 : NSAIDs vs 아세트아미노펜(타이레놀)(p.174)'을 참고해주세요.

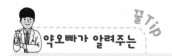

"저는 냄새 때문에 파스를 못 쓰겠어요. 가급적이면 냄새가 안 나는 파스는 없나요?"
약을 사용함에 있어서 불편함이 발생한다면 이를 최소화하는 것이 정말 중요합니다. 파스는 특유의 화한 냄새 때문에 불편을 겪는 분들이 계시는데요. 냄새가 많이 나는 파스들은 주로 살리실산메틸이나 멘톨, 캄파 같은 방향 성분이 포함된 제품일 가능성이 많습니다. 따라서 냄새에 민감한 분들이라면 보통 NSAIDs 성분의 파스 중에서 냉감이나 온감이 덜하면서 멘톨과 캄파 같은 성분이 들어있지 않는 제품을 선택하는 것이 좋습니다. 또한 요즘에 나온 파스 중에는 다른 향을 첨가하여 냄새로 인한 거부감을 줄인 제품들도 있습니다.

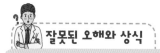

후끈거리거나 시원한 느낌을 주지 않는 파스는 약한 파스다?
'파스'라고 하면 붙였을 때 자극이 있어야 한다고 생각하는 분들이 많다 보니, 몇몇 분들은 붙였을 때 별 느낌이 없으면 약한 파스, 또는 효과가 덜한 파스라고 생각하시는데 이는 잘못된 생각입니다. 일반적으로 NSAIDs 소염진통제 단일 성분의 파스는 특별한 청량감이나 열감을 주지 않는 경우가 많습니다. 앞서 알아본 것처럼 멘톨과 같이 청량감을 주는 성분이나 노닐산바닐릴아미드와 같이 열감을 주는 성분이 포함되지 않아서 자극이 덜한 것이지 약물의 효과 면에서는 오히려 자극이 있는 성분의 복합제 파스보다 NSAIDs 소염진통제가 주성분인 파스가 더 직접적이고 효과적일 수 있습니다.

▶ 한방파스

한방파스는 여러 한방 성분이 포함되어 있는 파스로 소염진통 효과를 갖는 약제들과 혈액순환에 도움을 주는 성분이 들어있다고 할 수 있습니다. 여기에 앞에서 소개한 살리실산메틸 성분이 복합되어 가벼운 근육통이나 심하지 않은 만성 통증에 적용하기 좋습니다. 또한 찜질효과를 갖는 파스들이 많아서 환부의 혈액순환에 도움이 될 수 있습니다.

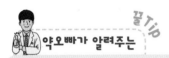

어린 아이들의 파스 사용, 주의가 필요해요!

가끔 아이가 쓸 파스를 달라고 하는 분들이 계십니다. 혹시나 해서 그전에도 아이가 파스를 써 본 적이 있는지 물어보면 뭐가 문제냐는 듯이 "당연히 사용했죠."라고 말을 합니다. 파스는 먹는 약이 아니기 때문에 큰 부작용 없이 안전하게 사용할 것이라는 인식이 있는데, 의외로 많은 부작용이 있습니다. 특히 아이들의 경우는 사용에 있어서 주의가 필요합니다. 생각보다 많은 성분들에 나이 제한이 있는데요. 대표적으로 '케토톱', '케펜텍' 같이 유명한 파스의 주성분이기도한 '케토프로펜'은 15세 미만의 청소년들이 사용해서는 안 되는 금기 약물입니다.

파스를 잘못 사용할 경우 사용 부위가 햇빛에 노출되었을 때 발진이나 두드러기 같은 피부 반응이 나타나는 광과민성 부작용이 발생할 수 있습니다. 이는 파스 적용 후 최대 2주까지도 지속될 수 있는 부작용으로 외출 시 자외선 차단제를 발라주는 것이 좋습니다. 그 밖에도 천식 환자, 해당 성분에 알레르기가 있는 사람, 임산부, 수유부는 주의가 필요합니다. 케토프로펜 이외에 다른 소염진통제 성분들도 나이 제한이 있으나 전부 다 확인하기는 어려우니, 어린 아이들이 파스를 사용할 때는 아이들도 사용할 수 있는 성분으로 구성된 파스나 피부 자극이 적은 파스를 찾아 사용하는 것이 좋습니다.

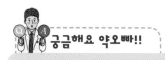

Q. 파스를 붙이면 피부가 빨갛게 올라옵니다. 어떤 파스를 써야 할까요?

A. 파스는 효능을 나타내는 성분, 접착용매, 투과촉진제, 온감이나 냉감을 주는 성분 등 아주 다양한 종류의 성분으로 구성되어 있습니다. 이 중 피부에 자극을 유발하는 성분으로 가장 많이 지목되고 있는 것은 접착제입니다. 강한 접착력으로 인해 붙이고 떼는 과정에서 지속적인 피부 손상이 발생할 수 있다는 것입니다. 두 번째는 개개인의 특성입니다. 파스에 들어가는 다양한 성분 중 하나에 특별한 과민반응이 있는 경우죠. 세 번째는 온감을 주고자 들어간 캡사이신과 같은 성분으로 인해 피부가 자극을 받는 경우도 있습니다. 가장 일반적인 내용을 설명해 드렸지만 이외에도 다양한 원인이 있을 수 있습니다. 따라서 "피부가 빨개지지 않는 파스 주세요."라고 했을 때 한 번에 모든 것을 판단하여 선택해 줄 수 있는 약사는 없습니다. 다만 접착력이 너무 강하지 않은 파스, 캡사이신 같은 자극 성분이 덜 들어간 파스를 선택해서 드릴뿐이지요. 약을 구매함에 있어서 가장 중요한 것은 본인의 경험입니다. 이전에 어떤 제품을 사용했더니 피부 부작용이 있었더라, 없었더라를 기억하고 있는 것이 좋습니다.

만약, 접착제로 인한 자극감 및 피부 알레르기의 경우라면 플라스타 형태의 파스보다는 상대적으로 접착력이 덜한 카타플라스마 형태를 사용해 보는 방법도 있으며, 붙이는 파스류 말고도 바르는 겔 형태의 소염진통제를 사용할 수도 있습니다.

■ 수많은 파스 중 어떤 것을 선택하면 좋을까요?

정해진 답은 없습니다. 하지만 내 몸의 상태와 파스의 특성을 비교하면 몇 가지로 압축할 수 있습니다.

▶ 냉파스 vs 온파스

냉파스는 피부의 열감을 제거하고 혈관을 수축시켜주기 때문에 초기의 염증 및 부기를 억제하는 효과가 있습니다. 따라서 급성 염증이나 갑작스런 타박상, 부기가 있는 경우에는 냉파스를 선택하는 것이 좋습니다. 반대로 온파스는 찜질효과가 있고 혈관을 확장시켜 치유 물질의 순환을 돕습니다. 이를 통해 만성적인 통증이나 염증, 신경통에 도움이 됩니다.

▶ 복합성분의 파스 vs 소염진통 성분의 파스 vs 한방파스

살리실산메틸과 기타 성분들이 복합된 파스는 심하지 않은 가벼운 통증 조절에 일반적으로 사용되며, 조금 더 염증이 심하거나 관절염 같은 염증성 질환으로 인한 통증에는 NSAIDs 소염진통 성분이 포함된 파스를 사용하는 것이 좋습니다. 한방파스는 소염 작용이 더 약하지만 적절한 찜질효과와 혈액 순환 개선 효과가 있기 때문에 만성 통증이나 담에 걸렸을 때 상대적으로 가볍게 사용하는 것을 추천 드립니다.

▶ 카타플라스마 vs 플라스타

파스의 제형이 새롭게 많이 개발되고 있어서 둘의 경계가 애매해지는 것이 사실입니다. 하지만 기본적으로 피부가 건조하고 약한 사람이라면 카타플라스마 제형을 사용하고 그렇지 않다면 다른 여러 부분을 고려하여 플라스타를 사용하는 것도 좋은 방법입니다.

파스는 먹는 약과 비교하여 장단점이 확실하게 차이납니다. 따라서 평소 약물 복용이 많거나 위장장애 같은 부작용이 심한 사람이라면 파스는 좋은 선택이 될 수 있습니다. 하지만 부작용이 없는 것이 아니기 때문에 먼저 자신이 파스 성분으로 인한 과민반응이나 피부 부작용은 없는지 확인하고 사용해야 합니다. 또한 오랜 시간을 사용하거나 해당 접착 부위를 밀봉 또는 찜질하는 것은 파스의 부작용을 높일 수 있습니다. 지속적으로 효과를 나타내는 장시간 제형이 아니라면 일반적으로 12시간 정도 사용하는 것이 좋고, 효과가 없어 다시 새로운 파스를 붙이고 싶은 경우라면 파스를 떼자마자 바로 붙이는 것보다 1~2시간 정도 피부를 쉬게 한 다음 붙이는 것이 좋습니다. 그리고 통증 부위가 넓다면 다음 파스를 붙일 때 위치를 조금 바꿔서 붙이면 좋습니다.

진통제 :
NSAIDs vs 아세트아미노펜(타이레놀)

약사님, 타이레놀 하나 주세요.

어떤 증상에 복용하려고 하시나요?

어제 밤에 과음을 했더니 머리가 깨질 것 같아서요.

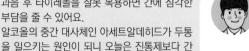

과음 후 타이레놀을 잘못 복용하면 간에 심각한 부담을 줄 수 있어요.
알코올의 중간 대사체인 아세트알데히드가 두통을 일으키는 원인이 되니 오늘은 진통제보다 간 대사를 촉진시키고, 노폐물 배출에 도움이 되는 약을 드릴게요!

　약국에서 가장 다빈도로 소비되는 약 성분을 꼽으라면 아마도 진통제가 아닐까 싶습니다. 근육통, 관절통, 치통, 생리통, 두통, 몸살, 요통, 열, 인후통 등 다양한 종류의 통증 및 염증 그리고 발열까지 억제하는 참 고마운 약이죠. 그런데 이러한 진통제에도 종류가 있고 이에 따라 쓰임새가 조금씩 다르며, 부작용도 제각각이라는 것을 알고 계신가요? 평소 '진통제는 다 똑같지'라며 아무런 경각심 없이 진통제를 복용하셨을 텐데, 약국에서 사용하는 다빈도 진통제의 분류와 각각의 특징 및 복용 시 주의사항에 대해서 자세히 알려드리겠습니다.

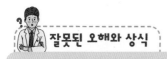
해열제를 달라고 해도, 소염제를 달라고 해도 진통제를 줘요. 뭔가 이상한데요?

약국에 가서 열이 난다고 했더니 진통제를 주고, 목이 부어서 소염제를 달라고 했더니 마찬가지로 진통제를 줍니다. 그러니 소비자들은 궁금할 수밖에요. "통증은 없는데 왜 진통제를 줘요?"라고 말이죠. 소비자의 입장에서 충분히 가질 수 있는 의문이라고 봅니다. 많은 분들이 해열제, 소염제, 진통제가 각각 다른 약이라고 생각하고 계시니까요. 하지만 우리가 사용하는 모든 종류의 진통제는 공통적으로 진통작용과 해열작용을 모두 나타냅니다. 정확한 명칭을 만들자면 '진통·해열제'가 되는 것이죠. 그리고 한 발 더 나아가서 아세트아미노펜 성분의 진통·해열제를 제외한 NSAIDs라고 불리는 비스테로이드성 항염증 약물들은 진통작용, 해열작용 뿐 아니라 염증억제 작용을 동시에 가집니다. 이 경우에는 '진통·소염·해열제'라고 불러야겠네요. 이처럼 진통제는 한 가지 성분이 두세 가지 효능을 가지는 일당백이라고 할 수 있습니다.

■ **약국에서 사용하는 진통제의 분류**

분류 및 성분	대표 제품	효능	주의사항 및 금기
아세트아미노펜	**단일제** 타이레놀, 이지엔6에이스 **복합제** 게보린, 펜잘, 사리돈 등	진통, 해열 (약간의 소염 작용을 가진다고 보는 견해도 있음)	〈주의〉 • 매일 3잔 이상의 음주를 정기적으로 하는 사람은 아세트아미노펜 고용량 복용 시 간 손상을 일으킬 수 있음 • 일일 최대용량 4000mg을 초과해서 복용할 경우 간 손상을 일으킬 수 있음 • 아세트아미노펜을 포함한 다른 약품과 함께 복용하지 않는지 평소 잘 체크할 필요가 있음

NSAIDs (비스테로이드성 진통·해열·소염제)	이부프로펜	**단일제** 이지엔6애니, 애드빌, 캐롤에프, 페인엔젤 이부, 탁센400 이부프로펜 **복합제** 이지엔6이브, 그날엔Q	진통, 해열, 소염	〈주의〉 • 매일 3잔 이상의 음주를 정기적으로 하는 자가 고용량의 NSAIDs 약물 복용 시 위장 출혈 유발 가능성 존재 • 크론병 또는 궤양성 대장염과 같은 염증성 장 질환 환자 • 출혈 경향이 있는 환자 • 간경화, 간장애 또는 그 병력이 있는 환자 • 신장 장애 또는 그 병력이 있는 환자 • 심장기능 부전 또는 심질환 환자 • 심혈관계 위험이 있는 환자
	덱시부프로펜	이지엔6프로, 페인엔젤 프로, 솔루펜	진통, 해열, 소염	〈금기〉 • 위장관 궤양이 있거나 징후가 있는 환자, 또는 그 재발 병력이 있는 환자 • 위장관이나 뇌혈관 또는 다른 부위의 출혈이 있는 환자 • 심한 심부전 환자, 심한 고혈압 환자 • 심한 혈액 이상 환자 • 심한 간장애 환자, 심한 신장애 환자 • 아스피린 천식(비스테로이드성 소염진통제 등에 의한 천식 발작 유발) 또는 그 병력이 있는 환자
	나프록센	탁센, 낙센, 이지엔6스트롱, 페인엔젤센	진통, 해열, 소염	• NSAIDs계 약물에 대하여 천식, 두드러기, 알레르기 반응 병력이 있는 환자 • 임신 6개월 이상 또는 임신 말기의 임부 • 메토트렉세이트를 15mg/주 이상의 용량을 복용하는 환자
	아스피린	바이엘 아스피린	진통, 해열, 소염	〈주의〉 • 신장애 환자 • 심혈관 순환 기능에 이상이 있는 환자 • 간장애 또는 그 병력이 있는 환자 • 심기능 이상이 있는 환자 • 혈액 이상 또는 그 병력이 있는 환자 • 기관지 천식이 있는 환자 • 수술 전 환자 • 항응고제 병용투여 환자 〈금기〉 • 살리실산 제제에 과민증 병력이 있는 환자 • 미란성 위염, 소화성궤양 환자 • 혈우병 환자 • 심한 간장애 환자, 심한 신장애 환자 • 심한 심부전 환자 • 아스피린 천식(비스테로이드성 소염진통제 등에 의한 천식 발작 유발) 또는 그 병력이 있는 환자 • 메토트렉세이트를 15mg/주 이상의 용량을 복용하는 환자 • 임신 6개월 이상 또는 임신 말기의 임부 • 16세 이하

효과적으로 통증을 억제하면서도 간독성을 제외하면 비교적 큰 부작용 없이 안전하게 사용이 가능하여 세계적으로도 가장 널리 쓰이는 성분입니다. '타이레놀, 게보린, 펜잘, 사리돈' 등 이름만 들어도 누구나 알법한 매우 친숙한 약품들의 주성분이 바로 아세트아미노펜입니다. 또한, 아이들 해열제로 사용하는 타이레놀 시럽, 챔프 시럽(분홍색 포장지)에도 아세트아미노펜이 들어있습니다. 통증을 없애는 데는 효과적이나 염증억제 작용은 없거나 미미한 정도이기 때문에 염증을 억제할 목적으로는 NSAIDs 약물을 투여하는 것이 보다 더 적절합니다. 복용 시에는 간독성 부작용에 주의해야 합니다.

▶ 아세트아미노펜과 간독성

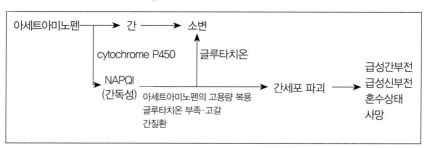

타이레놀로 대표되는 아세트아미노펜은 간에서 광범위하게 대사됩니다. 우리가 복용한 아세트아미노펜의 약 90% 이상이 간대사를 받는다고 보면 되는데요. 일반적으로 건강한 상태에서 아세트아미노펜은 정상적인 대사 과정을 통해 안정적인 형태의 대사체를 형성하고 이는 대부분 소변으로 배출됩니다. 그런데 일부는 cytochrome P450 효소계에 의해 간독성이 있는 중간 대사체인 NAPQI라는 물질로 바뀌는데요. 이 독성 대사체가 체내 항산화성분인 글루타치온glutathione에 의해 빠르게 안정적인 형태의 대사체로 바뀌면 문제가 되지 않지만, 아세트아미노펜을 너무 고용량 복용했거나 글루타치온이 부족·고갈되었거나, 간질환을 앓고 있어 간이 약해진 경우에는 NAPQI가 간세포를 파괴하여 간에 심각한 손상을 초래하게 됩니다.

이런 문제는 급성간부전(Acute liver failure ; 전격성 간염)의 여러 원인 중 첫 번째로 꼽힐 정도이며, 이는 신장의 기능이 급격히 감소하는 급성신부전으로 이어질 수 있고, 심한 경우는 혼수상태나 사망에 이르기까지 한다고 합니다.

이런 부작용을 방지하려면 하루 4000mg이상의 고용량 복용은 삼가야 하며, 장기간 복용 역시 간독성의 위험을 증가시킬 수 있으므로 주의해야 합니다. 여러 가지의 약물을 복용하는 경우 본인도 모르는 사이에 다른 약물들로 인해 중복으로 복용하는 경우도 있으니 평소 본인의 약물 복용 상태를 잘 체크하는 것이 좋겠지요? 특히 간질환을 앓고 있는 경우, 영양이 결핍된 경우, 하루 3잔 이상 정기적인 음주를 하는 경우는 아세트아미노펜으로 인해 간독성이 유발될 위험이 있는 고위험군으로 하루 2000mg이하로 복용량을 더욱 제한하는 것이 필요합니다.

■ NSAIDs − 이부프로펜, 덱시부프로펜, 나프록센

NSAIDs(Non−Steroidal Anti−Inflammatory Drugs ; 비스테로이드 항염증제)에 속하는 약물들 역시 일상생활에서 쉽게 접할 수 있습니다. 진통제의 대명사가 되어버린 '이지엔6 시리즈, 탁센, 낙센, 캐롤에프, 페인엔젤 시리즈' 등의 주성분이 모두 NSAIDs에 속합니다. 현재 약국에서 다빈도로 쓰이는 성분으로는 이부프로펜, 덱시부프로펜, 나프록센이 있는데 이 중 이부프로펜은 부루펜 시럽, 챔프이부펜 시럽 등의 상품명으로, 덱시부프로펜은 맥시부펜 시럽이라는 상품명으로 아이들의 해열제로 많이 쓰이기도 합니다. 아세트아미노펜이 진통 및 해열작용만 가지는데 반해 NSAIDs는 염증을 억제하는 작용을 동시에 가지기 때문에 조금 더 넓은 범위에 사용할 수 있습니다.

부작용으로는 소화불량, 속쓰림, 메스꺼움, 식욕부진, 상복부 통증 등의 위장관계 증상이며, 간혹 과민반응으로 가려움, 발진, 두드러기와 같은 증상이 나타나거나 체액저류, 부종 등이 발생하기도 합니다.

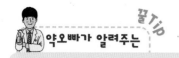

▶ NSAIDs 약물의 부작용

NSAIDs 복용 시 발생할 수 있는 부작용들은 체내에서 프로스타글란딘prostaglandin (PGs)의 합성을 억제하는 약물들의 작용 기전과 관련이 있습니다. 우리가 평소에 느끼는 열, 통증, 염증은 여러 종류의 프로스타글란딘 중에서 해당 반응을 일으키는 것의 합성 증가에 의해 생기는데, 이때 NSAIDs 약물을 투여하면 프로스타글란딘의 합성을 저해하여 열, 통증, 염증이 억제되는 원리입니다.

하지만 프로스타글란딘을 무조건 억제한다고 해서 좋은 것은 아닙니다. 여러 종류의 프로스타글란딘 중에는 우리 몸의 기능 유지에 있어 꼭 필요한 작용을 하는 것들도 있습니다. 예를 들면, 위 점막 혈류량 증가와 점액 분비를 통한 위 보호 작용, 사구체 여과율 증가와 신장 혈류 유지 작용, 혈소판 응집 억제 작용, 혈관 확장 작용 등이 그에 해당합니다. 그러므로 NSAIDs 약물을 복용하여 이와 같이 기능 유지에 필요한 프로스타글란딘이 억제되면 여러 가지 부작용이 나타날 수 있습니다.

[NSAIDs 약물의 부작용]

- 위출혈, 위궤양 등의 위장장애
- 신장기능 저하, 나트륨과 수분저류 현상, 급성신부전
- 고혈압, 급성심근경색, 뇌졸중, 심부전
- 천식 발작 등의 호흡기계 부작용

[NSAIDs 약물 복용에 주의해야 하는 사람]

- 심혈관계 위험이 있는 자 : 수분저류 촉진으로 부담
- 임신 말기 3개월 가량 : 태아의 동맥관을 조기 폐쇄시킬 수 있는 위험성 존재
- 심한 신장애 환자
- 심한 간장애 환자
- 크론병과 같은 염증성 장질환 환자

▶ NSAIDs와 위출혈

흔하지는 않지만 NSAIDs 복용의 심각한 부작용으로 위장관 궤양, 천공, 출혈 등의 합병증이 발생할 수 있습니다. 특히 60세 이상의 고령이나 위궤양이나 위출혈 병력이 있는 경우, 혈액 응고 저해제를 복용 중인 경우, 고용량을 장기간 복용하는 경우, 하루 세 잔 이상의 음주를 하는 경우에는 복용에 있어 주의할 필요가 있습니다.

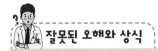 잘못된 오해와 상식

음주 후에 타이레놀은 안 되지만 다른 계열은 복용해도 안전하다?
이는 반은 맞고 반은 틀렸다고 볼 수 있습니다. 다들 알고 있다시피 타이레놀 고용량 복용은 정기적인 음주를 하는 사람이나 과음을 한 경우 간에 안 좋은 영향을 미칠 수 있습니다. 조금 더 심하게 말하면 심각한 간독성을 일으킬 가능성이 존재합니다. 물론 가능성이 적더라도 조심하는 게 좋겠죠. 그러니 과음 후에는 가급적 타이레놀의 복용은 피해야 하는 것이 맞습니다. 자, 그럼 이제 또 다른 궁금증이 생깁니다.

"그럼 음주 후에는 어떤 진통제를 복용해야 하나요?"

이에 대해 많은 분들이 타이레놀만 피하면 된다고 알고 계십니다. 즉, NSAIDs계 소염진통제는 괜찮다고 알고 계신데요.

사실 NSAIDs계열의 약물이라고해서 음주와 관계가 없거나 이로부터 완전히 자유로운 것은 아닙니다. NSAIDs계 성분의 진통제 뒷면에는 '매일 세 잔 이상의 술을 마시는 사람은 의사 또는 약사와 상의'하라는 문구가 기재되어 있습니다. 그 이유는 이 계열의 약물이 작용하는 기전상 프로스타글란딘(PGs)을 억제하여 소염·진통·해열 작용을 가지는데 문제는 이 작용이 동시에 위장 점막 방어인자의 생성까지 억제를 한다는 것입니다. 그래서 흔히 속쓰림이나 위통 등의 위장장애를 유발할 수 있다고 하는 것이죠. 이를 완화하기 위해서는 식사 후에 복용하는 것이 좋습니다. 이렇게 평소에도 위에 부담을 줄 수 있는 약인데 과음을 한 후에 복용한다면 더욱 위를 상하게 할 수 있겠죠?

음주 후 NSAIDs 진통제를 잘못 복용하는 경우 위장관 출혈의 위험도가 높아질 수 있습니다. 특히 위염, 위궤양, 위출혈 등이 과거에 있었거나 현재 앓고 있는 경우라면 더욱 주의를 해야 합니다. 그러니 음주 후에 진통제를 복용해야 하는 경우라면 반드시 의사 또는 약사와 상담을 받은 후에 약을 복용하도록 합니다. 이처럼 무조건 '음주 후에는 타이레놀은 안 되지만 다른 계열의 진통제는 괜찮다!'라고 단순하게 이분법적인 사고로 생각할 문제는 아닙니다.

■ 아스피린

인류가 합성한 첫 번째 의약품인 아스피린을 NSAIDs 약물에 포함시키는 경우도 있지만, 조금은 다른 성격을 띠고 있어서 따로 다뤄봅니다. 인류의 건강 증진에 많은 기여를 했다는 평가를 받으며 인류 역사상 가장 많이 팔린 의약품으로 기록되어 있기도 한 아스피린은 용량에 따라 목적이 다른데요. 낮은 용량에서는 혈액 응고를 억제할 목적으로 사용되며, 높은 용량에서는 소염·진통·해열의 목적으로 사용됩니다. 전체적인 내용은 앞선 NSAIDs 약물의 내용을 참고하시고 아래에서는 아스피린과 관련된 특수 부작용에 대해서만 간단히 다뤄보겠습니다.

▶ 아스피린과 레이증후군(Reye's syndrome)

인플루엔자, 수두 등 바이러스 질환을 앓고 있거나 최근 앓았던 아이가 아스피린을 복용했을 때 뇌와 간에 부종이 생기고 환각, 혼수, 구토, 경련, 흥분 등의 증상을 나타내는 질환입니다. 이처럼 치사율이 50~60%에 이를 정도로 심각한 부작용이 발생할 수 있기 때문에 16세 이하의 소아는 복용을 금하는 것이 좋습니다.

▶ 아스피린과 천식발작

아스피린 복용 후 2시간 이내로 천식발작이 발생하는 경우가 있는데 기전은 아직까지 불명확하다고 알려져 있습니다. 콧물 분비, 코막힘, 혈관부종, 기관지 경련, 기도 좁아짐, 호흡곤란 등의 증상을 겪을 수 있으며 이는 앞서 말한 다른 NSAIDs 약물의 경우에도 마찬가지로 발생할 수 있습니다.

■ 임산부 & 수유부의 진통제 사용

아세트아미노펜은 임산부와 수유부도 사용이 가능합니다. 약물이 태반을 통과하지만 임신 기간 동안 안전하게 사용 가능하고, 수유의 경우도 모유를 통해 아이에게 이행되는 아세트아미노펜의 양이 엄마가 복용한 용량의 최대 1.85% 정도 밖에는 되지 않습니다. 아이가 아세트아미노펜에 노출된다 하더라도 극히 드물게 나타나는 반점구진성 발진을 제외하면 특별한 부작용이 없기에 모유 수유와 병행할 수 있다고 간주됩니다.

반면 NSAIDs의 경우 임신 초기에 복용했을 경우 유산 위험률을 약간 더 높인다는 연구결과가 존재하고, 특히 임신 말 3개월 정도의 기간에 복용했을 경우 분만 지연과 진통시간 연장, 출혈 증가, 태아의 동맥관 조기 폐쇄 등의 위험성이 존재한다고 합니다. 그러니 가급적이면 사용하지 않는 것이 좋으며 꼭 필요한 경우는 주치의의 판단 하에 사용할 것을 권장합니다. 모유 수유의 경우 이부프로펜은 모유에서 발견되지 않아 수유부에 적합합니다만, 아스피린은 임산부와 수유부 모두에게 권장되지 않습니다.

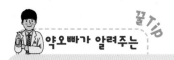

나에게 맞는 진통제 선택 방법

• 위출혈의 병력이 있는 경우 → 아세트아미노펜(타이레놀)

• 속쓰림, 소화불량, 위통 등의 위장장애가 잦은 경우 → 아세트아미노펜 또는 마그네슘이나 아르기닌 등이 복합되어 있어 위장부담을 덜 느낄 수 있는 약품(ex. 캐롤에프, 그날엔Q)

• 간기능 저하, 간장애, 잦은 음주를 하는 경우 → 고용량 아세트아미노펜(타이레놀) 복용은 피해야!

• 만성 통증으로 지속적인 복용이 필요한 경우 → 작용 지속시간이 긴 타이레놀ER정 또는 나프록센

• 단순 통증 외에 인후염, 류마티스 관절염 등 항염증 작용이 필요한 경우 → NSAIDs

• 고령, 신장 기능의 손상, 다른 약물 복용 시, 위장관이 약할 경우 → 1차적으로 아세트아미 노펜

감기약 : 종합감기약은 어떤 약이고, 언제 복용해야 하나요?

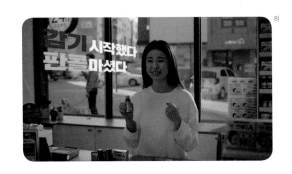

여러분은 위의 광고를 보면 어떤 생각이 드시나요? 한번 보면 기억에 남고 '감기약'이라는 특징도 살린 잘 만든 광고 같아 보이지만 저는 이런 식의 광고는 자칫 국민들의 약물 오남용으로 이어질 수 있다고 생각합니다. 광고를 제작한 회사에서는 그런 의도가 전혀 없었다 할지라도 "감기 시작했다, 판콜 마셨다"와 같은 문구는 마치 증상의 종류나 경중과 상관없이 감기 기운이 있으면 해당 제품을 복용하면 된다는 것으로도 들립니다.

---

8) 동화약품, '감기 시작했다, 판콜 마셨다' 편, 2019년 1월

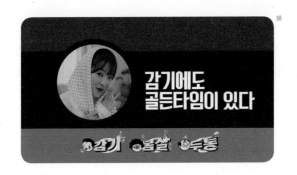

판콜과 함께 액상형 종합감기약의 양대 산맥이라고 할 수 있는 판피린 역시도 다를 것이 없습니다. "감기도 골든타임이 있으니까, 감기엔 처음부터 판피린"이라는 문구를 내걸고 광고를 하고 있는데요. 감기는 초기에 치료해야 하니 빨리 해당 제품을 복용하라고 제약회사는 말합니다. 하지만 이런 광고를 보면 약사로서 조금 아쉽습니다. 감기약은 대증요법일 뿐 감기약을 복용한다고 치료가 되거나 예방되는 것은 아니거든요.

일반 대중들의 접근을 용이하게 하기 위해 친숙한 형태로 광고를 제작하고 마케팅하려는 의도는 이해가 가지만 그 결과를 보면 아쉬움이 남을 수밖에 없습니다. 제가 왜 이런 얘기를 하는지 조금 더 자세히 알려드리겠습니다.

■ 감기약은 대증요법이지 원인에 대한 치료제가 아니다.

대증요법(對症療法)이란 어떤 질환의 환자를 치료하는 데 있어서 원인이 아니라 현재 나타나고 있는 증상에 대해서만 실시하는 치료법을 말합니다. 예를 들면, 목이 아프면 소염진통제를, 콧물이 나면 항히스타민제를, 기침이 나면 기침중추를 억제하는 진해제를 사용하는 방식입니다. 하지만 이런 약들을 복용한다고 해서 직접적으로 감기가 낫는 것은 아닙니다. 감기란 주로 바이러스가 원인이 되어 체내 다양한 면역반응을 유발하고 이로 인해 염증, 통증, 알레르기 증상들이 나타나는

---

9) 동아제약, 박보영의 '골든타임' 편, 2018년 10월

것인데 이것이 치료되려면 바이러스가 억제되어야 합니다. 건강한 사람은 감기에 잘 안 걸린다고 하죠? 같은 맥락으로 감기가 치료되고 낫는다는 것은 내 몸이 건강해지고 회복이 되어 바이러스와 싸워 이겨내야 비로소 가능해집니다. 물론 이런 약 성분의 도움을 받으면 증상이 심해질 것을 어느 정도 막을 수 있고, 당장에 불편한 증상들이 해소되니 몸의 컨디션을 좋게 유지할 수 있어 빠른 회복에 도움이 된다고 도 볼 수는 있겠습니다만, 그렇다고 해서 감기약이 감기를 치료한다는 것은 엄밀히 말하면 잘못된 말이고 오해를 불러일으키기 쉽습니다.

유럽에서는 단순한 초기 감기에는 약을 먹지 않는다고 합니다. 목이 아프고 몸살 기가 있는 등의 초기 감기 증상이 나타나면 그저 며칠 휴가를 내고 푹 쉬면서 꿀물 이나 프로폴리스, 허브차, 비타민 등을 섭취하면서 내 몸이 스스로 잘 회복하게끔 돕는 게 전부라고 합니다. 물론 증상이 심하고 참기 힘들면 병원이나 약국을 방문 해야 하지만 가벼운 초기 증상의 경우는 이처럼 약 대신 휴식을 취하는 것이 맞습니다. 그런데 한국의 현재 모습은 어떤가요? 판콜과 판피린을 사러 오시는 분들께 증상을 물으면 항상 같은 대답이 나옵니다.

"아직 특별히 심한 증상은 없는데 감기 기운이 있어서
예방 차원에서 먹으려고요."
"약간 증상이 있는데 얼른 먹고 감기 나으려고요."

아직 뚜렷한 증상이 있는 건 아니지만 혹은 심하지는 않지만 더 아프기 전에 미리 감기약을 복용하는 것이 일반화되어 있는 모습입니다. 하지만 이것은 약물의 오 남용에 해당합니다. 너무 과한 것은 하지 않느니만 못하죠.

■ 종합감기약, 제대로 알고 복용하시나요?

 판콜, 판피린으로 '종합감기약'의 의미에 대해 짚어드릴 필요가 있을 것 같습니다. 먼저 두 제품의 성분을 살펴볼까요?

제품	판콜 에스(동화약품)	판피린 큐(동아제약)
성분 및 함량	DL-메틸에페드린염산염 17.5mg 구아이페네신 83.3mg 아세트아미노펜 300mg 카페인무수물 30mg 클로르페니라민말레산염 2.5mg	DL-메틸에페드린염산염 20mg 구아이페네신 40mg 티페피딘시트르산염 5mg 아세트아미노펜 300mg 카페인무수물 30mg 클로르페니라민말레산염 2.5mg

 두 제품을 이루는 성분과 함량은 대동소이합니다. 판피린 큐에 티페피딘시트르산염tipepidine citrate acid 성분의 기침·가래약이 판콜 에스에 비해 하나 더 들어있고, 판콜 에스에는 이 성분 대신 구아이페네신guaifenesin 성분의 기침·가래약이 판피린에 비해 두 배로 들어있다는 차이가 있죠. 각각의 효능을 살펴보면 아래와 같습니다.

성분	효능
DL-메틸에페드린염산염	교감신경 흥분제로 기관지를 확장시켜 기침을 완화
구아이페네신	하기도 분비물을 묽게 해 점액질의 점도를 감소시킴으로써, 인두 및 기관지의 소자극으로 인한 기침을 완화
티페피딘시트르산염	연수의 기침중추를 억제하고 기침에 대한 감수성을 저하시켜 진해작용 + 기관지 분비를 항진시키고 기도 점막의 섬모상피운동을 항진시킴으로써 거담작용
아세트아미노펜	진통 및 해열작용
카페인무수물	중추신경 흥분작용을 통해 각성 유지를 돕고, 진통제의 상승작용 기대
클로르페니라민말레산염	체내 히스타민 반응을 억제해 콧물, 재채기 등의 알레르기 증상 완화

그냥 간편하고 쉽게 마시는 감기약으로만 알고 있었는데, 작은 병 하나에 굉장히 많은 성분이 들어있죠? 말 그대로 '종합감기약'이기 때문인데요. 가벼운 두통이나 미열, 몸살, 기침이나 가래, 콧물, 코막힘, 재채기 등의 증상이 있을 때 두루 완화해 줄 수 있는 것이 바로 이와 같은 종합감기약입니다. 당연히 이런 증상들이 있는 경우에 복용해야겠지요? 이쯤에서 자신의 약 복용 실태를 확인해볼 필요가 있습니다. 과연 여러분들은 해당 증상이 있을 때만 종합감기약을 복용하셨나요? 아마도 많은 분들께서 이러한 증상이 없을 때도 종합감기약을 복용하고 계셨을 겁니다. 으슬으슬한 몸살기만 있거나, 콧물만 조금 나거나, 목만 살짝 아프거나 한 경우도 모두 약국에 오셔서는 종합감기약을 찾으시는 걸 보면 알 수 있습니다.

이를 바꿔 말하면, 많은 분들이 증상과 상관없는 불필요한 성분이 가득한 약을 복용하고 있다는 것입니다. 이것은 엄연한 약물의 오남용이고 부작용을 일으키는 원인이 됩니다. 부작용은 성분에 따라 조금씩 다릅니다. 예를 들면, 아세트아미노펜은 자신도 모르는 사이에 다른 약물에 들어있는 아세트아미노펜과 중복 복용을 하거나 간기능이 저하된 사람, 과음하거나 정기적으로 음주를 하는 사람의 경우 간에 큰 부담으로 다가올 수 있습니다. 또한 불필요한 카페인무수물의 복용으로 인해 이뇨작용이 촉진되어 자주 화장실을 들락날락거리거나 심계항진으로 두근거림을 느끼고 수면에 영향을 줄 수도 있으며, 항히스타민제의 복용은 때때로 입 마름, 변비, 졸음, 안구 건조 등의 항콜린 부작용을 일으킬 수 있습니다. 가볍게 생각했던 종합감기약을 오남용하게 되면 이런 식으로 본인도 모르는 사이에 다양한 부작용 위험에 노출될 수 있으며, 특히 이 중에서 카페인과 항히스타민제가 일반인들이 접하는 불편함과 연관되어 있습니다.

연세가 있으신 분 중에는 판콜과 판피린을 달고 사시는 분들이 실제로 꽤 많습니다. 아무리 종합감기약이라고 말씀을 드려도 피로회복제로 인지하시고 매일 복용하시는데요. 이런 분들이 감기약을 복용하고 피로회복이 된다고 느끼는 이유는 카페인과 진통제 성분 때문입니다. 카페인의 중추신경 흥분작용으로 몸이 각성상태가 되어 마치 피로감을 덜 느끼는 것처럼 느껴지는데 이를 두고 피로가 회복된 것이라고 착각을 하는 것이죠. 또한 진통제 성분 때문에 나이가 들면서 자주 경험하는 근육통이나 관절통도 덜 느껴질 것이고요. 판콜이나 판피린을 먹지 않으면 괜히 불안하거나 피곤하고 아픈 것 같다고 말씀하십니다. 자신도 모르는 사이에 카페인과 진통제에 중독되어 가는 것입니다.

이와 동시에 입 마름과 안구 건조가 점차 심해진다고 합니다. 이는 항콜린 부작용과 연관이 있는데요. 우리 몸의 부교감신경과 운동신경의 신경전달물질 중 아세틸콜린acetylcholine이라는 물질이 있는데 이것이 제대로 분비되고 세포들 사이에 전달이 되어야 우리 몸은 각종 기능을 원활히 합니다. 혈압을 낮추고, 방광 근육을 수축하여 소변을 볼 수 있게 하며, 소화를 촉진하고, 각종 분비샘을 촉진하죠. 그런데 감기약에 들어있는 항히스타민제나 삼환계 항우울제, 일부 천식치료제, 멀미약, 수면유도제, 일부 파킨슨병 치료제 등에 포함된 성분들은 이런 작용을 억제하는 항콜린 작용을 가집니다. 이 때문에 이런 약물을 오래 복용하거나 중복해서 과하게 복용하면 각종 분비샘이 억제되어 눈이 건조하고 입이 마릅니다. 또한 위장관 기능의 저하가 되고 소화액 분비가 줄어들 수 있어 소화가 잘 안되며, 변비와 뇨저류가 발생할 수 있습니다. 최근에는 이런 항콜린제의 고용량 장기간 복용이 인지능력과 기억력을 저하시켜 치매의 위험도를 높인다는 연구 결과도 발표되었습니다.

어떻게 보면 '나는 자주 안 먹으니까 괜찮아'라고 생각할 수 있는데 이런 생각이 굉장히 위험한 것입니다. 사람들을 나이가 들면서 각종 질환으로 약물을 복용하는 경우가 점차 늘어나게 되는데 어르신들이 다빈도로 복용하는 약물 중에는 항콜린 작용을 가지는 약물들이 꽤 많습니다. 그런 와중에 불필요하게 매일 매일 이런 종합감기약을 달고 산다면 그 부작용은 더욱 심해질 수밖에 없지요. 예를 판콜과 판피린으로 들었지만 이런 성분들은 웬만한 종합감기약에 모두 들어있으며, 특히 알레르기성 콧물과 재채기 약에는 더 많이 들어있습니다. 그러니 해당 증상이 복합적으로 있을 때에는 복용하는 것이 맞지만 증상과 무관하게 무조건 종합감기약을 복용하는 것은 효과도 적을뿐더러 오히려 몸에 해가 될 수 있으니 주의해야 합니다.

■ 증상에 따라 달리 복용해야!

감기약은 어떻게 복용해야 현명하게 복용하는 것일까요? 모든 약물 복용이 그렇듯이 본인이 해당하는 증상에 맞는 약을 복용해야 합니다. 콧물, 재채기, 코막힘 / 기침이나 가래 / 몸살기가 있고 두통이 있다면 그에 맞는 약을 복용하는 것이죠. 그러니 약국에 가서 증상과 무관하게 "종합감기약 주세요!"라고 말하지 마시고, 본인의 증상을 자세하게 설명하시길 바랍니다. 이것이 보다 더 효과적으로 증상을 완화하고 불필요한 성분의 복용을 방지하는 길입니다.

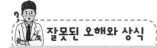
잘못된 오해와 상식

몸살 기운에는 종합감기약을 복용해야 하는 것 아닌가요?
의외로 많은 분이 몸살 기운에 종합감기약을 달라고 말씀하십니다. 몸살 기운이라 함은, 두통이나 미열, 근육통, 으슬으슬한 느낌 등을 말하는데 이런 증상만 있는 경우라면 종합감기약을 먹을 이유가 전혀 없습니다. 오히려 불필요한 항히스타민제, 교감신경 흥분제, 진해 거담제 등을 잔뜩 복용하는 셈이죠. 몸살 기운이 있다면 아세트아미노펜이나 NSAIDs계 소염진통제, 갈근탕이나 인삼패독산을 비롯해 열을 발산하고 근육통을 개선해 줄 수 있는 한방제제, 비타민B군 등을 복용하는 것이 맞습니다. 물론 종합감기약에도 진통해열제로 아세트아미노펜이 들어가지만 이것을 복용하기 위해 증상과 상관없는 나머지 성분을 잔뜩 복용하는 우를 범하지 않으셨으면 좋겠습니다.

소화제 : 체했을 때와 메스꺼울 때,
상관없이 먹어도 될까요?

 약사님, 소화제 하나 주세요.

현재 증상이 어떠신가요?
그에 맞는 것으로 드릴게요.

 소화제에도 여러 종류가 있나요?

　약국에서 하루에도 몇 번이나 똑같이 일어나는 상황을 그대로 재현한 것입니다. 아마 현재 이 글을 읽으시는 분들도 '소화제에 여러 종류가 있었어?'라고 생각을 하실 것 같은데요. 이와 같은 모습은 아마도 대부분의 사람들이 '소화'라는 과정에 대해서 깊이 생각해 본 적이 없었기 때문일 거라 생각합니다.

　'소화'는 입에서부터 시작됩니다. '음식물만 꼭꼭 잘 씹어 먹어도 건강하게 장수할 수 있다'라는 말을 들어보셨나요? 그만큼 입에서의 소화 작용은 아주 중요한데요. 우리 몸에서 소화가 시작되는 첫 관문인 입에서는 타액(침)에 의한 화학적 소화와 치아에 의한 물리적 소화가 함께 일어납니다. 오랜 시간동안 꼭꼭 씹어 먹는다는 것은 이런 화학적 소화와 물리적 소화, 두 가지를 모두 촉진하는 것입니다. 먼저, 화학적 소화로는 타액에 포함된 아밀라아제가 녹말을 더 작은 단위의 당으로 분해하면서 일어납니다. 입안에서 음식이 오래 머무른다는 것은 아밀라아제의

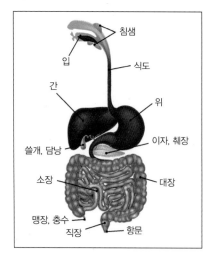

작용 지속시간을 늘려주는 것이므로 그만큼 녹말의 분해가 많이 일어납니다. 물리적 소화는 치아를 이용해 꼭꼭 씹어 잘게 부순다는 것으로 이후 위장관에서 소화효소제가 잘 작용할 수 있게끔 음식물의 표면적을 넓혀준다는 중요한 의미를 가집니다. 입에서 잘게 쪼갤수록 위장관에서 소화효소제들이 훨씬 더 효율적으로 작용할 수 있는 것이죠. 반대로 말하면, 입에서 잘 씹지 않고 빨리 삼켜버리면 나중에 소화효소제들이 해야 할 일이 더 많아지거나, 소화가 제대로 안 되어 섭취한 음식물 속 영양분들이 소장에서 체내로 흡수되지 못하고 대변으로 빠져나갈 수 있게 되는 것입니다. 그래서 간혹 잘 먹어도 살이 안 찌거나 피곤함이 심해 영양제나 소화효소제를 찾는 분들에게, 부족한 영양제를 보충하는 것도 필요하지만 씹는 과정에 보다 더 신경을 쓰는 것도 매우 중요하다고 조언을 드리곤 합니다.

입에서 잘게 쪼개진 음식은 식도를 거쳐 위로 내려오는데 위에서는 일시적으로 음식물이 저장됨과 동시에 단백질의 일차적 소화가 일어납니다. 위에서는 위산과 펩시노겐pepsinogen이 분비되는데 펩시노겐은 위산의 작용에 의해 펩신pepsin으로 활성화되어 단백질의 소화를 담당합니다. 그러니 펩시노겐이 활성화되기 위해서는 적당량의 위산이 반드시 필요합니다.

위에서 잘 버무려진 반죽과 같은 음식물이 다음 차례로 도달하는 곳은 소화가 본격적으로 일어나는 소장입니다. 소장의 길이는 무려 6~7m에 달할 정도로 긴데, 이렇게 긴 소장에서는 췌장액(이자액), 쓸개즙, 장액 등에 의해 탄수화물, 지방, 단백질이 소화되어 체내로 흡수됩니다. 그러니 소장은 소화와 흡수가 동시에 일어나는 곳인 셈이죠. 우리가 먹는 대부분의 소화효소제는 소장에서 작용하는 이런 소화효소들을 복합제의 형태로 만든 약품입니다.

마지막 피날레는 대장이 장식합니다. 소장으로부터 내려온 남은 음식물 찌꺼기의 수분을 흡수해 딱딱한 변을 만드는데, 대장의 역할은 이것이 끝이 아닙니다. 대장에서는 각종 유산균에 의해 생성된 영양분의 흡수가 최종적으로 일어납니다. 이런 이유로 아랫배에 가스가 많이 차고 답답하며, 소화가 잘되지 않는 경우, 소화효소제와 더불어 유산균제를 복용하면 유해균의 억제와 영양분의 흡수에 도움을 주어 증상 개선에 도움이 됩니다.

■ 소화에 도움을 주는 약물

▶ 소화효소제

우리가 잘 알고 있는 훼스탈 플러스, 닥터 베아제 등이 바로 소화효소제입니다. 우리 몸은 음식을 먹으면 입이나 위장, 소장과 같은 기관에서 음식물이 잘 소화되도록 더욱 작게 분해하기 위한 소화효소가 분비됩니다. 씹거나 장운동을 통한 물리적인 소화 작용도 중요하지만 결국에 더 작은 단위로 영양소를 분해하는 것은 소화효소의 몫입니다. 그러니 어떻게 보면 소화제라고 막연하게 이야기했을 때, 가장 대표되고 우선시되는 것이 바로 소화효소제인 셈이죠. 약국에서 판매하고 있는 소화효소제에는 탄수화물, 지방, 단백질을 분해하는 소화효소들이 골고루 함유되어 있습니다.

이런 소화효소제의 복용에 있어도 역시 주의해야 하는 부분이 있습니다. 소화효소제는 위산에 의해 활성이 저하될 수 있기 때문에 위산의 영향을 받지 않도록 장용정으로 만들어져 있는 경우가 많습니다. 이를 쪼개거나, 씹거나, 부수거나, 갈아 먹으면 온전히 장까지 도달하지 못해 기대하는 효과를 내기 어려우므로 본래 형태 그대로 충분한 물과 함께 복용해야 합니다.

그럼 소화효소제의 대표라고 할 수 있는 훼스탈 플러스와 닥터 베아제를 비교해 보도록 하겠습니다.

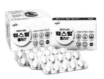

훼스탈 플러스(한독)

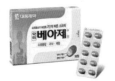

닥터 베아제(대웅제약)

성분	작용	성분	작용
판크레아틴	3대 영양소인 탄수화물, 단백질, 지방의 분해에 작용하는 아밀라아제, 트립신, 리파아제의 복합 소화효소	비오디아스타제	탄수화물, 단백질, 섬유소의 분해에 작용하는 아밀라아제, 프로테아제, 셀룰라아제 복합 소화효소
우르소데옥시콜산	우루사의 주성분으로 지방의 유화 작용을 통한 리파아제의 지방 분해 작용을 도와 지방의 소화에 도움	판셀라제	섬유소, 전분, 단백질 분해 효소
셀룰라제	섬유소 분해 효소	크리아제	탄수화물 분해 효소
시메치콘	가스제거제, 복부팽만감 완화	디아스타아제, 프로테아제	탄수화물, 단백질 분해 효소
		리파제	지방 분해 효소
		판프로신	단백질 분해 효소
		브로멜라인	파인애플에서 추출한 식물성 단백질 분해 효소
		우르소데옥시콜산	우루사의 주성분으로 지방의 유화 작용을 통한 리파아제의 지방 분해 작용을 도와 지방의 소화에 도움
		시메치콘	가스제거제, 복부팽만감 완화

두 소화제 모두 각종 소화효소제를 골고루 함유하고 있습니다. 그러므로 효과에 있어서 큰 차이를 나타낸다고 보기는 어렵습니다. 하지만, 굳이 구분을 해 보자면 훼스탈 플러스는 판크레아틴pancreatin의 함량이 다른 소화효소제들에 비해 많이 높은 편이라 탄수화물과 섬유질의 비중이 높은 보편적인 한국식 식사의 소화불량에 더 도움이 됩니다. 반면, 닥터 베아제는 단백질과 지방을 분해하는 효소의 비중이 상대적으로 더 높아 단백질과 지방 식이로 인한 소화불량에 더 효과적입니다. 또한, 닥터 베아제의 경우 위와 장에서 각각 적합한 소화효소들이 작용할 수 있도록 제형이 설계되어 있어 상복부 불편함이 있는 경우 복용하면 좋습니다.

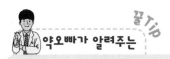
약오빠가 알려주는 꿀Tip

만약 과식으로 인한 소화불량이 아니라 위산과다로 인한 소화불량으로 위통이나 속쓰림이 동반되는 경우라면 규산알루민산마그네슘, 탄산수소나트륨, 탄산칼슘 등의 제산제 성분이 함께 포함된 소화효소제를 선택하는 것이 좋습니다.

▶ 위장운동조절제

음식물의 복용 후 일정 시간이 지나면 이를 소화하기 위해 소화기관에서는 각종 소화효소가 분비됩니다. 그런데 음식물 복용 후 한참이 지났거나 또는 음식물 복용과 상관없이 답답한 느낌이나 꽉 막힌 느낌이 든다면 위장운동조절제의 복용을 통해 증상 완화에 도움을 받을 수 있습니다. 물론, 일반적인 소화불량에도 위장운동조절제와 소화효소제와의 병용이 보다 더 효과적인 경우가 많습니다.

약국에서 구입할 수 있는 일반의약품 위장운동조절제에는 트리메부틴trimebutine이라는 성분의 약물이 가장 많이 사용됩니다. 소아과를 다녀온 부모님이라면 '포리부틴'이라는 이름으로 처방된 약을 한 번쯤 보신 적이 있으실 텐데요. 이 약의 성분이 바로 트리메부틴입니다. 트리메부틴은 소화관 내부의 신경계에 선택적으로 작용하여 위장관 운동을 조절하는 약물로써, 과도하게 항진되거나 또는 억제된 이상상태의 위장관 운동을 양면으로 움직여 정상상태로 조절해주는 아주 똑똑한 약물이라고 할 수 있습니다. 이로 인해, 소화불량뿐 아니라 과민성 대장증후군에도 꽤 효과적으로 작용하여 다양하게 사용되는 약물이기도 합니다. 특별한 부작용이 없어 유아, 소아, 노인 모두에게 사용이 가능하며, 전문의약품으로 처방되는 모사프리드mosapride(대표 상품명 : 가스모틴)와 병용 투여 시, 소화불량 및 위장관 통증 완화에 있어 모사프리드만 투여했을 때보다 더 효과적이라는 연구도 존재합니다.

마시는 액상형 드링크로는 돔페리돈domperidone 성분의 약물이 있습니다. 위의 트리메부틴이 위장운동을 양면으로 움직여 조절해 줄 수 있는 것과 달리, 돔페리돈은 위장운동촉진제로서 그 작용을 합니다. 위장관 평활근의 도파민 수용체에 작용하는 도파민의 작용을 저해하여 위장관 평활근의 운동을 조절합니다. 이를 바탕으로 소화불량, 위식도 역류질환, 과민성 대장증후군, 구토 등에 다양하게 사용되며, 울렁거림이나 구역질 등의 증상에도 효과가 있습니다. 돔페리돈 성분의 대표적인 상품명으로는 크리맥 액, 멕시롱 액이 있으며, 이런 돔페리돈의 복용 시 드물게 도파민 차단 작용으로 인한 유즙 분비 부작용이 발생할 수 있습니다.

▶ 가스제거제

시메티콘simethicone이라는 성분이 사용됩니다. 시메티콘은 가스의 생성을 억제하는 효과가 있다기보다는 이미 발생한 가스와 점액의 표면장력을 감소시켜 이들을 서로 잘 융합시키는 작용을 합니다. 이를 통해, 공기방울이 커지는 것을 막고 가스 기포의 융합으로 가스가 빠르게 위장관을 통과하여 빠져나가도록 만들기 때문에 더부룩함, 복부팽만감의 증상 개선에 효과적일 수 있습니다. 시메티콘은 겔포스, 닥터 베아제, 훼스탈 플러스 등에 일부 포함되기도 하며, 까스앤프리라는 약품과 같이 고함량의 시메티콘 단일제의 형태로 사용되기도 합니다. 소화에 도움이 됨은 물론 장 내시경을 위한 준비 단계에서 장내의 기포를 제거하기 위해 복용하거나 복부 X선 검사 시 장내 가스 제거용으로 복용하기도 합니다.

이렇듯 단순한 소화불량이라는 표현 하나에 사용할 수 있는 성분들은 매우 다양합니다. 그러므로 앞으로는 약국에서 단순히 "소화제 하나 주세요!"라고 말하기보다는, 본인이 현재 느끼는 불편한 증상에 대해 보다 더 구체적으로 설명하여 적절한 약물을 선택하는 것이 좋습니다.

■ 소화제 한방에 정리하기

위에서 소개한 소화와 관련된 성분들과 더불어 위장 관련 다양한 증상에 사용할 수 있는 약물들을 간단하게 표로 알아보겠습니다.

3대 영양소 분해 효소	탄수화물 분해 효소	판크레아틴, 디아스타제, 크리아제, 다이제트
	단백질 분해 효소	판크레아틴, 디아스타제, 프로테아제, 다이제트, 판프로신, 브로멜라인, 펩신, 파파인
	지방 분해 효소	판크레아틴, 디아스타제, 리파제
기타 보조 효소 및 소화 기능 보조제	섬유소 분해 효소	셀룰라제, 판셀라제
	담즙 분비 촉진 (지방 소화 도움)	UDCA(우르소데옥시콜산), 가레오(디히드록시디부틸에테르)
가스제거제	위장관 내 가스 제거 복부팽만감 억제	시메콘(시메치콘), 디메티콘(디메치콘)
위장운동조절제	복통 완화(진경제)	스코폴라민
	위장 운동 조절제 (소화불량, 과민성 대장증후군)	트리메부틴(위장운동조절제), 돔페리돈(위장운동촉진제)
제산제	위산 중화 (소화불량, 속쓰림)	마그네슘, 칼슘 함유 제산제

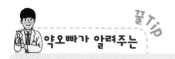

잦은 소화불량 및 위장관 관련 증상을 관리하는 방법

약국에서 많은 환자들과 대면하다 보면 가끔씩 만성 소화불량 환자들을 만날 수 있습니다. 병원과 약국을 다니면서 이 약 저 약 먹어봐도 효과가 없고, 효과가 있어도 그때뿐이며, 음식을 먹었다 하면 무조건 체기가 있다면서 불편함을 호소합니다. 이와 같이 평소 체한 느낌이 자주 드는 분들은 약물의 선택에 앞서 평소 식습관 관리에 주의를 기울이는 것 또한 매우 중요합니다.

■ 식습관 관련 주의사항

1. 과식을 삼가고 천천히 꼭꼭 씹어 먹는 습관을 들여 위의 부담을 줄이는 것이 중요합니다.
2. 취침 2~3시간 전에는 가급적이면 음식 섭취를 피하도록 합니다.
3. 향신료가 많이 들어있는 음식이나 카페인, 탄산가스가 포함된 음료수 등의 자극성이 있는 음식은 피합니다.
4. 음식은 가능한 한 소량씩 자주 먹습니다.
5. 지방이 많은 음식은 위장관 운동을 느리게 하여 증상을 악화시킬 수 있으므로, 지방 식품의 경우 튀긴 음식은 피하고 대신 소화가 잘 되는 버터나 마요네즈를 소량씩 섭취합니다.
6. 규칙적인 생활과 적당한 운동을 하고 충분한 휴식을 취하며 정신적인 스트레스를 피하는 것이 좋습니다.
7. 금연 및 절주를 합니다.

식습관 관련 주의사항에 더하여 본인의 위장관 관련 증상이 아래와 같은 질병에서 기인한 것은 아닌지 전문의의 진료를 통해 그 원인을 찾아보는 것도 중요합니다.

■ 관련 질병

1. 위 질환 : 역류질환, 위의 운동 이상, 위염, 위궤양, 음주, 약물 복용(특히 소염진통제)
2. 장관 질환 : (열을 동반한)급성 장염, 급성 충수염(맹장염) 초기
3. 종양 : 위암, 대장암, 췌장암
4. 이외 소화기관 질환 : 담낭염, 담관석, 급성 췌장염

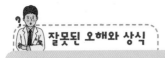

짜먹는 위장약을 소화제처럼?

'겔포스, 알마겔, 개비스콘'은 짜먹는 위장약(제산제)의 대명사들입니다. 그런데 이런 짜먹는 위장약의 용법을 제대로 적용해서 복용하는 경우는 생각보다 매우 드뭅니다. 위장약을 사용하는 전제 조건은 바로 '위산의 과다'입니다. 물론, 위산의 과다로 인해 속이 더부룩하고, 불쾌감을 느끼며, 소화가 덜 될 수 있습니다. 이런 경우라면 제산제의 복용이 그 증상 완화에 도움이 될 수 있겠죠. 하지만 복용 후 속이 편해짐을 느끼고 한두 번 계속 먹다보면 나중에는 위산과다가 아님에도 불구하고 속이 불편하면 무조건 짜먹는 위장약부터 찾게 되는 경우가 생깁니다. 소화가 안 되는 데에는 그 원인이 여러 가지이고 이에 따라 사용해야 하는 적절한 약물이 다릅니다. 하지만 이를 무시하고 증상이 나타나는 형태라든가 원인에 대한 구분 없이 무조건 제산제를 습관적으로 찾게 되는 것이 문제입니다. 특히, 나이가 들수록 위산의 분비가 저하되는데 어르신들은 이런 짜먹는 위장약은 물론 병원 처방약까지 위산억제제 또는 제산제를 너무나 많이 복용하고 있습니다. 그러다 보니 나중에는 소화에 필요한 위산이 부족해져 오히려 소화불량이 발생하기도 합니다. 그러니 전문가의 의견에 따라 본인의 증상에 적합한 약을 올바르게 사용하는 과정이 꼭 필요하며, 이런 약물 복용 이전에 만성적인 위장병을 가지고 있다면 생활습관과 식습관의 철저한 관리는 물론 근본적인 원인을 찾아 이를 치료하려는 노력이 필요합니다.

※ 짜먹는 위장약과 관련하여 보다 자세한 내용은 '위장약 : 개비스콘 vs 겔포스 엠 vs 알마겔 에프, 어떻게 다른가요?(p.224)'를 참고해주세요.

아기/어린이 상비약 :
이럴 땐, 이 약을 사용하세요!

  약은 나이에 따라서 사용하는 성분이나 용량에 차이가 있습니다. 성인이 먹는 약을 아이가 먹을 수 있는 경우도 있지만 부작용 우려로 사용하기 어려운 약들도 많습니다. 집에 상비약이 있지만 정작 우리 아이가 아플 때 어떤 약을 먹여야 하는지, 아이 부모님이라면 알아두는 것이 좋은 아기/어린이 상비약에 대해서 정리해 보았습니다.

■ 해열·진통·소염제

  해열·진통·소염제는 성분에 있어서 아이용과 성인용이 크게 다르지 않습니다. 다만 복용하는 용량과 용법에 차이가 있고, 먹는 제형에 따라 구분되기에 아이용 상비약으로 꼭 구비해야 하는 약입니다.

  일반의약품으로 판매되는 해열·진통·소염제에는 여러 성분이 있지만 그 중 가장 많이 사용되는 성분은 아세트아미노펜, 이부프로펜, 덱시부프로펜입니다. 성인과 먹는 성분은 같지만 아이들은 정제를 먹기가 어렵고 또 복용량도 적기 때문에 시럽으로 용량을 조절해 먹이는 것이 좋습니다.

성분명	상품명
아세트아미노펜	타이레놀 현탁액, 챔프시럽(핑크색 포장지), 콜대원아세트아미노펜시럽, 세토펜시럽
이부프로펜	부루펜시럽, 챔프시럽(파랑색 포장지), 키즈앤펜시럽, 콜대원키즈이부펜시럽, 그린펜시럽, 캐롤시럽, 베비잘시럽, 이브판시럽, 메디코펜시럽, 이부쿨펜시럽, 덱스펜시럽, 어린이애드빌시럽, 이부서스펜시럽, 코리투살에프시럽
덱시부프로펜	맥시부펜시럽, 이지엔6키즈시럽, 판콜아이시럽, 코키즈펜시럽, 애니펜시럽, 덱시탑시럽, 큐어펜시럽

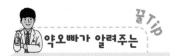

해열·진통·소염제를 구입할 때

가끔 아이나 어른들 모두 열이 나고 땀을 뻘뻘 흘리는데 몸은 추위를 느껴 굉장히 힘들어하는 경우가 있습니다. 몸에서는 열이 나는데 도대체 왜 추위를 느끼는 걸까요? 우리 몸은 바이러스에 감염되면 감기 같은 증상이 나타납니다. 이는 뇌의 시상하부에 있는 체온조절중추가 바이러스에 감염되어 교란이 발생했기 때문입니다. 즉, 정작 몸에서는 열이 나는데, 추위를 느끼면서 몸살이 나타나는 것은 바이러스에 의한 체온조절중추의 문제로 느끼게 되는 현상입니다.

아이용으로 해열·진통·소염제를 구입하거나 먹일 때는 아세트아미노펜, 이부프로펜, 덱시부프로펜을 기억하는 것이 좋습니다. 시중에는 동일한 성분이지만 이름(상품명)만 다른 약들이 많기 때문입니다. 성분을 기억해 약물을 구입하면 똑같은 성분의 약을 중복해서 먹는 것을 피할 수 있고, 괜히 특정 이름의 약을 찾아 여러 약국을 돌아다닐 필요가 없습니다. 성분이 같으면 같은 약이라는 사실을 인지하시고 꼭 성분을 확인하시기 바랍니다.

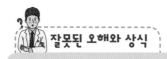

우리 아이는 열이 없는데 왜 해열제를 처방해주나요? 안 먹여도 될까요?

가끔 병원에서 해열제를 처방받아 오는 어머님들께서 이런 질문을 하십니다. 표면적으로 해열제는 열이 났을 때만 복용하는 것처럼 보이는 데에서 비롯된 오해인데요. 실제로 아세트아미노펜은 해열·진통 작용을 가지며, 나머지 이부프로펜과 덱시부프로펜은 해열·진통·소염 작용을 가집니다. 이들 약 성분이 단순히 해열작용만 가지는 것이 아니라는 의미입니다. 그래서 꼭 열이 나지 않더라도 편도가 부었거나, 염증이 있거나, 통증이 있거나, 몸살 또는 두통이 있는 등 다양한 증상에 모두 사용 가능한 성분들입니다. 즉, 열이 나지 않더라도 처방할 수 있고 처방 의도대로 복용해야 하는 것입니다.

반대로 "열이 정상인데 혹시 해열제를 먹으면 저체온증이 오지 않나요?"라고 걱정하시는 경우도 있습니다. 그런데 이에 대해서는 크게 걱정하실 필요가 없습니다. 저체온증은 해열제 과다 복용이나 열감기를 앓은 후 일시적으로 생길 수 있는 현상인데 일반적인 경우는 아닙니다. 성인의 경우 이와 똑같은 성분을 다양한 통증(생리통, 두통, 치통, 관절통, 근육통 등)에 사용하는데 저체온증을 걱정했던 경우는 없으니 말이죠. 만에 하나라도 저체온증이 올 경우 몸을 이불 등으로 따뜻하게 감싸고 양말을 신겨서 열의 발산을 막아 빠르게 체온을 올려주는 것이 좋으며, 빠르게 회복되지 않고 35~35.5도 이하가 지속되거나 입술이 파랗게 변하면 즉시 의료기관을 방문하는 것이 좋습니다.

▶ 우리 아이 올바르게 해열제 먹이는 방법!

아이에게 열이 나기 시작하면 부모님들은 비상사태가 됩니다. 언제 해열제를 먹여야 하는지, 몇 시간 간격으로 먹여야 하는지, 어떤 성분을 어떻게 먹여야 하는지 등 아이가 걱정되는 만큼 질문도 많아지는데요. 그래서 간단하게 정리해드리겠습니다.

1. 언제 먹여야 하나요?

고막 체온을 기준으로 어떤 분은 38도 이상, 어떤 분은 38.3도 이상이면 먹이라고 하는데요. 정확하게 몇 도 이상이면 먹여야 한다는 뚜렷한 기준은 없습니다. 대략 이정도의 온도면 발열이 있다고 볼 수 있으니 약을 먹일 '수'도 있다고 생각하시는 것이 좋습니다. 참고로 아이들은 이른 아침에는 상대적으로 체온이 낮고, 이른 저녁에는 상대적으로 체온이 더 높다고 하니 가급적이면 하루 중 일정한 시간대에 체온을 재서 비교하는 것이 좋습니다.

그런데 사실 열(체온 상승)이라는 것이 꼭 나쁘고 경계해야 할 대상인 것만은 아닙니다. 우리 몸의 면역체계는 감염이 발생하면 시상하부에서 면역반응을 활성화시키는 과정 중 체온이 자연스럽게 상승하게 됩니다. 따라서 체온이 오르는 것은 우리 몸이 세균이나 바이러스와 맞서 싸우는 과정에서 발생하는 당연한 현상이라 볼 수 있습니다. 다만 이런 체온 상승이 몸을 힘들게 할 경우에는 해열제를 먹는 것이 맞습니다. 제 개인적인 생각을 말씀드리자면 '38도가 넘더라도 아이가 힘들어 하지 않으면 굳이 해열제를 먹일 필요가 없다'입니다.

절대적인 온도를 기준으로 약을 먹이는 것은 오히려 아이에게 스트레스를 줄 수 있습니다. 열이 떨어졌는지 확인하기 위해 5분마다 열을 재고, 약을 먹인지 채 10분도 안 됐는데 체온을 확인하는 것은 의미도 없을뿐더러 아이에게 온전한 휴식을 주기 어렵습니다. 그러므로 실내는 시원하게 유지하고 열이 피부를 통해 잘 발산될 수 있게 두꺼운 이불, 옷, 젖은 수건 등으로 감싸지 않은 뒤, 충분한 휴식을 취하게 하는 것이 중요합니다. 또한, 열이 난다는 것은 수분의 손실이 평소보다 많아진다는 것이므로 수분을 자주 보충해주어야 한다는 것 잊지마세요!

2. 어떻게, 얼마나 먹여야 하나요?

아이들은 성인과 다르게 용법과 용량에 주의해야 합니다. 아래의 내용을 참고해 오남용되지 않도록 신경 써주세요.

- 나이가 아닌 몸무게에 따른 용량에 맞추어 복용합니다.
- 상품명이 아닌 성분명을 잘 확인해서 중복으로 복용하지 않도록 합니다.
- 각 성분마다 명시된 복용 간격을 잘 지켜서 복용합니다.
- 각 성분의 하루 최대 용량을 넘지 않는 한도 내에서 복용합니다.
- 경구 투여가 힘든 경우는 좌약을 사용합니다.

3. 성분별 특징

구분	아세트아미노펜 (타이레놀, 챔프 등)	이부프로펜 (부루펜, 챔프이부펜 등)	덱시부프로펜 (맥시부펜, 애니펜 등)
복용가능 개월 수	3~4개월 이상	12개월 이상	6개월 이상
1회 복용 용량	약 몸무게 × 0.4	약 몸무게 × 0.35	약 몸무게 × 0.5
복용 간격	4시간~6시간	6시간~8시간	4시간~6시간
부작용	특별한 부작용 없음	위장장애가 있을 수 있음	위장장애가 있을 수 있음
염증 억제	×	O	O

4. 해열제 교차 복용 방법

　해열제를 먹였는데도 열이 잘 떨어지지 않는 경우가 있습니다. 이럴 때는 당황하지 말고 먼저 미지근한 물에 적신 수건으로 몸을 닦아주거나, 해열 패치를 붙이거나, 실내 온도를 조금 더 낮게 해주는 등 열을 낮추기 위한 다양한 방법을 시도해보는 것이 좋습니다. 그래도 열이 떨어지지 않고 아이가 힘들어한다면 추가로 다른 계열의 해열제를 복용하는 방법도 있습니다. 하지만, 이는 일반적으로 적극 권장하는 방법은 아니기에 대략 38.5도 이상에서 조절이 잘되지 않을 경우에만 시간 간격과 용량에 주의해서 교차 복용하도록 합니다. 이때 주의할 점은 성분을 확인해 교차 복용이 가능한 것으로 먹여야 한다는 것입니다.

• **교차 복용 가능 (O)**
아세트아미노펜 + 이부프로펜
아세트아미노펜 + 덱시부프로펜

• **교차 복용 불가능(X)**
이부프로펜 + 덱시부프로펜

이름에서도 알 수 있듯이 이부프로펜과 덱시부프로펜은 같은 계열입니다. 조금 더 자세히 설명하자면 이부프로펜은 두 가지 형태의 이성질체로 존재합니다. S-이부프로펜과 R-이부프로펜인데요 이 중 활성형인 S-이부프로펜만 뽑아서 만든 것이 바로 덱시부프로펜입니다. 그러니 두 가지 성분은 실제 작용하는 방식이 같고, 바꿔 말하면 이 두 가지를 교차 복용하는 것은 중복 복용이 된다는 말이죠. 그러므로 위 표와 같이 중복되지 않는 계열의 성분끼리 교차 복용을 고려하되 투여 간격은 최소한 2~3시간 정도로 두는 것이 좋습니다(40도 이상의 고열의 경우는 예외적으로 1시간 후에도 복용 가능). 이런 교차 복용은 임의로 판단하고 투여하는 것보다는 가급적이면 의사나 약사에게 문의하여 조언을 구하는 것이 좋습니다.

■ 소화제

아이들은 배가 고프거나 먹고 싶은 음식이 많을 때에 가끔 식욕을 주체하지 못하고 과식하는 경우가 많습니다. 또한 아직 소화기관이 완벽하지 않아 체하는 확률이 어른보다 많기도 하죠. 급체의 개념으로 복통을 호소하거나 구토를 하는 상황에서는 어떤 약을 먹이면 좋을까요? 간혹 아이에게 성인용 소화제를 먹이는 경우가 있는데, 이때 알약을 반으로 자르거나 가루로 만들어 먹이는 경우가 종종 있습니다. 엄마의 입장에서는 아이 몸무게에 따라 복용 용량을 맞추기 위해, 혹은 알약을 잘 삼키지 못해 하는 행동인데요. 이것은 정말 위험한 행동입니다.

보통 정제로 된 성인용 소화제는 음식물을 직접 분해하는 소화효소제가 들어갑니다. 이들 성분은 돼지의 췌장 등에서 원료를 가져오는 경우가 많은데, 아직 면역

체계가 잘 발달하지 않은 아이들은 약을 먹었을 때 알레르기 반응이 생길 수 있습니다. 그래서 소화제의 설명서를 잘 살펴보면 7세 이하의 아이는 먹이지 않는 것이 좋다고 나와있습니다.

▶ 내 아이에게 어떤 소화제를 먹이면 좋을까요?

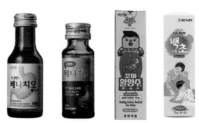

[베나치오 에프액, 베나치오 액(동아제약), 꼬마 활명수(동화약품), 백초시럽(녹십자)]

가장 손쉽게 구비할 수 있는 소화제로는 베나치오와 같이 소화효소제가 들어있지 않은 일반적인 액상소화제입니다. 성인들이 답답하고 소화가 안 될 때 1병씩 마시는 액상소화제류는 용량을 조절하기도 쉽고 액상이라 아이들도 쉽게 먹을 수 있습니다. 다만 모든 액상소화제를 아이들이 복용할 수 있는 것은 아닙니다. 성분을 꼭 확인해 선택하고 소화제의 라벨에 적혀있는 나이에 따른 복용량을 참고하도록 합니다. 아이들이 먹을 수 있도록 '꼬마 활명수', '백초시럽' 같은 제품도 나와 있으니 자주 소화불량을 호소하는 아이가 있는 집이라면 상비약으로 가지고 있는 것이 좋습니다.

■ 지사제(설사약)

아이들은 성인과 다르게 장의 상태가 불안정하기 때문에 쉽게 배탈이 납니다. 아이가 설사 때문에 힘들어하는데 병원을 가기는 어려운 상황이라면 아이에게 어떤 약을 먹이는 것이 좋을까요? 그리고 평상시에 자주 설사로 힘들어 하는 아이를 위해 상비약으로 두고 있으면 좋은 약은 무엇일까요?

성인이 먹을 수 있는 지사제의 종류는 다양하지만 아기나 아이들이 먹을 수 있는 지사제는 종류가 제한적입니다. 특히 지사제는 증상에 따라서 약을 잘못 쓰면 오히려 악화가 되는 경우도 있기 때문에 신중하게 접근해야 합니다. 상비약으로 쓸 수 있는 약이라면 부작용도 적어야하고 대증적 치료 효과를 겸하고 있어야 합니다.

▶ 스멕타이트

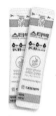

[스타빅(대웅제약)]

이 약품의 정확한 성분명은 '디옥타헤드랄 스멕타이트dioctahedral smectite'입니다. 천연점토류의 일종으로 흡착성 지사제로 분류됩니다. 말 그대로 흡착하는 성질이 우수하기 때문에 장의 병원성 세균, 바이러스, 독성 유해 물질, 장내 세균의 이상 발효에 의해 생성되는 가스 등을 흡착시켜 배설시킴으로써 장의 기능을 정상화시킵니다. 또한 장염 등의 장질환에서는 장 점막의 손상이 야기되는데 스멕타이트는 장 점막에 도포되어 손상된 점막을 보호해주는 역할도 합니다.

장 폐색 같은 심각한 장질환이 아니라면 대증적으로 광범위하게 사용할 수 있는 점이 이 약의 가장 큰 장점입니다. 하지만 모든 연령에서 사용 가능한 것은 아닙니다. 만 2세 미만의 소아, 임부 및 수유부에 있어서는 사용이 금지되며, 만 2세 이상의 소아의 경우에도 급성 설사 치료를 위해서만 사용하되 최대 7일까지만 사용할 것이 권장됩니다. 이는 '디옥타헤드랄 스멕타이트' 성분으로 된 모든 유통제품에 해당하는 사항입니다.

용량을 보면 1포가 3g이고, 20ml이므로 용량을 계산해 만 2세 이상의 아이들에게 먹이면 됩니다. 몸무게 대비 용량을 계산하여 증상이 심할 경우 복용량을 살짝 증가시키고, 약 복용 후 빠르게 설사가 잡히고 변이 정상으로 돌아오면 용량을 줄이거나 복용을 중단할 수 있습니다. 주의사항으로는 흡착성 지사제이기 때문에 다른 음식이나 약물과 동시에 복용하지 않도록 하고, 인공감미료인 아스파탐aspartame이 있어 페닐케톤뇨증[10]이 있는 아이는 복용하지 말아야 합니다.

▶ 비오플(사카로마이세스 보울라디균)

사카로마이세스 보울라디균boulardii saccharomyces은 유산균으로 분류되는 세균제제가 아니고 빵을 만들 때에도 사용되는 효모균의 일종으로 특이 단백질을 생성하여 항균작용을 합니다. 이를 통해 유해균으로 알려진 E. Coli(대장균), Candida Albicans(칸디다성 질염의 원인균), Shigella(이질균), 황색포도상구균(식중독, 방광염, 상처 감염 등을 유발하는 균), 녹농균 등의 성장을 억제하고, 살모넬라균salmonella이 세포 내로 침입하는 것을 방해하는 역할을 하기도 합니다. 장질환이 모두 세균으로 인해 생기는 것은 아니지만 일반적으로 정확한 원인을 알기 어려운 경우가 많기 때문에 이러한 항균작용에 도움이 됩니다. 이 밖에도 장내 정상 세균총의 회복에도 도움을 주어 항생제로 인한 설사, 급성 설사, 변비, 복부 팽만, 과민성 대장증후군 같은 만성 장질환에도 좋은 효과를 기대할 수 있습니다. 면역력에 문제가 있거나, 과량을 복용하거나, 유당불내증이 있거나, 아주 장기간 복용하는 경우를 제외하고는 부작용도 적어 상비약으로 구비해두기에 좋습니다.

---

10) 페닐케톤뇨증[phenylketonuria] : 단백질 속에 함유되어 있는 페닐알라닌을 분해하는 효소가 결핍되어 체내에 페닐알라닌이 축적되어 경련 및 발달장애를 일으키는 상염색체성 유전 대사 질환

▶ 유산균제제

　유산균은 많은 장질환에 도움이 됩니다. 일반적으로 꾸준히 먹었을 때 지속적인 장내 환경 개선을 기대하기 좋은 생균제제와, 생균은 아니지만 빠른 시간 안에 직접적인 효과로 장내 노폐물과 유해균을 억제해주는 사균제제로 나뉘며 상비약으로 좋은 선택입니다.

　유산균제가 급성 설사의 예방이나 치료에 관여하는 기전은 명확하지 않지만, 장 점막 방어벽의 기능 증가, 유익균과 유해균의 적절한 밸런스 회복, 면역 반응 조절, 항균 물질 분비, 병원균의 장 점막으로의 부착 억제, 독소의 변형 유도 등을 통해 그 기능을 하는 것으로 추정됩니다. 생균 중에서는 특히 LGG(크리스챤-한센사의 Lactobacillus rhamnosus GG 균주)가 이와 관련하여 가장 연구가 많이 된 균주인데 10억 CFU 이상씩 하루 2회 복용할 경우 급성 비세균성 설사 환자들에 있어서 설사 기간을 단축시키는 것으로 알려져 있습니다.

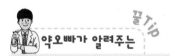

약오빠가 알려주는 꿀Tip

이런 경우는 가까운 병원을 방문하세요!
- 발열이 심하거나 구토를 동반하는 경우
- 설사에 혈변이 보이는 경우
- 축 처지거나, 심하게 보채는 경우
- 탈수가 심한 경우
- 6개월 이하의 어린 영아의 경우

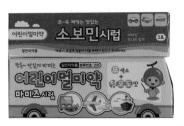

[소보민시럽(삼익제약), 마미즈시럽(쥐퍼슨)]

 '키미테'를 아시나요? 예전에 멀미약의 대명사로 불리며 많은 분들이 사용했던 제품입니다. 하지만 지금은 부작용으로 인해 키미테 제품 중 어린이 키미테는 일반의 약품에서 전문의약품으로 변경되어 8세 이상의 아이들만 처방을 받아 구매할 수 있습니다. 그렇다면 더 어린 아이들은 어떤 멀미약을 사용해야 할까요? 7세 이하의 아이들이 사용할 수 있는 멀미약을 살펴보면 다음과 같은 성분의 약이 포함됩니다.

디멘히드리네이트(KP)
카페인무수물(KP)
피리독신염산염(KP)
기타 첨가제

▶ 디멘히드리네이트

 항히스타민제 중 하나입니다. 항히스타민제는 보통 콧물이나 알레르기 질환에 사용되는 약 성분으로 많이들 알고 계실 텐데요. 디멘히드리네이트dimenhydrinate가 멀미에 효과를 보이는 정확한 기전은 알려져 있지 않지만 구토 중추와 연관되어 있는 CTZ(Chemoreceptor trigger zone)의 차단작용이나 전정기관의 흥분을 억제하는 등의 작용을 통해 오심 및 구토에 효과를 나타내는 것으로 추정됩니다. 부작용으로는 졸음이나 진정작용 등이 나타날 수 있는데 일반적으로는 안전성이 높은 성분이기 때문에 많은 멀미약에 포함되어 있습니다.

▶ 카페인

카페인은 우리가 익히 알고 있듯이 각성작용이 있습니다. 이는 앞서 언급한 디멘히드리네이트의 부작용인 졸음과 진정작용을 완화시키는 데 도움이 됩니다. 뿐만 아니라 혈관 수축 작용을 통해 멀미로 인한 구토 완화에도 효과가 있습니다. 여러 연구에 따르면 카페인만 섭취하는 것보다는 진정효과가 있는 약물과 함께 복용하면 더욱 효과가 좋다고 합니다. 물론 카페인을 아이가 먹어도 괜찮은지 걱정하실 수 있지만, 적정 용량의 카페인은 기호식품으로 여겨질 정도로 안전합니다. 다만 멀미약을 먹을 때 초콜릿이나 콜라 등 카페인을 함유하고 있는 식품을 같이 먹지 않는 것이 좋습니다.

▶ 피리독신

비타민B6로 잘 알려진 피리독신의 멀미 억제에 대해 밝혀진 기전은 뇌의 신경전달 물질과 관련이 있습니다. 우리 인간의 뇌에는 GABA라는 억제성 신경전달 물질이 존재합니다. GABA는 뇌의 중추신경을 억제하는 방향으로 작용하기 때문에 졸음이나 진정작용을 나타내고 이것이 멀미나 어지럼증 완화에 도움이 된다고 합니다. 피리독신은 GABA 생성과정을 촉진시키기 때문에 위와 같은 약리작용을 기대할 수 있습니다.

위에 나열한 성분들은 모두 아이들이 먹어도 안전하고 효과 또한 우수하기 때문에 평소에 아이의 멀미가 심하면 상비약으로 챙겨두는 것이 좋습니다. 보통 3세 이상부터 복용이 가능하고 나이에 따라 복용량이 달라지기 때문에 용량을 확인하고 먹이면 됩니다.

설사약 : 열나고 설사하고 토하고…
어떤 종류의 지사제를 먹어야 하나요?

　설사를 유발하는 원인은 굉장히 다양합니다. 그중 가장 흔한 원인으로는 수분 흡수의 이상인데요. 우리 몸의 우측 대장은 주로 수분을 흡수하는 역할을 합니다. 우측 대장에 이상이 생겨 원활하게 수분의 흡수가 이뤄지지 않으면 흡수되지 못한 수분이 변을 묽게 만들어 설사를 유발하게 되는 것입니다. 그 밖에도 바이러스나 세균 감염, 구조적 손상을 유발하는 염증성 장질환, 장내 체액의 과다 분비, 상한 음식 섭취, 장운동 이상, 수분 흡수에 영향을 주는 음식, 특정 약물, 스트레스, 면역질환 등이 전부 설사의 원인이 될 수 있습니다.

　이렇게 원인이 다양하다 보니 그 치료방법도 원인에 맞게 적용이 되어야겠죠? 그런데 보통 사람들은 쉽게 설사의 원인을 알기가 어렵고 또한 약의 특성도 파악하기 어렵기 때문에 약의 사용이 의외로 어렵습니다. 예를 들어 내가 세균성 장염으로 장내 유해물질을 빠르게 배출해야 하는데 장운동을 느리게 하여 설사를 잡아주는 약을 먹게 된다면 오히려 유해물질이 배출되지 못해 증상이 더욱 심해질 수 있습니다. 따라서 약 포장지에 '지사제', '설사약'이라고 적혀 있다고 해서 아무 약이나 먹는 것은 좋은 방법이 아닙니다. 지금부터 약국에서 상비약으로 판매하고 있는 대표적인 설사약의 종류와 특징을 알아보겠습니다.

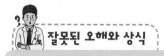
지사제, 다 비슷비슷한 거 아닌가요?

동일한 한 가지 증상에 대해 사용하는 약들이라 하더라도 그 작용 기전은 여러 가지입니다. 어떤 원인으로 증상이 시작되었는지 확인하고 그에 맞는 기전의 약을 써야 효과적이고, 부작용도 막을 수 있죠. 간혹 약국에 오셔서 무작정 지사제를 달라고 하거나 '스멕타'를 달라고 하는 경우가 있는데, 사실 원인이 무엇이냐에 따라 정확하게 구분해서 써야 하는 것이 바로 지사제입니다. 잘못 복용하는 경우 증상이 더욱 심해질 수 있기 때문입니다. 그러니 가급적이면 설사가 난 경위에 대해서 자세히 설명하고 약사와 상담하여 현재 증상에 적합한 약을 복용하는 것이 좋습니다.

■ 스멕타이트디옥타헤드랄

설사는 장내 유해 물질이 원인이 되기도 하고 흡수되지 못한 수분이 과도하게 장운동을 항진시켜 발생하기도 합니다. 지사제로 분류되는 약물 중에 이러한 원인을 제거하면서 장 점막을 회복시켜 빠르게 증상을 호전시키는 약물이 있습니다. 바로 스멕타이트smectite인데요.

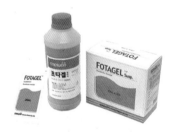

[포타겔 현탁액(대원제약)]

스멕타이트는 알루미늄 및 마그네슘의 이중 실리케이트(silicate)로 구성된 천연 점토류의 일종입니다. 천연 원료를 사용하여 만든 약으로 흡착성 지사제로 분류되는데요. 흡착성이라는 단어에서 알 수 있듯이 이 성분은 강력한 흡착력을 가지고 있어 장질환이 생겼을 때 그 원인이 되는 장의 병원성 세균, 바이러스, 독성 유해 물질, 장내 세균의 이상 발효에 의해 생성되는 가스 등을 흡착시켜 배설시키고 이를 통해 장의 운동을 정상적으로 만듭니다. 뿐만 아니라 여러 염증성 장질환에 있어서 장 점막이 손상되어 수분 흡수가 저해되는 경우가 많은데 스멕타이트는 손상된 장 점막에 도포되어 빠른 회복을 도와줍니다. 다만 흡착시키는 특징 때문에 다른 약물이나 음식과 함께 복용할 경우 다른 약물의 효과가 감소할 수 있고 지사효과 역시 떨어질 수 있습니다. 따라서 반드시 공복에 복용해야 합니다.

▶ 복용 가능 연령

만 2세 미만의 소아, 임부 및 수유부에 있어서는 사용이 금지되며, 만 2세 이상 소아의 경우에도 급성 설사 치료를 위해서만 사용하되 최대 7일까지만 사용할 것이 권장됩니다.

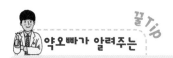

아이들의 경우 복용의 편의성을 위해 다른 시럽제나 가루약을 함께 먹이는 경우가 있는데 이럴 경우 스멕타이트에 의해 다른 약물의 흡수가 저해될 가능성이 크므로 스멕타이트는 반드시 다른 약물과 충분한 시간을 두고 공복에 복용하도록 합니다. 음식물이나 다른 약의 복용과는 최소 1~2시간 이상 시간차를 두는 것이 좋습니다.

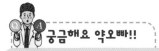

Q. 항생제를 먹었더니 설사를 해요. 스멕타가 집에 있는데 먹어도 될까요?

A. 항생제 부작용으로 인한 설사, 한두 번쯤은 경험해보셨을 텐데요. 항생제를 복용한 후 장내 유익균의 저하와 이로 인한 장내 정상 세균총 밸런스가 깨지면서 발생하는 부작용이 바로 설사입니다. 하지만 스멕타는 수렴·흡착성 지사제로 설사의 원인이 되는 세균, 독소, 바이러스, 가스 등을 흡착하여 배설시키는 것이 그 작용 기전이기 때문에 사실 항생제 투여로 인한 설사에는 직접적인 효과를 기대하기 힘듭니다. 이런 경우라면 스멕타보다 비오플이나 유산균(사균) 등을 복용하는 것이 더 바람직합니다. 또한, 설사가 지속된다면 담당의와 상담하여 항생제의 종류를 바꿔보는 것 또한 하나의 방법입니다. 그러니 '설사 = 무조건 스멕타!'는 아닙니다.

■ 로페라마이드

꽤 오래전부터 사용되어 온 나이가 좀 있는 성분입니다. 보통 역사가 긴 약들은 어느 정도 안전성이 확보되어 쉽게 사용되는 약들이 많지만 이 성분의 지사제들은 사용에 있어서 많은 주의가 필요합니다. 그 이유는 설사를 멈추게 하는 기전에 있습니다. 로페라마이드loperamide가 들어있는 약은 장의 연동운동을 억제하여 설사를 줄입니다. 대장관 평활근에 있는 오피오이드 뮤 수용체에 작용해 장관 평활근의 운동성을 억제하는 것인데, 쉽게 말하자면 장의 움직임을 느리게 만들어 내용물이 조금 더 오래 머무르게 만드는 것입니다. 장에 내용물이 오래 머무르게 되면 당장 빠져나오는 설사의 양도 줄어들 뿐만 아니라 머무르는 시간 동안 수분의 흡수가 늘어나면서 대변의 점성과 농도가 진해져 전반적으로 설사가 개선되는 것이죠. 다른 증상을 동반하지 않고 오로지 설사로 인하여 생활의 불편함을 느끼는 상태라면 좋은 선택이 될 수 있습니다.

하지만 문제는 여기서 발생합니다. 만약 설사의 원인이 독소를 만들어 내는 세균이나 바이러스에 의한 장염이라면 로페라마이드 성분이 장 속의 유해 물질을 밖으로 배출하지 못하게 만들어 증상을 더욱 악화시킬 수 있습니다. '설사'는 우리 몸의 기능 저하로 발생하는 것이기도 하지만 한편으로는 유해 물질이 장내로 들어왔을 때 이를 배출시키는 기능을 담당하기도 합니다. 따라서 지나치게 설사를 억제해버리는 것은 좋은 방법이 아닐 수 있습니다. 물론 설사로 인하여 삶의 질이 떨어진다면 약을 사용할 수 있지만 심각하게 영향을 줄 정도가 아니라면 전문가와 상담하여 신중하게 고려하는 것이 중요합니다.

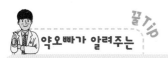

약오빠가 알려주는 꿀Tip

로페라마이드 성분이 들어있는 약은 대부분 캡슐로 출시되어 있기 때문에 아이들 상비약으로 사용하기는 어렵습니다. 또한 혈변이나 발열, 점액성 설사, 흑변, 구토 같이 감염성 장질환이 의심되는 경우와 장폐색증 환자의 경우는 로페라마이드 성분보다는 전문가와 상담후 다른 종류의 지사제를 사용하는 것이 좋습니다.

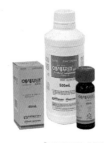
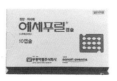

[에세푸릴 현탁액, 캡슐(부광약품)]

의약분업 이후로 대부분의 항생제가 처방을 받아야 사용이 가능한 전문의약품으로 분류되었습니다. 그 때문에 약국에서 구입할 수 있는 일반의약품 중에 항생제는 거의 없지만, 니푸록사지드nifuroxazide는 그 별로 없는 항생제 중 하나입니다(간혹 항균제로 분류하기도 합니다). 니푸록사지드는 장질환을 유발하는 균들에 대해 광범위한 항균작용을 갖습니다. 핵산 합성 과정을 억제하여 농도에 따라서 정균(균의 증식을 억제) 또는 살균(균을 죽이는 작용)효과를 보이는데요. 이러한 작용으로 세균에 의해 발생한 여러 장질환에 많이 사용됩니다. 약은 정제와 시럽 두 가지 제형으로 나와있어 아이(2세 이상)부터 어른까지 전 연령층에 사용이 가능합니다. 가장 큰 장점으로는 일반적인 항생제는 장내 정상 세균총을 무너뜨리지만 니푸록사지드는 유해균을 억제하는 동시에 장내 세균총에는 거의 영향을 주지 않는다는 것입니다. 또한 혈액으로 흡수되지 않기 때문에 전신 부작용이 없다는 것도 큰 장점입니다.

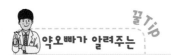

니푸록사지드와 스멕타이트 성분의 약은 세균에 의한 설사에 사용하면 좋다고 했는데, 사실 나의 증상이 어떤 원인에 의한 것인지 알기는 매우 어렵습니다. 이럴 때는 상황을 고려하면 조금 쉽게 판단할 수 있는데요. 일반적으로는 여행 중에 발생하는 '여행자 설사'를 들 수 있습니다. 여행을 하다 보면 익히지 않거나 상한 음식을 먹기 쉽고, 제대로 정수되지 않은 물을 마실 경우도 잦습니다. 이런 경우에 세균성 장질환이 잘 발생하는데 그때 니푸록사지드와 스멕타이트를 복용하면 좋은 효과를 기대할 수 있습니다. 평소에 장이 민감한 사람이라면 이 두 가지 성분의 약을 가지고 여행을 떠나면 좋습니다.

■ 베르베린, 아크리놀, 현초, 비스무스 복합제제

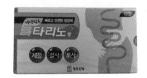

[타리노정(정우신약)]

약국에서 많이 판매되는 지사제 중에는 여러 살균 성분들이 복합되어 있는 약들이 많습니다. 이들은 단독으로 사용하기보다는 복합제로 사용하였을 때 좋은 효과를 기대할 수 있기 때문인데요. 이 성분들로만 구성된 제품도 있고 다른 설사약 성분과 같이 사용되기도 합니다.

▶ 베르베린

식물에서 추출한 성분입니다. 설사에만 사용되지 않고 염증, 당뇨, 콜레스테롤에도 사용되고 있습니다. 설사에 사용되는 원리는 베르베린berberine 성분 자체가 갖고 있는 항균효과에 있습니다. 몇몇 연구에서 베르베린 성분이 특정 균 감염에 의한 설사를 감소시키는 데 도움이 되는 것으로 보고되었고, 균주들이 숙주의 세포에 달라붙는 것을 억제하여 감염성 장질환에 도움이 된다는 것으로도 알려져 있습니다. 뿐만 아니라 장 내벽의 기능을 개선하고 염증 완화에도 효과가 있습니다.

▶ 아크리놀

그람 양성 세균으로 분류되는 균들에 대해 살균작용을 갖는 성분인 아크리놀acrinol 역시 세균에 의한 감염성 설사에 도움이 될 수 있습니다.

▶ 현초

흔히 이질풀이라고 불리는 생약 성분입니다. 예전부터 민간요법으로 위장 질환이나 장염 증상에 약재로 많이 사용되어 왔으며, 항균 및 항바이러스 작용이 있어서 세균과 바이러스의 증식을 억제하는 것으로 알려져 있습니다.

▶ 비스무스

금속의 일종입니다. 이 성분은 염산과 반응하여 옥시염화 비스무스bismuth oxychloride
로 바뀌고 이는 위장관에서 흡수되지 않으면서 항균작용을 나타냅니다. 이를 통해
설사를 개선하고 복통과 구토에도 효과가 있습니다. 다만 비스무스 성분의 약을 복
용하면 변이 검게 변할 수 있고 기간과 섭취량에 따라 혀가 검게 변하기도 합니다.
하지만 복용을 중단하면 다시 회복됩니다.

■ 정로환 ────────────────────────────

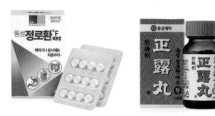

[동성 정로환 에프정, 동성 정로환 에프환(동성제약)]

스테디셀러로 아직도 많은 분들이 사용하고 있는 정로환입니다. 이 약의 역사는
굉장히 오래전으로 거슬러 올라갑니다. 정로환이라는 이름을 풀어보면 '러시아를 정
복하는 약'이라는 뜻으로, 예전 러일전쟁 당시 일본이 러시아를 공격하러 갈 때 설사
나 복통을 겪는 병사들을 치료하기 위하여 만들어진 약이라고 알려져 있습니다.

정로환은 최근에 성분이 리뉴얼되었는데, 리뉴얼되기 이전의 정로환은 성분에
논란이 있었습니다. 이전의 정로환은 목재를 가열하여 추출한 크레오소트creosote가
주성분이었습니다. 크레오소트는 페놀phenol, 크레졸cresol, 구아이콜guaiacol 등의 혼합
물로서 살균, 방부 효과를 통해 복통이나 설사를 조절하는 특징이 있습니다. 그런
데 이 중 크레졸 같은 경우는 미국 환경보건청(EPA)에서 발암의심물질로 지정하
는 등 유해성 논란이 있는 성분이기도 했습니다. 하지만 최근 리뉴얼되어 이 크레
오소트가 빠지면서 성분의 구성이 달라졌습니다. 식생활이 달라져서 예전과 같이

감염성 설사가 많지 않고, 잘못된 식습관으로 인한 위장장애가 많아졌기 때문에 성분을 변경하였다고 제조사는 설명하고 있습니다.

현재 출시되어있는 정로환은 2가지 제품입니다. 동성 정로환 에프정과 동성 정로환 에프환입니다. 두 가지 제품의 성분 구성은 거의 유사합니다. 다만 1정(1환)당 함량의 차이로 복용하는 정(환)의 개수가 다르며 에프정은 당의정으로 코팅을 통해 냄새를 줄인 정제입니다. 성분을 살펴보면 이 약의 특징을 간단하게 이해할 수 있습니다. 구아야콜, 감초가루, 황백엑스산, 황련가루, 진피건조엑스의 5가지 성분으로 구성이 되어있는데요. 간단하게 정리하자면 구아야콜은 크레오소트와 유사하게 살균효과가 있는 성분으로 유해균을 억제하고 동시에 거담작용을 갖습니다. 이를 통해 위장을 안정시켜주는 효과가 있습니다. 그 밖에 복통을 완화해주는 감초, 소화에 도움이 되는 진피, 설사를 잡아주는 황련, 소화액 분비를 도와주고 살균 작용을 갖는 황백이 정로환의 주요 성분들입니다. 따라서 가벼운 복통이나 설사, 이에 동반되는 소화불량이 있다면 정로환의 복용을 고려해 볼 수 있습니다.

■ 유산균

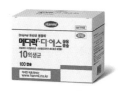

[메디락DS장용캡슐(한미약품)]

유산균은 복용한다고 해서 바로 지사작용을 보이는 것은 아닙니다. 다만 장내 세균의 이상 증식이나 세균성 감염에 의한 설사일 경우 다른 지사제와 함께 복용하면 장내 정상 세균총을 회복하는 데 어느 정도 도움이 된다고 생각하면 좋습니다. 특히 만성적으로 장의 상태가 안 좋고 민감하여 설사가 잦은 사람이라면 부작용이 거의 없는 유산균을 복용하는 것이 좋습니다.

▶ 사균 제품

사균은 생균을 배양한 뒤 동결 건조하여 과립화시킨 것입니다. 생균처럼 장내에
부착하여 증식하는 효과를 기대할 수는 없지만 유해균에 대한 억제작용과 노폐물
배출에 도움을 주어 일시적인 급성 설사에 복용하면 생균보다는 직접적이고 빠른
정장(整腸 ; 장을 깨끗하게 함) 효과를 기대할 수 있습니다.

▶ 생균 제품

생균은 균주와 투여 용량에 따라 성인의 급성 설사 치료, 항생제 연관 설사, 클로스
트리듐 디피실리균clostridium difficile 연관 설사의 예방 등에 효과가 있습니다[11]. 일반적으로
생균은 우리 몸의 장 점막에 생착·증식하여 지속적으로 장내 환경을 개선하고 면역을
개선하는 역할을 하는 것이므로 급성 설사 시 지사제 목적으로 단기간 사용하는 것보
다는 건강을 목적으로 장기적인 관점에서 꾸준히 복용하는 것이 좋습니다.

■ 비오플

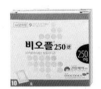

[비오플250산(건일제약)]

아이를 키우는 엄마들이라면 한 번쯤 들어봤을 비오플입니다. 지사제는 아니지
만 설사의 보조 치료에 많이 사용되기에 함께 알아보도록 하겠습니다. 비오플의 성
분은 사카로마이세스 보울라디균saccharomyces boulardii, 흔히 보울라디균이라고 부르는
성분인데요. 주로 항생물질, 화학요법제 투여 등으로 장내 균총 이상에 의한 변비,
묽은 변, 복부팽만감, 장내 이상발효 등의 증상을 완화할 목적으로 사용합니다. 아

11) Francisco Guarner, "World Gastroenterology Organisation Global Guidelines: Probiotics and
Prebiotics October 2011", Journal of Clinical Gastroenterology, 2012

이들이 배탈나거나 설사할 때 주로 처방을 받곤 하죠. 그런데 많은 분들께서 이를 유산균제의 일종으로 잘못 알고 계십니다. 비오플은 사카로마이세스 보울라디균이라는 효모균의 일종으로 유산균과는 다르며 대표적으로 항균작용, 영양작용, 면역조절 작용 등의 효능을 가집니다.

▶ 항균작용

몇몇 실험에서 E. Coli(대장균), Candida Albicans(칸디다성 질염의 원인균), Shigella(이질균), 황색포도상구균(식중독, 방광염, 상처 감염 등을 유발), 녹농균의 성장을 억제하는 결과를 보여주었습니다. 또한 살모넬라균salmonella이 세포 내로 침입하는 것을 방해하는 효과도 나타났는데 이런 이유로 세균성 장질환에 많이 사용되고 있습니다.

▶ 영양작용

비오플은 항생제 사용으로 인해 유발되는 설사에도 널리 쓰이는데, 이는 항생제 투여로 인해 망가진 장내 정상 세균총을 회복하는 데 도움이 되기 때문입니다. 식이섬유를 분해하는 과정에서 단쇄지방산이라는 물질이 만들어지는데, 이는 장내 환경을 산성으로 만들어서 좋은 균이 잘 증식하도록 도움을 주고 영양 흡수와 면역에도 영향을 줍니다. 항생제를 장기간 투여한 사람은 단쇄지방산이 감소하는 경향을 보이기 때문에 비오플이 도움이 될 수 있습니다. 효과가 우수하고 부작용이 거의 없다는 장점이 있으며, 실제 여러 국제적인 가이드라인에서 최고 등급으로 권장되는 설사 보조 치료제입니다.

▶ 면역 조절 작용

유해 병원체가 몸에 들어오면 NF-kB, 인터루킨interleukin 같은 면역 조절 인자가 활성화됩니다. 이로 인해 염증반응 같은 체내 방어 기전이 발동하는데, 비오플의 보울라디균은 이런 염증 촉진 인자의 활성을 억제시키고 이를 통해 염증 억제와 염증성 설사를 억제하는 효과를 나타냅니다.

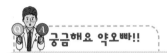

Q. 비오플, 항생제와 같이 먹어도 되나요?

A. 네, 같이 복용 가능합니다. 비오플은 앞서 말씀드린 것처럼 효모균이기 때문에 세균을 죽이는 항생제에는 반응하지 않습니다. 다만, 무좀약과 같이 먹을 경우 무좀약이 효모균을 죽이는 역할을 하기 때문에 영향을 받을 수 있습니다. 그러므로 이런 경우는 위장관 내에서 겹치지 않도록 최소 2시간 이상의 간격을 두고 드시는 것이 좋습니다.

Q. 오래 먹어도 안전한가요? 부작용은 없나요?

A. 비오플에는 유당이 포함되어 있기에 유당불내증인 사람과 효모에 알레르기가 있는 사람의 경우는 복용에 주의가 필요합니다. 하지만 이 외에는 일반적으로 앞서 언급한 증상에 대해서 보울라디균의 안전성이 충분히 입증되어 있기 때문에 장기적으로 복용해도 괜찮습니다. 만약 특별한 증상을 완화할 목적으로 1개월 이상 복용하였는데도 증상의 개선이 없다면 복용을 중단하고 전문가의 상담을 받아보는 것이 좋습니다. 하지만 어디에나 예외는 있습니다. 간혹 면역력이 저하된 사람(면역력 저하가 동반된 에이즈 환자는 제외)의 경우 전신 효모균 감염이나 드물지만 진균 감염증이 발생할 수 있고, C.difficile 원인 장염 환자에게 사용했을 경우 아주 낮은 비율로 갈증과 관상동맥질환이 관찰되기도 하였습니다. 증례는 적지만 소수의 사례에서 패혈증으로 인한 문제도 발생하였기 때문에 면역력이 약한 사람이나 과용량 복용은 주의가 필요합니다. 하지만 이는 소수로 보고된 케이스이며 이를 제외하면 상당히 안전한 약물입니다.

Q. 유산균과 같이 먹어도 되나요?

A. 효모균(비오플)의 효과가 유해균 증식의 억제인데, 사실 이것이 사람에게 좋은 균은 살려두고 안 좋은 균만 선별해서 억제하는 것은 아니므로 유산균에 영향을 줄 수 있습니다. 짧은 시간 간격을 두고 복용하면 결국은 장 내에서 만나기 때문에 가급적이면 2시간 이상 간격을 두고 복용하는 것이 좋습니다.

지사제는 종류도 다양하고 그에 따른 작용 방식도 매우 다릅니다. 그렇기 때문에 원인과 증상에 따라 구분해서 쓰는 것이 가장 중요하며, 일반인들이 구분하기에는 쉽지 않아 전문가와 상의 후 약을 사용하는 것이 좋습니다. 하지만 약을 복용하는 것보다 더 중요한 건 개인적인 관리입니다. 설사 치료 시에는 수분을 충분히 보충해주는 것이 매우 중요하기 때문에 끓인 물이나 보리차 등을 계속 섭취하는 것이 좋고, 이온음료 등을 통해 설사로 인해 소실된 전해질을 보충해 주는 것도 좋습니다. 음식물 섭취에도 주의가 필요한데요. 매운 음식, 자극적인 음식, 기름진 음식, 생야채, 과일, 차가운 음식, 당분이 많은 음식은 피하는 것이 좋습니다.

위장약 : 개비스콘 vs 겔포스 엠 vs 알마겔 에프, 어떻게 다른가요?

겔포스 엠 하나 주세요.

어떤 증상 때문에 그러시죠?

명치 윗부분이 타는 듯이 아파요.

그럴 때는 겔포스 엠보다 알긴산 제제가 더 효과적일 수 있는데 그렇게 드셔보시겠어요?

네, 감사합니다. 그렇게 주세요!

 개비스콘으로 잘 알려진 알긴산나트륨sodium alginate 제제와 마그네슘과 알루미늄이 들어있는 겔포스 엠, 알마겔 에프는 약국에서 판매하는 대표적인 위장약 삼총사입니다. 세 가지 모두 속쓰림 완화에 탁월한 효과를 보이고 있는데요. 조금 더 정확하게 세 가지의 의약품이 어떻게 다른지, 그리고 올바른 복용법은 어떻게 되는지 알아보겠습니다.

■ 위장약 삼총사의 작용원리

▶ 개비스콘 더블액션

개비스콘 더블액션의 주성분인 알긴산나트륨은 위산과 반응하여 위산층의 윗부분에 'acid pocket'이라고 불리는 약 2cm 두께의 겔층을 형성합니다. 이 겔층이 위산의 역류를 막아 속쓰림이나 타는 듯한 통증을 억제합니다. 같이 포함된 탄산수소나트륨과 탄산칼슘이 제산제 역할을 할 수 있지 않을까싶지만, 사실상 개비스콘 더블액션에 포함된 해당 성분들의 함량을 보면 제산제의 역할을 기대하기보다는 위산과 반응해 이산화탄소를 생성하여 주성분인 알긴산나트륨을 상부로 띄우는 역할을 한다고 보는 것이 합리적입니다. 개비스콘 더블액션과 동일한 성분을 가지고 있는 의약품으로는 '위엔젤 더블액션 현탁액, 윌로겔 현탁액, 위스콘 더블액션 현탁액, 다이스콘 듀얼액션 현탁액, 노루모 듀얼액션 현탁액, 겔스콘 더블액션 현탁액' 등이 있습니다.

일반적으로 제산을 목적으로 하는 겔포스 엠이나 알마겔 에프 같은 약들과의 차이는 위산 역류를 막을 수 있는 기전을 가지고 있기 때문에 가슴부터 식도로 이어지는 부위의 타는 듯한, 쪼이는 듯한 통증에 보다 더 효과적일 수 있다는 점입니다.

▶ 겔포스 엠

겔포스 엠은 인산알루미늄alumino phosphate과 수산화마그네슘magnesium hydroxide, 이 두 가지의 제산제가 주성분으로 산과 반응해 산을 중화시키는 작용을 합니다. 일반적으로 겔포스 엠은 위 내용물이 비어있는 식간(식사와 식사 사이)에 복용할 것을 권장하는데, 그 이유를 추측해보면 음식물을 소화시켜야 하는 시간이 필요하기 때문이 아닐까 싶습니다. 위산 분비의 본래 목적은 우리가 먹은 음식물을 소화시키는 것인데 식후에 겔포스 엠을 바로 복용하여 위산을 억제하면 음식물의 소화가 더뎌지기 때문입니다. 또한, 같이 포함된 성분인 시메티콘은 가스를 제거해 주어 더부룩한 느낌이나 자극감을 해소하는 데 도움이 될 수 있습니다. 하지만 이를 소화가 잘 되는 것으로 착각하여 소화제처럼 복용하는 것은 좋지 못한 습관입니다.

▶ 알마겔 에프

'알마'라는 이름에서 유추할 수 있듯이 '알루미늄+마그네슘'이 화학적으로 합성된 형태를 주성분으로 하는 알마겔 에프입니다. 겔포스 엠과 동일하게 위산과 반응해 이를 중화시키는 제산제 역할을 하는데, 겔포스 엠과는 달리 식후 30분~1시간 사이에 복용하는 것이 좋습니다. 이는 공복 상태에서는 약물이 위에서 배출되는 속도가 빨라져 위산 중화라는 약효를 오래 가져갈 수 없기 때문에, 공복은 피하되 음식물 섭취 이후 위산이 분비되는 시점을 대략적으로 함께 고려하여 제시한 복용법으로 생각됩니다.

■ 위장약 삼총사의 성분 및 복용법

제품마다 기입되어 있는 복용방법의 차이는 허가사항에 대한 차이일 뿐이므로 참고하시되, 실제로는 속쓰림 등의 증상을 느낄 때 복용하면 됩니다. 단, 무분별하게 복용할 경우 부작용을 겪을 수 있으니 정해진 횟수 내에서 충분한 시간 간격을 두고 복용하는 것이 중요합니다.

구분	개비스콘 더블액션 현탁액(옥시)	겔포스 엠(보령제약)	알마겔 에프(유한양행)
성분	알긴산나트륨 탄산수소나트륨 탄산칼슘	인산알루미늄 수산화마그네슘 시메티콘	알마게이트
복용방법	만 12세 이상 식후 및 취침 전 1회 10ml~20ml 1일 4회	성인 식간(식사와 식사 사이)	만 12세 이상 식후 30분~1시간
		1일 3회~4회(필요 시 취침 전 포함)	
주의사항	나트륨이 포함되어 있어 신장 및 심장질환 등으로 나트륨 섭취가 제한되는 경우 주의	마그네슘과 알루미늄 함유로 설사 또는 변비 등의 부작용이 생길 수 있음	

제산제 복용 시에는 음식물이나 다른 약물과의 상호 작용에 주의를 기울여야 합니다. 제산제 복용으로 위의 pH가 높아질 수 있는데, 이는 다른 약물의 위 배출 속도를 변화시키거나 약물 흡수에 영향을 줄 수 있습니다. 또한 일부 항생제와 결합해 그 흡수를 방해하기도 합니다. 그러므로 다른 약물들과 함께 복용할 경우 최소한 2시간 이상의 간격을 두는 것이 좋습니다.

지금까지 위장약에 대해 알아보았는데요. 마지막으로 한 마디만 드릴까 합니다. 약이 필요한 경우 증상에 맞춰 복용해야 하는 것은 맞습니다. 하지만 병원에서 처방을 받은 위장약이든 약국에서 구입한 위장약이든 약의 복용에 앞서 우선적으로 지켜져야 할 것은 '식습관의 개선'이라고 생각합니다. 오랜 기간 약국에서 많은 분들을 만나면서 경험한 바로는 아무리 약을 잘 챙겨먹어도 본인의 식습관과 생활습관의 개선 없이는 증상이 완화되지 않았기 때문입니다. 위산분비를 증가시키고 위에 자극을 줄 수 있는 카페인, 술, 매운 음식, 탄산, 기름진 음식, 밀가루 등의 섭취를 줄이고 역류성 식도염이 있는 경우라면 취침 전 3시간에는 최대한 음식의 섭취를 제한하는 것이 좋습니다. 또한 스트레스 역시 대표적으로 위산분비를 증가시키는 요인이니만큼 평소 마음을 차분하게 다스리는 것 또한 아주 중요한 일입니다.

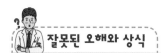
잘못된 오해와 상식

제산제를 꾸준히 복용하고 있는데 왜 낫지 않죠?
개비스콘 더블액션, 겔포스 엠, 알마겔 에프와 같은 약들은 치료제가 아닙니다! 간혹 제산제를 반복해서 구매하시는 분들 중에 "약사님! 왜 이걸 꾸준히 먹는데 낫질 않고 계속 아프죠?"라고 물어보는 분들이 계신데요. 제산제는 말 그대로 위산이 과하게 분비되는 것을 중화시키고, 역류하는 것을 막는 역할만 할 뿐 원인을 억제해서 치료를 하는 것이 아니기 때문입니다. 그러므로 이런 증상이 지속적으로 반복된다면 가까운 병·의원을 방문하여 진료를 받는 것이 가장 좋습니다. 만약 위산분비 과다나 역류가 문제라면 위산분비를 억제하는 약, 위장 점막을 보호하는 약, 역류를 방지하는 위장운동촉진제 등을 처방받으실 텐데, 증상의 정도에 따라 완치까지 수개월 정도 걸릴 수 있으니 가능한 한 빨리 치료를 받으셔야 합니다.

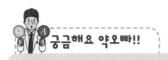

Q. 제산제를 오래 복용해도 괜찮을까요?

A. 간혹 발생할 수 있는 변비와 설사 같은 부작용을 제외하면 특별히 문제되는 부분은 없지만 오남용하게 되면 문제는 생기기 마련입니다. 위산은 단백질 소화를 위해 꼭 필요한 물질이며, 외부로부터 소화기계를 통해 들어오는 다양한 세균이나 곰팡이 등을 살균·소독해주는 역할을 합니다. 이런 위산을 제산제로 억제한다면 단백질 소화에 문제가 생기고 장내 미생물 균총의 밸런스를 파괴할 수 있습니다. 덜 소화된 단백질 찌꺼기는 장내 유해균의 먹이가 되어 수를 증가시키고 가스를 생성하기도 하며, 장 점막의 미세한 틈새로 흡수돼 각종 염증 및 면역 반응을 일으키는 원인 물질로 작용할 수 있습니다. 또한, 위산이 지속적으로 억제되면 위산이 있어야 흡수가 용이한 2가 양이온 미네랄이나 일부 비타민의 경우 흡수에 영향을 받을 수 있습니다. 이로 인해 나타날 수 있는 불편한 증상들은 더부룩함, 복부팽만감, 잦은 트림, 속쓰림 및 역류성 식도염 증상의 심화, 설사나 변비, 비염·아토피·여드름 등을 비롯한 다양한 알레르기 및 염증성 질환, 비타민과 미네랄의 흡수 저하로 인한 만성피로 등이 있습니다.

구내염 : 오라메디? 가글액? 비타민?
어떤 걸 사용해야 하나요?

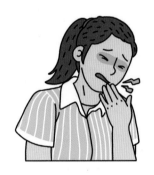

입안에 무언가가 혀에 걸리기 시작하며, 시간이 지나면 하얗게 파여 음식을 먹기도 힘들고 혀가 살짝만 닿아도 심한 통증이 생기는 증상, 바로 구내염입니다. 약국에 가면 구내염과 관련된 약이 굉장히 많은데요. 이전부터 계속 써오던 연고는 오래 쓰면 안 좋다는 말이 있고, 최근에 나온 가글액은 바르는 것에 비해 효과가 좋을지 걱정이 됩니다. 약을 발라도 쉽게 낫지 않는 구내염, 도대체 어떻게 관리해야 할까요?

■ 지긋지긋한 구내염, 도대체 왜 생기는 건가요?

구강 점막은 상당히 얇은 구조를 가지고 있습니다. 손상이나 수포가 발생하면 쉽게 궤양으로 진행되고 구강의 기능적·구조적 특징상 지속적인 물리적·화학적 손상에 노출되기 쉽습니다. 물론 구강 점막의 재생속도가 피부보다 빠르다고 알려져 있지만 구내염의 발생 위치에 따라 회복은 더뎌지거나 악화될 수밖에 없습니다. 더불어 연고의 대부분이 스테로이드를 주성분으로 하고 있기 때문에 장기적으로 사용할 경우 오히려 구강 점막을 약화시켜 다시 구내염이 발생하는 악순환이 반복되기도 합니다. 이런 구내염은 도대체 왜 생기는 걸까요?

▶ 감염

입안에는 균이나 바이러스가 굉장히 많습니다. 입안이 건조해지거나 감염이 발생할 수 있는 환경이 만들어지면 헤르페스herpes 바이러스나 칸디다균candida 등이 점막 내로 침투하여 염증을 유발합니다.

▶ 물리적인 손상

치아로 입 안쪽을 깨물거나 교정기 착용으로 인해 점막이 손상되면 손상된 부분을 통해 감염이 발생합니다. 그리고 뜨거운 것을 자주 먹는 것도 손상의 원인이 될 수 있습니다.

▶ 흡연

점막은 손상이 일어나도 빠르게 회복되는 조직입니다. 다만 이 회복을 위해서는 원활한 혈액순환을 통해 영양분이 공급되어야 하는데 이 과정이 순탄치 못하면 조그마한 손상이 생겨도 오랫동안 염증이 지속될 수 있습니다. 특히 흡연은 일산화탄소를 다량 흡입하여 산소 공급을 방해하기 때문에 회복이 더뎌질 수밖에 없습니다.

▶ 면역질환

자가면역질환으로 알려진 질병들이 있습니다. 우리 몸의 방어물질이 외부에서 침입한 물질만을 공격하는 것이 아니라 내 몸의 조직까지 공격하는 무서운 질병인데요. 구내염과 관련된 대표적인 질병으로는 크론병과 베체트병이 있습니다. 이들은 각각 소화기관과 혈관에 염증이 자주 반복되어 나타나는 질병으로, 장질환이 동반되거나 오랜 기간 지속된다면 이 병을 의심해볼 수 있습니다. 이 밖에 빈도는 낮지만 셀리악병, 천포창, 루푸스 같은 질병에서도 구내염이 나타날 수 있습니다.

만약 구내염이 일반적인 범위를 넘어 자주, 그리고 심하게 발생한다면 꼭 관련 검사를 받아보는 것을 추천합니다.

▶ 약물 복용
현재 특정 약물을 복용 중이라면 그 약이 구내염의 원인이 될 수도 있습니다.

약물	원인
항생제	특정 질환에 필수적인 약이기도 하지만 장기간 복용하면 정상 세균총을 무너뜨려 상재균이 증식할 수 있습니다.
스테로이드	스테로이드를 장기간 복용하면 면역력이 저하되어 구내염이 생길 수 있습니다. 스테로이드 성분의 구내염 연고는 단기간 사용에는 탁월한 효과를 보이지만, 장기적으로 사용할 경우 오히려 구내염을 악화시키는 주범이 될 수 있습니다.
항콜린제, 이뇨제	항콜린제는 비뇨기 증상이나 심장질환, 소화기 궤양, 천식 등에 많이 사용되는 약물이고, 이뇨제는 소변의 양을 증가시키는 약물입니다. 이 약들의 공통점은 입 마름을 유발한다는 것인데요. 입안이 건조해진 상태에서는 구내염이 더욱 잘 발생할 수 있습니다.
면역억제제, 항암제	면역을 저하시켜 상재균에 의한 구내염을 유발할 수 있습니다.
소염진통제	소염진통제도 장기간 복용하면 구내염을 유발할 수 있습니다.
영양 결핍을 유발하는 드럭머거	'드럭머거(Drug Mugger)'라는 개념은 특정 약이 몸에서 작용할 때 우리 몸의 특정 영양소를 빼앗아가는 것입니다. 영양소의 결핍 역시 구내염의 원인이 됩니다.

구내염이 생기는 원인은 아주 다양합니다. 만약 본인이 구내염이 자주 생기는 편이라면 위에서 언급한 발생 원인을 참고해보세요. 발생 원인을 알아야 치료가 수월하니 나의 어떤 습관과 생활방식이 구내염을 발생시키는지 확인하는 것이 치료의 첫 번째 단계입니다.

▶ 스테로이드 연고 및 패치

의외로 많은 사람들이 구내염에 사용되는 다양한 연고의 성분이 스테로이드라는 것을 잘 모릅니다. 스테로이드는 뛰어난 항염 작용으로 적정 기간 동안 올바른 방법으로 사용하면 좋은 효과를 기대할 수 있습니다. 스테로이드는 우리 몸의 부신피질에서 만들어지는 성분으로 평상시 우리 몸속에도 존재하는데요. 약으로 사용하는 스테로이드 역시 몸속에 존재하는 것과 유사한 구조를 가진 화학적 합성물로 과도한 면역반응을 억제하여 염증이 심해지는 것을 막아주는 역할을 합니다. 구내염도 원인은 다를 수 있지만 구강 점막에 생기는 염증성 질환이므로 스테로이드를 사용하여 효과를 볼 수 있습니다. 이때 구강 점막은 피부와는 다르게 약에 대한 흡수도가 높기 때문에 아주 강력한 스테로이드를 사용하지 않아도 어느 정도의 효과를 기대할 수 있습니다.

1. 오라메디, 아비나파스타, 페리덱스

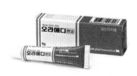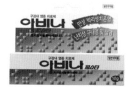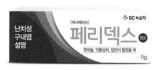

구내염에 바르는 연고의 대명사를 꼽으라면 오라메디(동국제약)와 아비나파스타(태극제약), 페리덱스(녹십자)를 꼽을 수 있는데요. 오라메디와 아비나파스타는 '트리암시놀론triamcinolone' 성분의 연고로 페리덱스보다 빠른 효과를 기대하거나 심한 염증이 있는 경우 더 좋은 선택이 될 수 있습니다. 페리덱스는 트리암시놀론보다 더 약한 단계의 스테로이드인 '덱사메타손dexamethasone' 성분의 연고로 오라메디에 비해 효과는 느릴 수 있지만 발생할 수 있는 부작용의 우려는 더 적습니다. 오라메디가 높은 인지도로 구매 접근성이 우수하다면 페리덱스는 가격이 저렴한 편이라 경제성에서 장점이 있습니다.

위의 세 가지 종류의 연고는 모두 1일 3회 적용이 가능하고 스테로이드 특성상 감염성으로 의심되는 구내염에는 사용상 주의가 필요합니다.

2. 아프타치

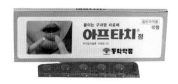

앞서 소개한 약이 모두 바르는 형태의 약이라면 아프타치(동화약품)는 붙이는 형태의 약입니다. 일본에서 먼저 사용되어 이후 우리나라에 소개된 약으로 밴드처럼 생긴 작은 필름을 구내염 환부에 붙여서 사용합니다. 이 약의 성분만 놓고 보자면 오라메디와 같은 트리암시놀론 성분입니다. 붙이는 제품이기 때문에 바를 때보다 자극에 의한 통증이 적고, 연고를 삼키지 않을 수 있다는 장점이 있습니다. 다만 잘못 붙이면 다시 떨어질 수 있고 자체의 이물감이 불편하게 느껴질 수도 있습니다.

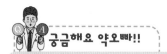

Q. 구내염 연고, 삼켜도 안전한가요?
A. 삼켰을 때 문제가 발생한다면 약으로 허가를 받지 못합니다. 다만 연고에는 여러 보존제와 첨가제가 들어가기 때문에 많은 양을 삼키는 것은 좋지 않습니다. 삼키는 양을 최소화하기 위하여 점막에 소량 도포하고 보통은 식후에 양치를 한 다음 바르는 것이 가장 좋습니다.

Q. 어린아이들도 사용할 수 있나요?
A. 물론 아이들도 사용이 가능합니다만 장기간 사용하는 것은 피해야 합니다. 먹는 약은 아니지만 스테로이드가 점막으로 흡수되기 때문에 오랜 기간에 걸쳐 사용하면 부작용이 나타날 수 있습니다. 보통은 5일 이하로 쓰시는 것이 좋습니다.

▶非스테로이드 성분의 구내염 치료제

1. 알보칠

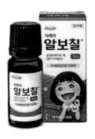

효과는 아주 우수하지만 바르는 순간 그 짜릿함과 통증에 정신이 번쩍 드는 '악마의 약' 알보칠(한국다케다제약)입니다. 폴리크레줄렌policresulen 성분이 들어있는 알보칠은 맨 처음 독일에서 여성의 질내 감염을 치료할 목적으로 탄생했다고 합니다. 현재는 구내염에 가장 많이 사용하는데 실제로는 국소지혈제, 소독제로 분류되어 있으며 자궁의 염증치료를 비롯해 화상, 궤양, 욕창, 모세혈관 지혈, 편도선 수술 후 및 비출혈의 지혈 등 다양한 용도로 사용되고 있습니다.

알보칠의 작용 원리는 광범위한 항생작용으로 일반 세균, 진균, 트리코모나스균trichomonas 등을 억제하거나 살균하는 효과를 가진다고 합니다. 그리고 일종의 강산으로, 병리학적으로 손상되거나 괴사된 국소 조직에 선택적으로 작용해 이것을 녹이는 효과를 보입니다. 다행히 정상 조직에는 영향을 주지 않는다고 하니 너무 놀라실 필요는 없습니다. 이런 작용과 더불어 강력한 수렴작용으로 구내염 부위에서 분비되는 삼출물의 발생도 막아주는데, 이를 종합해보면 알보칠은 균을 억제함은 물론 신생 조직 형성을 촉진하여 손상된 부위가 빠르게 회복되도록 도와주는 역할을 한다고 볼 수 있습니다. 단 주의할 점은, 강한 산성으로 인해 치아의 법랑질에 손상을 줄 수 있으니 잇몸이나 구강 점막에 적용한 후에는 반드시 입안을 헹궈주어야 합니다.

2. 터치메드

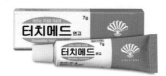

　기존에 사용해 온 약들과는 성분에 있어서 차별점이 많은 제품입니다. 터치메드 (동화약품)의 주성분은 글리시레틴산glycyrrhetinic acid, 아줄렌설폰산나트륨, 염화세칠 피리디늄입니다. 글리시레틴산은 점막 보호작용과 체내 스테로이드의 분해를 억제 하여 염증을 줄여주는 효과가 있고, 아줄렌설폰산나트륨은 진정작용이 우수하여 화상 연고로도 사용되는 성분으로 점막 진정효과와 염증이나 궤양에 대한 완화작 용이 우수합니다. 마지막으로 염화세칠피리디늄은 가글액에도 사용되는 성분으로 소독작용이 우수합니다. 구내염이 있는데 스테로이드 성분을 사용을 피하고자 하 는 분들에게 좋은 선택이 될 수 있습니다.

3. 페리톡겔

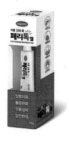

　페리톡겔(한미약품)은 앞선 터치메드의 성분 중 소독 작용이 있는 염화세틸피리 디늄에 리도카인을 복합한 제품입니다. 리도카인은 국소마취제로서 통증을 완화해 주는 역할을 하죠. 구내염이나 궤양이 있으면서 통증을 느낀다면 추천해 드릴만 한 제품입니다. 또한 의치나 교정기 등을 착용하는 경우 이들의 자극에 의한 통증을 느낄 때도 사용할 수 있겠습니다. 리도카인을 국소마취제라고 설명해드리면 "그거 위험한 거 아니에요?"라고 살짝 거부감을 갖는 경우가 있는데요. 페리톡겔에 함유된 리도카인은 굉장히 낮은 농도로 희석되어 있어 사용을 걱정하실 필요는 없습니다. 단, 5개월 미만 유아와 국소마취제에 과민반응이 있는 사람은 사용하지 않도록 합니다.

4. 필모겔

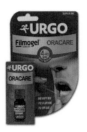

연고를 사용했을 때 불편한 점을 하나 꼽자면 끈적끈적한 발림감과 삼킬 것만 같은 불안한 느낌입니다. 그리고 국소마취제 성분이 포함된 연고를 제외하면 빠르게 통증이 없어지지도 않습니다. 이런 연고의 불편함을 해결해 줄 제품이 바로 필모겔 (JW중외제약)입니다. 기존의 크림, 연고, 액상의 약들과는 다르게 리퀴드 필름 형태의 제품으로 바르면 얼마 지나지 않아 필름막을 형성하여 외부 자극으로 인해 발생하는 통증을 경감시켜줍니다. 또한 이런 필름막은 물리적인 자극과 2차 감염으로부터 보호해주는 효과도 기대할 수 있습니다. 그래서 구내염이나 구강궤양이 심해 음식물 섭취에 지장이 있는 경우 사용하면 아주 좋습니다. 7세 이상부터 사용이 가능하며 통증에 대한 효과가 우수하다는 장점이 있지만 냄새가 강하고 가격이 비싸다는 단점이 있습니다.

5. 아프니벤큐

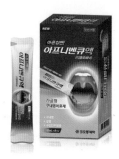

'가글가글, 1분이면 끝' 구내염 치료제 시장에서 최근 가장 두각을 나타낸 제품을 하나 꼽으라면 바로 아프니벤큐(코오롱제약)입니다. 기존의 바르는 제형에서 탈피하여 입안을 헹궈 사용하는 제품으로 성분은 NSAIDs계 소염진통제인 디클로페낙 diclofenac입니다. 디클로페낙은 우수한 통증 억제 효과로 인해 주사제, 패취제, 경구제 등으로 다양하게 사용되고 있는데요. 이것을 가글제로 사용했을 때에는 조직에 오래 남아 통증을 줄여주고 염증을 완화시키는 효과가 있습니다. 몇몇 연구를 찾아보면 일정 기간 사용했을 때, 오라메디 성분의 연고와 거의 유사한 효과를 나타낸다고 알려져 있습니다. 가글로 입안 전체에 사용하기 때문에 염증이 넓게 생겨있거나 바르는 연고가 불편한 사람이라면 이 제품을 사용해보는 것도 좋은 방법입니다. 다만 역시 사용기간에 비해 가격이 비싼 편입니다.

■ 치료법 2. 치료를 돕고 예방에 도움이 되는 성분

지금까지 소개해드린 약이 구내염의 현재 증상을 가라앉혀주는 약이라면 지금부터는 관리, 예방하는 데 도움이 되는 성분을 소개하겠습니다.

▶ 비타민B군

비타민B군은 구내염과 관련하여 가장 많은 연구가 되어 있는 성분입니다. 비타민B군의 결핍은 구내염의 원인이 되는 경우가 많고, 특히 비타민B군의 드럭머거(영양소를 훔치는 도둑)로 작용하는 혈압약, 당뇨약, 항생제, 위산분비저해제, 경구용 호르몬제 등의 약물을 복용하는 사람에서 구내염이 두드러지기 때문입니다. 구내염 환자의 대략 20%는 육류 섭취 결핍으로 인한 엽산, 피리독신(비타민B6), 코발라민(비타민B12)의 결핍이 원인이기 때문에 여러 비타민B군 중에서 B2, B6, B12, 엽산이 구내염에 도움이 되는 것으로 알려져 있습니다.

[구내염과 영양 결핍의 관계[2]]

RAS 피험자와 연령 및 성별에 맞는 NHANES 대조군 간의 에너지 조정 영양소 밀도 차이

Nutrient	Density difference in mcg/kcal (RAS subjects – NHANES controls)
Vitamin A	0.4444
Vitamin C	27.6
Thiamin	0.1
Riboflavin	0.00562
Niacin	1.48
Vitamin B6	0.2
Vitamin E	1.94
Folate	−0.0403
Vitamin B12	−0.0002

J Oral Pathol Med. Author manuscript, available in PMC 2012 Apr 10.
Published in final edited form as:
J Oral Pathol Med. 2010 May; 39(5): 420–423.
Published online 2010 Feb 7. doi: 10.1111/j.1600-0714.2009.00867.x

PMCID: PMC3323114
NIHMSID: NIHMS245230
PMID: 20141576

*구내염 환자군(RAS)과 대조군(NHANES)의 영양성분 혈중 농도를 조사한 결과
RAS그룹에서 엽산과 비타민B12가 낮게 측정되었다.

　구내염이 만성적으로 자주 발생하는 사람이라면 자신의 평소 식습관과 복용 중인 약물 등을 되새겨보고 영양 부족이나 비타민B군의 고갈이 발생하지 않았는지 살펴볼 필요가 있습니다. 비타민B12의 복용과 구내염의 개선에 대한 효과를 연구한 자료를 살펴보면, 6개월간 꾸준히 비타민B12를 섭취했을 때 통증의 정도, 월평균 발생하는 구내염의 개수, 구내염의 회복에 걸리는 시간 등이 모두 유의미하게 감소함을 확인할 수 있습니다.

---

12) Scott T. Kozlak, Stephen J. Walsh, Rajesh V. Lalla, "Reduced dietary intake of vitamin B12 and folate in patients with recurrent aphthous stomatitis", Journal of Oral Pathology and Medicine, 2010

비타민B를 복용할 때는 각각 단독으로 복용하는 것보다 복합적으로 복용하는 것이 더욱 효과가 좋습니다. 따라서 비타민B12의 단독 제품보다는 엽산이나 비타민B2, B6등이 종합적으로 복합된 제품을 고르는 것이 좋고 만약 비타민B12만 복용하고자 한다면 생체이용률이 우수한 활성형 성분인 메틸 코발라민methylcobalamin, 히드록소 코발라민hydroxocobalamin, 코바마이드cobamide 등으로 선택하는 것이 좋습니다.

▶ 아연과 철분을 포함한 기타 미네랄

아연은 세포 분화에 관여하는 대표적 미네랄입니다. 구강 점막은 피부 조직에 비해 재생 속도가 빨라 세포 분화 역시 더 빠르게 나타나는데요. 아연의 결핍은 이러한 생리 반응에 영향을 주게 되고 그 결과 구내염을 악화시킬 수 있습니다. 구내염을 겪는 환자와 일반 건강한 사람의 혈중 아연 농도를 비교한 연구에서도 구내염 환자들의 혈청 아연 농도가 확실히 낮은 것을 확인할 수 있었습니다. 구내염을 겪는 대부분의 사람들은 항상 피곤을 느끼고 영양 상태가 고르지 못한 점을 미루어볼 때 당연한 결과라고 할 수 있죠. 구내염에 걸린 사람들을 대상으로 각각 설탕과 아연을 보충한 실험에서 설탕을 먹은 대조군에 비해 아연을 복용한 실험자의 재발 위험도가 더 낮았던 점을 보아 아연이 구내염에 효과가 있음을 확인할 수 있습니다.

아연뿐만 아니라 다른 미네랄들의 섭취 또한 굉장히 중요합니다. 구강 점막의 빠른 재생주기를 위해서는 당연히 영양 공급이 잘 이루어져야겠죠. 그 중 철분에 대해 말씀드리겠습니다. 우리 몸에서 철분이 부족해지는 상태를 흔히 빈혈이라고 합니다. 빈혈이 생기면 세포와 조직으로 산소 공급이 제대로 이루어지지 않고, 혈액 순환에 문제가 생깁니다. 앞서 흡연이 구내염의 원인이 된다는 내용을 기억나시나요? 흡연을 하게 되면 CO(일산화탄소)의 유입이 증가하여 구강 점막 내 혈액순환을 방해하기 때문에 구내염이 생긴다고 말씀드렸는데 철분 역시도 이와 같은 원리입니다. 철분의 부족은 적절한 영양 공급을 방해함은 물론 철분 자체로도 세포 재생에 있어서 필수적인 미네랄이기 때문에 빈혈이 있으면서 구내염도 같이 발생하는 여성이라면 반드시 검사를 통해 혈색소를 확인하고 철분 보충을 고려해 보아야 합니다.

아연이나 철분이 구내염 예방에 많은 도움을 주고 있지만 단독 섭취보다는 여러 미네랄들과 복합적으로 보충하는 것이 좋습니다. 그 이유는 함께 복용하였을 때 시너지 효과를 볼 수 있으며 다양한 효소의 반응에 긍정적인 효과를 기대할 수 있기 때문입니다. 아연의 보충과 더불어 마그네슘, 칼슘, 철분, 요오드, 셀레늄, 망간, 몰리브덴molybdenum 등의 다양한 미량 원소까지 함께 보충할 것을 추천합니다.

▶ 기능성 원료 복용

위에서 언급한 내용 외에 전반적인 체내 면역력 저하로 인해 잦은 염증반응이 발생한다고 판단되면 면역을 높여줄 수 있는 베타글루칸β-glucan이나 폴리감마글루탐산poly-gamma-glutamic acid 등의 기능성 원료들을 복용하는 것도 좋습니다. 항산화제 역시 산화적 손상으로부터 점막 세포를 보호하고 염증을 억제하는 데 도움이 됩니다.

■ 구강 위생

영양분을 섭취하는 것 이외에 평상시 구강 내 위생관리를 하는 것 역시 중요합니다. 의외로 많은 분들이 이 부분에 대해 가볍게 생각하시는데요. 구내염의 직접적인 원인을 찾아내는 것은 거의 불가능하지만 그 중 상당수가 균이나 바이러스에 의한 경우가 많기 때문에 양치나 가글을 통해 이를 어느 정도 개선할 수 있습니다. 그리고 실제로 구내염 치료 과정에서도 가글은 좋은 옵션이 됩니다. 물론 너무 지나친 가글은 구강 내 세균총을 무너뜨리고 구강 건조감을 유발할 수 있기 때문에 주의가 필요하지만 권장되는 범위 내에서의 양치질과 가글은 구내염이 잦은 사람에게 시도해 볼 수 있는 간단하면서도 효과적인 방법입니다.

소독약 : 소독약의 종류가 너무 많아요!
어떤 걸 사용해야 하죠?

약사님, 소독용 에탄올 하나 주세요.

사용 용도가 어떻게 되세요?

무릎에 상처가 나서 소독하려고요.

그런 용도로 에탄올은 적합하지 않아요.
상처 소독에 좋은 다른 약을 드릴게요!

　　약국에 있으면 하루에도 여러 번씩 약물의 다양한 오용에 대해 접하게 됩니다. 그중에서 대표적인 것이 바로 소독약의 잘못된 사용인데요. 오래전부터 사용되어 온 과산화수소수와 에탄올이 가장 큰 문제입니다. 물론 "당장 크게 건강에 영향을 미치는 것도 아니고, 소독용인데 그냥 아무거나 쓰면 되는 거 아닌가요?"라고 반문할 수 있습니다. 하지만 잘못된 사용법을 반복하게 되면 작은 것들이 하나둘 쌓여 큰 문제를 야기할 수 있습니다. 소독약도 종류가 다양하고 사용법 또한 다르니 각 소독약의 특징과 올바른 사용법에 대해서 정확히 알아둘 필요가 있습니다.

　상처 부위에 바르면 보글보글 거품이 올라오는 바로 그 소독약! 거품이 '세균이 죽은 흔적'이라는 얘기가 떠돌기도 했었는데요. 그래서인지 왠지 더 소독이 잘 되는 것 같고, 제대로 소독을 한 것만 같은 기분이 드는 소독약입니다. 하지만, 과산화수소가 상처와 주변 부위에 자극을 주어 피부 재생에 좋지 못한 영향을 끼칠 수 있다는 사실, 알고 계셨나요?

　과산화수소수를 바르면 발생하는 하얀 거품의 정체는 과산화수소가 인체의 상처 부위에 존재하는 카탈라아제catalase라는 효소와 반응하여 생성된 산소입니다. 이 산소가 강력한 살균작용으로 세균을 불활성화시켜 소독약으로서 그 역할을 하게 한 것이죠. 하지만 이는 매우 반응성이 큰 물질이기 때문에 살균력이 강한 대신 상처와 이어져있는 정상적인 주변 조직의 손상을 야기할 수 있습니다. 또한, 상처 부위의 결합조직 형성을 방해해 피부의 재생을 지연시키기도 하죠. 이렇게 강력한 성질을 가지고 있어서 요즘에는 소독약으로 사용하기보다 높은 농도로 만들어 모발의 탈색, 표백제, 치아미백 등에 다양하게 사용되고 있습니다.

　예전부터 사용해서 그만큼 익숙한 데다가, 가격도 저렴하고 강력한 살균작용까지 가진 과산화수소수는 여전히 1차 소독약으로 많이 사용되고 있습니다. 하지만 개인적으로는 권장하지 않는 소독약입니다. 만약 이것을 꼭 사용해야겠다면 자극이 심한 상처나 넓은 부위, 깊은 상처 등은 피해서 사용하는 것을 권장합니다.

■ 포비돈-요오드

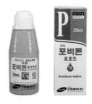

일명 '빨간약'으로 불리는 소독약입니다. 상비약 구급상자를 열어보면 하나쯤은 들어있는 그런 약이죠. 실제 포비돈-요오드(구미제약)에서 소독효과를 가지는 것은 요오드인데, 요오드는 그 자체로는 매우 불안정한 성분으로 물에 녹이기 힘들어 이것을 포비돈 중합체에 포함된 형태로 만든 것입니다. 상처에 바르면 용액이 건조되면서 포비돈 분자로부터 요오드가 서서히 방출되어 병원성 미생물의 세포벽을 뚫고 들어가 세포막의 단백질, 각종 효소, DNA 등을 파괴하는 기전으로 세균이나 바이러스에 대한 소독효과를 가집니다. 신속하게 효과를 낼 뿐 아니라 그람 양성균, 그람 음성균, 진균, 기생충, 바이러스 등 대부분의 병원성 미생물에 대해 광범위한 살균효과를 가져 널리 사용되고 있습니다. 용액이 마른 후에도 약 6~8시간까지 소독효과가 지속되고, 피부 자극이 덜하다는 장점이 있습니다.

단 갑상선 질환자, 소아, 임산부, 수유부는 규칙적인 장기간 사용은 피하는 것이 좋습니다. 상처 부위가 넓거나 점막에 직접 사용하는 경우 요오드 성분이 체내로 흡수될 수 있으며, 특히 임산부와 수유부의 경우 모체로부터 흡수된 요오드가 태반이나 모유를 통해 이행되어 태아나 신생아의 갑상선 기능에 영향을 미치거나 아주 드물게 갑상선종을 일으킬 수 있기 때문입니다. 또한, 장기간 포비돈-요오드의 사용은 색소 침착이나 피부 변색을 일으킬 수 있습니다.

■ 소독용 에탄올

주사 맞기 전에 해당 부위를 소독하는 용도로 많이 사용하는 에탄올입니다. 소독용 에탄올은 단백질과 지질로 구성된 세균의 세포막을 뚫고 들어가 세포 내부의 단백질을 응고시키는 과정을 통해 살균효과를 나타냅니다. 에탄올의 가장 큰 특징이라고 하면 발랐을 때 공기 중으로 휘발되는 성격 때문에 시원함을 느낄 수 있다는 점인데요. 문제는 이 소독용 에탄올을 상처에 바르면 에탄올이 휘발되면서 주변의 수분까지 증발시킨다는 것입니다. 이는 상처 회복 과정에서 가장 중요한 '상처 부위의 습윤 환경 유지'에 방해가 되는 것으로, 결국 이와 같은 알코올의 사용은 상처 회복을 오히려 더디게 하는 셈입니다.

소독용 에탄올은 자극감이 있고, 상처 부위의 습윤 환경 유지를 저해하기 때문에 절개된 부위의 상처 소독 용도로는 사용하지 않는 것이 좋습니다. 상처의 직접적인 소독보다는 의료용 기구, 기타 물건의 소독, 상처가 나지 않은 피부의 소독 등에 사용하는 것을 권장합니다.

■ 이소프로필 알콜스왑

네모난 모양으로 개별 포장이 되어있어 일회용으로 사용하는 위생적인 소독약입니다. 소독용 에탄올(에틸 알코올)과 비슷한 계열인 이소프로판올(이소프로필 알코올isopropyl alcohol)이 주성분으로 살균작용을 하는 기전은 에탄올과 같은데 에탄올에 비해 덜 자극적이라고 알려져 있습니다. 하지만, 이 역시 알코올의 한 종류이기 때문에 절개된 상처 부위에 직접적으로 사용하기보다는 주사를 맞기 전이나 신생아의 배꼽 소독, 기타 기구의 소독 등에 사용하는 것이 좋습니다.

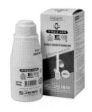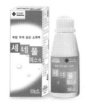

현재 약국에서 판매되는 소독약 중 가장 대중적인 제품인 솔트액(그린제약)과 세네풀((주)퍼슨)입니다. 두 가지 제품은 상품명만 다르고 구성성분은 같은 약으로 성분은 다음과 같습니다.

벤제토늄 염화물 : 살균 및 소독
나파졸린 염화물 : 혈관수축 작용으로 상처 부위 지혈
디부카인 염산염 : 국소마취 작용으로 통증이나 국소 작열감 완화
클로르페니라민 말레산염 : 항히스타민 작용으로 가려움이나 알레르기 반응 완화

단순 소독 및 살균작용에서 그치는 것이 아니라 출혈, 통증, 작열감, 가려움, 알레르기 반응 등을 완화할 수 있는 복합적인 작용을 가집니다. 앞서 소개한 과산화수소수나 에탄올과 달리 자극이 덜하고 가격도 비싸지 않아 현재 가장 많이 사용되고 있습니다.

■ 스프레이형 소독약

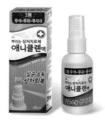

애니클렌((주)퍼슨)이라는 상품명으로 유명한 소독약으로 성분은 앞선 솔트액이나 세네풀과 비슷합니다.

클로르헥시딘 글루콘산염 : 살균 및 소독

디펜히드라민 염산염 : 항히스타민 작용으로 가려움이나 알레르기 반응 완화

디부카인 염산염 : 국소마취 작용으로 통증이나 국소 작열감 완화

알란토인 : 진정 및 보습

나파졸린 염산염 : 혈관수축 작용으로 상처 부위 지혈

이 제품은 기존의 소독약과는 달리 스프레이 형태로 되어있습니다. 뚜껑에 스틱이 부착되어 있는 다른 소독약의 경우 아무래도 상처 부위에 발랐다가 이를 다시 세척해서 넣어야 하는 불편함이 있습니다. 또한 여러 사람이 함께 쓰기 때문에 비위생적인 부분도 있죠. 하지만, 애니클렌과 같은 스프레이형 소독약은 분사하여 사용하기 때문에 보다 더 위생적이고, 그만큼 공기와의 접촉이 적어 오래 보관하여 사용할 수 있습니다.

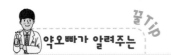
약오빠가 알려주는 꿀Tip

흉터를 예방하는 올바른 상처 관리 방법 – 습윤밴드 사용법

상처 관리에 가장 첫 번째로 권장하는 것은 습윤드레싱입니다. 듀오덤, 메디폼, 메디터치, 이지덤과 같은 투명 또는 반투명의 습윤밴드를 이용한 드레싱이죠. 일반적으로 깨끗한 형태의 가벼운 상처는 굳이 소독약을 사용할 필요가 없습니다. 상처를 생리식염수나 흐르는 수돗물에 가볍게 세척한 후 건조시킨 다음 습윤밴드를 붙이기만 하면 됩니다. 습윤밴드는 대게 2~3일에 한번 교체하는 것이 좋은데 진물이 나는 정도에 따라 교체 주기는 더 빨라질 수 있습니다. 흔히 진물이 나면 습윤밴드를 갈아주어야 한다고 생각하는데, 약간의 진물을 머금은 상태는 상처 회복에 필요한 과정입니다. 진물 속에는 상처를 치유하는 다양한 인자들이 들어있기 때문입니다. 그러니 진물이 생겼다고 바로 습윤밴드를 갈아주는 것보다, 진물 속 이로운 인자들이 상처 회복에 도움을 줄 수 있도록 한동안 붙여두고 있는 것이 좋습니다. 만약, 상처가 깨끗하지 않고 감염이 의심될 때는 소독약을 이용해 소독을 한 다음 상처 부위를 건조시키고 동일한 방법으로 습윤밴드를 사용하면 됩니다.

수면 : 수면제와 수면유도제는 어떻게 다르죠?
오래 복용해도 되나요?

수면장애(불면증)는 잠들기 어렵거나, 자는 도중에 자주 깨거나, 새벽에 일찍 깨어나는 등의 증상을 널리 포괄하는 개념입니다. 성인의 대략 12%가 겪을 정도로 흔한 질병이며 생활 패턴이나 스트레스, 호르몬, 약물, 음식 등 여러 요인에 의해 영향을 받기 때문에 정확한 원인을 파악하기란 쉽지 않습니다. 물론 수면장애로 인해 일상생활이 힘든 사람들은 '수면다원검사[13]'를 받아보는 것 또한 좋은 방법입니다. 수면장애 치료에는 생활습관 교정이 가장 중요하지만 쉽게 교정되지 않는다면 약물학적인 치료로 접근해 볼 수 있습니다. 이때 사용되는 약물로는 처방을 받아 복용이 가능한 향정신성 의약품인 수면제와 약국에서 구매하여 복용할 수 있는 수면유도제가 있습니다.

■ 수면제

수면제는 병·의원에서 진료를 받고 처방을 받아야 복용이 가능합니다. 현재 사용되는 수면제는 크게 2가지로 하나는 벤조디아제핀benzodiazepine 계열의 수면제이고 다른 하나는 졸피뎀zolpidem입니다.

---

13) 수면다원검사[polysomnography] : 수면 중 발생하는 여러 가지 비정상적인 상태를 진단하기 위해 여러 기구를 이용하여 수면 중 상태를 기록, 분석하는 검사

▶ 벤조디아제핀계 수면제

 뇌에는 gamma aminobutyric acid(GABA)라는 물질이 존재합니다. 이것은 억제성 신경전달물질로 분류되며 신경을 안정시키는 효과가 있어서 수면을 유도하는 쪽으로 작용합니다. 벤조디아제핀계 약물은 이 GABA가 작용하는 수용체에 달라붙어 유사한 효과를 일으키며, 우리나라에서 많이 사용되는 성분으로는 알프라졸람alprazolam, 디아제팜diazepam, 로라제팜lorazepam, 트리아졸람triazolam 등이 있습니다. 이 약물들은 비슷한 효과를 가지면서도 각각 작용시간, 지속시간, 부작용 발현 측면에서 차이가 있기 때문에 의료진과의 진찰을 통해 자신의 불면 증상에 맞도록 처방받아 복용하는 것이 바람직합니다.

 벤조디아제핀계 수면제에 대해 일반적으로 알려진 부작용에는 잠을 자고도 개운한 느낌이 들지 않거나 낮 시간에 졸리는 증상이 나타날 수 있습니다. 이는 약물의 지속시간이 길어 잠을 깬 이후에도 약효의 영향이 나타나는 것인데요. 약의 특성상 지속성이 긴 약물들의 경우 이런 부작용이 더욱 심하게 나타납니다. 이 밖에도 내약성, 중독성, 오심, 피로, 기억력 감퇴가 동반될 수도 있는데, 이런 부작용으로 불편함을 느낀다면 상담을 통해 약을 바꿔보는 것도 좋은 방법입니다.

▶ 졸피뎀

 비교적 최근에 개발되어 많이 사용되고 있는 수면제 중 하나입니다. 졸피뎀은 벤조디아제핀 수용체 1형에 선택적으로 작용하여 수면을 유도하는 기전을 가지고 있습니다. 일반적으로 여러 수용체에 작용하게 되면 그 수용체가 관여하는 여러 신체 생리적 증상에 변화를 줄 수 있는데, 졸피뎀은 1형 수용체에만 작용하기 때문에 수면과 기억상실에 관련된 부분을 제외하고는 기타 불안증상이나 근육이완에 관련된 부작용은 없습니다. 뿐만 아니라 혈중 최대 농도에 도달하는 시간이 짧아서 금방 잠들 수 있도록(입면) 도와주고 반감기도 짧아서 낮 시간에 발생하는 졸음에 영향을 적게 주는 약물입니다. 또한 수면 리듬에 끼치는 영향이 적어서 잠을 자고도 덜 개운한 벤조디아제핀계 약물과는 달리 수면의 만족도도 높습니다. 다만, 약을 복용한 후 자는 동안 발생할 수 있는 '자신은 기억하지 못하는 이상행동'에 대한 논란이 있습니다.

▶ 기타

이 밖에도 항우울제나 멜라토닌 성분의 전문의약품이 수면의 질을 개선할 목적으로 단기간에 걸쳐 사용되기도 합니다.

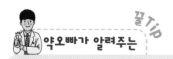

잠을 자기 위해 무조건 수면제를 복용하는 것은 기본적인 치료 원칙이 아닙니다. 수면제를 장기간 복용하게 되면 약물에 의한 부작용이나 의존성, 오남용 등 여러 부정적인 측면이 나타날 수 있기 때문입니다. 그래서 반드시 비약물 치료를 우선해야 합니다. 병원에서 받는 치료에 한정 지으면 자극조절, 수면 제한법, 인지치료, 수면 위생 교육 등의 치료를 받을 수 있고, 개인적으로는 수면에 방해되는 것을 최대한 배제하는 생활 습관에 중점을 두어야 합니다.

■ 수면유도제

"혹시 병원에 가지 않고 먹을 수 있는 수면제가 있을까요?"
"부작용이 적은 수면제 주세요."
"약국용 수면제와 병원에서 받은 수면제가 많이 다른가요?"

약국으로 수면제를 사러 오시는 분들이 가장 많이 하는 질문입니다. 수면제를 처방받아 복용하기엔 겁이 나고 찝찝해서 조금은 덜 부담스러운 걸 찾으시죠. 약국에서 판매되는 수면유도제는 강력한 효과를 가지고 있진 않습니다. 그래서 수면제가 아닌 '수면유도제'라고 부르는 것이 맞습니다. 하지만 이 역시 일반의약품으로 분류되어 있기에 정해진 용법과 용량에 맞추어 복용하는 것이 중요합니다.

약국에서 판매되는 수면유도제의 성분은 크게 2가지로 독실아민doxylamine과 디펜히드라민diphenhydramine이 있습니다. 이 약들은 사실 항히스타민제로 분류되는데요. 항히스타민제는 코감기나 비염, 알레르기 증상으로 인해 불편함을 느낄 때 코를 말려주고 가려움증을 가라앉혀주는 약으로 이미 앞에서 많이 언급한 약물입니다.

이 약을 드셔보신 분들은 아시겠지만 부작용으로 졸음이 오는데, 실제로 수면유도제로 사용할 때는 이 부작용을 이용한 것입니다.

항히스타민제는 말 그대로 히스타민의 작용을 억제하는 약물입니다. 히스타민은 몸에 존재하는 화학물질로 체내 여러 생리 작용에 관여하는데 그 중 하나가 바로 각성작용입니다. 히스타민은 중추신경계에 작용하여 각성작용을 나타내는데, 이를 통해 깨어있게 하는 효과도 있고 렘수면을 종료시키는 효과도 있습니다. 이런 히스타민의 작용을 억제해 수면과 진정작용을 가지는 것이 바로 항히스타민제입니다. 물론 모든 히스타민제가 효과를 보이는 것은 아닙니다. 항히스타민제는 1세대부터 3세대까지로 나누어지는데 이중 1세대 항히스타민제들은 BBB라는 뇌-혈액 관문을 통과하기 때문에 이러한 진정, 졸음작용이 더 강하게 나타납니다. 그래서 1세대 항히스타민제들이 수면유도 목적으로 사용됩니다. 이 약들의 가장 큰 장점은 중독성과 습관성이 없기 때문에 장기간 복용해도 비교적 안정성이 높은 편입니다. 하지만 경도의 불면증에만 효과가 있고 벤조디아제핀계 약물이나 졸피뎀보다 효과가 약합니다.

▶ 수면유도제 복용 시 발생할 수 있는 부작용

항히스타민제는 히스타민 수용체에만 온전히 작용하지 않고 무스카린muscarine 수용체에도 작용하여 입 마름, 점막의 건조함, 변비, 소변저류와 같은 부작용이 나타날 수 있습니다. 이런 이유로 수면유도제는 녹내장, 전립선 비대증, 천식, 만성폐쇄성 폐질환, 수면 무호흡증 환자와 15세 이하의 아이들은 사용을 피해야 합니다. 특히 어르신들의 경우 불면으로 인해 수면유도제를 복용하는 경우가 많은데요. 최근 연구에 따르면 장기간 복용으로 인한 항콜린 부작용으로 인지장애, 기억장애가 심해져 치매에 대한 위험성을 높인다는 연구가 있기 때문에 잦은 복용은 좋지 않습니다. 또한 수면유도제와 동시에 다른 약을 복용 중이라면 항히스타민제가 중복되지는 않는지, 더욱 강한 진정효과를 나타내는 약물과 같이 먹는 것은 아닌지 반드시 확인하여야 합니다.

▶ 나에게 맞는 약은? 독실아민 vs 디펜히드라민

약을 선택함에 있어서 가장 먼저 고려할 사항은 부작용이 적은 약을 선택해야 한다는 것입니다. 허나 이 부작용은 약에 따라, 개인에 따라 차이가 발생하기 때문에 표면적인 부분을 보고 선택하는 것이 아니라 개인의 경험을 바탕으로 부작용이 적은 것을 선택해야 합니다. 또한 효과를 기대하고 먹는 약이기 때문에 자신의 수면장애를 얼마나 크게 개선시켰는지도 함께 고려해야 합니다.

만약 약을 처음 복용하거나 그 차이를 모르겠다고 생각된다면 약물의 특성을 고려하는 것이 좋습니다.

구 분	독실아민	디펜히드라민
용량 및 용법	25mg – 1일 1정 취침 30분 전	25mg – 1일 1~2정 취침 전 50mg – 1일 1정 취침 전
반감기	10~12시간	9시간
작용 시간	15~30분	15~60분
최고 혈중 농도	2~3시간	1~4시간
제품명	아론, 아졸, 자믹, 자미슬 등	25mg – 슬리펠, 단자민 50mg – 쿨드림, 제로민

* 해당 자료는 연구 기관마다 차이가 있습니다.
* 반감기 : 반감기가 길수록 낮 시간의 수면에 영향을 줄 수 있습니다.
* 최고 혈중 농도 : 가장 약효가 강한 시점을 의미합니다.

실험에 따라 개인차가 있기 때문에 위의 표는 참고만 하되 경험적인 측면에서 복용할 것을 권장합니다. 다만, 디펜히드라민은 반감기가 짧아 정상적인 수면시간동안 작용한다는 점에서 장점이 있고, 독실아민은 임산부에게 비교적 안전하게 사용할 수 있다는 장점이 있습니다.

만성적인 중증 수면장애라면 수면제만 계속 복용하기보다는 반드시 전문가의 진단을 통해 다방면으로 치료법을 연구하는 것이 좋고, 일시적인 경증의 수면장애라면 수면유도제로 약을 조절해가면서 복용하는 것이 좋습니다. 하지만 수면장애는 생활습관이나 여러 환경에 의한 영향이 크기 때문에 약에만 의존하지 말고 수면에 영향을 주는 요인들에 대해 고민해 보고 고쳐나가는 자세가 필요합니다.

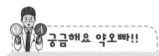 궁금해요 약오빠!!

Q. 수면유도제는 안전하게 오래 사용 가능한가요?
A. 비교적 안전하게 사용 가능하지만 가급적이면 연속해서 2주 이상 사용하지 않는 것이 좋습니다. 자칫하면 약에만 의존하게 될 수 있고 앞서 말한 입 마름, 변비, 뇨저류(소변이 고이는 증상), 점막 건조감 등의 부작용으로 인해 오히려 삶의 질을 떨어뜨릴 수도 있습니다. 수면장애가 지속된다면 약물 복용보다는 다른 원인을 찾아 개선하려는 노력이 필요합니다. 더불어 평소 규칙적인 가벼운 운동, 미온수 샤워, 카페인 섭취 제한, 취침 전 음주 제한 등의 생활습관 개선을 병행하는 것이 좋습니다.

Q. 수면유도제를 먹어도 중간 중간 잠이 깨서 푹 자지는 못하던데요?
A. 수면유도제는 잠이 잘 들게끔(입면) 하는 데는 효과적이지만 수면의 질을 개선해주는 것은 아닙니다. 즉, 수면유도제를 복용하는 것과 잠을 오랜 시간 깊게 푹 자는 것은 다른 문제입니다. 잠을 푹 자고 싶다면 스트레스를 줄여 심신을 안정시키고, 양질의 수면에 도움을 줄 수 있다고 알려진 마그네슘, 길초근, 시계꽃추출물, 캐모마일, 멜라토닌, 테아닌 등으로 보완하는 것이 좋습니다.

![13]

상처 및 흉터관리 :
연고는 다 같은 것 아닌가요?

상처연고와 흉터연고가 엄연히 다르다는 사실, 알고 계신가요? 한 통계에 의하면 10명 중 6명은 흉터치료제를 상처 부위에 잘못 사용하고 있다고 합니다. 이 둘은 명확하게 구분되어 사용해야 하는데 말이죠. 혹시 여러분들도 혼동해서 사용하고 계셨다면 반드시 집중하셔야 합니다. 정확한 의약품의 사용이 효과를 극대화시키니까요.

먼저 상처와 흉터부터 구분해보도록 하겠습니다.

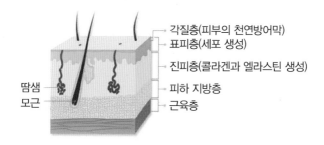

각질층(피부의 천연방어막)
표피층(세포 생성)
진피층(콜라겐과 엘라스틴 생성)
피하 지방층
근육층
땀샘
모근

[피부의 해부학적 구조와 기능[14]]

'상처'는 절개, 외상, 화상 등으로 피부가 손상된 상태를 말하며 정도에 따라 진물이나 출혈을 동반하기도 합니다. 쉽게 말하면 칼에 베이고, 쓸리고, 벗겨지고, 화상을 입는 모든 것들을 상처라고 할 수 있습니다. 상처가 생기면 표피에서는 세

---

14) 보건복지부, 대한의학회 참고

포가 형성되어 손상된 부위를 메우는 상피화가 진행되고, 진피에서는 선홍색의 육아조직이 형성되어 상처를 치유합니다. '흉터'는 상처로 인해 손상된 피부가 회복되는 과정에서 생기는 예쁘게 아물지 못한 피부 상태를 말합니다. 상처가 아무는 과정에서 새로운 콜라겐이 합성되면서 피부조직의 빈자리를 메우는데요. 이때 콜라겐의 합성이나 분해 간의 균형이 맞지 않은 상태로 아물게 되면 문제가 됩니다. 특히 과도한 콜라겐 생성으로 인해 상처가 붉어지거나 솟아오르는 형태가 될 수 있는데 이를 '비후성 반흔'이라고 부릅니다. 또한, 색소가 침착되어 흉터로 남는 경우도 있죠. '상처로 인해 흉터가 생긴다'라고 이해하면 조금 더 쉬울 것 같습니다. 자, 그럼 이제 각각 언제, 어떤 연고를 사용하는 것이 좋을까요?

■ 상처연고

'후시딘, 마데카솔, 에스로반(박트로반)' 등 우리가 익히 들어 알고 있는 것들이 바로 상처에 사용하는 연고들입니다. 이들의 공통점은 모두 항생제가 들어있어 세균 증식으로 인한 염증반응을 억제하고, 추가적인 2차 감염을 막을 수 있다는 점입니다. 물론 항생제가 들어있지 않으면서도 상처 치료에 쓸 수 있는 연고들도 있는데요. 항생제 사용이 걱정되는 분들은 '스티모린크림(신일제약)'이나 '레피젤(먼디파마)' 등을 사용하면 비교적 안전하고 효과적으로 사용할 수 있습니다.

▶ 상처연고를 바르는 시기

상처연고는 처음 상처가 생겼을 때부터 바르기 시작해서 아무는 정도에 따라 1~2주 가량 지속적으로 바릅니다. 상처연고를 사용할 때 주의할 점은 상처의 형태, 정도, 종류에 따라 써야 하는 항생물질이 차이가 난다는 점입니다. 때문에 약국에 가서 "후시딘 주세요." 또는 "마데카솔 주세요."라고 지명구매를 하기보다 약사에게 어떤 상처가 생겼는지 자세히 설명을 하고 그에 적합한 상처연고를 구입하는 것이 좋습니다.

■ 흉터연고

흉터연고는 과도한 염증이나 콜라겐 생성, 색소침착 등을 억제하여 흉터를 옅어지게 하거나 볼록 튀어나온 형태의 흉터를 편평하게 만들어주는 역할을 합니다. 연고에 포함되어 있는 성분에 따라 크게 양파추출물(또는 덱스판테놀dexpanthenol), 헤파린heparin, 알란토인allantoin 등을 주성분으로 하는 제품과 실리콘 겔을 주성분으로 하는 제품으로 구분할 수 있는데요. 성분에 따라 작용하는 부분이 조금씩 다르기 때문에 알아두면 흉터에 더욱 효과적으로 사용할 수 있습니다.

먼저 '양파추출물(양파연조엑스)'은 흉터 부위의 비정상적인 염증과 섬유아세포의 과다 증식, 콜라겐의 과다 생성, 염증 반응으로 인한 색소 침착 등을 억제하는 기능이 있고, '덱스판테놀'은 양파추출물과 달리 결합조직에 중요한 섬유아세포의 증식 과정을 촉진하여 콜라겐을 형성시켜 손상된 피부조직을 재생시키고 기능을 촉진시킵니다. 이 과정에서 각질층의 수분 장벽이 강화되고 보습이 유지되는 효과도 있습니다. '헤파린'은 콜라겐의 섬유구조를 이완시켜 뭉쳐있는 콜라겐을 풀어주고, 흉터 조직의 수분 증발을 막아 흉터를 부드럽게 만들어줍니다. '알란토인'은 피부의 진정작용과 각질 용해 작용을 하고 약물의 투과성을 향상시켜 빠르게 치유될 수 있도록 도우며, 흉터에 보습을 유지시킵니다. 마지막으로 '실리콘 겔'은 흉터를 부드럽고 평평하게 만들며 피부 표면으로부터의 수분 손실을 막아 콜라겐 생성을 정상화하는 역할을 합니다.

[흉터연고의 종류]

양파추출물, 헤파린, 알란토인 등을 주성분으로 하는 제품	실리콘 겔을 주성분으로 하는 제품*
콘투락투벡스겔, 노스카나겔*, 스카덤겔, 벤트락스겔, 스카벡스겔, 스카리스겔, 스카힐겔, 스카큐어겔, 더마클리어겔, 더모백겔, 켈로벡스겔 등	더마틱스, 더마터치 울트라, 스카덤 울트라, 폴리텍, 켈로코트, 시카케어, 메디폼 스카겔* 등

※ 실리콘 겔을 주성분으로 하는 제품들은 바르는 겔 형태 말고 붙이는 시트 형태로도 나옵니다.
※ '노스카나겔'은 양파추출물 대신 덱스판테놀을 함유하고 있으며, 헤파린나트륨과 알란토인의 함유량을 높인 제품입니다.
※ '메디폼 스카겔'은 양파추출물이 첨가된 실리콘 겔 제품입니다.

▶ 흉터연고의 사용 시기 및 사용 기간

흉터연고는 상처연고 바르기를 끝내고 나서, 상처가 다 아물었지만 흉터가 남게 되었을 때부터 바르기 시작해 짧게는 2~3개월 길게는 6개월 이상 꾸준히 발라야 합니다. 만약 딱지가 앉은 상처라면 딱지가 떨어지고 나서부터 바르기 시작하고, 일반적으로 오래된 흉터보다는 생긴 지 얼마 되지 않은 흉터일수록 더 효과적입니다. 간혹 흉터가 생기지 않게 하겠다고 상처가 생긴 직후부터 흉터연고를 바르는 경우가 종종 있는데 이는 잘못된 사용 시기이므로 꼭 시기에 맞게 사용하도록 합니다.

▶ 흉터연고 바르는 방법

연고를 바를 때는 소량을 덜어 흉터 부위를 마사지하듯이 둥글게 돌려가면서 문지르고 하루에 2~3회씩 꾸준히 바릅니다. 처음 사용 시 타는 듯한 통증의 작열감이나 가려움 등이 있을 수 있는데 이는 사용하다 보면 점차 완화되는 경우가 많습니다. 단, 이런 경우 사용 횟수를 하루 1회 정도로 적게 시작해서 점차 적응이 되면 2~3회로 늘리는 방법이 좋습니다. 만약 지속적으로 국소 작열감이나 가려움이 있다면 바로 사용을 중지해야 합니다.

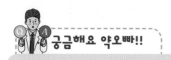
Q. 흉터가 없어지는 데까지는 얼마나 걸리나요?

A. 흉터의 생성시기와 정도에 따라 다를 수 있습니다. 일반적으로 생긴 지 얼마 되지 않은 흉터일수록 치료율도 높고, 걸리는 기간도 단축됩니다. 반대로 생긴 지 오래된 흉터는 그만큼 시간이 오래 걸립니다. 일반적으로는 2년 미만의 상처에 사용했을 때 더 큰 효과를 기대할 수 있습니다만 물론 그 이상의 오래된 흉터도 꾸준히 사용하면 어느 정도의 효과를 볼 수는 있습니다.

Q. 움푹 패인 상처에도 효과가 있나요?

A. 기본적으로 흉터연고들은 콜라겐의 과도한 합성으로 인해 불룩 솟아오른 형태의 흉터를 완화시키는 데 작용하기 때문에, 안쪽으로 움푹 패인 형태의 흉터에는 그 효과를 충분히 기대하기는 어렵습니다.

Q. 두 가지 종류의 서로 다른 흉터연고를 병용해서 사용해도 되나요?

A. 몇몇의 논문을 바탕으로 볼록하게 솟아오른 형태의 흉터에는 '더마틱스 울트라'나 '시카케어'와 같은 실리콘 겔 또는 실리콘 겔 시트가 효과적일 수 있고, 착색이나 붉은 기를 개선하는 데는 '콘투락투벡스겔'이나 '노스카나겔' 등이 보다 더 효과적이라고 봤을 때(물론 붉은 기를 띠는 흉터에 이런 연고들이 유의미한 효과를 내지 못했다는 실험도 존재합니다.) 이론적으로는 두 가지 타입을 병행하면 효과가 좋을 수 있다는 연구 결과가 존재합니다.

Q. 세안 후 연고와 스킨, 로션을 어떤 순서로 바르는 것이 좋을까요?

A. 당연히 약물이 먼저 피부에 흡수 또는 직접 맞닿아 작용해야 하기 때문에 세안 후 맨얼굴에 바르시거나 가벼운 스킨 정도만 바르고 흉터치료제를 바르는 것이 좋습니다. 그 이후 에센스나 로션, 크림 등을 덧발라주시면 됩니다.

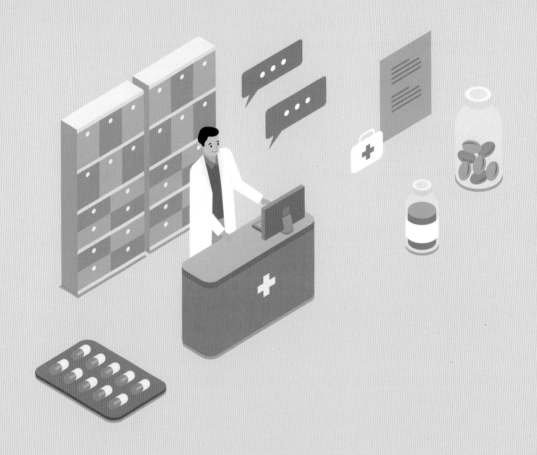

PART 03

우리 가족을
위한 영양성분

임산부 및 수유부

약을 복용하는 데에 있어서 가장 신경 써야 하는 사람이 있다면 바로 임산부와 수유부일 것입니다. 내가 먹은 약이 내 아이에게 안 좋은 영향을 끼칠까 봐 몸이 아파도 제대로 약을 챙겨 먹지 못하는데요. 그런 엄마의 마음을 헤아려 임산부와 수유부가 먹을 수 있는 약, 반드시 먹어야만 하는 약, 먹어서는 절대로 안 되는 약을 소개해드립니다.

INTRO
임산부의 약물 복용, 해도 될까요?

　우리나라는 약에 대한 접근성이 굉장히 높은 편입니다. 약이 필요하면 가까운 약국에서 쉽게 구입할 수 있고, 병원 접근성도 높아 몸이 조금이라도 불편하면 가까운 병원에 방문해 약을 처방받을 수도 있습니다. 그런데 아파도 속 시원하게 약을 먹을 수 없는 사람이 있습니다. 바로 임산부입니다. 혹여나 내가 먹은 약 때문에 아이에게 이상이 생기지는 않을까 싶어 소화제 하나를 먹기도 겁이 납니다. 자신의 몸보다는 아이가 우선인 임산부를 위해 임산부가 먹을 수 있는 약과 먹으면 안 되는 약을 하나씩 알아보겠습니다.

■ 임산부의 약물 복용

　제가 운영하는 블로그에는 임산부 약물 복용과 관련된 문의가 많이 들어옵니다. 약을 먹어도 안전한지, 어떻게 복약해야 하는지 등에 관한 질문들이 가장 많은데요. 약물에 대해 정리하기 전에 임산부와 약물 복용에 대해 간단하게 알아보겠습니다. 먼저 임산부의 임신 기간은 대략 280일 정도로 그중 태아에게 있어 약물의 영향이 가장 큰 시기는 3~8주입니다. 이때를 배아기라고 부르며 창자배와 신경배가 형성되는 3~4주를 포함합니다. 물론 신경이나 장기, 기관의 형성 시기에 따라 다르지만 이 시기에 중추신경계와 심장, 눈, 팔, 귀 등 중요한 부분이 생성됩니다. 그렇기 때문에 이때는 임신 중 그 어느 기간보다도 약물 복용에 주의가 필요합니다.

※ 예외로 아세트아미노펜을 제외한 NSAIDs 진통제들은 임신 말기에 더 주의해야 합니다.

임신 중 복용하는 약물이 태아에게 영향을 미치기 위해서는 태반을 통과해야 합니다. 이때 중요한 것이 약의 분자량, 친유성, 이온화의 정도 등인데요. 사실 개인이 이러한 정보를 알기는 어렵고, 몸속 대사 과정 역시 알 수 없기 때문에 전문가와 상담을 통해 보수적으로 접근해야 합니다. 현재까지 임산부 약물 사용의 기준으로는 'FDA 임산부 약물 카테고리'가 인용되어 왔습니다. 이 분류에서 많은 수의 약물들이 C등급에 해당되어 있는데, 이 C등급은 사실상 평가가 제대로 이뤄지지 않은 그룹입니다. 따라서 개인이 C등급 약물에 대해 어느 정도 안전하게 사용할 수 있다고 자의적으로 판단하는 것은 금물입니다.

[미국 FDA 임산부 약물 카테고리[15]]

A	통제된 연구에서 위험성이 없었다. 임부에 대한 적절하고 잘 조절된 연구에서 태아에 대한 위험성이 증명되지 않았다.
B	사람에게 위험하다는 증거가 없다. 동물연구에서는 위험성을 보였으나 사람에게서는 보이지 않았다. 또는 사람에 대한 적절한 연구가 실시되지 않았지만 동물연구에서 태아에 대한 위험성을 보이지 않았다.
C	위험성을 배제할 수 없다. 사람에 대한 연구가 부족하고 동물연구에서는 태아에 대한 위험성을 보이거나 동물에 대한 연구가 부족하다. 잠재적 위험성에도 불구하고 약물 사용 시의 유익성이 약물 사용을 정당화할 수 있다.
D	위험하다는 증거가 있다. 임상자료나 시판 후 자료에서 태아에 대해 위험성을 보인다. 그럼에도 불구하고 약물 사용의 유익성이 잠재적 위험성을 상회할 수 있다. 생명을 위협하는 상황이나 중증 질환에 사용이 필요한 경우, 보다 안전한 약물을 사용할 수 없거나 안전한 약물이 효과가 없다면 사용할 수도 있다.
×	임신 중 투여 금기. 동물이나 사람에 대한 연구 또는 임상시험이나 시판 후 보고에서 태아에 대한 위험성이 환자에 대한 어떤 유익성보다 명백히 상회하는 것을 보였다.

15) FDA에서는 1979년에 약물이 태아에 미칠 수 있는 영향을 분류하는 기준을 만들었다.

참고로, 위와 같은 현재의 알파벳을 이용한 임산부 약물 카테고리 분류 체계는 혼란을 야기하고 부정확한 정보를 제공할 수 있다는 측면에서 미국 FDA는 향후 이 체계를 대신하여 PLLR(Pregnancy and Lactation Labeling Rule)이라고 불리는 임산부, 수유부, 가임기 남녀의 3분류 체계를 사용할 것이라고 합니다.

임신 중 따로 약물을 복용하지 않아도 발생할 수 있는 태아 기형률은 1~3% 정도로 알려져 있습니다. 동물실험이나 사후 연구를 통해 약물의 위험도가 이를 상회하지 않으면 전문가의 진단 하에 어느 정도는 안전하게 약물 사용이 가능합니다. 그리고 상황에 따라서 적절한 약물의 사용이 꼭 필요한 경우도 있습니다. 예를 들자면, 산모가 심하게 열이 날 때는 해열제를 사용해야 합니다. 지나치게 높은 열이 오히려 태아에게 안 좋은 영향을 줄 수 있기 때문입니다. 뿐만 아니라 갑상선 기능 저하증을 앓고 있는 산모나 천식을 가지고 있는 산모에게도 약물 사용이 권장되기도 합니다.

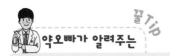

약오빠가 알려주는 꿀Tip

임산부 약물 사용 이렇게 하세요!
1. 전문가와 상담 후 약물을 사용해야 합니다.
2. 복합 성분의 약물보다는 단일 성분의 약물을 사용합니다.
3. 질병을 치료하지 않았을 때 생기는 위험성이 태아에게 미치는 영향도 고려해야 합니다.
4. 비염같이 심하지 않은 경질환에는 코 세척 등의 생활 속 요법을 사용하는 것도 좋습니다.

난임부부에게 도움이 될 만한 영양성분을 알려주세요.

보통 결혼한 부부가 피임하지 않고 성관계를 가질 시 1년 이내에 임신이 될 확률은 80~90% 정도라고 합니다. 따라서 1년이 넘도록 임신이 되지 않으면 산부인과를 방문해서 불임이나 난임에 대해 검사를 해볼 수 있습니다. 이때, 난임의 원인은 남성과 여성 모두에게 비슷한 확률로 존재합니다. 그러니 누구를 탓할 것도 없습니다. 사실 객관적으로 얘기하자면 임신은 노력한다고 무조건 되는 성격의 문제는 아닙니다. 다만, 임신을 위해서 배란일에 맞춰 성관계를 맺는다든지, 몸에 좋은 음식이나 영양성분을 보충한다든지 하는 등의 여러 방법을 통해서 그 확률을 높이려 노력할 뿐입니다.

시간이 흐르면서 난임률은 갈수록 증가하고 있습니다. 각종 환경호르몬의 노출, 스트레스의 증가, 잘못된 식습관, 결혼 연령의 증가 등이 그 원인으로 손꼽힙니다. 이런 이유로 요즘 인터넷에는 '난임 영양제', '임신 준비 영양제'에 대한 문의와 답변이 많이 올라오는 것을 쉽게 찾아볼 수 있습니다. 그런데 '과연 이것들이 정말 효과가 있는 것일까?', '아이를 갖고 싶은 간절한 부부의 심리를 이용한 마케팅의 일환이 아닐까?'라는 의구심이 들기도 합니다. 실제로 이런 영양제에 들어있는 성분을 보면 아주 특별한 것은 아닙니다. 난임의 원인이 남성에게 있는 경우 정자의 질을 좋게 하거나, 정액의 생성량을 많게 하거나, 정자의 수를 늘리는 데 어느 정도 도움이 될 수 있는 성분들 위주로 조합해 놓은 경우가 많습니다. 다만 아직까지는 이런 영양성분들을 이용한 난임의 치료에 대한 과학적 근거가 충분하지 않은 상황이므로 이런 제품들에 너무 의지하기보다는 남성의 건강관리와 컨디션 유지에 어느 정도 도움을 줄 수 있다는 정도로 생각하는 것이 좋습니다.

시중에 난임 개선을 목적으로 판매되는 제품 중 대부분은 남성의 난임에 초점이 맞춰져 있습니다. 남성 난임의 주요 원인은 비정상적인 정자 수나 정자의 질 저하(비정상적인 모양의 정자, 운동성이 저하된 정자)와 관련이 있기 때문에 이를 개선하는 데 도움이 될 수 있는 성분들이 포함됩니다. 국내·외 대표적으로 판매되는 제품들 몇 가지에 공통적으로 포함되어 있는 각각의 성분을 소개해 드리겠습니다.

■ 남성용 난임 영양제의 공통적 성분

▶ 아연

아연은 체내 200여 가지 이상의 효소 체계를 구성하는 성분으로 DNA와 RNA의 합성에도 관여하는 등 세포의 분열과 증식에 있어 꼭 필요한 미네랄입니다. 정액의 구성성분이며, 전립선에 고농도로 존재하여 '남성기능강화 미네랄'로도 알려져 있는데 이와 관련해서 아연을 수식하는 단어로 'sex mineral', '생식력 강화', '전립선 건강' 등의 단어가 동원되기도 합니다.

아연은 정자의 생성과 성숙 과정에 관여하여 건강한 정자의 생성을 늘리고, 정자의 운동능력을 높이며, 활성산소로부터 정자를 보호하는 항산화제의 역할도 합니다. 그러므로 남성에게 아연이 부족하면 정자가 산화적 손상을 입게 되고, 정자의 질과 운동성이 감소할 수 있는 것이죠. 이런 산화적 손상은 스트레스, 흡연, 환경호르몬, 영양공급의 불균형 등에서 기인하므로 평소 이런 부분을 신경 써주는 것 또한 매우 중요합니다. 아연은 남성호르몬인 테스토스테론testosterone이 그 대사체인 DHT로 전환되는 과정을 억제하는 데에 관여하므로, 혈중 충분한 농도의 아연은 테스토스테론 레벨 증가에 도움이 될 수 있습니다. 즉, 성욕이 늘어나고 발기가 잘 될 수 있는 것이죠.

종합하자면 충분한 양의 아연 보충은 테스토스테론의 레벨 증가에 영향을 줄 수 있으며 정액의 양, 정자의 질, 정자의 운동성 개선에 효과가 있는 것으로 알려져 있습니다. 이를 바탕으로 생식 능력이 감소된 남성의 생식 능력 향상에 도움이 될 수 있습니다.

[관련 연구]

- 아연 섭취의 부족은 저질(low quality)의 정자와 남성의 특발성 불임에 있어서 중요한 위험 인자가 될 수 있습니다.
  「Zinc levels in seminal plasma are associated with sperm quality in fertile and infertile men」, 2008
- 아연의 보충은 불임 남성의 정액의 양, 정자의 운동성, 정상 형태의 정자 비율 등을 상당히 증가시키며, 이는 곧 생식 능력이 저하된 남성에게 아연의 보충이 생식 능력을 증가시킬 수 있음을 의미합니다.
  「Zinc levels in seminal plasma and their correlation with male infertility : A systematic review and meta-analysis」, 2016

▶ 셀레늄 & 비타민E

대표적인 항산화제로 잘 알려진 성분들입니다. 셀레늄selenium은 고환의 발달, 정자의 형성, 정자의 운동성 및 발달에 있어 중요한 역할을 하는 미네랄로 남성의 생식 환경 개선 역할을 하는 것으로 알려져 있습니다. 또한, 글루타치온glutathione의 강력한 항산화 작용에 있어 꼭 필요한 미네랄로, 프리라디칼free radical(활성산소)에 의한 정자 DNA의 산화적 손상을 막아줍니다.

비타민E는 'sex vitamin'으로도 불리며 생식 환경에 필수인 비타민입니다. 건강한 생식기관의 발달을 촉진하고, 정자 세포막의 지질과산화를 방지하여 활성산소로부터 정자의 손상을 방지하는 역할을 합니다.

- 690명의 불임 남성을 대상으로 최소 100일 이상, 매일 셀레늄 200mcg + 비타민E 400IU를 투여한 결과 52.6%에서 정자의 운동성 개선이 나타났으며, 대조군과 비교 시 10.8%가량의 자발적 임신(자연 임신) 개선 효과가 나타났습니다. 반면 36.6%에서는 아무런 반응이 나타나지 않았습니다. 이로써 셀레늄과 비타민E의 보충은 정자의 질을 개선하고 정자를 보호하는 효과를 가지며 특히, 정자 무력증 남성의 정자 운동성 개선에 효과적일 수 있습니다.

  「Selenium—vitamin E supplementation in infertile men : effect on semen parameters and pregnancy rate」, 2011

항산화제로서 역할을 할 수 있는 비타민C 또한 산화적 스트레스로부터 정자를 보호하여 정자의 기형을 줄이고 정자의 운동성을 개선하는 데 도움이 된다는 의견도 있습니다.

▶ 엽산

임신을 준비하는 동안 여성이 꼭 복용해야 할 영양소로 잘 알려져 있는 엽산입니다. 태아의 뇌와 척수의 선천성 기형 문제와 신경계 발달 저해에 엽산의 결핍이 영향을 미치기 때문입니다. 그런데 이 엽산은 사실 여성만 복용하는 것보다 부부가 함께 복용하면 더 좋습니다. 건강한 정자를 만드는 데 엽산이 필요하기 때문입니다. 충분한 양의 엽산은 양질의 건강한 정자를 만들고 정자가 손상되는 것을 막아줍니다.

[관련 연구]

- 아연과 엽산의 보충은 생식 능력 저하 남성과 생식 능력 정상 남성 모두에게서 정상 정자 수를 증가시키는 것으로 관찰되었습니다.

  「Effects of folic acid and zinc sulfate on male factor subfertility : a double—blind, randomized, placebo—controlled trial」, 2002

▶ 아르기닌

일명 '천연 비아그라'로도 불리는 아미노산이죠. 아르기닌arginine이 남성 건강에 좋다는 이야기를 들어보신 분도 있으실 텐데요. 본래 체내에서 아르기닌이 하는 주된 작용은 혈관 확장입니다. 혈관 내피세포에서 산화질소(NO)의 생성과정에 필요한데, 이렇게 생성된 NO는 또다시 cGMP라는 물질의 생성을 촉진하고, 이로 인해 혈관이 확장되는 식입니다. 혈관이 확장되면 당연히 그곳을 지나는 혈류량이 증가하겠죠. 따라서 남성의 음경 혈류량도 증가합니다. 이것이 바로 남성 성기가 발기되는 기전입니다. 이런 혈관 확장 효능 외에도 아르기닌의 복용이 정자의 운동성 강화에도 도움이 될 수 있다고 알려져 있고, 1일 4g 이상의 고용량 요법에서 정자의 수가 증가했다는 보고가 있습니다. 하지만 과학적인 근거는 아직까지 많이 부족한 편입니다.

[관련 연구]

> • 정상의 정자 수(≥2000만/ml)를 가졌지만, 정자의 운동성이 떨어지는 40명의 불임 남성을 대상으로 한 실험에서 6개월간 L-아르기닌의 복용은 정자의 운동성을 개선하는 결과를 나타냈습니다.
> 「L-arginine and male infertility」, 1994

▶ L-카르니틴

L-카르니틴L-carnitine은 지방산을 세포의 미토콘드리아 내막으로 운반하는 데에 중요한 역할을 하는 물질입니다. 에너지 생성을 증가시켜 피로회복제로도 많이 사용되는 성분이며, 남성의 생식 능력을 개선한다고도 알려져 있습니다. 카르니틴의 농도는 부고환과 정자에서 높게 나타나는데, 이는 바꿔 말하면 부고환과 정자에서 생성되는 에너지 요구량의 상당 부분이 지방산으로부터 충당되며 이 과정에 카르니틴이 필요하다는 것입니다. 이를 바탕으로 카르니틴 함량이 높을수록 정자의 운동성이 높아지며, 정자의 질이 개선된다고 보고되어 있습니다. 하지만 앞선 아르기닌과 마찬가지로 아직까지는 근거가 부족한 편입니다.

- L-카르니틴과 아세틸-L-카르니틴은 부고환에 높은 농도로 존재하며 정자의 대사와
  성숙에 매우 중요한 역할을 합니다. 이들은 정자의 운동성과 관련 있으며 항산화 작용
  을 합니다. 매일 3g 이상의 L-카르니틴과 아세틸-L-카르니틴의 복용은 정자의 농도
  와 정자의 수를 개선하지만 추가적으로 잘 설계된 실험이 더 필요합니다.
  「Review Carnitines and male infertility – Cleveland Clinic」

▶ 비타민B12

비타민B12는 생식 기능과 관련하여 세정관(정소 안에서 정자의 생성과 수송에 관여하는 가느다란 관)의 건강한 성장을 촉진하고, RNA와 DNA 합성에 관여하여 정자의 성숙에 영향을 미치는 것으로 알려져 있습니다. 비타민B12가 결핍된 남성들에게서 정자 수 감소와 운동성 약화가 관찰되었다는 몇몇 연구결과들이 존재합니다.

▶ 코엔자임Q10

코엔자임Q10은 세포 소기관인 미토콘드리아에서 에너지(ATP) 생성과정에 꼭 필요한 물질이자 항산화제로, 프리라디칼에 의한 세포의 산화적 손상을 막아주는 기능을 합니다. 이와 관련해서 코큐텐coQ10은 정자의 세포막을 지질과산화로부터 보호해주며, 에너지 생성 작용으로 정자의 운동성 개선에 도움을 줄 수 있다고 알려져 있습니다. 코엔자임Q10과 남성 불임에 관한 임상 연구는 그동안 꽤 많이 진행됐고, 이에 따라 다양한 결과들이 존재합니다.

- 코엔자임Q10이 출산율이나 임신율을 증가시킨다는 증거는 없으나, 정자의 여러
  parameters(운동성, 질, 수)들이 향상되었습니다. 임상적인 치료를 위해서는 개별 및
  복합적인 항산화제 요법의 병행이 필요합니다.
  「Coenzyme Q10 and male infertility : a meta-analysis」, 2013

■ 영양제도 중요하지만, 스트레스 관리가 우선!

앞서 알아본 영양성분들이 여러 관점에서 남성의 건강에 도움이 될 수 있어 보이는 것은 맞습니다. 하지만 직접적인 임신율 증가와 관련해서는 아직까지 확실한 근거가 부족한 것이 사실입니다. 그러므로 본인이 부족하다고 생각되는 부분이 있다면 그와 관련해서 적당한 영양성분을 보충하되, 선행되어야 할 것은 스스로의 멘탈과 건강관리입니다.

결국은 스트레스를 덜 받아야 하고, 평소 꾸준한 운동으로 체력을 관리해야 한다는 것이죠. 너무나 뻔한 답인가요? 하지만 제가 실제로 겪은 일이기도 합니다. 사실 저 역시도 5개월가량의 기간 동안 계획 임신에 실패한 적이 있었는데요. 그 당시 하루 중 잠자는 시간만 빼고는 거의 대부분을 약국에서 보내면서 환자분들과 일에 치여 몸도 마음도 무척 힘든 시기를 보내고 있었습니다. 당연히 스스로 느끼는 스트레스도 심했고, 몸이 느끼는 스트레스도 만만치 않았죠. 여기에 임신이 되지 않아 더욱 스트레스를 받는 악순환이 발생했습니다. 그래서 한 달 정도 일을 잠시 내려놓고 편한 마음으로 해외 여행을 떠나 충분한 휴식을 취했는데, 그때 생각지도 못했던 임신이라는 최고의 선물을 받았습니다. 여행 당시에는 임신을 계획하지도 않았는데 말이죠. 아무래도 몸과 마음이 편해지고 스트레스를 받을 일이 없다 보니 임신할 수 있지 않았을까 싶습니다.

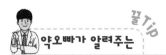

약오빠가 알려주는 꿀Tip

건강한 임신을 위한 일상생활 속 실천 방법
1. 꽉 끼는 옷과 속옷 대신 여유 있는 옷과 속옷을 착용합니다.
2. 환경호르몬에 노출되는 것을 줄이기 위해 노력합니다.
3. 과도한 포화 지방산 섭취를 줄이고, 채소나 과일 등의 섭취는 늘립니다.
4. 충분한 수면을 취합니다.
5. 스트레스를 덜 받도록 평소 마음을 편하게 가집니다.
6. 가벼운 운동을 꾸준히 합니다.

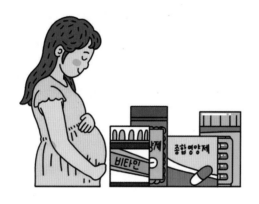

임신 기간에 따라 필요한
영양성분과 적절한 용량은 어떻게 되나요?

예전에는 많은 사람들이 아기는 태어난 이후에 잘 먹여서 건강하게 키우면 된다고 생각해 왔습니다. 하지만 최근 연구에서 임신 중 태아와 산모의 건강 상태가 성인이 되어서 나타나는 여러 질환이나 건강 상태에 영향을 줄 수 있다는 이른바 '태아 프로그래밍' 개념이 등장하면서, 임산부 관련 건강기능식품 시장이 점점 규모를 키워가고 있습니다. 태아 프로그래밍은 임산부가 섭취하는 충분한 영양성분이 태아의 구조적, 생리적 변화에 영향을 주어 출생 이후의 건강에도 영향을 끼친다는 개념입니다. 여러 연구에서 아기가 엄마 몸속에 있는 기간이 나머지 인생에서 건강의 기본이 되며 태아기 때의 환경이 심장질환, 고혈압, 당뇨, 비만 같은 성인 질환의 발병 가능성에도 영향을 줄 수 있다고 보고하고 있습니다.

임신 기간에는 태아와 영양분을 공유하기 때문에, 필요한 영양성분의 섭취량이 늘어나게 됩니다. 하지만 이를 음식을 통해서만 온전히 섭취하는 것은 쉬운 일이 아닙니다. 따라서 보충제를 통해 적절한 영양성분을 보충해주어야 태아와 산모 건강에 도움이 될 수 있습니다. 제가 현재 약사로 일을 시작한 지 10년이 지났는데, 초반에만 해도 적극적으로 영양 상담을 하려는 임산부를 많이 만나지 못했습니다. 하지만 지금은 다릅니다. 제가 운영하는 블로그에도 가장 인기가 높은 글들은 대부분 임산부의 영양과 관련된 글입니다. 많은 분들이 읽어보시고 질문도 해주시는데, 그 질문들에는 진심으로 아기를 걱정하는 마음이 많이 담겨있음을 느끼곤 합니다. 저도 얼마 전 아빠가 되었는데, 제 생생한 경험을 바탕으로 임산부에게 필요한 영양성분과 관리법에 대해 알려드리겠습니다.

■ 가임기 여성과 초기 임산부에게 반드시 필요한 영양성분

▶ 임신, 체중관리 먼저 준비하세요!

임신은 선물처럼 어느 날 갑자기 찾아오기도 하지만, 미리 계획적으로 준비를 하는 사람들도 많습니다. 임신이 된 후에 태아에게 도움이 되는 것을 잘 챙기는 것도 중요하지만, 아기를 가지려는 시점에서의 산모의 건강도 굉장히 중요합니다. 많은 전문가들이 가장 중요하게 생각하는 것 중 하나가 바로 산모의 체중입니다.

과체중인 산모는 임신 중 임신중독증이나 기타 합병증에 걸릴 위험도가 높고, 태어난 아기도 과체중이거나 후에 비만으로 이어질 확률이 높습니다. 그뿐만 아니라 이러한 영향은 당뇨나 심장병 같은 질환으로 이어질 가능성과 기형아 출산에 대한 위험도를 증가시킵니다. 반대로 저체중인 산모는 조산의 위험성이 높고 아기 역시 태어났을 때 저체중일 확률이 높은 것으로 알려져 있습니다. 그래서 정상 체중을 유지하는 것이 가장 중요하고, 정상 체중인 여성의 경우 임신 성공 확률 역시 더 높게 나타납니다. 하지만 그렇다고 해서 갑작스러운 다이어트나 체중 증가는 바람직하지 않습니다. 좋은 것을 먹고 건강한 운동을 통해 체중을 점진적으로 조절하여 정상 체중을 유지하는 것이 중요합니다.

아기가 생기면 그 기쁨도 잠시, '우리 아이 건강에 이상이 생기면 어떡하지?'라는 걱정이 되기 시작합니다. 다행히도 요즘은 검사 기술이 발달하여 예전보다 면밀한 산모의 건강관리가 가능해졌습니다. 그렇다면 태아의 건강관리도 마찬가지일까요? 영양 상태도 예전보다 좋아지고 의료 시스템이 잘 갖추어져 있기 때문에 당연히 잘 관리되어야 하겠지만 실상은 그렇지 않습니다. 태아사망률을 비롯하여, 기형(3%), 조산(12%), 저체중아(8%)의 정도를 예전과 비교해봤을 때 그 수치가 크게 나아지지 않았습니다. 이러한 데에는 임신 확인 주수가 생각보다 늦은 산모가 많고, 초기에 관리가 잘 이뤄지지 못하는 등의 이유를 들 수 있습니다. 일반적인 여성들의 임신 확인 주수는 7~8주입니다. 임신 기간에서 이 시기는 정말 중요한 시기인데, 이때 약물이나 술, 담배에 노출되는 여성들이 통계적으로 10% 정도나 됩니다. 그리고 적절한 영양관리가 이뤄지지 않는 경우도 많아서 임신과 태아에 좋지 못한 영향을 주기도 합니다. 이와 관련하여 임신 초기에 가장 중요시되는 성분이 바로 '엽산'입니다. 다른 영양소들이 선택의 문제인 것과 달리 엽산은 필수영양소입니다.

엽산은 우리 몸에서 적혈구를 만들고 골수에서 세포의 합성, 분열에 필요한 DNA를 만들기 위해 꼭 필요한 성분입니다. 이 밖에도 간의 해독 작용과 여성의 생식기 건강에 있어서도 중요하게 작용합니다. 엽산이 결핍되면 여러 문제를 야기하는데, 그중 하나가 태아 신경관 결손과 관련된 문제입니다. 태아기에서 중요한 신경관은 처음에는 배아 내에서 작은 원형 반을 이루고 있습니다. 임신 26일이 지나면 이 원형반이 점차 좁아지며 뇌와 척수를 만드는 신경관을 형성하게 됩니다. 정상적인 태아라면 이 과정이 문제없이 진행되지만, 이때 신경관이 형성되지 않거나 닫히지 않게 되면 신경관 결손이라고 불리는 치명적인 기형을 유발하게 됩니다. 엽산은 바로 이러한 신경관 결손을 예방하는 데에 도움을 주는 것으로 알려져 있습니다. 이를 바탕으로 미국의 「Dietary Guideline For Americans」에 따르면, '가임기 모든 여성에게 엽산의 섭취를 권장한다. 그 이유는 뇌와 척수의 선천성 기형을 예방하고 신경계 발생에 중요하기 때문이다'라고 서술되어 있습니다.

일반적인 성인에게 엽산 결핍은 드문 일입니다. 한국 성인의 엽산 권장량은 1일 250mcg인데, 이 정도는 일반적인 음식을 통해 섭취가 가능하기 때문입니다. 하지만 임산부는 신경관 결손을 예방하기 위해 더 많은 섭취량이 필요합니다. 임신 전 가임기 여성에게 권장되는 용량은 600mcg으로, 보충제를 통해 400mcg 정도를 보충하고 나머지 200mcg은 음식을 통해 섭취하는 것이 좋습니다. 다만 예외적으로 과거 기형아 분만 경험이 있는 여성이나 임신 합병증에 대한 고위험군 여성, 신경관 결손에 대한 가족력이 있는 여성의 경우 주치의의 판단에 따라 4000~5000mcg 정도의 높은 용량을 권장하기도 합니다. 실제로 신경관 결손증이 있는 아기를 출산한 과거력이 있는 여성을 대상으로 한 연구에서, 차후 임신 중에 엽산을 꾸준히 보충했을 때 신경관 결손을 72%까지 낮출 수 있다는 보고가 있었습니다.

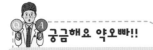

궁금해요 약오빠!!

Q. 과일이나 채소에 엽산이 많다고 하던데, 보충제 말고 음식으로 섭취하면 안 될까요?

A. 엽산에 대한 많은 논란 중 하나가 합성 엽산은 몸에 해롭다는 것입니다. 이 때문에 엽산을 복용하는 것에 대해 걱정하며 보충제보다는 음식을 찾는 임산부가 많은데요. 뭐든 건강한 음식으로 섭취하는 것이 가장 좋겠지만, 엽산은 생각보다 다루기가 어려운 성분입니다. 음식 중에 존재하는 엽산은 매우 불안정하여 보관 과정에서도 손실이 발생하고, 특히 조리 과정에서 많이 파괴됩니다. 부족한 엽산의 섭취로 인한 위험을 감수하기보다는 보충제를 통해 충분한 양의 엽산 섭취가 더 필요하다고 생각합니다.

일반적으로 권장되는 복용 기간은 임신 전 3개월부터 임신 후 14주까지입니다. 물론 엽산은 몸에서 중요한 역할을 담당하고 장기간 복용하더라도 체내에 축적되지 않기 때문에 14주 넘게 계속 복용해도 문제가 되지 않습니다. 실제로 엽산 고용량 복용이 필요한 고위험군 여성에 대해 캐나다 산부인과 학회에서는 14주 이후부터 분만 후 1달 기간까지 400~1000mcg의 엽산 복용을 권장하고 있습니다.

낮은 수준의 엽산은 앞에서 설명한 신경관 결손뿐만 아니라 임산부의 합병증을 증가시킬 수 있다고도 알려져 있습니다. 이처럼 엽산의 복용은 굉장히 중요하지만, 실제 우리나라 여성의 임신 전 엽산 복용률은 30% 정도로 굉장히 낮은 편입니다. 엽산 부족은 임신 초기의 기형에 굉장히 중요하게 작용하고 이후 예후를 바꾸기가 어렵습니다. 따라서 초기에 충분한 엽산의 섭취는 다른 무엇보다 굉장히 중요합니다.

▶ 미리미리 준비하세요! '비타민D'

산모 검사에서 예전과 달라진 것이 있다면 바로 비타민D 검사입니다. 제 아내도 산부인과에서 받은 산전 검사에서 비타민D 수치를 확인했었는데요. 다행히 평소에 비타민D를 틈틈이 챙겨 먹어서인지 매우 좋은 수치가 나왔습니다. 비타민D는 햇빛을 받으면 생성된다고 알려져 있지만, 대부분의 사람들은 주로 실내 생활을 하기 때문에 햇빛을 자주 쬐기 어렵습니다. 더구나 우리나라는 위도가 상당히 높고, 많은 사람들이 자외선 차단제를 꾸준히 사용하거나 얼굴과 몸을 가리고 다니기 때문에 비타민D의 결핍이 매우 많습니다. 2014년에 시행된 국민건강영양조사에 의하면 성인의 71.7%가 비타민D 결핍으로 조사되었습니다. '결핍'의 바로 이전 단계인 '부족'까지 합치면 전체 국민의 90% 가량이 부족 및 결핍이라고 합니다.

[비타민D 혈중 농도에 따른 구분]

20ng/ml 미만 = 결핍
20~29ng/ml = 부족
30~60ng/ml = 적정
150ng/ml 이상 = 독성

단체나 협회에 따라 비타민D 혈중 농도 수준에 대한 기준에 차이가 있지만 일반적으로 20ng/ml 미만을 결핍이라고 정의합니다. 예전부터 비타민D의 중요성이 강조되어 왔지만 2016년 발표된 '산모와 태아의 비타민D와의 상관관계'에 대한 논문에서 비타민D의 보충이 신생아의 뼈 형성에 유의미한 혜택을 주는 것이 발견되었습니다. 특히 30ng/ml 미만의 수치에서 신생아의 골량은 산모의 비타민D 보충을 통해 영향을 받을 수 있다고 합니다.

이밖에도 비타민D가 결핍된 산모의 태아에서 성장 장애 확률이 증가하고 저체중 위험이 높은 것으로 알려져 있고, 뇌 발달에도 영향을 줄 수 있다고 보고되어 있습니다. 산모에게도 비타민D의 보충은 임신성 당뇨, 조기 산통 및 조산, 임신중독증을 감소시켜 줄 수 있다는 연구들이 많이 있습니다.

비타민D는 식품으로 섭취하는 데 한계가 있고 임신 중에는 야외 활동을 많이 할 수 없는 산모에게 비타민D의 보충은 매우 중요합니다. 복용하는 용량은 개인에 따라 달리하는 것이 좋으며 일반적으로 1000IU~2000IU 정도가 많이 권장되지만 심한 결핍이 있는 사람에게는 고용량이 권장되기도 합니다. 간혹 5000IU 이상의 고용량을 추천하는 경우가 있는데, 아직 이에 대한 안전성이 완전하게 확보된 것이 아니며 비타민D 고용량의 장기간 복용은 고칼슘 혈증의 잠재적 위험이 있을 수 있다고 보고되었습니다. 특히, 임산부의 경우는 고칼슘 혈증으로 인해 영아의 발작, 정신 및 신체 지체 등의 문제를 유발할 수 있기에 주의가 필요합니다.

비타민D가 결핍인 여성이라면 임신 기간에 걸쳐 꾸준히 복용하는 것이 중요하고 출산 후에는 아기에게도 비타민D를 먹이면 좋습니다. 모유를 통해 비타민D가 아기에게 전달되는 것이 어렵기 때문인데요. 용량에 맞는 비타민D를 아기에게 복용시키는 것은 아기의 건강한 면역계 형성이나 알레르기성 질환의 예방 및 관리에 도움을 줄 수 있다고 알려져 있습니다.

■ 임신 중후기 및 출산 이후의 관리 및 영양 요법

임신 기간은 3분기로 구분하는데 첫날부터 42주를 각각 14주씩 3등분 하여 초기, 중기, 후기로 나눕니다. 임신 초기에 엽산을 열심히 복용했다면 중기부터는 다른 준비를 해야 합니다. 태아 역시 초기 단계에 중요한 신체 부분이 만들어지기 시작했다면 중기부터는 이를 본격적으로 구축하는 준비를 합니다. 이 구축하는 과정은 엄마의 혈액에서 태반을 통해 전달되는 영양물질들로 이루어지기 때문에 산모의 영양 상태가 당연히 중요할 수밖에 없습니다.

이때의 태아는 근육이 발달하고 뼈도 더 단단해질뿐더러 이목구비도 뚜렷해져서 초음파로 봤을 때 더욱 사랑스러운 모습을 갖게 됩니다. 그리고 기억에 관련된 신체 기관이 생기기 때문에 이때 많은 임산부들이 책을 읽고 음악을 들으면서 태교를 시작합니다. 또한 중기 기간에 걸쳐 청각이 완성되고, 태동이 증가하여 엄마와 아기의 교감이 늘어나게 되는 등 많은 변화가 일어납니다. 반면에 산모의 입장에서는 중기가 되면 초기에 고생하던 입덧이 어느 정도 사라지고 몸과 마음이 안정되는 시기입니다. 따라서 이때는 초기보다 몸을 관리하기가 좋습니다. 하루 30분 정도 꾸준한 운동을 통해 후기를 대비해야 하며, 음식도 입덧이 심한 초기나 배가 부른 후기에 비해 섭취가 용이하기 때문에 건강한 식사를 통해 태아에게 좋은 영양소가 공급될 수 있도록 해야 합니다. 입덧이 심한 초기에는 엽산조차 복용하기 힘들어하는 산모들이 많지만 중기부터는 조금 더 편해지기 때문에 이것저것 필요한 영양소를 챙겨 먹는 것도 필요합니다. 그리고 이러한 영양 관리는 중기부터 출산 이후까지 유지하는 것이 중요하므로 지속적으로 관리하도록 합니다.

▶ 초기가 엽산이라면, 중기부터는 '철분'

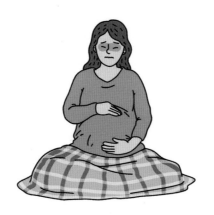

임신 기간 중 태아는 엄마로부터 혈액을 공급받습니다. 그렇다 보니 임산부의 몸에서는 기본적인 혈액 요구량이 증가하게 되고 특히 20주에 접어들면서부터는 그 요구량이 더 빠르게 증가합니다. 먼저 혈액의 구성성분을 살펴보면 크게 혈장과 혈구, 두 종류로 나눌 수 있습니다. 혈장은 90%가 수분이고 나머지 10%는 알부민

albumin 같은 혈장 단백질과 전해질로 구성됩니다. 혈구는 적혈구나 백혈구 같은 세포와 혈소판 등으로 구성됩니다. 임신 중기에 접어들면서 혈액량이 증가할 때 25주까지 혈장량이 20~100%의 비율로 증가하게 됩니다. 그런데 문제는 적혈구 수가 이 혈장의 증가량을 따라가지 못한다는 것입니다. 혈장을 물, 적혈구를 미숫가루라고 가정하면 아주 밍밍한 미숫가루 물이 만들어지는 것입니다.

따라서 모체에 필요한 적혈구를 증가시키기 위해서는 철분의 섭취가 필수적입니다. 임산부에게 철분 섭취가 부족하게 되면 신체의 산소 공급에 필요한 헤모글로빈이 충분하게 만들어지지 못합니다. 그러면 빈혈 증상으로 인해 산모는 쉽게 피로감이나 무기력감을 느낄 수 있고, 이는 태아에게도 안 좋은 영향을 줄 수 있습니다. 저체중아 출산 확률이 증가하거나 태어난 신생아에게서 빈혈이 나타날 수 있습니다. 그리고 유산이나 조산 확률이 높아지며 여러 신경이나 장기의 성장 발달에 부정적인 영향을 주기도 합니다. 탯줄을 통해 영양소와 산소 등이 공급되는데 산소 운반원이 부족하거나 일을 제대로 하지 못한다면 태아에게 안 좋은 영향을 주는 것은 당연한 일입니다.

철분의 요구량은 임신 중기부터 본격적으로 증가하고 출산 이후까지 지속적인 복용이 권장됩니다. 출산 이후에는 더 이상 철분제를 복용하지 않는 임산부가 많은데 출산할 때 출혈로 인한 철분의 소실량이 상당하기 때문에 출산 후에도 일정 기간 꾸준히 복용을 해주는 것이 좋습니다.

[임신 기간에 필요한 철분의 양]

태아에게 필요한 양	300mg(−)
태반 형성에 필요한 양	50mg(−)
산모의 조직 확장에 필요한 양	450mg(−)
분만 시 출혈로 인한 소실량	175mg(−)
기본 손실 철분	240mg(−)
분만 후 적혈구 수축으로 인해 얻게 되는 양	450mg(+)
총 요구량	**−765mg**

임신 기간에는 위와 같은 철분의 변화가 나타납니다. 기본적으로 태아와 산모에게 필요한 철분의 양과 혈장의 증가나 감소로 인한 변화, 개인적인 차이까지 고려한다면 대략 700~1000mg의 철분이 필요합니다. 임신 기간이 대략 266일이고 음식이나 보충제를 통한 철분 흡수율이 대략 10% 내외임을 감안하여 계산해 보면 하루 25~30mg의 철분 섭취가 필요함을 알 수 있습니다.

임신 기간에는 병원에서 시기에 맞춰 피검사를 하여 산모에게 부족한 영양소를 확인합니다. 철분과 관련해서는 혈색소 수치를 검사하는데, 임산부는 11g/dl 이상을 정상으로 간주합니다. 검사에서 혈색소 수치가 낮다면 조금 더 높은 용량의 철분제나 흡수율이 높은 형태의 철분제를 복용하는 것이 바람직합니다. 2014년 조사 기준으로 우리나라 가임기 여성의 12.6%가 빈혈을 겪고 있는 것으로 보고되었습니다. 만약 임신 전에 철분 수치가 부족함을 알았다면 미리 철분제를 복용하여 빈혈을 개선하는 것이 산모와 태아에게 도움이 될 수 있습니다. 특히 임신을 하지 않은 성인은 충분한 육류 섭취를 통해 철분을 보충할 수 있지만, 철분 요구량이 늘어난 임산부는 음식만으로 부족한 철분을 보충하는 데에는 무리가 있습니다. 따라서 보충제를 통해 보충하는 것이 중요합니다.

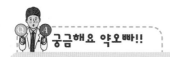
Q. 하루에 대략 30mg의 철분을 섭취하면 된다고 하는데, 제가 먹는 철분제는 철분 함량이 100mg이에요. 이렇게 많이 먹어도 되나요?

A. 철분제를 복용해 본 사람이라면 시중에 굉장히 많은 제품들이 있다는 걸 아실 거예요. 하지만 다들 똑같은 '철분'이 들어있을까요? 한 예로 A라는 제약회사에서 철분 제품을 3~4가지 출시하고 있습니다. 다 같은 철분 성분이라면 굳이 여러 제품을 만들 이유가 없겠지요? 제품들의 성분을 비교해보면 각각의 성분 이름이 조금씩 다름을 알 수 있습니다. 이는 각 제품의 철에 붙은 염이 다른 것인데, 이로 인해 흡수율, 부작용, 용량 등에서 차이가 발생합니다. 제품마다 차이가 있지만 실제 철 자체의 함량을 표기한 제품도 있고 철과 염이 결합한 형태의 성분 용량을 표시한 제품도 있습니다. 즉, 100mg이라고 표시가 되어 있더라도 이것이 철 자체의 함량은 아닌 것입니다. 이렇듯 제품마다 함량과 흡수율 등이 모두 다르기 때문에 현재의 상태와 증상에 맞게 철분을 선택해야 합니다. 심한 빈혈이 있는 사람이 흡수율이 낮은 철분제를 복용하는 것은 빠른 회복에 도움이 되지 않을 수 있습니다.

▶ 아기의 건강한 두뇌와 눈 발달을 위한 선택, '오메가3'

오메가3는 필수지방산으로 우리 몸에서 만들어지지 않기 때문에 반드시 섭취해야 합니다. 이런 오메가3의 수요층 대부분은 성인 질환을 걱정하는 사람이나 염증이 있는 사람, 생선을 먹지 않는 사람인데요. 사실 오메가3가 태아와 산모에게도 굉장히 중요하다는 사실을 알고 계신가요?

오메가3가 왜 중요한지에 대해서 이해하려면 먼저 DHA를 떠올려보시면 됩니다. DHA는 시중의 많은 분유나 우유 광고에서 한 번쯤은 보셨을 것입니다. 어떠한 제품은 DHA를 보충하여 '더 똑똑한 우유'라고 마케팅을 펼치기도 합니다. 도대체 어떤 이유로 분유나 우유에 DHA를 넣는 것일까요? 이는 바로 DHA가 태아와 영유아의 초기 두뇌 발달과 시각 형성에 있어서 더 집중적으로 필요하기 때문입니다. DHA는 우리 몸의 두뇌, 망막, 심장, 남성의 정자에 많이 분포하고 있는데 이것들이 건강하게 유지되려면 충분한 양의 DHA가 필요합니다.

뇌만 살펴봐도 DHA가 얼마나 중요한지 알 수 있습니다. 우리의 뇌는 11%가 지질로 구성되어 있습니다(가장 주요한 구성성분은 77%로 수분입니다). 근육에서 지질이 차지하는 비중이 5%임을 감안하면 뇌에서 지질이 차지하는 비율이 상당히 높음을 알 수 있습니다. 뇌에 존재하는 지질의 여러 형태 중 대표적인 것이 오메가3 지방산인데, 특히 이 오메가3 지방산에서 DHA가 차지하는 비중이 무려 97%나 됩니다. 또한 안구에 존재하는 모든 오메가3 지방산 중 DHA가 차지하는 비중 역시 93%로 굉장히 높습니다. 고로, DHA는 뇌와 안구의 세포막을 구성하는 중요한 물질임을 알 수 있습니다. 이런 구조적인 중요성 이외에도 DHA는 정상적인 신경 물질 전달에 꼭 필요합니다. 뇌에 존재하는 DHA는 우리가 음식을 통해 섭취하는 DHA와 매일 5% 정도 교환이 된다고 알려져 있습니다. 건강한 DHA의 꾸준한 섭취는 뇌 기능 유지 및 발달에 매우 중요합니다.

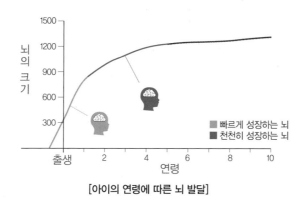

[아이의 연령에 따른 뇌 발달]

태아에게 DHA가 유독 중요한 이유는 태아의 뇌가 임신 20주부터 만 1세까지 집중적으로 빠르게 발달하고, 이후 18개월까지 지속적으로 뇌에 DHA를 축적시키기 때문입니다. 중기부터 꾸준히 DHA 요구량이 증가하지만 가장 요구량이 높아지는 시기는 임신 마지막 3개월입니다. 이때 태아는 1일 50~70mg의 높은 DHA를 필요로 하기 때문에 임산부는 1일 최소 200mg 이상의 DHA 보충이 요구됩니다. 실제로 여러 연구에서 DHA를 복용한 산모에게서 태어난 아이들이 인지능력이나 수행능력 평가에서 더 높은 점수를 기록하기도 했습니다. 아기의 뇌가 18개월까지는 DHA의 축적을 필요로 한다는 점에서 출산 이후에도 DHA의 복용에 신경을 써주면 좋습니다. 모유 수유를 하는 여성이라면 모유로 이행되는 DHA를 고려하여 스스로 오메가3를 복용하는 것이 좋고, 분유를 먹는 아기들은 DHA가 포함된 분유를 먹이는 것도 좋은 방법입니다.

한 가지 더 중요한 것은 유용한 필수지방산을 섭취하는 것 이전에 포화지방의 섭취를 줄여야 한다는 점입니다. 포화지방을 지나치게 섭취하면 성인과 마찬가지로 태아에게도 안 좋은 영향을 주게 됩니다. 태아가 받아들이는 지방들은 엄마가 섭취하는 식생활에 전적으로 영향을 받습니다. 그러면 지방 섭취를 줄이는 것이 좋겠다고 생각하실 수도 있지만 그렇다고 지방을 지나치게 제한하는 것도 태아에게는 좋지 않습니다. 적절한 지방을 섭취하되, 몸에 좋은 지방의 섭취를 늘려야 합니다.

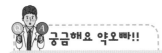
궁금해요 약오빠!!

Q. 오메가3, 중금속으로부터 안전한가요?
A. 예전부터 임산부는 지나친 해산물 섭취를 자제하라는 말이 있었습니다. 실제로 일부 생선에 태아의 발달에 안 좋은 영향을 줄 수 있는 중금속이 포함되어 있기 때문인데요. 주로 먹이사슬 위쪽에 존재하는 생선에서 중금속이 발견될 수 있어 과량의 섭취는 주의가 필요합니다. 임산부에게는 1주일에 2~3회 이상 생선 섭취를 권장하지 않고 있습니다. 따라서 해산물을 자주 먹는 것은 피하되, 필요에 따라 오메가3 보충제를 적절하게 병용하는 것이 좋은 방법입니다.

물론 이러한 보충제도 불순물이나 중금속에 대한 문제에서 완전히 자유로울 수는 없지만, 기본적으로 오메가3 제품이 유통되기 전 식약처에서 이런 부분들에 대해 철저히 검사를 하기 때문에 최소한 해산물을 직접 섭취하는 것보다 안전하고, 많은 무작위 검사 사례에서 수은이나 다이옥신 같은 유해 물질이 검출된 경우가 거의 없었습니다. 하지만 모든 오메가3의 품질이나 성분이 균등하고 동일하다고 볼 수는 없습니다. 제품의 질에 상당히 차이가 있기 때문에 건강한 품질의 오메가3를 선택하는 것이 중요합니다.

※ 좋은 오메가3를 고르는 방법에 관련하여 보다 자세한 내용은 '좋은 오메가3 고르는 방법을 알려주세요.(p.433)'를 참고해주세요.

▶ 아기 뼈를 튼튼하게! '칼슘'

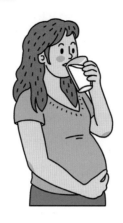

철분과 함께 임신 기간에 섭취 요구량이 늘어나는 성분이 하나 더 있습니다. 바로 칼슘입니다. 칼슘은 태아의 골격, 유치, 턱뼈가 생성되기 시작하는 임신 2개월부터 요구량이 급격하게 늘어납니다. 태아는 엄마로부터 총 25~30g의 칼슘을 받는데, 후기에 그 요구량이 가장 많습니다. 그래서 임신 후기에 섭취하는 것을 많이 권장하지만 평소에 칼슘 섭취가 부족한 사람이라면 초기부터 미리 복용하는 것도 좋습니다. 충분하지 못한 칼슘 섭취량은 태아 골격 형성에 문제를 유발할 수 있고 출생 이후 치아 발달에도 영향을 미칠 수 있습니다. 그뿐만 아니라 충분한 칼슘을 섭취하지 못하면 태아가 엄마의 뼈와 치아의 칼슘을 가져가기 때문에 임산부의 골소실을 야기하기도 합니다. 임신 중 칼슘 섭취는 구조적인 성장에 도움을 주는 것 이외에도 임신중독증을 예방할 수 있는 것으로 알려져 있습니다.

보건복지부에서 발간한 자료인 '2015 한국인 영양소 섭취기준'에는 임산부의 칼슘 권장량이 일반적인 성인 권장량(700~800mg)과 같다고 나와 있습니다. 하지만 뱃속의 아이에게도 충분량의 칼슘이 전달되어야 함을 고려할 때, 후기에는 하루 1000~1200mg 가량을 권장하는 자료들도 많습니다.

칼슘은 보통 유제품에 많이 포함되어 있습니다. 예를 들어 우유 1컵만 마시더라도 200~300mg의 칼슘을 섭취할 수 있습니다. 하지만 성인이 권장량의 칼슘을 온전히 음식으로 섭취하는 데에는 한계가 있습니다. 혹자는 현대인들은 칼슘 보강 식품을 많이 먹기 때문에 추가적인 칼슘의 섭취가 필요하지 않다고 말하지만, 칼슘 요구량이 증가하는 성장기 아이나 임산부는 음식으로 그 양을 섭취하기가 어렵기 때문에 적절한 용량의 칼슘 보충제가 필요합니다. 칼슘은 다른 미네랄과 동시에 복용할 경우 서로의 흡수를 방해하기 때문에 가급적이면 철분 같은 미네랄과는 시간 간격을 두고 복용하는 것이 좋습니다. 반면 비타민D는 칼슘의 흡수를 증가시키기 때문에 가능하다면 칼슘/비타민D 복합제를 복용하거나, 비타민D를 추가로 복용하는 것이 좋습니다.

▶ 우리 아기가 처음 접촉하는 균을 위해, '프로바이오틱스'

프로바이오틱스probiotics는 아직까지 논쟁의 여지가 있기는 해도 꾸준히 그 유익성이 강조되고 있는 보충제입니다. 임산부에게 프로바이오틱스를 추천하는 데는 여러 가지 이유가 있지만, 크게 두 가지를 꼽을 수 있습니다. 첫 번째는 정장기능으로 장내 세균총에 영향을 주어 건강한 장 관리에 도움을 줄 수 있습니다. 임신 기간에는 장운동이 저하되고 장이 다른 장기에 의해 압박을 받기 때문에 여러 장질환이 발생하기 쉽습니다. 이때, 프로바이오틱스는 임산부가 복용하기에 안전하면서도 꾸준히 복용하여도 문제가 없기 때문에 장이 안 좋은 임산부에게 많이 권장됩니다. 두 번째로 질염과 같은 여성 생식기 질환의 예방과 관리에 효과적일 수 있다는 점입니다. 이는 몇몇 균주에 대한 한정적인 연구결과지만 유해균을 억제하는 효과를 통해 보조적인 치료 효과를 기대할 수 있다고 알려져 있습니다.

그렇다면 태아에게는 어떤 도움이 될까요? 엄마 뱃속에 있을 때 무균 상태로 있던 태아는 산도가 열리면서 세상으로 나오는 순간, 수많은 균들에게 둘러싸입니다. 많은 학자들이 이 순간을 주목합니다. 깨끗한 아기가 세상에 나오면서 입으로 마시는 것들, 피부에 닿는 것들에서 여러 균을 접하게 되는데, 이런 순간에 접촉하는 균이 아기의 건강 상태에 영향을 준다고 주장하며 이와 관련된 여러 연구들을 진행했습니다. 우리나라에서 진행된 연구에서도 임신 말기 가족성 알레르기 질환이 있는 임산부들에게 프로바이오틱스를 복용하게 하였는데, 습진 발현율의 감소에 있어서 프로바이오틱스를 복용하지 않은 대조군에 비해 유의미한 효과를 보였습니다. 그밖에도 아토피, 천식, 면역력에 대해 세계의 수많은 크고 작은 연구가 발표되어 있습니다. 유명한 비교 사례가 제왕절개를 통해 태어난 아이와 자연분만으로 태어난 아이에 대한 내용입니다. 제왕절개를 통해 태어난 아이들은 산도와 질을 거치면서 만나는 유익균과의 접촉 기회를 상실하기 때문에 자연분만으로 태어난 아이들에 비해 유익균이 훨씬 적다는 것입니다. 그래서 제왕절개를 통해 태어난 아이들에게는 프로바이오틱스의 복용이 상당한 이점이 될 수 있다고 알려져 있습니다. 물론 아직까지는 위에서 언급한 효과에 대해서 100% 장담할 수는 없지만, 점점 더 많은 연구와 사례를 통해 프로바이오틱스의 복용이 산모와 아기에게 유익한 장점이 있음을 보여주고 있어 앞으로도 계속 주목받는 성분이 될 것이라 생각합니다.

4

임산부는 EPA가 함유된 오메가3를 복용하면 안 된다고 하던데요?

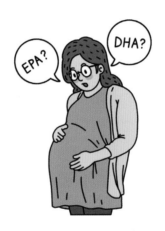

언제부턴가 블로그나 SNS에 '임산부'와 '오메가3'를 검색하면 '임산부는 EPA가 없는 성분의 오메가3를 섭취해야 한다'라는 이야기가 많이 나옵니다. 그러면서 'EPA가 없어 안전하게 먹을 수 있는 오메가3'라는 문구로 홍보하는 제품도 쉽게 찾아볼 수 있는데요. 이 부분에 대해 많은 분들이 저희가 운영 중인 블로그나 약국으로 직접 문의를 주십니다. 과연 임산부는 EPA 성분이 없는 오메가3를 복용해야 하는지, 그리고 임산부 전용 오메가3가 따로 있는지 지금부터 알려드리도록 하겠습니다.

앞서 임산부에게 필요한 영양성분을 소개하면서 오메가3를 구성하는 두 가지 주요 지방산 EPA와 DHA 중, DHA의 중요성에 대해서 알려드렸습니다. DHA는 뇌와 망막을 구성하는 주요 지방산으로, 태아와 신생아의 뇌는 임신 20주부터 만 1세까지 집중적으로 빠르게 발달하기 때문에 이 시기에 충분한 양의 DHA 공급이 꼭 필요하다고 말이죠. 그럼 태아에게 EPA는 필요 없을까요? 그리고 임산부는 EPA가 복합되어 있는 오메가3를 먹으면 안 될까요? 그렇지 않습니다. EPA도 임산부와 태아에게 일정량 필요합니다. 그렇다면 이제 EPA의 역할을 알아보겠습니다.

▶ EPA의 역할 1 : 조산 방지

상대적으로 적은 양의 오메가3(EPA) 섭취는 오메가3와 오메가6 지방산의 최적의 비율을 깨트려, 과잉의 아라키돈산arachidonic acid으로부터 유도되는 프로스타글란딘prostaglandin 종류 중 PGE2, PGF2α 등의 생합성을 증가시킬 수 있습니다. 이러한 물질들은 자궁 수축 작용을 가져 임산부의 조산 발생과 어느 정도 연관이 있는 것으로 보고되고 있습니다. 조산은 임신 20주 이후부터 36주 6일의 기간에 해당하는 이른 분만을 일컫는데, 이렇게 엄마의 뱃속에서 충분한 영양을 공급받지 못하고 미성숙한 상태로 세상에 나온 아이들은 안타깝게도 여러 가지 문제점을 가지는 경우가 많습니다. 약 50%에서 신경학적 장애 등의 합병증이 나타나며, 신생아 사망의 75%를 차지하는 것으로 알려져 있습니다. 답답한 부분은 이러한 조산에 대해 아직까지 밝혀진 뚜렷한 원인이 없다는 것이지요. 다만 조산에 영향을 미칠 수 있는 요인들 중 하나가 PGE2, PGF2α와 같은 물질들에 의한 것인데, EPA의 충분한 보충은 이런 물질들의 생성을 억제할 수 있으며 임산부의 조산 방지와 임신 기간의 유지에 도움을 준다고 보고되어 있습니다.

이와 관련해서 학계에 다양한 연구들이 존재하는데 가장 설득력이 강한 실험 중하나로, 「Fish Oil Trials in Pregnancy study from Europe」에서는 232명의 조산 경험이 있는 여성들을 무작위로 두 그룹으로 분류하여, 임신 20주~출산 시까지 각각의 그룹에 Fish Oil(오메가3) 보충과 Olive Oil 보충을 통한 연구를 진행했습니다. 그 결과 Fish Oil(오메가3) 보충군에서 조산 재발률이 21~33%까지 감소하는 모습을 보였습니다.

▶ EPA의 역할 2 : 태아에게 DHA 전달

태아가 모체로부터 영양분을 공급받는 통로는 다들 아시다시피 태반입니다. 엄마가 섭취하는 DHA 역시 태반을 통해 태아로 전달되어야 합니다. 그런데 이 과정이 단순히 호스를 통해 물이 흘러가는 것처럼 간단한 과정은 아닙니다. 일반적으로 태아의 DHA 혈중 농도가 모체보다 높기 때문에, 모체로부터 태아에게 DHA가 잘 전달되려면 이 농도의 기울기를 거꾸로 올려야 합니다. 이 과정에서 특정 수송 체계가 필요한데 지방산 수송 단백물질(FATP4)이라고 부르는 물질이 바로 그 역할을 합니다. 그런데 이 FATP4의 mRNA 발현에는 EPA가 관여를 하고 있습니다. 쉽게 바꿔 말하면 태반을 통해 모체로부터 태아에게 DHA가 전달되려면 일종의 운반 트럭이 필요한데, 이 운반 트럭의 생성과정에 EPA가 관여한다는 것입니다. 이렇게 태반을 통과한 DHA를 비롯한 자유지방산은 FABPs라 불리는 지방산 결합 단백질과 결합하여 태아의 세포로 전달되는데, 이 FABPs라는 단백질의 세포막 mRNA 발현에도 마찬가지로 EPA가 관여를 합니다. 따라서 DHA를 잘 전달하기 위해서는 임산부에게도 일정량의 EPA가 필요합니다.

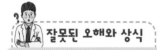

잘못된 오해와 상식

EPA는 출혈 경향을 증가시키거나 지혈을 지연시키나요?
비싼 식물성 오메가3를 팔기 위한 업체들의 마케팅에서 내세우는 부분이 바로 'EPA가 함께 들어있는 오메가3는 출혈 경향을 증가시키기 때문에 분만 시 지혈이 잘 안될 수 있어 매우 위험하다'는 것입니다. 이런 이야기를 들으면 사람들은 혹시나 하는 마음에 DHA만 들어있는 값비싼 식물성 오메가3를 구입하여 복용합니다. 그렇다면, 이런 업체들이 주장하는 것처럼 정말 EPA가 출혈 경향을 위험 수준으로 증가시킬까요?

EPA는 혈소판 응집과 혈관 수축 작용을 가지는 트롬복산A2(TXA2)의 생합성을 저해하므로 이론적으로는 출혈 경향을 증가시키거나 지혈에 방해가 될 수 있는 것은 맞습니다. 그런데 이는 어디까지나 이론상이고 실제로 EPA에 의해 이런 작용이 일어나려면 매우 고용량을 복용해야 합니다. 유럽 식품 안전국(European Food Safety Authority)에서도 이와 관련해, '장기간의 EPA와 DHA의 조합으로 하루 최대 5g을 섭취해도 지혈이 안 되거나 출혈의 위험성은 증가하지 않는다'라고 말합니다. 여기서 말하는 5g이 어느 정도일까요? 일반적인 오메가3 제품 섭취 시 한 캡슐에 들어가는 EPA와 DHA를 합한 함량은 보통 1g 안팎입니다. 그리고 우리는 이것을 하루 1캡슐 정도 복용합니다. 물론 목적에 따라 하루 2~3g까지 복용하는 경우도 있겠지만, 임산부의 경우는 대부분 1g 내외를 복용하는 점에 비추어 봤을 때, 분만 시 지혈의 지연 또는 출혈에 대해서는 전혀 걱정할 부분이 아닙니다.

실제로 오메가3 지방산의 보충과 임산부에 대한 세계의 크고 작은 다양한 연구에서도 EPA와 DHA를 함께 보충하여 실험을 진행했습니다. 매일 적게는 150mg에서 많게는 1600mg까지도 EPA를 투여했는데요. 정말 EPA가 위험하다면 세계 각국의 연구 기관에서 과연 임산부들에게 투여를 했을까요? DHA가 임산부에게 더욱 필요한 성분은 맞지만, 앞서 언급했듯이 EPA 역시 일정량 필요한 것일 뿐 위험한 것이 아님을 잘 알아두어야 합니다.

단, 이런 경우는 조금 더 신경을 써야 합니다! 사람의 몸이 모두 똑같지 않듯이 만약 출혈 경향을 증가시킬 수 있는 아스피린, NSAIDs, 혈전억제제, 와파린 등의 약물을 복용 중인 분이라면 주의해야 합니다. 또한 간염이나 간경화 등을 앓고 있어 응고 인자 생산 장애로 인해 프로트롬빈 타임(PT)이 연장될 수 있는 경우에도 주의가 필요합니다. 하지만 이들 역시 상용량 섭취에서 걱정할 수준은 아니며 하루 3~4g 이상의 고용량 복용 시 문제가 될 수 있다고 보고되어 있으니 참고하시길 바랍니다.

■ 건강식품업체의 광고를 무조건 신뢰하지 말자!

건강기능식품 판매 업체에서 제품을 판매하기 위한 마케팅은 필수입니다. 반짝이는 아이디어로 제품을 돋보이게 하고 매력적으로 느끼게 하는 참신한 마케팅이 참 많습니다. 어떤 광고는 제가 생각해도 정말 재미있게 잘 만든 광고라는 생각이 드는 경우도 있습니다. 그런데 몇몇 업체들의 공포 마케팅은 지양해야 할 방식이라고 생각합니다. 특히, 임산부를 대상으로 한 공포 마케팅이 많은데, 이는 당장 자신의 건강보다 뱃속에 있는 태아를 더 생각하고 걱정하는 부모의 심리를 교묘하게 파고들어 이용하는 아주 좋지 않은 방식의 마케팅입니다.

EPA가 들어있지 않아 안전한 임산부 전용 오메가3라면서, 불필요하게 비싼 값에 오메가3를 판매하는 도를 넘어선 마케팅에 주의하시길 바랍니다. 이는 비단 오메가3뿐만 아닙니다. 합성이나 각종 첨가물이 위험하다면서 임상 논문까지 근거 자료로 제시하며 천연을 주장하는 업체들도 있습니다. 그런데 자세히 들여다보면 그런 연구들은 대부분 사람을 대상으로 한 실험이 아니거나, 실험에 사용된 합성 첨가물이 상용량의 몇백 배에서 몇천 배까지 되는 경우가 많습니다. 그런데 실제로 이런 부형제를 비롯한 합성 첨가물은 FDA나 식약처 등 각국의 정부에서 일정 기준치 이하의 사용에 대해서는 안전하게 사용이 가능하며 오히려 약물의 안정성과 균일성을 위해 필요하다고 하는 물질들입니다. 그리고 업체가 주장하는 위험성 역시 그들이 인용한 연구에 나타난 위험성과는 사실상 개연성이 떨어지는데도, 교묘하게 편집하여 마치 사실처럼 느끼게 하는 경우도 다반사입니다. 이런 잘못된 마케팅에 속아 넘어가지 말고, 무엇이 진실인지 꼼꼼하게 따져서 제대로 볼 수 있는 안목을 기를 필요가 있습니다.

5

임산부는 꼭 식물성 오메가3로 먹어야 하나요?

임산부용 오메가3라고 광고하는 '식물성 오메가3'가 유명해진 것은 불과 몇 년 사이의 일입니다. 여기서 일반적으로 언급하는 식물성 오메가는 미세 조류에서 원료를 추출한 것으로, 그 특징은 오메가3 지방산을 구성하는 두 가지 주요 지방산 EPA와 DHA 중, DHA의 함량이 매우 높다는 점입니다. 대부분의 경우 DHA가 99%일 정도로 EPA의 함량은 거의 없거나 또는 완전히 없는 정도로 볼 수 있습니다(일부 제품은 조류 추출물의 식물성 오메가3임에도 EPA의 비율이 일정 수준인 경우도 있습니다). 이런 식물성 오메가3는 멸치, 정어리, 대구 등의 어류에서 추출한 동물성 오메가3와 비교했을 때 아래와 같은 장단점이 있습니다.

	식물성 오메가3 (해조류 추출)	동물성 오메가3 (어류 추출)
장점	중금속, 방사능, 환경호르몬 등으로부터 보다 더 안전	DHA와 EPA의 고른 섭취 가능 상대적으로 가격이 저렴
단점	상대적으로 가격이 비쌈 EPA의 함량이 낮거나 없음	중금속, 방사능, 환경호르몬 등으로의 노출 우려 존재

먹이사슬 단계에서 해조류가 생선보다 하위 단계에 위치하기 때문에, 미세 조류에서 추출한 원료의 식물성 오메가3는 아무래도 각종 중금속 오염의 노출로부터 비교적 안전하게 여겨집니다. 생선에서 추출한 것과 달리 비린내가 덜하기도 해서 냄새에 민감한 분들에게는 적합한 선택이 될 수도 있습니다. 단점은 현재 시중에

제품화되어 나오는 해조류 추출 식물성 오메가3는 대부분이 DHA 위주로만 구성되어 있다는 것입니다. 바꿔 말하면, 임산부와 태아에게 필요한 일정량의 EPA는 섭취하지 못하니 EPA의 다양한 효능을 기대할 수 없다는 의미가 됩니다. 그리고 제품 가격이 상대적으로 높기 때문에 꾸준히 복용하기에 부담스러울 수도 있습니다.

어류에서 추출한 원료의 동물성 오메가3는 EPA와 DHA를 고르게 섭취할 수 있으며, 금액이 상대적으로 저렴한 것이 장점입니다. 단점은 중금속, 방사능, 각종 환경오염 물질에 노출될 우려가 존재한다는 것인데, 사실 이 부분은 제대로 된 오메가3를 선택해 섭취한다면 전혀 걱정할 문제가 아닙니다. 국내 식품의약품안전처에서는 이와 관련해서 엄격한 품질관리를 하고 있고, 각 항목의 기준치 이하에 부합하는 제품들에 대해서만 허가를 내주고 있습니다. 그리고 국제적으로도 IFOS(International Fish Oil Standards)와 같이 오메가3 제품과 원료의 안정성을 검증하는 기관이나 단체들이 유효성분, 각종 환경호르몬, 중금속, 산패도 등에 대해서 철저히 관리하고 있기에 이런 인증을 받은 제품의 경우라면 더더욱 믿고 복용할 만합니다. 따라서 식물성 오메가3와 동물성 오메가3 중 하나를 선택하는 기준이 중금속이나 환경호르몬과 같은 유해 물질에 대한 우려가 될 필요는 없습니다. 그보다는 DHA의 집중적인 보충에 포커스를 두느냐 또는 EPA + DHA의 고른 보충에 포커스를 두느냐의 문제가 되어야 할 것입니다.

국내에서 조류 추출 식물성 오메가3가 붐을 일으킨 지 불과 수년밖에 되지 않았는데, 그럼 이전에는 임산부들이 무엇을 복용했을까요? 당연히 어류 추출 동물성 오메가3입니다. 그렇다면 그동안 동물성 오메가3를 복용한 산모와 이들로부터 태어난 아이들이 건강하지 않거나 무슨 문제가 생겼나요? 절대 그렇지 않습니다. 임산부의 오메가3 보충은 세계적으로도 수십 년의 세월 동안 동물성 오메가3의 형태로 이루어져 왔습니다. 이런 여러 가지 부분을 고려했을 때, 일부 업체들의 홍보에 휩쓸려 무조건 값비싼 식물성 오메가3를 고집하기보다는 자신의 상태에 따라 현명한 판단으로 어떤 오메가3를 복용할지 선택하는 것이 좋습니다.

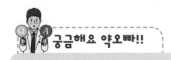
Q. 임산부용 오메가3가 따로 있는 것 아닌가요?

A. 그렇지 않습니다. 임산부라고 해서 일반적인 사람의 몸과 다르지 않습니다. 다만 임신 중에는 태아의 두뇌 발달과 망막 형성에 있어 DHA가 좀 더 필요하기 때문에 충분히 보충하면 좋다는 것인데, 이것을 두고 'EPA는 필요 없고 DHA만 보충하는 것이 좋다'고 생각하는 것은 비약입니다. 또한, 특정 업체에서 'EPA가 함유된 동물성 오메가3는 분만 시 지혈이 되지 않아 위험할 수 있으니 순수 DHA만 함유된 임산부용 식물성 오메가3를 복용해야 한다'고 홍보하는데, 이것 역시 사실과 다릅니다.

※ EPA와 관련하여 보다 자세한 내용은 '임산부는 EPA가 함유된 오메가3를 복용하면 안 된다고 하던데요?(p.286)'를 참고해주세요.

실제로 세계 유수의 연구 기관에서 권장하는 임산부의 DHA 하루 권장량은 200mg 가량으로 이는 꼭 식물성 오메가3가 아니더라도 대부분의 동물성 오메가3에 충분히 들어있는 양입니다. 그러니 임산부용 오메가3인지 아닌지로 구분하는 것이 아니라, DHA 위주의 제품인지 아니면 EPA와 DHA가 고르게 함유된 제품인지를 구분해야 합니다. 또한 해당 제품이 낮은 산패도 수치를 가져서 깨끗하고 신선한지, 공인된 시설에서 만들어졌는지, 원료의 출처는 분명한지 등을 고려하는 것이 좋습니다.

Q. 식물성 오메가3, 임산부가 아니라도 복용해도 되나요?

A. 앞에서 말한 대로 오메가3는 임산부용이 따로 있는 것이 아니기에, 누구라도 DHA의 보충이 집중적으로 필요한 경우라면 DHA 위주의 식물성 오메가3 제품을 복용할 수 있습니다. 예를 들면, DHA가 두뇌와 망막에 많이 분포하는 필수지방산임을 고려했을 때 한창 뇌의 발달이 진행되는 영·유아를 비롯해 성장기의 청소년, 공부하는 수험생, 머리를 많이 쓰는 일을 하는 사람들, 치매 예방을 원하는 노인들, 눈 건강을 생각하는 사람들 등 다양하게 권장됩니다.

Q. 임산부라면 오메가3를 꼭 섭취해야 하나요?

A. 꼭 그렇지는 않습니다. 이는 선택이지 필수가 아닙니다. 물론 DHA를 비롯한 양질의 영양 성분이 태아와 산모 모두에게 필요하기 때문에 이를 잘 보충해주면 좋지만, 이런 것을 보충하지 않는다고 해서 무조건 건강하지 못한 아이가 태어난다거나 나중에 아이의 각종 발달이 늦어지거나 하지는 않습니다. 이런 부분은 저마다의 개인차가 있고, 오히려 성장하는 환경에 영향을 더 많이 받을 수 있죠. 그러니 혹시라도 내 아이를 위해 이 정도도 신경 써주지 못한다고 자책하거나 아이에게 미안한 마음을 가질 필요가 없습니다. 그리고 꼭 보충제의 형태로 오메가3를 복용하지 않더라도 주 2회 가량 생선을 섭취하는 가정이라면 음식을 통해서도 충분히 보충된다고 하니 이런 부분을 고려해서 영양제 섭취 여부를 판단하시기 바랍니다.

6

임산부의 비타민A 섭취, 안전한가요?

비타민A는 시각 형성에 필요한 영양소로, 부족하면 야맹증이 올 수 있다는 이야기를 한 번쯤은 들어보셨을 텐데요. 비단 눈 건강뿐만 아니라 성장과 발달, 면역기능, 생식, 상피 조직의 분화 및 유지, 피부와 점막의 형성 및 기능 유지 등에 있어서도 중요한 역할을 하는 영양성분이 바로 비타민A입니다. 한국인에게 권장되는 섭취량은 19세~64세 성인 남성의 경우 750~800μg RAE, 19세~64세 성인 여성의 경우 600~650μg RAE이며, 상한섭취량은 성인 기준으로 모두 3000μg RAE입니다. 지용성 영양소를 장기간 과량 섭취하게 되면 체내에 축적되어 독성을 유발하거나 의도치 않은 부작용을 발생시킬 수 있는데요. 비타민A의 경우 과량 섭취시 급성 독성으로는 오심, 두통, 현기증, 설사 등이 발생할 수 있고, 만성 독성으로는 두통, 체중 감소, 관절통, 피부 건조, 가려움, 탈모 등이 발생할 수 있습니다. 하지만 이는 상용량의 최소 수십 배에서 수백 배를 섭취했을 경우의 일이라 일반적으로는 이에 대해서 크게 걱정할 필요는 없습니다. 하지만 임산부라면 특별히 신경을 써야 합니다. 비타민A의 과잉섭취가 기형, 사산, 출산아의 영구적인 학습장애 등을 유발할 수 있기 때문입니다.

■ 임산부의 비타민A 과잉 섭취와 이에 따른 독성

임산부가 비타민A를 과잉 섭취하면 태아의 중추신경계, 두개안면부, 심혈관, 흉선의 기형을 유발할 수 있다고 알려져 있습니다. 하루 10,000IU 이상의 비타민A

(3000μg RAE) 섭취 시 그 위험성은 더욱 증가하며, 특히 임신 초반 3개월에는 고함량의 비타민A 영양제 복용을 권장하지 않습니다. 이는 비타민A 유도체 중 하나인 레티노익 산retinoic acid의 작용에서 기인합니다.

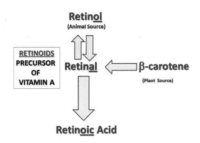

일반적으로 우리는 레티놀retinol 형태로 비타민A를 섭취하는데, 이는 위 그림에서 볼 수 있듯이 체내에서 레티날retinal을 거쳐 레티노익 산으로 전환될 수 있습니다. 과잉의 레티노익 산은 테라토젠teratogen이라 불리는 기형을 유발하는 유전자의 발현에 필요한 효소를 활성화하여 태아의 기형 위험도를 높일 수 있다고 보고되어 있습니다.

■ 임산부 비타민A, 안전한 복용 수치는?

현재 한국에서는 비타민A 5000IU/day를 임산부의 상한섭취량으로 제한하고 있는데요. 외국의 상황은 어떠한지 아래 표를 통해 확인해 보도록 하겠습니다.

(단위 : IU/day)

국가 및 기관	recommendation (권장섭취량)	safety limit (상한섭취량)
WHO(세계보건기구)	600	10000
미국	900	8000
프랑스	900	3000
영국, EU	700	–

국가나 기관마다 차이를 보이는 경향이 있는데 WHO의 경우 하루 10000IU로 비교적 관대한 상한량을 보이며, 뒤를 이어 미국이 8000IU, 프랑스 3000IU를 임산부가 안전하게 복용 가능한 하루 상한량으로 정했습니다. 하지만 정상적으로 건강한 식단을 가지는 임산부라면 보충제 형태의 비타민A 섭취는 하지 않을 것을 권장합니다. 이와 관련해서 국내 식품의약품안전처에서도 임산부나 임신의 가능성이 있는 여성에게는 여드름 치료제로 쓰이는 비타민A 유도체인 '이소트레티노인 isotretinoin'의 복용을 금할 것을 당부하기도 합니다.

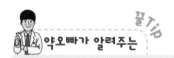

비타민A 단위에 따른 용량 읽는 방법

"약사님! 비타민A의 함량을 표기하는 방법에 IU랑 µg RAE가 있던데, 어떻게 서로 바꿀 수 있나요? 읽어봐도 이게 어느 정도 들어있는 건지 비교를 못 하겠어요."라며 문의를 주시는 분들이 많습니다. 쉽게 기억하자면, 0.3µg RAE = 1IU라고 이해하면 됩니다. 레티놀의 당량인 µg RAE을 IU(International Unit) 단위로 바꾸려면, 'µg RAE'라고 표기된 단위 앞에 위치한 숫자를 0.3으로 나누면 됩니다.

예를 들어, 내가 먹는 종합비타민에 비타민A의 용량이 '300µg RAE'라고 표기되어 있는 경우 이를 IU 단위로 환산하면 300 ÷ 0.3 = 1000IU가 됩니다. 반대로 IU 단위로 표시된 것을 µg RAE로 바꾸려면 IU로 표기된 앞부분의 숫자에 0.3을 곱하면 되겠죠? 이를 바탕으로 본인이 현재 복용 중인 영양제에 포함된 비타민A 용량이 상한섭취량 5000IU와 비교해서 어떤지 확인해 보시길 바랍니다.

■ 비타민A와 유사한 베타카로틴은 어떨까?

녹황색 채소와 과일에 풍부하게 들어있다고 알려진 베타카로틴β-carotene은 카로티노이드 색소의 일종으로 비타민A의 전구체입니다. 우리가 음식을 통해 섭취한 베타카로틴은 몸속에 저장되어 있다가 필요 시 간이나 장에서 비타민A(레티놀retinol)로 전환되어 신체 각 기관에서 그 기능을 하는 것입니다.

이 때문에 임산부들은 베타카로틴의 섭취에 대해서도 걱정을 할 수밖에 없는데요. 다행히도 베타카로틴 형태로의 섭취는 독성이나 기형아 유발의 걱정으로부터 자유롭습니다. 그 이유는 우리 몸에서 '비타민A가 부족하다'라는 신호를 보낼 때 베타카로틴이 비타민A로 전환되는 것이지, 체내 비타민A가 충분한 상황에서는 전환이 되지 않기 때문입니다. 그리고 실제로 전환되는 비율이 매우 낮습니다. 이와 관련해서 많은 연구들에서는 '프로비타민A인 베타카로틴은 기형 발생 위험도와의 연관성을 나타낸 적이 없다', '비타민A는 기형 발생의 잠재적 위험성이 있으나 베타카로틴은 그렇지 않다', '동물실험에서 고용량의 베타카로틴 섭취는 기형을 유발하지 않았고 독성을 나타내지도 않았다'라고 하였습니다. 그러니 본인이 복용 중인 영양제에 베타카로틴이 포함되어 있다 하더라도 이에 대해서는 전혀 신경 쓰지 않아도 됩니다.

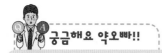
궁금해요 약오빠!!

Q. 임산부는 비타민A를 아예 섭취하지 않는 것이 좋나요?
A. 그렇지는 않습니다. 임산부와 태아 역시 분명히 일정량의 비타민A 공급은 필요합니다. 하지만 오늘날에는 대부분의 경우 음식을 통해 이를 충분히 섭취할 수 있기 때문에 전문가들은 굳이 따로 보충제의 형태로 복용할 필요는 없다고 말합니다. 개발도상국과 같이 음식을 통한 비타민A의 섭취가 충분하지 못한 경우라면 따로 보충제의 형태로 보강하는 것이 필요하겠지만 산업화가 진행된 많은 국가에서는 굳이 보충제 형태로 비타민A를 복용할 필요가 없다는 것이죠.

하지만 개인의 식습관은 저마다 다를 수 있기 때문에 본인이 평소 녹황색 채소, 생선이나 동물의 간, 달걀, 유제품 등의 섭취가 충분하지 못하거나 비타민A 결핍인 산모라면 비타민A가 일정량 함유된 종합비타민의 보충을 고려하는 것도 좋습니다. 임산부라 할지라도 고용량의 섭취만 피하면 되기 때문에 하루 5000IU 이하 용량으로 비타민A가 함유된 종합비타민이라면 너무 걱정할 필요는 없습니다. 대신, 복용하는 다른 영양제에 추가적으로 비타민A가 함유되어 있어 중복 복용으로 인한 과잉 섭취에 해당되지는 않는지 꼼꼼히 체크하는 것이 필요합니다.

천연 엽산 vs 합성 엽산, 어떤 것을 먹어야 할까요?

요즘은 예전에 비해서 섭취하고 싶은 성분이나 영양소에 대한 접근성이 좋아졌지만, 워낙 수많은 제품들이 홍수처럼 쏟아져 나오다 보니 제품을 결정하는 것이 더 어려워졌습니다. 마케팅만 믿고 사자니 100% 신뢰할 수 없고, 주변 사람들의 말만 믿고 먹기에도 부족함이 느껴집니다. 특히 임산부가 영양제를 복용하려고 할 때 이런 고민은 더 심해집니다.

■ 합성 엽산은 복용하면 안 된다?

"인터넷에 검색을 해보니 합성 엽산은 먹지 말라고 하던데요?"

이러한 논쟁이 시작된 것은 이미 몇 년이 지난 일이지만, 아직까지도 약국에서 이 질문을 흔하게 들을 수 있습니다. 엽산을 검색하면 많은 기사나 글에서 엽산 복용을 강조하는 내용을 볼 수 있는데요. 글의 말미에는 'ㅇㅇㅇ은 국내에서 유일하게 합성 첨가물이 전혀 들어있지 않아서 안전하게 섭취가 가능합니다' 또는 '합성첨가물은 여러 부작용을 야기할 수 있으니 천연 엽산이 들어있는 ㅇㅇ사 제품을 사용하세요'라고 마무리를 합니다. 이런 회사들은 외부적으로 합성 제품에 대한 지나친 위험성을 강조하는 마케팅을 통해 소비자에게 공포감을 조성합니다. 게다가 해당 제품들을 살펴보면 터무니없이 비싼 가격으로 책정되어 있는 경우도 많습니다.

그렇다면 엽산은 꼭 천연으로 복용해야 할까요? 결론을 먼저 말씀드리자면 '합성이든 천연이든 상관없이 임신 기간 전후로 잘 챙겨 먹는 것이 중요하다'라고 할 수 있습니다. 어떤 제품을 홍보함에 있어서 자신의 제품에 대한 장점을 강조할 수는 있지만, 다른 제품에 대한 공포감을 주면서까지 홍보하는 것은 바람직하지 못합니다. 공포감을 주는 것에 대한 근거가 확실하다면 문제가 되지 않지만 그렇지 않은 경우가 많죠. 여러 업체에서 합성 엽산에 대한 문제로 지적하는 것이 소아 호흡기 질환의 증가와 암 발생률의 증가입니다.

▶ 합성 엽산 복용이 소아 호흡기 질환을 증가시킨다?

실제로 관련 논문을 찾아보면 호흡기 질환의 증가에 대한 결론은 나와 있지만 그 영향이 미비하다고 평가하고 있고, 다른 변수가 영향을 주었을 수도 있다고 언급합니다. 그리고 무엇보다 해당 연구가 '합성 엽산 vs 천연 엽산'의 비교가 아닌 엽산 복용군과 엽산을 복용하지 않은 비복용군을 비교한 것이기 때문에 이를 근거로 합성 엽산이 호흡기 질환의 발생을 증가시킨다고 보는 것은 큰 비약입니다. 이런 주장을 하려면 합성 엽산 복용군과 천연 엽산 복용군을 대상으로 동일한 실험을 진행했을 때 어떤 결과가 있는지를 제시했어야 합니다.

▶ 합성 엽산 복용이 암 발생률을 증가시킨다?

암 발생률을 평가한 연구에서도 역시 천연과 합성을 비교한 것이 아닌 엽산 복용군과 비복용군을 비교한 것이며, 그 연구 기간 동안 변수가 생길만한 수많은 요소를 고려했을 때 그 차이가 미비했다는 점에 주목해야 합니다. 어느 정도의 차이가 있었는지에 대한 언급 없이 단순히 암 발생률이 높다고 주장하는 것은 문제가 있습니다. SCI급 논문을 인용했다고 주장하면서 문제를 제기하고 있지만 정작 세부적인 내용에 대한 언급 없이 결론 부분만을 가볍게 가지고 와서 홍보를 하고 있는 경우가 많습니다.

몇몇 합성 엽산과 암 발생에 대한 논문을 그럴싸하게 인용한 것들을 보면 업체에서 자회사의 제품을 유리하게 홍보할 수 있도록 필요한 부분만 편집한 것이 많습니다. 특히 합성 엽산의 복용이 전립선암을 증가시켰다는 논문이 흔히 그런 업체들의 홍보에 인용되는데, 이는 겨우 600명의 남성을 대상으로 10여 년간 엽산을 보충시켰을 때 대조군에 비해 약 10% 가량 전립선암 발생률이 증가했다는 내용입니다. 10년이라는 기간 동안 여러 생활 요인과 식습관, 약물 등이 영향을 줄 수 있는데 이러한 점이 엄격하게 통제되지 않은 채 진행된 실험이기에 10% 증가했다는 부분에 있어서도 사실상 신뢰도가 떨어질 수밖에 없습니다. 하지만 무엇보다 중요한 것은 임산부가 6개월~8개월가량 복용하는 엽산을 판매하는 홍보글을 쓰면서, 왜 '10년간'이나 엽산을 먹은 '남성'의 전립선암 관련 논문을 가져와 공포심을 조장하는지 도무지 이해가 되질 않습니다.

오히려 반대로 합성 엽산 복용과 모체의 암 발생률에 대해 10여 년간 43만 명에 가까운 여성을 대상으로 코호트 방법으로 실시된 연구에서는 '합성 보충제의 섭취가 모체의 암 발생률을 증가시키지 않는다'라고 결론지었습니다.

▶ 흡수율에 차이가 있다?

흡수율에 대한 언급도 많습니다. 천연 엽산을 제조하는 업체에서는 흡수율에 대한 공식적인 자료가 없다고 주장하면서 '합성 엽산이 흡수율이 높다고 하는 근거를 찾기도 어려운데, 합성 엽산 제조사들은 천연 엽산의 흡수율이 낮다고 주장한다'라는 말을 합니다. 하지만 여러 논문을 평가한 객관적인 자료에서 다음과 같은 내용을 찾아볼 수 있습니다. DFE[16]를 기준으로 공복에 일반적인 합성 엽산 0.5mcg을 먹는다고 가정했을 때, 그와 동일한 정도의 엽산을 섭취하려면 천연 엽산으로는 1mcg을 복용해야 한다는 것입니다.

---

16) DFE[Dietary Folate Equivalents] : 합성으로 섭취한 엽산이 천연보다 흡수율이 더 높기 때문에 식품으로 섭취할 때의 비슷한 효과를 내는 동등한 용량을 제시하기 위한 단위

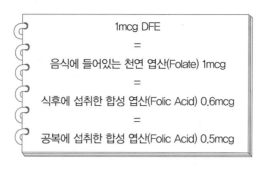

1mcg DFE

=

음식에 들어있는 천연 엽산(Folate) 1mcg

=

식후에 섭취한 합성 엽산(Folic Acid) 0.6mcg

=

공복에 섭취한 합성 엽산(Folic Acid) 0.5mcg

그리고 '천연으로 제품이 만들어질 때 초기 제품 검사에서 표시 용량의 80~ 150%의 엽산이 함유되면 규정을 통과할 수 있다'는 규정에서 함량이 아주 엄격하지 않을 수도 있다는 점을 알 수 있습니다.

우리나라의 여성은 엽산 대사 유전자에 이상이 있는 경우가 많다고 알려져 있기 때문에 충분한 엽산의 섭취는 굉장히 중요합니다. 합성 엽산이 반드시 더 좋다는 이야기를 하는 것은 아닙니다. 다만 과도한 마케팅으로 인해 사용자의 선택권을 줄이고 공포심을 조장하는 방식의 마케팅에는 문제가 있으며, 소비자가 스스로 고려해서 선택하는 것이 중요하다는 것을 전하고 싶습니다. 만약 천연 엽산을 복용한다면 합성 엽산에 비해 흡수율이 낮을 수 있다는 점을 고려해서 임신 초기에는 가급적이면 용량이 높은 제품을 선택하거나 평소 신선한 채소나 과일을 충분히 먹는 것이 좋고, 합성 엽산을 복용하는 것에 대해서도 지나친 공포감을 가질 필요는 전혀 없습니다. 실제로 국내뿐 아니라 세계적인 유수의 제약회사들이 만드는 임산부 종합비타민제에도 엽산이 포함되는데 이는 모두 합성 엽산입니다. 그리고 이렇게 임산부의 걱정을 하는 천연 제조업체라면 오히려 흡수율이 훨씬 더 우수하고 생체이용률이 높은 5-mthf(활성형 엽산) 성분의 제품을 생산하는 것이 더 맞습니다.

■ 활성형 엽산이란?

천연 엽산이든 합성 엽산이든 이것들이 체내에서 여러 생체 대사에 활용되기 위해서는 몇 단계의 대사 과정을 거쳐 결국 5-MTHF(5-메틸테트라히드로엽산)라는 형태의 엽산으로 바뀌어야 합니다. 이를 여러 논문에서 '활성형 엽산(Active form of Folate)'이라 칭하는 것이고요.

즉 우리가 섭취한 엽산이 일을 하려면 활성형으로 바뀌어야 하는데, 모든 사람이 엽산을 100% 활성형으로 대사시킬 수 있는 유전자를 가진 것은 아닙니다. 몇몇 연구에 따르면 한국인은 30%가량이 엽산을 100% 활성형으로 대사시킬 수 있고, 나머지 70%는 섭취한 엽산의 25~80%만을 활성형으로 대사시킬 수 있다고 합니다. 그러다 보니 엽산을 섭취한다고 하지만 본인도 모르게 체내에서 엽산 결핍이나 부족이 발생할 여지가 있다는 것이죠. 그래서 최근 각광받고 있는 것이 아예 처음부터 활성형 형태의 엽산을 섭취하는 것입니다.

[활성형 엽산 섭취의 이점]

1. 생체 이용률이 높다.
2. 엽산의 부족 또는 결핍을 근본적으로 막을 수 있다.
3. 고함량 섭취에 있어서도 특별한 부작용이 없다.
4. 다른 약물과의 상호작용으로부터 안전하다.

꼭 활성형 엽산을 먹어야 한다는 의미는 아니지만 최근 들어 국내에서도 식약처로부터 이 활성형 엽산을 주성분으로 한 건강기능식품이 허가되어 활발히 판매되고 있기에 소개해드립니다. 평소 본인이 엽산 결핍이나 부족과 관련한 우려가 있는 분이나 고위험군이라면 좋은 선택이 될 수 있겠습니다.

8

입덧이 너무 심해요.

임신은 정말 행복한 일이지만 그 과정은 순탄치 않은 것이 사실입니다. 저도 아내가 임신했을 때 임신테스트기의 '두 줄'을 확인하고 정말 기뻤는데요. 시간이 지나면서 점점 더 심해지는 입덧으로 고생하는 아내를 보면서, 엄마가 되기 위해서는 정말 많은 고난을 겪는다는 것을 다시 한 번 깨달았습니다. 맛있게 식사를 하고 나서 먹었던 음식을 모두 게워내는 것이 일상인 시기. 그나마 다행인 것은 제 아내는 그 증상이 아주 오래가지는 않았다는 것입니다.

약국에서 일을 하다 보면 입덧이 너무 심해서 약을 처방받아 오시거나, 약을 먹어도 되는지에 관련해서 질문하는 분들이 정말 많습니다. 입덧은 임산부 5명 중 4명 정도가 겪을 정도로 흔한 증상입니다. 대개 임신 전 마지막 생리로부터 4~7주 사이에 증상이 시작되고 11~13주에 가장 심한 증상을 보입니다. 12~14주 정도면 증상이 많이 사라지지만 간혹 임신 말기까지 지속되는 경우도 있습니다. 입덧은 영어로 'Morning Sickness'라고 하는데요. 이러한 이름이 붙은 것은 일반적으로 공복 상태인 아침에 입덧이 더 심해지기 때문이라지만 이런 이름이 무색하게도 입덧은 하루 중 언제든지 발생할 수 있습니다.

■ 입덧 증상은 왜 생기는 건가요?

입덧의 원인은 아직 명확하게 알려진 바가 없습니다. 짐작하기로는 Hcg나 여성호르몬, 갑상선호르몬과 같은 호르몬의 변화, 소화기관의 문제, 스트레스, 미네랄

불균형 등이 지적되고 있지만 명쾌하게 설명할 수 있는 이론은 별로 없습니다. 다만 원인이 어떤 것이든 간에 이러한 오심, 구토가 임신 중 섭취하는 여러 음식으로부터 엄마와 아기를 보호하기 위해 일어나는 반사 증상이라고 보고 있습니다. 실제로 몇몇 연구에서도 입덧을 하는 산모가 그렇지 않은 산모에 비해 유산 확률이 낮다고 보고되기도 했습니다. 하지만 입덧이 이런 긍정적인 효과를 위한 자연스러운 생리 현상이라고 하더라도 너무 심하면 산모가 힘들어질 수 있습니다. 대략 임산부 중 1% 정도가 매우 심한 구토 증상을 호소한다고 합니다. 이를 '임신 오조'라고 부르는데 구토가 너무 심해 음식물을 제대로 먹지도 못하고, 심지어는 일반적으로 체중이 증가하는 임산부와는 달리 체중 감소로 이어지기도 합니다. 더욱 심하면 영양 결핍과 탈수, 전해질 불균형이 초래되어 태아와 산모에게 악영향을 끼치게 됩니다. 아내가 입덧으로 조금만 힘들어해도 지켜보기가 힘든데 임신 오조로 고생하는 아내를 보는 남편의 마음은 어떨까 싶습니다.

■ 입덧에 사용할 수 있는 약에는 어떤 것들이 있나요?

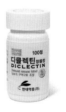

[디클렉틴 장용정(현대약품)]

이런 상황에서 사용해볼 수 있는 약이 있습니다. 최근 입덧 약 중에서 가장 뜨거운 감자가 바로 '디클렉틴'입니다. 이 약의 시작은 1950년대로 거슬러 올라갑니다. 1956년 미국에서 '벤덱틴'이라는 이름으로 출시된 이 약은 독시라민doxylamine이라는 항히스타민제와 비타민B6인 피리독신pyridoxine, 그리고 위장 경련에 효과가 있는 디사이클로민dicylomine이라는 세 가지 성분을 조합해서 출시되었습니다. 그러나 당시 명확한 연관성이 밝혀진 것은 아니었지만 이 약을 먹고 태어난 일부 아이들에게서 기형이 나타났고 잦은 법률 소송이 발생했습니다. 그 후 안전성에 대한 공포가 확산되면서 결국 1982년에 스스로 시장에서 철수하고 맙니다. 명확하게 인과관계가 판명되어 퇴출당한 것이 아니라 안전성에 대한 공포감으로 퇴출당하였다고 볼 수 있습니다. 하지만 이후 여러 검사를 통해 안전성에 관한 연구가 지속되었고, 미국 식품의약품안전국에서 '입덧에 대한 안전하고 효과적인 치료약(임부 카테고리 A등급)'이라고 승인을 받아 2013년 6월 미국에서 재출시되었습니다. 캐나다에서는 이보다 앞선 1975년부터 '뒤세네'사가 안전성 입증을 통해 약을 출시하기도 했습니다. 현재 디클렉틴은 임산부의 입덧 완화제로 각국의 정부로부터 승인을 받은 유일한 약이며 캐나다, 미국, 싱가포르, 한국, 유럽 일부 국가 등에서 널리 사용되고 있습니다. 특히 미국 산부인과학회에서 입덧 1차 치료제로 권고하는 약물이기도 합니다.

성분은 앞에서 언급한 대로

| 독시라민 10mg |
| 피리독신 10mg |

으로 구성되어 있습니다. 1970년대에 '벤덱틴'에 들어있던 디사이클로민이라는 성분은 오심, 구토에 효과적이지 않다고 판명되어 빠지게 되었습니다. 피리독신은 우리가 흔히 종합비타민을 먹을 때 그 안에 들어있는 비타민B 성분 중 하나입니다. B6에 해당되죠. 우리가 일상에서 음식을 통해 섭취하는 영양소이기도 하고, 수용성이기 때문에 과량 섭취해도 소변으로 배출됩니다. 물론 높은 용량에서는 부작용이 나타날 수도 있지만 이 약에 포함된 10mg은 부작용을 걱정할만한 용량이 아닙니다. 독시라민은 흔히 사용되는 항히스타민제antihistamines입니다. 항히스타민제는 히스타민histamine이라는 물질을 억제하여 비염이나 피부 가려움증을 완화하고, 수면 유도제에 사용되는 대표적인 약물로 우리 뇌의 전정계에서 구토 중추의 자극을 감소시켜 구토를 억제하는 효과를 기대할 수 있습니다. 이 성분은 2010년까지는 임산부와 수유부에게 투여가 금지된 성분이었지만 이후 거듭된 연구를 통해 임산부도 복용이 가능한 성분으로 허가되었습니다.

보통 약물 안전성과 관련된 동물연구를 진행할 때는 최소 2종 이상의 동물실험이 권장되는데, 관련 연구에서 비록 동물실험이지만 상용량보다 60~100배 높은 투여에서 태아 이상이 발견되었습니다. 그리고 원숭이를 대상으로 한 연구에서는 심장 문제가 발견되었는데 이 성분에 의한 것인지에 대한 직접적인 인과관계를 밝히지는 못했습니다. 실제 임산부에게 투여한 연구에서는 부작용이 보고되지 않았습니다.

디클렉틴과 같은 조성의 약을 복용했을 때 태아에게 나타날 수 있는 인지력 관련 검사에서는 복용하지 않은 사람과 비교하여 차이가 거의 없었습니다. 그리고 일반적으로 나타날 수 있는 태아 기형 위험도인 1~3%보다 태아 기형 발생 여부가 높지 않았습니다. 오히려 입덧이 심한 상태로 방치하면 제대로 음식을 섭취하지 못해 태아 영양 상태의 불균형 문제가 발생할 수 있고, 임신 오조에 노출된 아이에게서 학습과 언어 장애의 비율이 높았음을 이야기하는 연구결과도 존재합니다. 산모에게도 역시 정신적, 신체적 스트레스가 가중되어 삶의 질을 저하시키고 체중 감소와 같은 부정적인 증상이 발생할 수 있습니다.

물론 이 약물에 대한 부작용이 아예 없는 것은 아닙니다. 부작용은 태아 관련 영향이라기보다는 진정, 어지럼증, 졸음과 같이 임산부에게 나타날 수 있는 것들로 이에 대해서는 주의가 필요합니다. 따라서 자기 전에 복용하면 부작용을 줄일 수 있고, 효과 발현 시간을 고려했을 때 입덧이 가장 심한 아침 시간대에 효과를 볼 수 있습니다. 참고로, 디클렉틴은 전문의약품으로 담당 주치의의 처방 하에 복용이 가능하니 입덧이 심한 임산부라면 주치의와 상의해 보실 것을 권장합니다.

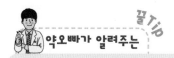

약오빠가 알려주는 꿀Tip

입덧을 할 때는 영양 보충에 더욱 신경 써야 합니다.

입덧은 당장 몸을 힘들게 하는 것도 문제지만 추가적으로 영양 공급에 지장을 주기도 합니다. 따라서 입덧을 억제하는 약물에 관한 관심도 필요하지만, 입덧으로 인해 부족해질 수 있는 영양성분에 대한 보충도 중요합니다.

입덧 관리 식이요법 및 생활 습관

1. 공복을 피합니다.
2. 과식보다는 조금씩 자주 먹는 것이 좋습니다.
3. 냄새가 심한 조리 음식은 줄입니다.
4. 부족해질 수 있는 수분 보충에 신경 씁니다.
5. 충분한 휴식을 취합니다.

임신 중 변비가 너무 심해요.

임신 중에는 몸에 정말 다양한 변화가 일어납니다. 그중 하나가 불러오는 배와 함께 찾아오는 변비로, 이는 임신 중 발생하는 가장 흔한 위장질환 중 하나입니다. 몸도 무거운데 장까지 더부룩해지면서 그 불편함은 이루 말할 수가 없습니다. 임신을 하지 않은 사람도 변비에 걸리면 굉장히 고생하는데 몸이 무거운 임산부에게 그 상황은 상당한 고통입니다. 임산부에게 찾아오는 변비는 그 원인이 일반적이지 않고 회피하기 어렵기 때문에 심할 경우에는 약물치료가 필요하기도 합니다.

일반적으로 임신 중 변비의 원인이 될 수 있는 요인들은 다음과 같습니다.

> 제한된 신체 활동, 저 식이섬유 섭취, 호르몬 변화, 하복부 압력 증가, 철분제 복용,
> 입덧으로 인한 제한된 식이나 불규칙한 식습관, 자궁에 의한 각종 장기 압박

임신 중 증가하는 프로게스테론은 장의 평활근 운동을 감소시키고, 태아가 성장함에 따라 커진 자궁이 장을 압박하게 됩니다. 뿐만 아니라 몸이 무거우니 앉거나 누워있는 시간이 많아지고, 임신 중기에 필수적으로 복용해야 하는 철분제는 변비를 유발할 수 있습니다. 일반적인 사람들도 잘 생기는 변비가 임산부에게는 다양한 원인이 복합되어 더 쉽게 나타날 수 있는 것입니다.

변비 해결에 가장 좋은 방법은 약을 먹지 않고 평상시 올바른 예방법을 통해 관리하는 것입니다. 당연한 이야기지만 수분을 충분히 섭취하고 식이섬유가 풍부한 음식을 먹어야 합니다. 그리고 입덧이 심하지 않다면 규칙적인 식사를 하는 것이 좋고, 활동량이 지나치게 줄어들지 않도록 가벼운 운동이라도 꾸준히 하는 것이 바람직합니다. 그런데 이는 교과서 같은 말들일 뿐이고, 막상 변비 치료에만 집중하며 이렇게 생활하는 것이 쉬운 일은 아닙니다. 그리고 최근에는 초기의 적극적인 치료가 만성 변비로 이어지는 확률을 낮춘다는 점에서 오롯이 비약물 요법만 권장하지는 않습니다. 그런 면에서 볼 때 다행인 점은 많은 변비약 중에 임신 중 복용에 대해 특별하게 금기되는 약물이 적다는 점입니다.

■ 임신 중 변비로 고생하는 아내에게 어떤 약이 좋을까요?

▶ 변비에는 식이섬유, 식이섬유하면 차전자피!

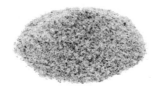

차전자피는 질경이 씨앗의 껍질로 성분의 80%가 식이섬유로 구성되어 있기 때문에 변비에 도움이 될 수 있습니다. 분말가루로 판매하기도 하지만 이를 원료로 하여 만든 약들도 있습니다. 차전자피의 장점은 수용성 식이섬유와 불용성 식이섬유가 고루 함유되어 있어 장에 있는 유해물질 제거에 도움이 되고, 변의 부피를 늘려 장운동을 증가시키는 효과가 있다는 점입니다. 분말로 복용해도 무리가 없으며 효과 면에서도 우수합니다. 경증 변비 환자를 대상으로 한 임상 연구에서도 장내 수분을 늘려주는 락툴로오스lactulose 성분이나 변을 무르게 하는 도큐세이트docusate보다 효과가 우수하다고 알려져있습니다. 일반적으로 변비가 있는 임산부에게 1차로 고려되는 약이기도 하며 주로 식사량이 적은 사람이나, 가늘고 약한 변을 보는 사람, 잔변감이 심한 사람, 경증의 변비 증상을 호소하는 사람에게 권장됩니다. 변비 개선효과를 기대하기 위해서는 1일 5~25g 정도의 양을 복용하는 것이 좋습니다.

다만 복용 초기에 장내 가스 발생으로 인한 복부팽만감이 나타날 수 있기 때문에 배가 부른 임신 말기에는 조금 불편할 수 있습니다. 또한 복용하고 나서 다량의 물을 복용해야 기대하는 만큼의 효과를 낼 수 있고, 물을 소량 먹는 경우 오히려 변비가 더욱 악화될 수 있습니다.

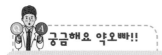
궁금해요 약오빠!!

Q. 약국에서 차전자피가 들어간 변비약을 달라고 하면 될까요?

A. 임산부가 복용할 약이라면 구매하기 전에 반드시 임산부가 복용할 것이라고 말씀을 해 주셔야 합니다. 시중에 나와 있는 많은 차전자피 변비약들을 살펴보면 주성분은 차전자피이지만 사실 다른 성분들이 같이 포함된 약들이 대부분이기 때문입니다. 주로 변비에 도움이 되는 센나, 대황과 같은 생약 성분이 같이 들어가는데 이 성분들은 임산부에게 주의가 필요한 성분들입니다. 따라서 복용하는 사람이 임산부임을 꼭 밝히거나, 차전자피 단일 성분의 약품을 구입하는 것이 좋습니다.

▶ 그냥 마그네슘이라고? NO~! 수산화마그네슘&산화마그네슘

마그네슘을 모르는 사람이 있을까요? 자세히 아는 것은 아닐지라도 과학시간에 들어봤거나 영양제로 먹는다는 것 정도는 대부분 아실 것입니다. 마그네슘은 종류가 참 다양한데요. 산화마그네슘, 수산화마그네슘, 구연산마그네슘, 탄산마그네슘, 글리세로인산마그네슘, 젖산마그네슘 등이 있습니다. 다 같은 마그네슘을 포함하고 있지만 그 용도와 효과가 다르며, 붙어있는 염기에 따라 생체이용률과 효과면에서 차이가 납니다. 수많은 마그네슘 중에서 변비에 효과가 있는 마그네슘으로는 수산화마그네슘과 산화마그네슘이 있습니다. 이 마그네슘들이 변비에 사용되는 이유는 바로 흡수율이 낮기 때문입니다.

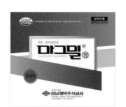

[마그밀정(삼남제약)]

"아니, 약이 흡수가 되어야 효과가 있는 거 아닌가요?"

이 질문의 답은 초등학교 과학시간 때 했던 삼투압 실험에서 찾을 수 있습니다. 비커 가운데를 반투막으로 막고 한쪽에는 농도가 진한 설탕물을, 다른 쪽에는 일반 물을 넣고 가만히 지켜보면 설탕물 쪽의 물의 높이가 올라가고 일반 물을 넣은 쪽은 낮아지는 것을 확인할 수 있습니다. 비슷한 원리로 배추를 절일 때 소금을 잔뜩 뿌리면 배추에 들어있던 물이 밖으로 빠져나오는 것을 확인할 수 있는데 이 역시 삼투압 효과 때문입니다. 정리하자면 용질의 농도가 낮은 쪽에서 농도가 높은 쪽으로 용매가 옮겨가는 현상을 삼투압이라고 합니다. 농도가 높은 곳과 낮은 곳의 평형을 맞추기 위해서 농도가 낮은 쪽에서 높은 쪽으로 물이 이동해서 희석시켜주는 것이라고 정리할 수 있겠습니다.

왜 갑자기 삼투압 이야기가 나왔냐하면 수산화마그네슘이나 산화마그네슘이 바로 삼투성 하제로 분류되는 변비약이기 때문입니다. 흡수되지 않은 마그네슘은 장 속에 남아서 장내 마그네슘 농도를 높이는데, 삼투압의 원리로 수분이 흡수되는 것을 막아서 장내에 수분을 체류시켜 변을 묽게 하는 효과가 있습니다. 실제로는 체내에 거의 흡수되지 않아서 임산부도 안전하게 복용할 수 있고, 아주 강력하진 않지만 장관에서 바로 효과가 나타나기 때문에 경증의 변비에서는 빠른 효과를 볼 수 있습니다. 하지만 역시 주의할 점은 있습니다. 신장이 나쁜 임산부는 주의가 필요하고 우유나 고함량의 칼슘제와 같이 복용하는 것을 권장하지 않습니다. 또한 비교적 빈번한 부작용으로는 설사가 있습니다.

▶ 액상으로 복용이 간편한 락툴로오스 성분의 변비약

아기들이 변비가 생겨 병원에 가면 자주 처방되는 약이 있습니다. 바로 '락툴로오스' 성분의 변비약입니다. 마그네슘처럼 삼투성 하제로 분류되는데 그 중에서도 고삼투성 하제로 분류되는 성분입니다. 비교적 안전하게 사용이 가능한 약물로 유아, 소아, 임산부까지 다양하게 사용할 수 있습니다. 락툴로오스는 이당류로서 소장에서 흡수가 되지 않고 장내 세균에 의해 발효되어 젖산lactic acid, 초산acetic acid,

포름산formic acid 등으로 바뀌게 되는데 이들로 인해 삼투압이 증가하게 됩니다. 마찬가지로 증가된 삼투압으로 인해 수분이 저류되고, 장내 pH를 저하시켜 장의 연동운동을 일정 수준으로 촉진하는 효과를 기대할 수 있습니다. 또한 혈중에 흡수되지 않아서 약물의 전신 작용이 나타나지 않으며, 미국 FDA 임산부 약물 카테고리에서 B등급을 받아 안전하게 사용할 수 있습니다. 물론 태아에 대한 위험성도 나타나지 않았습니다.

시중에 나와 있는 일반적인 제품은 1포에 15ml로 성인은 1일 1~2회, 1회에 15ml의 복용이 권장됩니다. 하지만 이 정도의 복용으로 심한 만성 변비를 치료하는 효과는 기대하기 어려우며 일반적으로 경증의 변비에 권장되는 성분입니다. 그리고 즉각적인 효과가 나타나지 않고 보통 복용 후 2~3일 후에 효과가 나타나는 단점이 있습니다. 뿐만 아니라 장내 세균총에 영향을 받기 때문에 초기에 효과를 보지 못하는 사람도 있으며 복용 초기에 장내 가스 생성이 증가하여 복부팽만감 같은 불편함이 나타날 수 있습니다. 비교적 빈번한 부작용으로는 고용량 복용 시 설사가 나타날 수 있습니다.

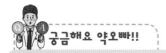

궁금해요 약오빠!!

Q. 임신 중 변비 개선에 유산균 & 프리바이오틱스는 어떤가요?
A. 유산균과 프리바이오틱스는 직접적인 변비 개선을 목적으로 사용하기에는 아직은 애매한 위치에 있습니다. 즉각적인 효과를 기대하기 어렵고 효과를 보지 못했다는 연구 결과도 다수 있기 때문입니다. 하지만, 직접적인 변비 개선 외에도 현재 허가를 받아 출시되는 유산균들은 임산부에게 어느 정도 안전하다는 점, 긍정적인 효과를 보인 연구에서는 변의 양을 늘려주어 변비를 개선시킬 수 있다는 점, 자연 출산에서 태아에게 유익균이 전달될 수 있다는 점 등 다양한 장점이 있기에 임신 중 변비에 복용을 고려할 수 있습니다. 더불어 위에서 언급한 락툴로오스와 같은 제제와 병용했을 때 효과가 더 좋을 수 있다는 부분도 장점입니다. 그러나 온전한 효과가 입증되지 않았다는 것과 심한 만성 변비를 치료하기 위한 치료제로써는 분명 한계가 있습니다.

10

임산부인데 감기약을
먹어도 되나요?

감기는 남녀노소 누구에게나 찾아오는 불청객이기 때문에 임산부도 예외는 없습니다. 임신 상태가 아니라면 당장 증상을 가라앉히기 위해 약을 먹겠지만 임신 기간에는 역시 어떤 약도 쉽게 손이 가지 못합니다. '그냥 참아버리자!'라고 생각하고 버티는 임산부들도 많을 것입니다.

■ 임산부는 가급적이면 약을 먹지 않는 것이 좋을까요?

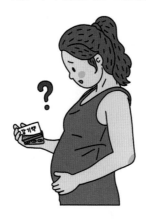

임신 중에는 자신의 몸보다도 태아의 상태가 더 신경 쓰이기 마련입니다. '혹시 내가 무엇을 잘못 먹어 아기에게 문제가 생기면 어떡하지' 하는 걱정으로 먹는 것 하나하나가 신경 쓰일 수밖에 없는데요. 물론 일반인들에 비해 임산부의 약물 복용은 특히 조심해야 하지만 심한 증상일 경우에는 적절한 약물의 사용이 굉장히 중요합니다. 감기약에 포함되어 있는 각종 성분들에 대해서 임산부와 연관 지어 알아보도록 하겠습니다.

▶ 해열·진통제

해열·진통제가 필요한 가장 큰 이유 중 하나는 감기에 동반되는 열 때문입니다. 고열 없이 지나가는 감기도 있지만 대부분의 감기는 열 증상이 함께 나타납니다. 어떤 원인에 의한 체온 변화든지 고열은 태아에게 상당히 안 좋은 영향을 끼칩니다. 실제로 보고된 여러 연구에서 비정상적인 고열은 태아 기형을 유발하는 원인 중 하나로 밝혀졌습니다(참고로 사우나나 열탕에 들어가는 것도 태아에게 안 좋은 영향을 줄 수 있습니다). 사람에 따라 차이가 있지만 일반적으로 38도 이상이 되면 발열이 있다고 보고, 점점 열이 상승하면 치료를 받는 것이 좋습니다. 특히 체온이 38.9도 이상 올라가면 태아 기형에 대한 위험도가 상승하기 때문에 약을 복용하거나 병원에 방문하여 적절한 치료를 받는 것이 정말 중요합니다. 당장 치료를 받기 어렵다면 약을 복용하는 것도 좋은 방법인데요. 이때 먹을 수 있는 해열제 성분은 바로 '아세트아미노펜acetaminophen'입니다.

해열제에는 정말 많은 종류가 있습니다. '타이레놀', '게보린', '펜잘', '이지엔6', '탁센' 등 유명한 약 위주로만 나열해도 수십 가지가 넘습니다. 하지만 중요한 것은 제품 이름이 아니라 성분이죠. 아세트아미노펜(타이레놀), 이부프로펜ibuprofen(부루펜), 덱시부프로펜dexibuprofen(이지엔6), 나프록센naproxen(탁센), 아스피린이 대표적인 해열·진통제 성분입니다(괄호 안은 해당 성분 판매량 1위 제품입니다). 이중에서 임산부가 가장 안전하게 복용할 수 있는 약은 바로 아세트아미노펜입니다. 오랜 기간 임산부에게 사용되어왔고 권장량 범위 내의 복용은 태아의 기형 확률이 증가하지 않는다고 알려져 있습니다. 최근 이슈가 된 논쟁에서 임산부가 아세트아미노펜을 복용했을 때 태아의 천식 발생 위험도가 증가할 수 있다는 보고가 있었지만, 아직 명확한 인과관계가 밝혀지지 않았고 과용량을 복용하는 경우에 문제가 될 수 있는 것입니다. 또한 몇몇 연구에서는 오히려 반대의 결과를 보여주기도 했습니다.

간혹 과도한 걱정으로 약물 복용을 극히 꺼리는 임산부들도 있습니다. 한때, 뜨거운 감자였던 임산부의 약물 복용과 태아에 미치는 영향에 대한 뉴스 내용을 보면 다소 과장된 측면이 있었습니다. 당시 임산부가 타이레놀을 복용하면 태어난 아이가 천식이 있을 확률이 13% 정도 높다고 언급됐는데, 이는 비복용자에서 태어난 아기의 천식 확률이 4.4%, 복용자의 경우 5%인 것을 나눠서 계산하여 나온 수치입니다. 100명 중 4.4명, 100명 중 5명으로 사실상 절대값을 보면 거의 차이가 없지만 상대적으로 비교했을 때 13%라는 큰 차이가 있는 것처럼 보이게 만든 것입니다. 이를 단순히 13%의 위험도가 증가한다고 해석하기에는 무리가 있습니다. 이러한 천식에 대한 위험도보다 열이 조절되지 않아서 생길 수 있는 태아의 기형 위험성이 더 클 수 있다는 것을 알아야 합니다. 그리고 ADHD(주의력결핍 과다행동장애)에 대한 논란도 있었는데 이는 20주 이상 장기간 복용에서 발생한 문제였고, 실제로 이렇게 진통제를 오래 먹는 임산부는 드물뿐더러 역시 정확한 인과관계가 밝혀진 것이 아닙니다.

종종 '나는 약을 먹지 않고 감기를 이겨냈어!'라고 스스로를 자랑스러워하는 산모도 있지만 약을 먹지 않는 동안 발생한 고열로 태아는 어떤 고통을 견뎠을지 생각해 보아야 합니다. 따라서 열이 심하게 난다면 병원을 방문해야 하고, 당장 병원을 찾기 어렵다면 집에 있는 '타이레놀'을 복용하는 것도 좋은 방법입니다. 발열 증상이 있는 동안에 한해 짧은 기간 복용하고, 안전하게 사용 가능하다고 허용된 범위 내에서 용량을 지켜 복용한다면 정말 '좋은 약'으로 사용할 수 있습니다.

그 외의 이부프로펜, 덱시부프로펜, 나프록센과 같은 성분의 해열·진통제들은 특히 임신 초기와 말기에 주의가 더 필요합니다. 임신 초기의 복용에서는 태아 착상을 방해할 수 있고, 26주 이후의 복용은 태아 동맥관의 조기 폐쇄로 폐동맥 고혈압을 유발할 수 있습니다.

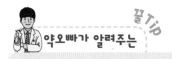

아세트아미노펜 성분이면 다 안전한가요?

'아세트아미노펜'이라는 성분명만 기억하고 약을 먹는 건 조금 위험합니다. 예를 들어 '게보린'을 살펴보겠습니다. 게보린의 성분을 확인해보면 아세트아미노펜이 적혀 있습니다. 하지만 그 아래에는 '이소프로필안티피린'과 '무수카페인'이 적혀 있습니다. 아쉽게도 이 두 가지 성분은 임산부에게 권장하지 않는 성분입니다. 우리나라에서 판매되는 아세트아미노펜이 들어간 제품들은 대부분 복합 성분이므로, 아세트아미노펜 성분의 해열·진통제를 복용할 때에는 아세트아미노펜 단일 성분의 약을 복용하는 것이 좋습니다. 다만, 간이 안 좋은 임산부는 아세트아미노펜 성분의 복용에 있어서 주의가 필요하기 때문에 약을 복용하기 전 전문가와 상의를 하는 것이 가장 좋습니다.

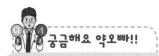

궁금해요 약오빠!!

Q. 아스피린을 먹는 임산부도 있던데요? 괜찮은가요?

A. 약국에서 일을 하다 보면 아스피린을 복용하는 임산부를 심심찮게 볼 수 있습니다. 이런 경우는 대부분 습관성 유산, 또는 임신중독증을 예방할 목적으로 복용하는 것입니다. 특정한 이유 없이 유산을 반복하는 산모가 임신 진단으로부터 임신 7~8개월까지 저용량의 아스피린을 매일 복용하였을 때 유산을 예방할 수 있다는 연구가 있기 때문입니다. 이때 먹는 용량은 100mg 정도로, 일명 '베이비 아스피린'이라고 부르기도 합니다. 주의해야 하는 점은 실제로 해열·진통제로 쓰이는 아스피린은 500mg으로, 이는 임산부 금기약물입니다. 아스피린에도 저용량과 고용량이 나뉘어 있으며 사용 목적이 다르다는 점을 반드시 기억하시길 바랍니다.

▶ 코감기약 & 비염약

항상 비염을 달고 사는 임산부라면 임신 기간에도 비염은 끊임없이 나타날 수 있습니다. 뿐만 아니라 감기 때문에 콧물이 나오거나 코가 막혀 불편한 경험도 상당수입니다. 다행히 이와 관련하여 많이 사용하는 항히스타민제는 태아에 미치는 위험도가 낮은 약물로 알려져 있습니다. 이 분류의 많은 약들은 FDA 임산부 약물 카테고리에서도 A등급으로 분류되어 있으며, 현재까지 진행된 다수의 임상 연구에서도 태아 기형 위험도의 증가를 보이지 않았습니다.

가장 많이 사용되는 성분은 '클로르페니라민chlorpheniramine'으로 비염, 코감기, 알레르기 질환 등에 다양하게 사용되고 있습니다. 꼭 이 성분이 아니더라도 다른 성분의 항히스타민제도 대부분 안전합니다. 몇몇 약물들은 클로르페니라민보다 안전하다고 평가되지만, 그럼에도 클로르페니라민 성분이 많이 처방되는 이유는 오랫동안 축적된 안전성에 대한 자료들과 경험에서 비롯된 영향 때문입니다. 이러한 증상으로 불편함을 겪는 사람이라면 전문가와 상의 후 적절한 약물 복용을 통해 증상을 조절할 수 있습니다.

항히스타민제뿐만 아니라 비충혈제거제로 많이 사용되는 '슈도에페드린pseudoephedrine'이라는 성분도 있지만, 사실 이 성분은 임산부 안전 카테고리 기준 C등급으로 안전성에 대한 명확한 자료가 없습니다. 일부 연구에서 태아 복벽결손증의 위험도를 증가시킨다는 결과가 있어 주의가 필요하지만, 임신 중기 이후에는 필요시 처방되는 약물이기도 합니다. 이때도 역시 전문가와의 상담을 통해 복용하되, 복합 성분보다는 단일 성분이나 항히스타민제와 비충혈제거제 두 가지 정도로만 구성된 약물의 사용이 안전합니다.

▶ 기침·가래약

감기는 바이러스에 의한 증상이기 때문에 고열 같은 증상이 아니라면 약물을 복용하지 않더라도 대부분 시간이 지나면 호전됩니다. 따라서 치료가 꼭 필요한 정도가 아니라면 위험도를 고려하여 약물을 사용하기보다는 휴식과 수분 섭취를 통해 관리하는 것이 좋은 방법입니다. 하지만 심한 기침은 배에 힘이 들어가게 되어 배 뭉침 증상을 유발할 수도 있습니다.

임신 중 기침·가래에 쓸 수 있는 진해거담제 성분으로는 브롬헥신bromhexine, 덱스트로메토르판dextromethorphan, 아세틸시스테인acetylcysteine, 코데인codeine, 염화암모늄ammonium chloride 등이 있습니다. 이중에서 아세틸시스테인은 B등급으로 비교적 안전하게 사용 가능합니다. 덱스트로메토르판은 C등급이지만 임산부 300명을 대상으로 한 연구에서 선천적인 태아 기형 위험도가 증가하지 않은 것으로 보고되었습니다. 그래서 분만 전이나 분만 시를 제외하고는 전문가와 상의 하에 투여를 고려할 수 있습니다. 코데인 성분도 C등급이지만 태아 기형 위험도를 크게 높이지는 않았고, 선천성 이상 증상에도 직접적인 인과관계가 밝혀지지 않았습니다. 실제로 처방을 통해 많이 사용되고 있으나 장기간 사용은 당연히 피해야 합니다. 약국에서 판매되거나 처방 하에 조제되는 많은 종류의 기침약들은 복합 성분인 경우가 많습니다. 따라서 가급적이면 이런 복합 성분보다는 전문가와의 상담을 통해 단일 성분 위주로 복용하는 것이 바람직합니다.

이밖에도 감기는 아니지만 호흡기계 증상인 천식은 임신 기간 중 약물 복용이 권장되는 질환입니다. 약물 치료가 이뤄지지 않을 경우에 임산부와 태아에게 부정적인 영향을 줄 수 있고 비교적 안전한 약물들이 많아 처방을 통해 약물 복용이 가능합니다.

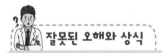
잘못된 오해와 상식

임신 중에는 모든 약이 해롭다?
물론 임산부에게 약은 굉장히 민감한 존재입니다. 약의 종류에 따라 임산부뿐만 아니라 태아에게까지 크고 작은 악영향을 미칠 수 있기 때문입니다. 하지만 치료를 하지 않아서 산모에게 발생하는 문제가 태아에게 미치는 영향 역시 고려해야 합니다. 그래서 '치료의 유익성이 위험성을 상회한다고 판단되면 사용한다'라는 말이 있기도 합니다. 무조건 참는 것만이 능사가 아니란 것을 알아두시고 생각하는 것보다 어느 정도 안전성이 입증된 약물들이 많이 있으니 전문가와 상의 후 필요에 따라 적절한 약물을 복용하는 것이 좋습니다.

임산부인데 소화제(위장약)를 먹어도 되나요?

임신 기간에는 호르몬의 영향과 불러오는 배로 인해 장운동이 매우 저하되기 때문에, 변비 외에도 만성적인 소화불량이 잘 생깁니다. 음식을 조절하고 좋은 것만 먹는다고 해도 입덧, 높아진 복압, 호르몬 변화는 여러 가지 소화기관 증상으로 나타나 산모를 괴롭힙니다.

소화불량이란 사람이 음식을 섭취한 뒤 나타나는 여러 증상을 일컫습니다. 속쓰림, 구토, 트림, 위장팽만감, 불쾌감, 복통, 치질 등이 모두 포함됩니다. 이러한 증상들은 임신 후기로 갈수록 더욱 심해집니다. 후기에는 매우 커진 자궁이 위장관을 압박하면서 위장관의 기능이 떨어질 수밖에 없고, 이로 인해 소화가 잘 안되는 음식을 먹거나 과식을 하면 불편한 증상이 바로 나타납니다. 소화제 하나 시원하게 들이켜고 싶지만, 임산부라면 먹기 전에 걱정이 앞설 수밖에 없습니다. 이러한 증상을 개선하는 약 중 임산부가 안전하게 복용할 수 있는 약이 있을까요? 증상에 따라 사용할 수 있는 약들 위주로 알아보겠습니다.

■ 임산부는 어떤 소화제를 먹을 수 있나요?

▶ 위산분비억제제 & 제산제

위산은 사람의 소화 기능에서 굉장히 중요한 역할을 담당합니다. 매우 강력한 산성으로, 단백질분해효소인 펩신pepsin의 기능이 활성화될 수 있도록 도움을 주고 살균효과를 통해 세균을 억제합니다. 위산이 있어야만 단백질 소화가 원활하게 이뤄지고 음식물의 장관 부패를 막을 수 있는 것입니다. 그런데 이러한 긍정적인 작용을 하는 위산이 지나치게 과다 분비되면 위 점막이 자극을 받고 점막 손상으로 인하여 속쓰림, 신트림, 위통, 복부팽만감이 나타날 수 있습니다. 일반적으로 임신 중에는 위산과다 증상이 줄어드는 경우가 보통이지만 스트레스, 긴장감, 자극적인 음식, 탄산음료, 과식, 야식, 불규칙한 생활습관 등의 원인으로 위산이 과다 분비될 수 있습니다. 또한 이런 근본적인 원인 외에도 높아진 복부 압력과 이로 인한 식도하부괄약근 이완으로 식도역류증이 발생하여 속쓰림이나 신트림 같은 불편함을 느낄 수 있습니다. 만약 이런 증상이 간헐적이고 경미하다면 일단 식단 조절과 생활방식의 교정을 통해 치료해보려는 노력이 필요합니다. 하지만 이런 식의 관리에는 한계가 있으므로 증상이 자주 반복되거나 심한 경우라면 제산제나 위산분비억제제를 사용할 수 있습니다.

제산제는 대부분 FDA 임산부 약물 카테고리에서 A등급으로 분류되어 안전하게 사용되는 약물이 많습니다. 알루미늄 제산제, 마그네슘 제산제, 탄산칼슘 성분의 단일제 또는 알루미늄·마그네슘 복합제 같은 약들이 안전하게 사용 가능합니다. 다만 이런 성분들이 주성분이더라도 이외의 다른 성분들이 복합된 제산제들은 주의가 필요합니다. 위산분비억제제에는 크게 H2 수용체 길항제와 'PPIs(ProtonPump Inhibitors)'로 불리는 성분이 있습니다. 이러한 성분들은 위벽에서 위산의 분비를 감소시켜 위와 같은 불편한 증상을 개선할 수 있습니다. 위산분비억제제는 주로 병원에서 많이 처방되는 약품이며, 약국에서 일반의약품으로 사용이 가능한 파모티딘famotidine 성분을 제외하고는 대부분 전문의약품으로 분류되어 있습니다. H2 수용체 길항제 약물에는 시메티딘cimetidine, 파모티딘 등이 있는데 대부분 FDA 임산부 약물 카테고리 B등급에 해당합니다. PPIs 약들도 일반적으로 안전하게 사용되고 몇몇 성분(오메프라졸omeprazole)을 제외하면 대부분 B등급에 포함되어 있습니다. 따라서 이들 약물은 임신 중기 이후 필요하다고 판단되면 담당 주치의와 상의하에 어느 정도 안전하게 사용할 수 있습니다.

이 밖에도 '개비스콘(옥시레킷벤키저)'으로 잘 알려진 알긴산과 제산제의 복합성분 약이나, 변비약에 사용되기도 했던 수산화마그네슘도 속쓰림, 신트림, 역류성 증상에 사용할 수 있는 약들입니다.

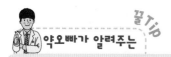

약오빠가 알려주는 꿀Tip

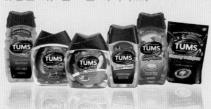

임산부들 사이에서 유명한 약, '텀스'를 아시나요?

임산부 소화제라는 키워드로 검색하면 대다수 글에 언급되는 제품이 바로 '텀스(TUMS)'입니다. 그런데 알려진 정보들을 엄밀하게 따지고 보면 틀린 말도 있고 맞는 말도 있습니다. 약은 정확하게 알고 복용해야 하는데 '소화제'라는 말이 더 익숙해서인지 실제로 소화제로 드시는 분도 많았습니다. 위에서 언급한 것처럼 소화불량이라는 큰 증상에 속쓰림이나 역류증, 신트림 등이 포함되기 때문에 소화불량 치료제라고 말해도 완전히 틀린 건 아니지만 조금 더 정확하게 따지면 텀스는 제산제로 분류하는 것이 맞습니다. 텀스의 주성분이 제산제로 널리 사용되는 탄산칼슘 1000mg이거든요. 탄산칼슘은 위산을 중화하여 속쓰림이나 신트림, 역류성 식도염 등이 있을 때 주로 복용합니다. 소화효소제처럼 음식물을 분해하는 약이 아니기 때문에 증상에 맞게 복용해야 하죠. 특히 위산이 과다분비 되지 않은 임산부의 지나친 제산제 복용은 오히려 소화를 방해할 수도 있습니다. 위산은 단백질분해효소인 펩신의 활성을 돕고 살균효과를 갖는데 이를 억제하는 제산제 투여는 오히려 소화에 도움이 되지 못하는 것이죠. 또한, 텀스의 무분별한 장기복용은 위산 저하를 초래해 이로 인한 각종 영양소의 흡수에도 나쁜 영향을 미칠 수 있습니다. 임산부가 안전하게 복용 가능해서 유명해진 약이지만 본래 목적에 맞게 복용하는 것이 중요합니다.

▶ '베아제', '훼스탈'로 유명한 소화효소제

임산부를 제외하고 보자면 일반적으로 가장 많이 사용되는 소화제는 소화효소제 성분의 제품들일 것입니다. 이러한 소화효소제는 직접 음식을 분해하는 효소들이 주성분이기 때문에 과식을 했거나 소화효소 분비가 적은 사람에게 상당히 좋은 효과를 기대할 수 있습니다.

소화효소제 제품에는 판크레아틴pancreatin, 디아스타제diastase, 리파아제lipase, 브로멜라인bromelain, 파파인papain, 펩신, 섬유소분해효소, 담즙분비 촉진제, 가스제거제, 진경제, 위장운동촉진제 등의 성분이 복합적으로 사용됩니다. 이렇게 얼핏 보기에도 제법 종류가 많은데, 실제로 소화제를 사서 성분표를 확인해보면 얼마나 많은 성분이 들어있는지 알고 깜짝 놀랄 것입니다. 임산부들은 가급적이면 너무 많은 성분이 들어간 제품들은 피하는 것이 좋습니다. 소화효소 성분들은 임산부를 대상으로 한 실험이 다소 부족한 실정이지만, 태아 기형을 유발한 사례가 보고되지 않아서 안전하다고 판단되어 실제로 널리 사용되고 있습니다. 그중 가장 많이 사용되는 디아스타제, 판크레아틴, 펩신은 기형 유발율을 증가시키지 않는다고 알려져 있습니다. 따라서 소화효소제를 찾는 경우라면 순수 소화효소제로만 구성된 소화제를 선택하는 것이 이론적으로는 가장 좋습니다. 그러나 약사로서 아쉬운 점은 대부분의 소화효소제는 여러 성분이 복합되어 있어, 단일제로 시중에서 판매되는 제품들이 거의 없다는 것입니다. 복합제에 많이 포함된 성분들로는 가스를 제거하는 시메치콘simethicone, 담즙 분비를 촉진하는 UDCA(우루사의 주성분), 진경제로 사용되는 스코폴라민scopolamine 등이 함유되는데 이들은 아직 임산부에 대한 안전성 연구가 부족하기 때문에 일반적으로 권장하지는 않습니다. 따라서 소화불량은 당장 위험한 상태를 만드는 경우가 드문 경질환에 해당하기에 천연 효소제를 복용하거나 심할 경우 병원에 방문하여 단일 성분 효소제를 처방받는 것도 좋은 방법입니다.

자, 그럼 이쯤에서 궁금한 점이 생깁니다.

"그래서 베아제(대웅제약)나 훼스탈(한독)을 먹으란 말인가요?
먹지 말라는 건가요?"

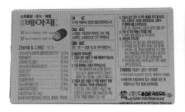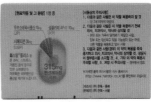

[우리나라 소화제의 양대 산맥, 베아제와 훼스탈]

두 제품은 주성분들만 살펴보면 대부분 소화효소지만, 앞서 말한 것처럼 담즙의 분비를 촉진하는 UDCA나 가스제거제인 시메치콘 같은 성분들이 포함되어 있어서 가급적이면 임산부가 복용하는 것을 권장하지 않습니다. UDCA의 경우 임신 중 담즙 울체가 의심되는 경우에 사용할 수 있지만, 일반적인 경우 권장되지 않는 성분입니다. 아직까지 이런 성분들에 대해 임산부 복용 안전성을 입증한 직접적인 연구가 없기 때문입니다.

물론 약물을 복용했을 때 혹시라도 발생할 수 있는 태아에 대한 위험성보다 임산부가 얻을 수 있는 유익성이 크다고 판단되면 임신 초기를 피해 복용할 수도 있습니다. 높은 용량이 아니기 때문에 한두 번 복용으로 큰 문제가 되지는 않는다며 많은 의사, 약사들이 권하기도 하는데요. 하지만 개인적인 의견으로는, 만약 증상이 심하지 않다면 이런 복합제의 복용은 한 번 더 고민해보는 것을 추천하고 싶습니다.

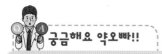 궁금해요 약오빠!!

Q. '까스활명수'와 같은 생약 성분의 드링크제는 괜찮나요?
A. 왠지 친근한 이미지의 소화제가 있죠. 전통적인 드링크 소화제의 강자 '까스활명수(동화약품)', 이경규씨가 광고해 유명해진 '베나치오(동아제약)', 그 뒤를 따르는 '속청(종근당)', '위청수(조선무약)', '생록천(광동제약)' 등. 익숙하지는 않더라도 한 번 들으면 '아 그런 게 있었지' 할 정도의 인지도가 있는 제품들입니다. 드링크제로 '박카스(동아제약)'와 비슷하게 생겼고, 생약 성분이라고 하니 다른 약들보다는 더 안전할 것 같기도 한데요. 실제로 임신한 아내의 심부름으로 까스활명수를 사러 온 남편들을 심심치 않게 만나볼 수 있습니다.

일단 이들의 정확한 분류를 말씀드리자면 까스활명수, 베나치오, 속청은 일반의약품이며, 위청수와 생록천은 의약외품입니다. 그러니 생약 성분이고 가볍게 마실 수 있는 드링크제로 보여도 까스활명수, 베나치오, 속청은 엄연히 일반의약품 소화제라는 것이지요. 바꿔 말하면, 복용 시 주의를 기울여야 한다는 뜻입니다. 특히 임산부라면 더욱 조심해야겠죠? 이런 생약 성분 드링크 소화제에 포함된 계피, 건강, 현호색 등은 고용량 복용 시 임산부나 태아에 영향을 미칠 가능성을 완전히 배제할 수 없으므로 가급적이면 권장하지 않습니다. 특히 현호색은 자궁 수축에 영향을 줄 수 있는 성분으로 알려져 있어 각별한 주의가 필요합니다.

Q. 입덧은 아닌데 속이 울렁거리고 구토 증상이 있어요.

A. 구역, 구토 증상은 임신 기간에 자주 발생하는 대표적인 위장질환입니다. 흔한 질환이지만 이로 인해 삶의 질이 상당히 떨어질 수 있고, 입덧과 유사하게 탈수나 영양 결핍이 생길 수 있기 때문에 태아에게도 좋지 않은 영향을 줍니다. 먼저 시도해 볼 수 있는 치료방법은 비약물적인 치료입니다. 일상에서 증상을 유발하는 음식이나 냄새를 기억해두었다가 피하는 것이 좋습니다. 또한 과식하지 않고 소량씩 자주 먹는 것이 좋고 기름진 음식이나 자극적인 음식을 줄여야 합니다.

이러한 노력에도 불구하고 구역, 구토가 잘 조절되지 않는다면 적절한 약물치료가 도움이 될 수 있습니다. 영양 결핍이나 탈수로 이어질 정도로 심각한 구역, 구토 증상이라면 비약물치료로 버티는 것보다 약물치료를 하는 것이 더 도움이 됩니다. 만약 입덧이라면 피리독신(비타민B6)과 독시라민 성분이 도움이 될 수 있지만 심각한 구역, 구토 증상에서는 대표적으로 메토클로프라미드라는 성분이 사용됩니다. 예전에 '멕소롱액'이라는 이름으로 약국에서 판매가 됐었는데, 현재는 이 성분이 전문의약품으로 변경되어 처방을 받아야만 '맥페란(동화약품)'이라는 상품명으로 복용할 수 있습니다. 메토클로프라미드는 진토제로 사용되는 여러 성분 중 FDA 임산부 약물 카테고리에서 B등급을 받았으며 3,458명의 임산부를 대상으로 한 연구에서 태아에게 유해한 영향을 미치지 않은 것으로 보고되어 있습니다.

그 밖에 전문의약품으로는 증상이 심할 경우에 임신 초기를 제외하고 사용할 수 있는 온단세트론 같은 성분들도 있습니다. 이런 구역, 구토와 관련된 증상에는 약국에서 일반의약품으로 구입할 수 있는 것이 부족하기 때문에, 심한 경우라면 진료와 처방을 받은 후 해당 약물을 약국에서 조제 받아 복용해야 합니다.

A. 임신 중이라고 설사로부터 자유로울 순 없습니다. 매운 음식 또는 우유를 먹고 탈이 나는 경우는 흔한 일입니다. 그래서 임신 기간에는 혹시 모를 상황을 대비하여 임산부가 복용할 수 있는 약을 미리 준비해 놓는 것도 도움이 됩니다. 설사의 경우 감염으로 인한 것이 아니라면 약을 쓰기보다는 먼저 보존적인 요법으로 치료하는 것이 권장됩니다. 완전한 금식보다는 적절한 탄수화물을 섭취하거나, 수분 보충을 통해 탈수를 막고 자극적인 음식을 피하는 것만으로도 증상 개선에 도움이 됩니다. 하지만 탈수가 염려될 정도로 설사가 심해진다면 적극적인 치료가 필요합니다. 임신 기간에 복용 가능한 설사약이 몇 가지 있습니다.

1. 로페라마이드

로페라마이드는 장관 운동을 느리게 하여 설사를 멈추게 하는 약물입니다. 수분 흡수를 증가시켜 탈수를 막고 심한 설사 빈도를 줄일 수 있습니다. 아직 사람과 관련된 확실한 근거는 없고 동물실험만 존재하기 때문에 FDA 임산부 약물 카테고리에서 C등급으로 분류된 약물입니다. 하지만 일반적으로 상태가 심한 설사에 사용하고, 동물실험에서는 최대 21배의 용량을 복용해야만 부작용이 나타났으므로 사용을 고려할 수 있습니다. 다만 감염으로 인한 설사에서는 오히려 증상을 악화시킬 수 있기 때문에 전문가와 상의 후 사용하는 것을 권장합니다.

2. 유산균

유산균은 직접적이고 즉각적인 지사효과를 기대하기는 어렵지만, 유해균이 증가된 장의 상태를 개선하고 장을 정상화시켜 설사 증상 개선에 도움을 줄 수 있습니다. 실제로 LGG를 비롯한 몇몇 균주들은 성인의 급성 설사 증상을 개선하기 위해 사용되기도 합니다. 하지만 이런 특정 균주가 아닌 이상 유산균 단독 복용으로는 빠르고 직접적인 지사효과를 기대하기는 어렵습니다. 따라서 다른 약과 병용했을 때 더 좋은 효과를 기대할 수 있다는 생각으로 유산균의 복용을 고려할 수 있습니다. 무엇보다도 임산부에게 안전하게 사용할 수 있는 것이 장점입니다.

12

가려움이 심한 걸 보니
임신 소양증인 것 같아요.

'임신 소양증'이라고 쓰긴 했지만 사실 이 증상을 처음 들어본 분들이 많을 것으로 생각합니다. 간단하게 말하자면 '가려움증'을 의미합니다. 막 긁고 싶고 참을 수 없는 불쾌감으로 여간 성가신 증상이 아닐 수 없습니다.

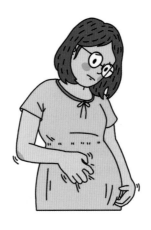

임신 소양증은 임산부 중 20~30% 가량이 겪을 정도로 흔하게 나타납니다. 아직 정확한 원인이 밝혀진 것은 아니지만 정리해보면 다음과 같은 요인들이 원인으로 지목됩니다.

[임신 소양증의 다양한 원인]

임신으로 인한 호르몬 변화, 면역체계의 변화, 수분 부족, 복부 팽창으로 인한 피부 약화, 장기 압박으로 인한 혈액순환장애, 감염, 약물, 아토피, 피부염, PUPPP(Pruritic Urticarial Papules and Plaques of Pregnancy ; 임신성 소양성 팽진구진반), 담즙배출장애(감염, 복부 압박, 다태아, 간질환, 가족력)

이렇듯 임신 중에 발생할 수 있는 여러 가지 몸의 변화에 의해 복합적으로 영향을 받아 가려움증이 생길 수 있습니다. 특히, 담즙배출장애는 임신 후기에 발생하는 가려움증의 주요 원인으로 알려져 있습니다. 임신 후기에 자궁이 커지면서 간을 압박하고 간혹 감염 등의 원인으로 담도가 폐쇄되어 원활한 담즙 배출을 방해받으면 발생합니다. 적체된 담즙은 혈관을 타고 역류하여 전신으로 순환하면서 가려움증을 유발합니다. 주로 손바닥과 발바닥에서 시작되어 다른 곳으로 퍼지는 양상을 보이는데 황달, 짙은 소변 색, 옅은 대변 색, 식욕 저하, 복통 등의 증상이 동반되는 경우라면 담즙배출장애에 의한 소양증일 가능성이 매우 높습니다. 보통 이 경우 발진을 동반하지는 않습니다.

PUPPP는 발진을 동반하는 가려움증인데 임신 후기에 나타날 수 있는 피부병의 일종입니다. 태아가 자라고 배가 불러오면서 임산부의 피부가 늘어지는 것과 관련이 있는데, 처음에는 배꼽 주변에 나타나는 빨간 반점이 특징이며 시간이 지날수록 이것들이 융합되면 큰 두드러기와 같은 모양이 됩니다. 주로 첫 임신 때 겪는 경우가 많습니다.

■ 임신 소양증 치료

경미한 증상이라면 태아를 위해서 약물치료보다는 생활요법 등을 통해 관리하는 것이 좋겠지만, 증상이 심한데도 이것을 억지로 참으면 산모에게 심리적으로 큰 스트레스가 되고 태아에게까지 안 좋은 영향을 미칠 수 있어 적절한 치료가 필수입니다. 원인이 어떤 것이든 이로 인해 발생하는 가려움을 가라앉히기 위해서는 증상에 도움이 되는 약의 복용 또는 사용이 도움이 될 수 있습니다. 임신 중 발생하는 가려움증을 약물로 관리하는 방법은 크게 두 가지로 볼 수 있습니다.

▶ 항히스타민제

첫 번째는 항히스타민제를 복용하는 것입니다. 항히스타민제는 일반의약품, 전문의약품 구분 없이 자주 사용되는 약물로 주로 콧물, 재채기, 피부가려움 등을 가라앉히기 위해 많이 사용하는 성분입니다. 우리 몸은 외부 자극이나 물질로부터 몸을 보호하기 위한 방어기전이 잘 갖추어져 있습니다. 몸이 어떤 특정 자극이나 원인 물질에 노출되면 비만세포에서 히스타민과 기타 매개물질들이 분비됩니다. 이는 원인이 되는 자극이나 항원을 제거하기 위하여 각종 염증 유발 인자를 효과적으로 해당 부위까지 전달시키는 일련의 과정 일부입니다. 히스타민의 분비는 혈관을 확장시키고 혈관의 투과성을 증가시켜 면역에 관련된 인자들을 보다 효율적으로 전달시키는 것을 돕습니다. 그런데 이 과정에서 염증과 가려움이 발생하게 됩니다. 항히스타민제는 이러한 증상을 나타내는 여러 매개체 중 히스타민이라는 성분을 억제하는 기전을 통해 가려움증을 줄여주는 효과를 갖습니다.

항히스타민제는 효과 면에서 우수하고, 진정작용이나 입 마름 등의 일반적인 부작용 외에는 심각한 부작용이 적어 비교적 안전하게 사용 가능한 약물입니다. 장기간 복용에서도 어느 정도 안전하다고 알려져 있습니다. 20만 명 이상의 임산부를 대상으로 한 메타분석을 포함한 여러 연구에서 항히스타민제의 복용이 태아 기형의 위험도를 높이지 않은 것으로 보고되었습니다. 그중 1세대 항히스타민제인 클로르페니라민chlorpheniramine 성분은 오랜 기간 임산부 소양증에 사용됐고 세계 여러 나라에서 임산부 소양증과 관련하여 첫 번째 선택으로 권장되는 약입니다. 그 외에도 많은 항히스타민제가 FDA 임산부 약물 카테고리에서 B등급에 해당됩니다. FDA 임산부 약물 카테고리 B의 의미는 다음과 같습니다.

약물이 동물 생식 연구에서 태아에게 위험성을 보이지 않았으며, 임산부나 동물을 대상으로 한 통제된 연구에서 이상 반응(부작용)을 나타내지 않았음. 하지만 이와 같은 임산부를 대상으로 한 통제된 연구에서의 안정성은 임신 초기(1기)에는 확립이 되지 않음.

2세대 항히스타민제 중에서도 일반의약품으로 많이 사용되는 것에는 세티리진 cetirizine(지르텍)과 로라타딘loratadine(클라리틴) 성분이 있습니다. 하지만 보통은 1세대 항히스타민제들이 권장되는데, 이는 연구 기간이나 축적된 자료가 2세대 약물보다는 상대적으로 더 우수하기 때문입니다. 그래서 가능하면 1세대 항히스타민제인 클로르페니라민 단일 성분의 약을 복용하는 것을 추천합니다. 다만 일반의약품 중 클로르페니라민이 주성분인 약이더라도 다른 성분들이 복합되어 있는 경우가 많기 때문에 복용에 주의가 필요합니다.

▶ 국소제제

두 번째는 국소제제를 사용하는 것입니다. 국소제제란 주로 바르는 연고나 크림을 의미합니다. 바르는 약들은 몸에 흡수되는 양이 많지 않아 먹는 약에 비해 전신 부작용이 덜해 상대적으로 안전합니다. 그리고 바른 부위에만 집중적인 효과를 기대할 수 있습니다. 이 경우 일반적으로 스테로이드 성분의 연고가 사용되는데 많은 사람이 '스테로이드 연고'라고 하면 부작용을 먼저 떠올립니다. 하지만 적당한 강도의 연고를 올바른 사용법과 기간에 맞춰서 사용한다면 보다 빠른 증상 완화에 도움될 수 있습니다. 스테로이드는 '불을 꺼주는 소방관'이라고 생각하면 됩니다. 피부에 여러 원인으로 문제가 생겼을 때, 먹는 약의 사용이 어렵거나 국소적인 부위에만 병변이 있다면 적당한 국소제제의 사용은 빠른 회복을 도와줍니다. 다만 개인적인 판단에 의한 사용은 권장되지 않으며 스테로이드 성분에도 여러 종류가 있기 때문에 전문가의 판단하에 안전하다고 고려되는 성분을 올바른 사용법으로 짧은 기간에만 적용해야 합니다. 가장 낮은 단계의 비교적 부작용이 덜한 성분으로 히드로코티손hydrocortisone 1% 함량의 약품이 권장됩니다.

이 밖에도 약물을 사용하지 않는 선에서 적절한 영양 보충도 도움이 됩니다. 소양증의 원인이 어떤 것인지 정확하게 파악하기는 어렵지만 면역체계의 이상에 의해 발생할 수 있다는 가정하에 유산균, 비타민D, 베타글루칸$_{\beta-glucan}$과 같은 면역력에 도움이 되는 성분의 복용을 고려할 수 있고 염증 억제에 도움이 되는 오메가3를 꾸준히 복용하는 것도 좋습니다. 그리고 무엇보다 원인이 될 수 있는 부분을 차단하고, 먹는 음식과 외부 자극에 주의하며 생활습관을 교정하는 등의 노력이 필요합니다.

PUPPP로 불리는 임신성 소양성 팽진구진반의 원인으로 지적되는 것이 배가 불러옴에 따라 생기는 피부 팽창이기 때문에 안전한 보습제를 통해 피부의 수분을 유지하고 뜨거운 물로 오랜 시간 샤워하는 것을 피하는 것이 굉장히 중요합니다. 생활하는 실내 온도는 너무 높지 않고 시원하게, 습도는 낮지 않게 유지하는 것이 권장됩니다.

소양증을 호소하는 많은 임산부들이 초기 증상을 가볍게 여겼다가 증상이 심해지고 나서야 병원을 찾는 경우가 많습니다. 보통 가려움증은 심각한 증상으로 여겨지지 않기 때문에 간과하고 넘기는 임산부가 많은데, 심해졌을 때는 호미로 막을 수 있었던 증상을 삽으로 막아야 할 정도로 쉽게 호전되지 않는 경우가 많습니다. 약의 사용에 대한 두려움보다는 적절한 치료가 더 중요함을 항상 기억해야 합니다.

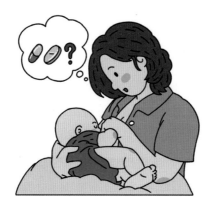

알아두면 좋은 수유부의 약물 복용 관련 TIP

모유는 '신이 아기에게 준 최고의 선물'이라고 합니다. 모유에는 비타민과 미네랄, 중추신경계 발달에 필요한 DHA 등을 포함하는 각종 영양물질이 풍부하게 존재해 영양학적으로도 아주 우수한 물질로 꼽힙니다. 모유 속 올리고당은 아이의 장내 비피더스균을 증가시켜 영아의 장내 환경을 좋게 만들고, 아이의 건강한 면역계 형성을 가능하게 하는 면역물질과 항체가 포함되어 있습니다. 특히 출생 직후 며칠간 나오는 초유에는 다량의 면역 글로불린^{immuno globuiln}이 농축되어 있기도 합니다. 그래서 최소 6개월 이상 모유 수유를 한 아이들의 경우 그렇지 않은 아이들에 비해 각종 감염성 질환과 비염, 아토피와 같은 알레르기 질환의 발현 빈도가 낮다는 연구 결과가 존재합니다. 한 방송 프로그램에서는 모유로 만든 비누가 피부의 노화, 알레르기 예방 등에 도움이 된다면서 전파를 타 이슈가 되기도 했죠. 그만큼 모유에는 각종 영양물질과 면역물질이 풍부하게 포함되어 있습니다. 모유 수유는 아이에게만 좋은 것이 아닙니다. 모유 수유 시 분비되는 옥시토신oxytoin은 자궁을 수축시키고 산후 출혈을 줄여줍니다. 또한, 칼슘 대사가 촉진되고 뼈의 재골화 과정이 잘 일어나 빠른 산후 회복에도 도움이 됩니다. 유즙분비호르몬인 프로락틴prolactin에 의해서는 배란이 억제되는데, 이는 자연 피임의 역할을 하여 당장에 원치 않는 다음 임신을 늦출 수 있기도 합니다.

이처럼 아이와 엄마에게 모두 다양한 이점을 가지는 모유 수유. 절대로 놓치고 싶지 않은 것이 많은 엄마들의 마음일 겁니다. 그런데 모유 수유를 하다보면 신경 써야할 것이 한두 가지가 아닙니다. 그 중에는 약물 복용도 포함되는데요. 약국에서 일을 하다 보면 자주 듣는 질문이 "약사님, 모유 수유 중인데 이 약 먹어도 되나요?"입니다. 본인이 몸 상태가 너무 안 좋아서 힘든데 혹시라도 아이에게 좋지 않은 영향이 미칠까 우려되어 쉽사리 약을 복용하지 못하는 분들이 많습니다. 그리고 만성질환이 있는 여성의 경우 본인이 복용해야 되는 약물이 모유를 통해 아이에게 전달되지는 않을까 하는 걱정에 결국은 모유 수유를 중단하거나 처음부터 아예 하지 않기도 합니다. 그런데 사실 임산부보다는 훨씬 덜 부담을 느껴도 되는 것이 바로 수유부의 약물 복용입니다. 수유부의 약물 복용에 대한 다양한 궁금증과 그에 대한 해답을 보건복지부와 한국마더세이프전문상담센터에서 공동 발간한 자료를 바탕으로 알아보도록 하겠습니다.

■ 수유부 다빈도 사용 약물의 안정성

수유부가 가장 많이 복용하는 약은 어떤 종류일까요? 이는 사실 수유부가 아닌 사람들이 다빈도로 복용하는 약물과 크게 다르진 않습니다. 통계적으로 소화기계 약물, 전신감염치료제, 중추신경계 약물, 호흡기계 약물 등이 수유부에게 노출 빈도가 높았던 약물입니다. 이런 약물들의 경우 수유부가 복용하고 모유 수유를 함에 있어서 병원치료가 필요할 정도의 부작용이나 문제가 발생한 적은 없었습니다. 이런 이유로, 몇몇 특수한 경우를 제외하고는 우리가 일상적으로 복용하는 대부분의 약물들은 복용 중 모유 수유가 가능하다고 알려져 있습니다. 물론 약물의 복용 없이 해당 증상을 이겨내거나 다른 방법으로 완화할 수 있다면 가장 좋겠지만, 증상의 정도가 심한데 억지로 참아서 괜히 증상을 악화시키는 실수를 범하지는 말아야 합니다.

■ 더 안전한 약물 사용을 위한 방법

하지만 여전히 걱정되는 것이 엄마의 마음이죠. 그래서 가능하다면 아래와 같은 방법을 시도해보는 것도 좋습니다.

[전문가의 도움 아래 가능한 노력]

1. 아이에게 안전한 약물 사용
   ex) 항생제의 경우 페니실린계, 세팔로스포린계, 아미노글리코사이드계 등이 안전하게 사용 가능
2. 모유로의 이행이 적거나, 이행하지 않는 약물 사용
   ex) 항우울제 중 써트랄린이 플루옥세틴보다 모유로의 이행이 적음
3. 배출이 빨라 체내에 오래 남아있지 않는 약물 사용
   ex) 디아제팜보다는 배출이 빠른 알프라졸람을 사용
4. 경구 복용이나 주사제보다는 국소적용제 사용
   ex) 먹는 약 이전에 바르는 외용제, 흡입제, 비강분무제 등을 먼저 사용
5. 복합제보다는 단일제 사용
   ex) '게보린', '펜잘'보다는 '타이레놀'을 사용

[엄마가 할 수 있는 노력]

1. 일반적으로는 약물 복용 후 1~3시간 후 엄마의 혈액과 모유 속 약물의 농도가 가장 높아지므로 모유 수유 시간을 고려해서 약물을 복용합니다. 모유 수유 직전이나 직후에 약물을 복용하는 것이 좋지만 모든 약물이 이에 해당되지는 않습니다.
2. 유축기를 이용해 약물 복용 직전 모유를 미리 짜놓고 수유하면 약물 복용과 크게 상관없이 수유가 가능합니다.

3. 일시적으로 수유를 중단해야 하는 경우라면 유축기를 이용해 모유를 미리 짜놓습니다.

4. 증상이 가벼운 정도라면 약물 복용 대신 다른 방법으로 증상 완화를 고려해 보는 것도 좋습니다.

5. 조산아나 저체중아의 경우 일반적인 경우보다 간과 신장의 기능이 미성숙할 수 있기 때문에 약물 복용에 있어서 조금 더 신중해야 합니다.

■ 모유 수유와 관련된 다양한 Q&A

Q. 피부에 바르는 연고, 크림, 안약 등은 아이에게 영향을 주지 않나요?

A. 피부 트러블 치료를 위한 스테로이드제, 감염을 막기 위한 항생제, 각종 안약 등은 국소적용 제제로 전신으로는 잘 흡수되지 않습니다. 실제로 이런 약을 사용하여 약물이 모유를 통해 아이에게로 이행되는 양은 무시해도 될 만한 수준 이며, 단기간의 일시적인 사용은 아이에게 영향을 미치지 않습니다.

Q. 감기약, 위장약 같이 급성으로 필요한 약을 복용해도 괜찮나요?

A. 이런 경우 사용하는 약물은 주로 소염진통제, 항생제, 소화제, 제산제 등입니다. 이 약물들이 모유를 통해 아이에게 이행되는 용량은 엄마가 복용한 용량의 1~2% 가량입니다. 그러니 안전하게 복용 및 수유가 가능합니다.

Q. 갑상선약, 혈압약, 당뇨약과 같은 만성으로 복용하는 약은 안전한가요?

A. 이와 같은 약물들은 모유를 통해 아이에게 이행되는 양이 아주 적어 아이에게 미치는 영향은 거의 없습니다. 그것보다 오히려 이런 만성질환을 꾸준히 관리 하지 않았을 때 발생할 수 있는 엄마의 건강 문제를 생각해서 약물 복용은 당연 히 진행되어야 하고, 동시에 수유도 권장됩니다.

Q. 모유 수유 중 금기 약물에는 무엇이 있나요?

A. 항암제와 방사성동위원소는 절대 금기입니다. 혹시라도 아이가 이런 약물에 노 출되면 약물에 의해서 2차적인 암이 유발될 수 있기 때문입니다.

Q. 모유 수유 중 예방접종을 해도 되나요?

A. 풍진, 수두와 같은 생백신 / B형 간염, 자궁경부암과 같은 사백신 모두 접종과 수유 병행이 가능합니다. 단, 황열(Yellow fever)이 있는 경우에 9개월 미만의 수유아는 주의가 필요합니다.

Q. 모유 수유 중 커피를 마셔도 되나요?

A. 하루 1~2잔의 커피는 아이에게 큰 영향을 미치지 않습니다. 하지만 아이가 자주 보채거나 잠을 잘 못 잔다면 커피를 줄여보는 것을 권장합니다. 또한 카페인은 커피뿐 아니라 녹차, 에너지 드링크, 진통제, 감기약, 콜라, 초콜릿 등에도 포함 되어 있으니 중복해서 많이 복용하지는 않는지 신경 쓸 필요가 있습니다.

Q. 모유 수유 중 음주해도 괜찮은가요?

A. 의학적으로 모유 수유 중 음주는 가능하지만, 되도록이면 금주하거나 마시게 된다면 적게 마시는 것이 좋습니다. 이론적으로는 술 한 잔을 마실 경우, 두 시 간 이후에는 모유에서 알코올 성분이 측정되지 않으므로 한 잔을 마신다면 두 시간 후에 모유 수유를 하는 것이 좋습니다. 단, 여러 잔을 마실 경우 더 오랜 시간이 지난 다음에 수유를 해야 합니다.

Q. 모유 수유 중 흡연해도 될까요?

A. 미량이지만 모유를 통해서 다양한 유해물질이 전달될 수 있으므로 가능하면 모 유 수유 중에는 흡연하지 않는 것이 좋습니다.

  이렇듯 수유부의 약물 복용은 무조건 참아야 하는 것이 아닙니다. 오히려 적절한 약물 치료를 통한 엄마의 컨디션 개선과 이로 인한 심리적, 정서적 안정감은 아이 에게도 긍정적인 영향을 미칠 수 있으므로 안내해드린 바를 참고하여 모유 수유와 건강 모두 놓치지 마시길 바랍니다.

CHAPTER

 02

영유아 및 청소년

'건강하게만 자라다오' 모든 부모님들의 소원일 텐데요. 내 아이가 건강하게
쑥쑥 자랐으면 하는 마음으로 영유아와 청소년들이 먹으면 좋은 영양성분
을 소개합니다. 특히 성장기 아이들과 공부하는 수험생에게 필요한 내용을
담았으니 하나도 놓치지 마세요.

아이가 무럭무럭 자랐으면 좋겠어요!
무엇을 보충해주면 좋을까요?

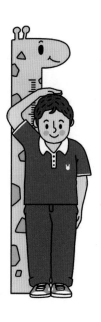

제 딸은 예정일보다 약 4주가량 일찍 태어나 조산아로 등록되어 있습니다. 태어날 당시 몸무게가 약 2.7kg 가량이었는데 하루가 지나니 더 빠져서 2.6kg이 되더군요. 처음 딸아이를 만나던 날, 제가 상상했던 아이의 모습과는 너무도 다른 그 앙상함에 굉장히 충격을 받았습니다. 작은 아이를 보면서 모든 게 다 제 탓인 것만 같아 너무 미안하고 마음이 아팠습니다. 그래서 다른 아이들보다 작게 태어났지만 더 크게 키우겠다는 생각에 이것저것 잘 챙겨 먹었습니다. 다행히 아이는 특별히 가리는 것 없이 모유, 분유, 이유식 그리고 아빠가 챙겨준 영양제까지 잘 먹고는 최근 시행한 영유아 검진에서 키는 상위 34%, 몸무게는 상위 3%라는 어마어마한 결과표를 보여주었습니다. 물론 아직 15개월밖에 되지 않은 꼬맹이일 뿐이지만 처음 작게 태어났던 것을 생각해 보면 건강하게 잘 커주고 있어 이제는 마음이 좀 놓입니다.

아마 다른 부모님들도 저와 같은 생각일 겁니다. 아이가 또래에 비해 키가 작거나 몸무게가 적게 나가면 괜히 내 탓인가 싶어 자책을 하기도 하고, 건강하게 자랐으면 하는 마음에 몸에 좋다는 것이 있으면 아이가 먼저 생각나기도 하죠. 우리 아이가 남들보다 뒤처지지 않게 성장했으면 좋겠다는 그 마음, 약국을 운영하면서 많이 느낄 수 있었습니다. 제 약국은 소아과 병원이 인접해 있지 않음에도 불구하고 아이들의 영양상담을 위해 아이의 손을 잡고 방문하시는 부모님이 매우 많습니다. 이런 분들에게는 가장 먼저 균형 잡힌 식단의 중요성을 말씀드리고, 성장기에 특히 더 필요한 성분에 대해서도 알려드리면서 평소 식이습관을 체크해 어떤 부분이 부족할 수 있는지 조언을 드리곤 합니다. 물론, 성장이라는 것은 단순히 잘 먹는다고 해서 해결되는 것은 아닙니다. 성장에 미치는 요인들로 알려진 것들은 유전자, 적절한 자극을 줄 수 있는 운동, 충분한 수면, 호르몬, 생활환경 등이 있는데 이런 부분들이 복합적으로 작용해서 아이들의 성장을 가능하게 하는 것이죠. 그러니 이 중에서 부모님들께서 신경을 써 줄 수 있는 부분이 있다면 잘 관리해 줌과 동시에 적절한 영양공급을 통해 성장에 도움을 줄 수 있도록 하는 것이 좋습니다.

■ 아이의 성장에 어떤 영양성분이 필요하죠?

사실 영양소는 음식을 통해 골고루 섭취하는 것이 가장 쉽고 효율적인 방법입니다. 하지만 편식하는 아이들이라면 고른 영양소의 섭취가 힘들기 때문에 영양 불균형으로 인한 성장 발달 지연, 면역력 저하 등의 문제가 발생할 수 있습니다. 이런 부분을 채워줄 수 있는 영양성분에 대해 소개해 드리겠습니다.

▶ 성장에 필요한 영양소 1. 칼슘, 비타민D, 마그네슘

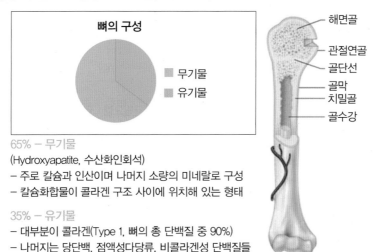

뼈의 구성

- 무기물
- 유기물

해면골
관절연골
골단선
골막
치밀골
골수강

65% – 무기물
(Hydroxyapatite, 수산화인회석)
– 주로 칼슘과 인산이며 나머지 소량의 미네랄로 구성
– 칼슘화합물이 콜라겐 구조 사이에 위치해 있는 형태

35% – 유기물
– 대부분이 콜라겐(Type 1, 뼈의 총 단백질 중 90%)
– 나머지는 당단백, 점액성다당류, 비콜라겐성 단백질들

칼슘하면 뼈, 뼈하면 칼슘! 누구나 아는 마치 공식과 같은 개념입니다. 우리 몸의 칼슘은 대부분(99%) 뼈와 치아에 존재합니다. 바꿔 말하면 뼈를 구성하는 데 쓰인다는 것이죠. 중량 기준으로 보면 뼈의 약 1/3이 유기물, 나머지 2/3는 무기물로 구성되어 있습니다. 그리고 이 무기물의 대부분을 차지하는 것이 바로 칼슘으로, 대략 뼈 전체의 70% 정도에 인산칼슘화합물의 형태로 존재합니다. 그리고 나머지 1%는 혈액 중에 존재하면서 체내 여러 조직의 대사에 관여하여 혈액 응고, 신경 자극 전달, 혈관 수축 및 이완 조절, 근육 수축 등의 다양한 생리적 기능을 합니다.

성장의 전제 조건을 뼈의 길이와 두께의 성장이라고 봤을 때, 충분한 칼슘의 공급은 그 무엇보다 우선시 되어야 할 부분입니다. 성장기에는 뼈의 용출과정보다 형성과정이 훨씬 활발히 진행되기 때문에 이 시기에 뼈의 원료가 되는 칼슘을 공급하는 것이 매우 중요합니다. 물론 음식을 통해 보충하는 것이 가장 좋지만, 사실 우리 국민의 칼슘 급원 식품으로 알려진 우유, 멸치, 치즈, 김, 콩, 미역, 깻잎 등의 섭취만으로는 충분량을 담보하기 힘든 실정입니다. 예를 들어 우유 한 잔을 마시면 200~300mg의 칼슘 섭취가 가능한데, 다른 음식을 통한 섭취까지 고려하더라도

한창 성장하는 아동기와 청소년기의 요구량을 매일매일 만족시키기는 부족합니다. 그러므로 보충제 형태로의 칼슘 공급을 고려해보아야 합니다.

[한국인의 1일 칼슘 섭취 기준 (단위 : mg)[17]]

구 분	남성			여성		
	평균필요량	권장섭취량	상한섭취량	평균필요량	권장섭취량	상한섭취량
0~5개월			1000			1000
6~11개월			1500			1500
1~2세	390	500	2500	390	500	2500
3~5세	470	600	2500	470	600	2500
6~8세	580	700	2500	580	700	2500
9~11세	650	800	3000	650	800	3000
12~14세	800	1000	3000	740	900	3000
15~18세	720	900	3000	660	800	3000
19~29세	650	800	2500	530	700	2500
30~49세	630	800	2500	510	700	2500
50~64세	600	750	2000	580	800	2000
65~74세	570	700	2000	560	800	2000
75세 이상	570	700	2000	560	800	2000
임산부						2500
수유부						2500

칼슘을 섭취할 때는 비타민D와 마그네슘까지 함께 신경 쓰는 것이 좋습니다. 먼저 비타민D는 소장에서의 칼슘 흡수를 촉진해 뼈의 건강 유지에 도움을 줍니다. 비타민D는 햇볕을 쬐면 체내에서 만들어지는데 한국인의 경우 남녀노소 가리지 않고 대부분의 경우 비타민D가 '부족' 또는 '결핍'에 해당합니다. 이는 햇볕을 쬐는 것만으로는 충분한 양을 체내에서 만들 수 없는 데다가, 항상 자외선 차단제를 바르기 때문에 햇볕을 쬐더라도 합성되는 양이 거의 없기 때문입니다. 이렇듯 항상 모자랄 수밖에 없는 비타민D는 보충제를 통해 복용하는 것이 좋은데요. 정상 수치 이상의 비타민D 혈중 농도를 가진 아이들에게서 각종 면역 관련 지표들이 양호하

---

17) 보건복지부, 한국영양학회, 2015 한국인 영양소 섭취기준

게 나타났으며 이를 통해 건강한 면역계를 유지할 수 있음이 밝혀지고 있어 비타민 D의 충분한 보충은 아이들의 성장뿐 아니라 면역과 관련하여서도 여러모로 권장됩니다. 특히, 모유 수유만을 하는 아이라면 꼭 보충제 형태로 비타민D를 추가로 공급해 주는 것이 필요합니다.

마그네슘은 칼슘과 짝을 지어 조화롭게 작용하는 미네랄로 그 자체로도 체내의 수백 가지 효소의 활성화에 관여해 다양한 생리적 기능을 가집니다. 마그네슘은 비타민D를 활성화시켜 소장 내로의 칼슘 흡수를 도우며, 흡수된 칼슘이 뼈로 잘 가도록 도와 뼈의 건강 유지에 있어 중요한 기능을 합니다. 또한 칼슘의 대사에 관여하는 부갑상선호르몬과 칼시토닌calcitonin의 조절에도 관여해 체내 칼슘의 항상성 유지에도 필요한 것이 바로 마그네슘입니다. 이처럼 칼슘과 비타민D, 마그네슘은 조화롭게 작용하는 일종의 삼총사라고 생각할 수 있습니다.

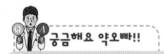
궁금해요 약오빠!!

Q. 칼슘제 대신 우유를 하루 1L씩 마시는 것은 어떤가요?
A. 그리 권장하는 방법은 아닙니다. 우유는 매우 훌륭한 칼슘 공급원이지만, 칼슘 외에도 동물성 단백질, 포화지방 등을 함유하고 있습니다. 이들은 과량으로 섭취 시 건강을 해칠 수 있는 물질들이기 때문에 하루에 우유를 1L씩 매일 마시는 것은 잘못된 칼슘 보충 방법입니다. 또한, 동물성 단백질의 덜 소화된 찌꺼기는 알레르기원으로 작용하여 비염과 아토피 같은 각종 알레르기 질환을 악화시킬 수도 있습니다.

▶ 성장에 필요한 영양소 2. 아미노산 및 단백질

앞서 뼈의 구성은 1/3이 유기물이고 나머지 2/3가 무기물이며, 무기물의 대부분은 칼슘화합물이라고 하였습니다. 그럼 나머지 1/3의 유기물은 무엇에 해당할까요? 정답은 단백질입니다. 뼈를 구성하는 유기물 중 대부분은 단백질인데 정확히는 콜라겐 단백질입니다. 뼈의 구조를 보면 콜라겐 섬유들이 얽혀있는 그물망 구조에 인산칼슘이 박혀있는 형태입니다.

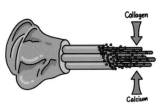
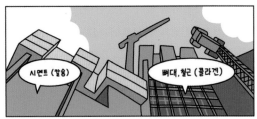

조금 더 쉽게 예를 들어보자면, 위의 그림처럼 철근과 콘크리트로 된 뼈대(콜라겐 단백질)에 시멘트(인산칼슘)가 발라져있는 모습을 떠올리면 됩니다. 그러니 뼈의 구성물질이 되는 단백질 또는 단백질의 구성단위인 아미노산을 충분히 보충해주는 것이 무엇보다 중요하겠죠. 그 외에도 단백질은 우리 인체의 이곳저곳을 구성하는 매우 중요한 영양성분으로서 인체의 구성에 있어서 가장 기본이 되면서도 중요한 물질입니다.

아미노산과 단백질은 다양한 호르몬의 원료이기도 합니다. 바꿔 말하면 이들이 부족하면 각종 호르몬의 기능에 이상이 생길 수 있다는 이야기입니다. 이들은 성장호르몬의 원료로 사용되기도 하는데요. 양질의 단백질 공급이 충분해야 성장호르몬이 잘 만들어지며, 이 성장호르몬의 작용으로 다시 단백질 합성이 촉진되어 뼈와 근육을 비롯한 각종 인체 조직이 잘 형성되고 성장이 가능해집니다.

성장과 관련하여 성장호르몬은 두 가지 방식으로 그 작용을 합니다. 첫째는 직접적인 작용으로 우리 몸의 각종 장기에서 세포분열과 대사를 촉진합니다. 특히, 뼈와 연골의 세포분열을 촉진시켜 성장의 기본이 되는 뼈의 길이와 부피 성장을 가능하게 합니다. 둘째는 간접적인 작용으로 간에서의 IGF-1 분비 촉진을 통해 성장 과정에 작용합니다. IGF-1(Insulin-like Growth Factor-1)은 간에서 생산되어 골격의 성장이나 단백질의 합성 및 세포의 증식을 촉진시키는 데 관여하는 호르몬으로, 뇌하수체에서 나오는 성장호르몬의 자극을 받아 분비됩니다. 이 호르몬은 성장판에서 연골의 증식을 촉진하여 뼈의 성장을 가능하게 하고, 뼈뿐만 아니라 근육의 성장까지도 촉진합니다. 이처럼 단백질, 그리고 그것을 구성하는 아미노산은 성장과 관련된 각종 호르몬의 작용에 있어서 꼭 필요한 물질입니다. 특히, 아르기닌arginine의 경우 아이들에게는 필수아미노산으로 분류되는데요. 충분량의 아르기닌이 존재해야만 성장호르몬의 정상적인 분비가 가능해지기 때문에 아이들 성장에 있어 중요한 아미노산으로 알려져 있기도 합니다.

마지막으로 혈액의 구성물질 관점에서도 단백질은 반드시 필요합니다. 적혈구의 헤모글로빈을 구성하는 요소는 '4개의 글로빈 단백질 + 4개의 헴(heme)' 구조이며, 각 헴의 중심부에는 철(Fe)이 위치하여 산소와 결합하는 방식입니다. 이와 같이 적혈구가 생성되려면 철분만 필요한 것이 아니라 단백질 역시 필요합니다. 맛있는 된장찌개를 끓이려면 된장만 가지고는 만들 수 없고 두부나 각종 야채들과 함께 조화를 이뤄야 하듯이 적혈구의 생성도 마찬가지인 것입니다.

잘못된 오해와 상식

성장호르몬은 아이들에게만 필요하다?!

성장호르몬에 대해 흔히 하는 오해가 있는데요. 바로 '성장호르몬은 성장기의 아이들에게서만 분비되는 것이 아니냐'는 것입니다. 하지만 이는 '성장'이라는 단어가 주는 포괄적인 의미에 대한 오해에서 비롯된 생각입니다. 나이가 들수록 분비되는 양이 줄어들긴 하지만 성장호르몬은 성인에게서도 분비됩니다. 그럼 "성장호르몬이 나오면 키가 계속 커야 되는 거 아닌가요?"라고 반문할 수도 있는데요. 성장호르몬이 계속 분비되어 뼈와 연골세포의 증식을 촉진하더라도 사춘기가 끝날 즈음 성호르몬의 영향으로 성장판의 연골세포가 완전히 골화되어 뼈로 변해버리면 성장은 끝이 나게 됩니다. 우리가 흔히 '성장판이 닫힌다'고 하는 말의 숨은 의미이기도 합니다.

성장호르몬은 신체의 성장, 발달, 재생을 자극하는 호르몬으로 단백질 합성과 연골형성 촉진 등 근골격계의 성장과 관련된 작용뿐 아니라 지방분해, 전해질의 재흡수 촉진, 항인슐린 작용, 에너지 사용 증가 등 다양한 작용을 합니다. 이를 통해 성인에게서는 근력 증가, 골다공증 예방, 골절 위험 감소, 내장 기관의 복원, 콜레스테롤 수치 저하, 뇌기능 개선, 면역력 강화, 피부 재생 등에 폭넓게 관여하는 것으로 알려져 있습니다.

▶ 성장에 필요한 영양소 3. 철분

철분은 적혈구를 구성하는 중요한 물질입니다. 우리 몸의 각종 세포들이 제대로 기능을 하기 위해서는 영양분과 산소가 필요한데요. 이 중 산소를 신체 곳곳에 운반해주는 것이 바로 적혈구의 역할입니다. 그러니 충분한 철분의 공급이 있어야 적혈구가 만들어지고, 이를 통해 에너지 생성과 각 조직의 발달이 정상적으로 이루어지는 것이지요.

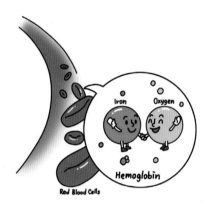

영유아의 경우 일반적으로 생후 6개월까지는 철분이 부족한 경우가 거의 없습니다. 이미 태어날 때 엄마로부터 충분한 철분을 받은 상태로 태어나기 때문입니다. 태아는 뱃속에 있는 동안 모체로부터 받은 철분을 체내에 저장해두었다가 출생 후 일정 기간 동안 사용합니다. 이것을 저장철이라고 하는데요. 생후 6개월까지는 모유나 분유를 통한 철분 보충과 함께 가지고 있는 체내 저장철을 이용하기 때문에 이 시기까지는 미숙아와 같은 특별한 경우가 아니라면 철분 부족은 잘 발생하지 않습니다. 하지만 이 시기가 지나면 음식을 통한 철분의 충분한 공급이 반드시 필요합니다. 조제 분유의 경우 분유 속에 철분이 적절히 배합되어 있기에 이를 통해 철분을 공급 받을 수 있습니다. 모유는 풍부한 영양 공급원이기는 하나 철분 보충의 측면에 있어서는 다소 부족할 수 있다고 알려져 있습니다. 그러므로 모유 수유를 하는 영아들은 이유식 병행 시기에 철분이 풍부한 육류 섭취에 신경을 쓸 필요가 있습니다. 철분이 풍부하다고 알려진 음식으로는 소고기, 돼지고기 등의 육류와 녹색잎 채소, 달걀, 견과류, 생선 등이 있습니다.

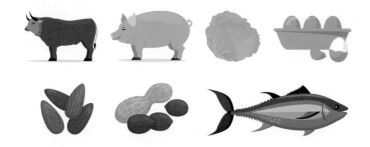

만약 이런 음식을 고루 섭취하지 않으면서 동시에 식욕저하, 수면장애, 잦은 구내염과 피로감 등의 증상을 보이는 아이라면 추가적으로 보충제 형태로의 철분 공급이 필요할 수 있습니다.

아동기와 청소년기의 경우에도 충분한 철분이 필요합니다. 철분은 적혈구가 산소를 뇌세포로 잘 전달할 수 있도록 하는 데 중요한 역할을 합니다. 그러므로 두뇌활동이 활발해지는 이 시기에 적절한 철분 공급은 학습 능력 향상에 긍정적인 영향을 미칠 수 있습니다. 특히, 여자아이의 경우 초경이 시작되면서 철 요구량이 증가하므로 생리량이 많다거나 철분 부족과 관련된 두통, 어지러움, 무력감, 피로감, 숨가쁨 등의 증상들이 있다면 철분제의 보충이 필요하진 않은지 전문가에게 상담을 받아 볼 필요가 있습니다.

철분이 우리 몸에 반드시 필요한 것은 사실이나 뭐든지 넘치면 문제가 됩니다. 불필요한 철분의 꾸준한 보충은 철중독을 일으켜 크고 작은 부작용으로 오히려 몸에 해가 될 수 있으므로 복용에 주의해야 합니다. 철분제의 복용량은 임의로 판단하기보다는 전문가로부터 조언을 듣는 것이 좋으며 복용 중인 다른 미네랄제, 우유 등과는 시간차를 두고 복용해야 철분의 흡수를 방해받지 않습니다.

※ 철분의 복용에 관련하여 보다 자세한 내용은 '영양제, 언제 먹어야 가장 효과가 좋을까요?(p.122)'를 참고해주세요.

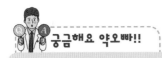
궁금해요 약오빠!!

Q. 종합비타민, 반드시 먹어야 하나요?

A. 편식하지 않고 골고루 음식을 잘 먹으면서 또래와 엇비슷한 성장을 하는 아이라면 굳이 종합비타민을 먹을 필요는 없습니다. 오히려 종합비타민보다는 목적에 따라 특정 영양소를 집중적으로 섭취하는 것이 효율적입니다. 하지만, 아이들 중에는 입이 짧아 충분한 양의 음식을 먹지 않거나, 편식이 심해 특정 영양소의 섭취가 제대로 이루어지지 않는 경우가 꽤 많습니다. 또한 감기, 중이염, 폐렴, 비염 등 감염성 질환이 잦은 경우나 만성 질병을 앓고 있는 경우 등에는 고른 영양보충이 필수인데요. 이런 아이들은 어린이용 종합비타민을 섭취하는 것이 도움이 될 수 있습니다. 비타민과 미네랄 등 필요량이 크진 않아도 미량으로 우리 몸에서 중요한 역할을 하는 영양소들이 많은데 이런 부분의 공급이 제대로 이루어지지 않으면 성장과 발달에 영향을 미칠 수 있기 때문입니다.

Q. 프로바이오틱스, 먹어야 하나요?

A. 프로바이오틱스는 장내 유해균을 억제하고 유익균의 증식을 촉진시켜 배변활동에 도움을 줄 뿐 아니라 항균성 물질 분비, 장 점막의 방어 기능 강화, 면역세포 활성 유도, 면역세포 간 밸런스 조절 등을 통해 건강한 면역계 형성에도 관여하는 것으로 알려져 있습니다. 그뿐만 아니라, 영양분의 흡수 관점에서도 내가 먹는 음식물 속 영양성분 또는 보충제 형태로 복용하는 영양제의 각 성분들이 잘 흡수되려면 장의 환경이 좋아야 합니다. 유익균과 유해균이 적절한 비율로 존재하고 장 점막이 건강해야 내가 섭취하는 영양성분들이 잘 흡수되기 때문입니다. 종종 아이에게 여러 종류의 영양제를 챙겨 먹이는데 아이가 살도 안 찌고, 키도 안 크고, 자주 아프다며 고충을 토로하는 부모님들이 계십니다. 이런 경우는 아이의 장 상태가 좋지 못해, 영양성분이 장을 통해 제대로 흡수되지 못하고 변으로 빠져나가버리는 경우를 염두에 둘 수 있습니다. 그러므로 여러 가지 관점에서 양질의 프로바이오틱스 하나쯤은 평소 꾸준히 섭취하는 것을 권장합니다.

2

우리 아이의 면역력,
어떻게 하면 높일 수 있을까요?

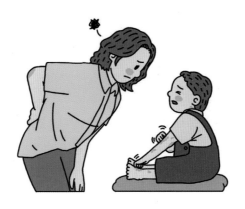

　영유아 시기의 대표적인 알레르기 질환을 꼽자면 천식, 아토피, 알레르기성 비염 등이 있습니다. 그중 천식과 아토피만 하더라도 소아와 청소년의 의료비 중 부담률이 가장 높은 질환인데요. 이러한 질환을 관리하기 위해서는 원인을 찾아 해결하고 적극적인 치료를 하는 것이 중요하지만, 오랜 치료에도 불구하고 정확한 원인을 찾기 어렵다는 것과 호전과 악화의 반복으로 힘들어 하는 아이들이 굉장히 많다는 것이 문제입니다. 또한, 중이염의 경우 유스타키오관(이관)이 짧은 구조적 특징으로 인해 어린 아이에서 그 유병률이 높으며, 일반적인 감기의 유병률 역시 평균적으로 소아가 성인보다 2~3배 정도 높은 것으로 알려져 있습니다. 이처럼 아이들의 경우 제대로 된 면역체계의 형성이 덜 된 경우가 많기 때문에 각종 질병에 있어 성인에 비해 상대적으로 감염률이 높습니다. 이와 관련하여 면역력에 도움이 되는 관리 방법을 알아보겠습니다.

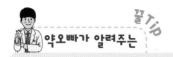

약오빠가 알려주는 꿀 Tip

우리 아이 중이염 관리를 위한 생활 속 노력

1. 모유에는 다양한 면역 관련 물질들이 들어있고, 모유 속 알레르겐은 항원으로 작용하여 영아의 면역계를 훈련시키므로 최소 4개월 이상 모유 수유를 하는 것이 좋습니다.
2. 사람이 많은 장소는 가급적이면 자주 가지 않는 것이 좋습니다.
3. 손을 자주 씻도록 합니다.
4. 아이가 가지고 노는 장난감은 자주 씻어 청결 상태를 유지합니다.
5. 밀가루나 유제품, 인스턴트, 정제설탕 등 식품 알레르기원의 과도한 섭취를 제한합니다.
6. 습도가 낮으면 코의 팽윤과 이관의 통풍이 억제되므로 적절히 높은 습도(50~60%)를 유 합니다.
7. 코를 풀 때는 한쪽씩 교대로 풀어 압력을 줄이는 것이 좋습니다.

■ 가장 중요한 것은, 바로 면역력!

우리 몸은 면역체계를 통해 외부의 자극이나 항원으로부터 몸을 보호합니다. 면역체계는 사람이 살아가는 과정에서 몸을 지키는 필수적인 도구이기 때문에 약해지지 않도록 항상 신경을 써야 합니다.

면역력을 저하시킬 수 있는 요인들로는 환경오염, 스트레스, 잘못된 식습관, 음주, 흡연, 기온 변화 등이 있으며 최근에는 미세먼지가 매우 중요한 문제로 대두되고 있습니다. TV에서 광고하는 많은 건강기능식품들도 너 나 할 것 없이 면역력을 기르는 데 도움이 된다며 강조를 하는데요. 이쯤 되면 건강에 관심이 적은 사람이라도 면역력이 중요하다는 것쯤은 알 것이라 생각됩니다.

면역력이 저하되면 각종 감염증에 쉽게 노출 되고 회복하는 데에도 시간이 오래 걸립니다. 반대로 과유불급이라는 말이 있듯이 면역력이 너무 과해도 문제가 발생합니다. 그 중 하나가 바로 '알레르기'입니다. 우리 몸의 면역세포가 특정 항원에 과도하게 반응하면 여러 증상을 유발하게 되고 그 증상 중 대표적인 것들이 천식,

아토피, 알레르기성 비염입니다. 이러한 증상이 나타나는 것은 알레르기 항원에 노출이 되는 직접적인 이유도 있겠지만 여러 환경적인 변화나 식습관의 변화도 그 원인으로 지목되고 있습니다. 이렇듯 적절한 면역력은 건강하게 살아가는 데 있어서 정말 중요한 요소입니다.

피검사를 통해 몸의 철분 수치를 파악하면 빈혈이 있는지 알아볼 수 있습니다. 또한 비타민D 역시도 피검사를 통해 수치를 확인할 수 있지요. 그렇다면 나의 면역력을 알 수 있는 방법은 없을까요? 예를 들어 100점 만점에 나의 면역력이 30점이라면 건강에 대한 경각심을 갖고 더 신경 쓸 수 있을 텐데 말입니다. 전문가들 사이에서도 의견이 나뉘지만 아직까지는 특정 검사를 통해서 개인의 면역력을 평가하는 것은 어렵다고 알려져 있습니다. 예를 들자면 최근 TV나 인터넷 광고에 나오는 'NK Cell 활성도 검사'라는 것이 있습니다. 면역세포 중 하나인 NK 세포의 활성도를 검사하여 개인의 면역력을 측정한다는 것인데 아직까지 실효성에 대해서 논란이 많습니다. NK세포를 면역력을 대표하는 지표로 보기가 어렵고, 검사의 신뢰도를 평가하기가 쉽지 않으며, 몸의 일시적인 상태에 따라서 수치가 영향을 받을 수 있기 때문입니다. 이렇듯 아직까지는 사람의 면역력을 수치화하는 것이 쉽지 않습니다. 면역력에 도움이 될 수 있다고 알려진 제품들도 마찬가지입니다. 명확하게 도움이 된다고 알려진 것들이 많지 않기 때문에 광고에서 좋다고 하는 제품을 무조건 챙겨먹기보다는 어느 정도 근거가 뒷받침되는 영양소를 골라 먹는 것이 아직까지는 현명한 방법이라고 생각합니다. 그와 관련하여 몇 가지 영양소를 소개해 드릴까 합니다.

▶ 면역력에 도움이 되는 영양소 1. 버섯에서 얻어낸 면역, '베타글루칸'

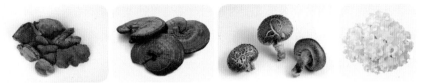

[상황버섯, 영지버섯, 표고버섯, 꽃송이버섯]

베타글루칸β-glucan은 주로 버섯, 보리, 밀, 효모 등의 세포벽으로부터 자연적으로 얻을 수 있는 천연 고분자 성분입니다. 예전부터 버섯은 면역력에 도움이 되고 항암작용이 우수하다고 알려진 식품입니다. 면역력을 높여 암을 정복하고자 하는 노력은 오래전부터 계속되어 왔고 그 대상 중 하나가 바로 버섯인 것이죠. 현재까지도 연구가 진행 중이지만 일본에서 진행된 동물실험에서는 매우 뛰어난 항암작용 효과를 입증하기도 했습니다. 버섯의 베타글루칸은 우리 몸에서 주요 면역인자로 작용하는 대식세포나 T세포, NK세포 등의 활성화에 관여하는 것으로 알려져 있습니다.

베타글루칸은 이것을 이루는 단위체들의 결합 방식에 따라 베타-1,3/1,4-글루칸, 베타-1,3/1,6-글루칸, 분지형 베타-1,3/1,6-글루칸 등으로 나눌 수 있는데, 이 중 면역 자극 효과는 버섯이나 효모에 들어있는 베타-1,3/1,6-글루칸만이 가지는 특징입니다. 그리고 그 중에서도 분지형 베타-1,3/1,6-글루칸이 일반 형태의 긴 사슬형 베타-1,3/1,6-글루칸에 비해 보다 더 높은 면역 활성 기능을 가진다고도 알려져 있는데, 이는 분지형 구조의 특성상 항원으로서의 역할을 가장 잘 하여 대식세포나 수지상 세포의 탐식 능력을 더 좋게 해주기 때문입니다. 나머지 보리나 밀 등에서 얻을 수 있는 베타글루칸은 면역 관련 기능은 없고, 식이섬유로서 그 기능을 합니다.

현재까지 알려진 바에 따르면 베타글루칸은 면역세포 표면에 있는 특정 수용체(Dectin-1, CR3 등)에 결합하여 면역세포를 자극하는 것으로 알려져 있습니다. 대표적인 면역세포로는 대식세포(마크로파지)를 들 수 있는데요. 대식세포는 동물의 체내 모든 조직에 분포하여 침입한 세균을 잡아먹는 형태로 면역 작용을 나타내는 세포입니다. 베타글루칸은 대식세포의 면역 관련 수용체에 결합하여 대식세포를 활성화시키고 식세포 작용을 통해 감염된 세포나 미생물을 파괴하고, 다른 면역 관련 인자를 자극하는 역할을 합니다. 한때는 베타글루칸 자체가 워낙 분자량이 커서 경구로 복용하더라도 흡수가 되지 않기 때문에 효과가 없다고 여겨졌습니다. 하지만 이후 쥐를 이용한 동물실험에서 베타글루칸의 경구투여 이후 면역과 관련된 백혈구의 수치가 증가됨을 확인하였고, 분자량이 크더라도 어느 정도 흡수가 이뤄지며 분자량이 클수록 면역 활성 작용에서 좋은 효과를 기대할 수 있다는 연구 결과가 발표되기도 했습니다. 이처럼 베타글루칸은 세계적으로 여러 호흡기 질환의 예방이나 개선, 동물실험에서의 항암작용, 면역 기능 강화와 관련하여 긍정적인 결론을 도출한 연구가 상당히 많은 편입니다. 특히, 미국의 대표적인 베타글루칸 원료 브랜드 '웰뮨'의 경우는 자사의 원료를 이용해 수많은 임상 연구를 진행하였고, 이를 바탕으로 면역세포 활성 기능성에 대한 결과를 Nature지를 포함한 세계 유수의 과학저널에 게재를 하기도 한 상태입니다.

베타글루칸은 면역력뿐 아니라 알레르기 증상 감소에 대해서도 긍정적인 효과를 보이고 있는데요. 면역과 관련하여 가장 많이 등장하는 가설 중 하나인 위생가설을 뒷받침하는 이론으로는 'Th1/Th2 균형'에 관한 것이 있습니다. 조금 어려운 설명이지만 우리 몸에서 면역을 담당하는 T세포의 종류 중 Th1은 우리 몸에서 IL-2, IL-12 IFN-γ와 같은 염증성 사이토카인cytokine의 분비와 관련이 있고, Th2는 IL-4, IL-5과 같은 염증성 사이토카인의 분비와 관련이 있는데, 여러 연구에서 Th1 반응과 Th2 반응은 서로 길항적으로 작용하면서 균형을 이루고 있고, 이 균형이 무너졌을 때 여러 면역 증상이 나타날 수 있다고 설명하고 있습니다. 이러한 Th1과 Th2의 균형이 깨질 때 즉, Th1의 활성이 우세한 경우(Th1>>Th2)에는 체내에서 각종 염증성 반응이 진행되고 Th2의 활성이 우세한 경우(Th1<<Th2)에는 각

종 알레르기 반응이 진행된다고 요약할 수 있습니다. 베타글루칸은 이와 관련하여 면역 시스템의 균형을 맞추고 Th2 우세로 나타날 수 있는 다양한 알레르기성 질환에 도움을 줄 수 있다는 연구 결과가 있습니다. 하지만 아직까지 그 연구가 많지 않고 Th1, Th2 균형과 관련된 면역에 대한 설명 역시 가설에 시작을 두고 있기 때문에 향후 보다 더 많은 연구가 필요합니다.

베타글루칸은 천연에 존재하는 다당체이기 때문에 안전성 면에서 좋은 점수를 줄 수 있고, 실제로 아이들 면역과 관련하여 분유에서도 많이 사용되고 있습니다. 다만 특정 자가면역질환을 겪고 있는 사람은 무조건적인 복용을 피하는 것이 좋고, 베타글루칸이라고 표기되었다고 다 같은 면역 증진 관련 작용을 가지는 것은 아니므로 어떤 원료를 사용했는지 확인하는 것이 좋습니다.

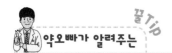

꿀Tip 약오빠가 알려주는

알레르기 비염 관리를 위한 생활 속 노력!

1. 모유에는 다양한 면역 관련 물질들이 들어있고, 모유 속 알레르겐은 항원으로 작용하여 영아의 면역계를 훈련시키므로 최소 4개월 이상 모유 수유를 하는 것이 좋습니다.
2. 화학제품의 사용을 줄이고 가공식품의 섭취를 줄입니다.
3. 밀가루나 유제품, 인스턴트, 정제설탕 등 식품 알레르기원의 과도한 섭취를 제한합니다.
4. 미세먼지를 차단하기 위해 평소 외출 시에는 마스크를 착용하고, 실내에서는 공기청정기 등을 사용하여 관리합니다.
5. 집안을 자주 환기시키고 적절히 높은 습도(50~60%)를 유지합니다.
6. 멸균생리식염수를 이용해 코세척을 해줍니다. 코세척은 비염 관리에 효과적이기 때문에 우선적으로 권장합니다.

▶ 면역력에 도움이 되는 영양소 2. 면역 미네랄, '아연'

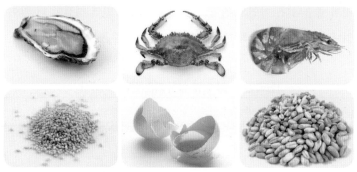

[굴, 게, 새우, 현미, 달걀노른자, 통밀]

사람은 필수미네랄 없이는 살아갈 수 없습니다. 생존하는 데에는 대략 24가지의 필수미량영양소들이 필요한데 그중 아연은 체내에 존재하는 많은 효소의 기능을 조절하는 데 있어서 보조효소로 작용하는 필수적인 성분입니다. 그 밖에도 면역기능, 세포 성장, 각종 호르몬 조절, 생식기능, 조직 재생, 상처 치유, 미각 유지, 점막 강화 등에 관여합니다.

면역기능과 관련해서 아연 이온은 면역세포 내에서 신호전달물질이나 이차전달물질로 작용할 수 있고, 아연이 결핍되면 면역기능 저하나 자가면역질환과 관련된 문제가 발생할 수 있다는 보고가 있습니다. 그뿐만 아니라 앞서 언급했던 여러 면역 기능과 관련된 체내 인자들이 아연의 농도와 밀접한 연관이 있습니다. 아연이 결핍되면 종양괴사인자인 TNF-α나 IL-2, T세포가 감소되는데, 아연을 꾸준히 보충하면 이러한 면역 인자들이 회복되는 것을 확인할 수 있었습니다. 실제로 여러 연구를 보면 아연 결핍 상태에서 호흡기나 위장관 감염의 빈도가 높았고, 급·만성 염증 질환을 갖는 동물의 경우 아연 대사 이상이 더 많이 관찰되었습니다.

약국에서 일을 하다 보면 아이가 감기에 자주 걸린다며 먼저 아연을 찾는 엄마들을 많이 볼 수 있습니다. 가끔 이런 분들 중에서는 아연의 고용량 요법을 고민하는 분들이 많은데, 아연은 고용량 요법보다 결핍이 생기지 않도록 하는 것에 초점을 맞추는 것이 좋습니다. 아연의 결핍으로 인해 생기는 면역 허점이 더 많이 지적되기 때문입니다. 참고로 아연의 한국인 영양소 섭취기준은 다음과 같습니다.

[한국인의 1일 아연 섭취 기준(단위 : mg)[18]]

구 분	남자			여자		
	평균필요량	권장섭취량	상한섭취량	평균필요량	권장섭취량	상한섭취량
0~5개월						
6~11개월	2	3		2	3	
1~2세	2	3	6	2	3	6
3~5세	3	4	9	3	4	9
6~8세	5	6	13	4	5	13
9~11세	7	8	20	6	8	20
12~14세	7	8	30	6	8	25
15~18세	8	10	35	7	9	30
19~29세	8	10	35	7	8	35
30~49세	8	10	35	7	8	35
50~64세	8	9	35	6	7	35
65~74세	7	9	35	6	7	35
75세 이상	7	9	35	6	7	35
임산부				+2.0	+2.5	35
수유부				+4.0	+5.0	35

아연의 결핍에 대해 조금 더 이야기를 해보자면, 성인보다는 아이들에게서 아연이 결핍되는 원인을 더 쉽게 찾을 수 있습니다. 아연은 체내에 1.5~2.5g 정도만 존재합니다. 대게는 식사를 통해 충분히 섭취할 수 있고, 이 수치를 잘 유지할 수 있습니다. 그래서 결핍이 일어나는 일은 사실 흔치 않습니다. 하지만, 아이들은 편식을 하거나 식사량이 일정치 않은 경우가 많기 때문에 식이적인 원인으로 결핍이 유발될 수 있습니다. 아연이 가장 많이 들어있는 식품을 꼽자면 단연 '굴'입니다.

---

18) 보건복지부,한국영양학회, 2015 한국인 영양소 섭취기준

그런데 굴을 좋아하는 아이가 몇 명이나 될까요? 굴 이외에도 육류나 달걀, 우유, 생선, 콩 등에 많이 존재하는데 이를 편식하는 아이들이 굉장히 많습니다. 실제로 제가 운영하는 약국에도 입이 짧거나, 밥을 잘 먹지 않는 아이 때문에 걱정인 부모님들이 자주 상담을 하러 오시는데요. 이런 아이들이라면 과하지 않은 수준에서의 아연 보충이 권장됩니다. 가장 큰 이유가 편식이기는 하나, 편식뿐만 아니라 유·소아 시기와 성장기 등 특정 시기에서 아연의 요구량이 증가하여 상대적인 결핍이 발생할 수도 있기 때문입니다.

아연과 감기 증상의 관련성을 연구한 조사에서 1,360명이 포함된 15건의 연구를 바탕으로 분석한 결과, 아연의 적절한 보충은 감기 증상의 중증도와 지속 기간을 줄이는 효과가 있는 것으로 보고되었습니다[19]. 이 밖에도 매일 지속적인 아연의 보충이 감기에 걸릴 확률을 줄여줄 수 있고, 폐렴이나 장염과 관련된 증상에서도 어느 정도 효과를 기대할 수 있다는 연구들이 발표되었습니다.

아연의 단기간에 걸친 고용량 복용은 어느 정도 안전하다고 알려져 있습니다. 성인의 권장량을 훨씬 뛰어넘는 1일 100mg의 고용량 아연 복용은 단기간(2~4개월)에는 큰 부작용을 일으키지 않습니다. 하지만 아연은 다른 칼슘이나 철분, 마그네슘 같은 미네랄과 함께 경쟁적으로 흡수되기 때문에 고용량을 장기적으로 복용하게 되면 빈혈이나 기타 미네랄의 결핍을 야기할 수도 있습니다. 따라서 치료 목적에 따라 적정 용량을 일정 기간에 거쳐 섭취하는 것이 바람직합니다.

---

19) Singh M, Das RR. Zinc for the common cold. Cochrane Database Syst Rev. 2011

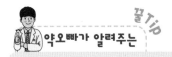
아연의 과잉 섭취를 막기 위한 방법!

면역 기능, 세포 성장, 각종 호르몬 조절, 미각 유지 등 위에서 설명한 것과 같은 이유로 아이들이 섭취하는 많은 영양제에는 아연이 포함되어 있습니다. 그런데 대부분의 보호자들은 아이들에게 먹이는 영양제 속 아연에 대해서 인지하지 못하고 있습니다. 이럴 경우 각 영양제에 포함된 아연이 중복되면서 자칫하면 과잉 섭취로 이어지는 경우가 발생할 수 있습니다. 따라서 만약 아이들이 먹는 영양제가 여러 가지라면 각 제품의 하루 복용량 당 아연의 함량이 어느 정도 되는지 살펴보고 이를 다 합했을 때 과잉은 아닌지 체크를 해야 합니다. 예를 들어, 복용 중인 유산균제와 종합비타민제에 모두 아연이 들어있다면, 두 가지 각각의 하루 복용량 당 아연 함량을 체크하여 이 두 가지를 합했을 때 어느 정도가 되는지 확인해 보도록 합니다.

▶ 면역력에 도움이 되는 영양소 3. 태양의 선물, 비타민D

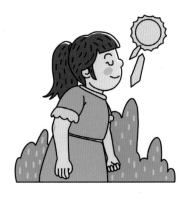

　여러 영양성분에 대한 연구가 꾸준히 계속되면서 이런 결과가 반영된 트렌드에 따라 사람들이 선호하는 영양성분도 계속 변화하고 있습니다. 약국에서 예전과 달라진 모습이 있다면 비타민D를 찾는 사람들이 늘었다는 점인데요. 처음에는 골다공증 개선이나 뼈 건강을 위해 찾았다면 요즘은 비타민D를 찾는 이유가 보다 더 다양해졌습니다.

태양의 선물로 잘 알려진 비타민D는 햇볕에 노출되면 사람의 피부에서 합성되는 지용성 비타민입니다. 물론 햇빛이 아닌 식품(유제품, 생선, 달걀 등)에서도 섭취가 가능하지만 그 양이 제한적이기 때문에 햇볕을 쬐는 활동은 굉장히 중요합니다. 일반적으로 일주일에 최소 두 번 정도 얼굴, 손, 다리 등에 10~15분간 햇볕을 쬐어 비타민D를 합성하는 것이 좋은데요. 요즘에는 이게 참 쉽지 않습니다. 살이 타는 것이 싫어서, 얼굴에 잡티가 생겨서, 남들이 다들 발라야 한다고 해서 등의 다양한 이유로 UV 차단 지수가 높은 화장품을 선호하고, 야외에 나갈 때에는 항상 자외선 차단제를 바릅니다. 아이들도 마찬가지입니다. 친구들과 밖에서 뛰어놀기보다는 PC방에 모여서 놀거나 실내에서 스마트폰을 가지고 노는 모습이 더 자연스러워졌습니다. 이런 생활 모습의 변화로 인해 햇볕을 쬘 시간이 줄어들고 결국 비타민D가 결핍되는 상황에 이르렀습니다.

국내에서 진행된 비타민D 결핍률에 대한 연구를 살펴보면 0~3세에서는 21.4~29.1%의 아이들이 비타민D 결핍을 보였고 이는 나이가 늘어감에 따라 점점 증가하였습니다. 가장 심한 결핍률을 보이는 나이는 17세 고등학생으로 82.7%에 달하였습니다[20]. 가장 낮은 정도인 '결핍'만 보자면 이정도이고, 결핍과 더불어 정상 수치 아래인 '부족'에 해당하는 경우까지 포함시키면 그 수치는 더욱 늘어납니다.

많은 사람들이 알고 있는 비타민D에 대한 상식은 뼈 건강에 대한 부분입니다. '칼슘 흡수를 용이하게 해 골다공증 환자에게 도움이 되고, 노인의 낙상 예방과 골절을 예방하는 데 도움을 줄 수 있다' 정도이죠. 하지만 최근에는 비타민D가 우수한 효능으로 여러 부분에서 주목을 받고 있습니다. 증거가 아주 충분하게 제시된 것은 아니지만 심혈관계질환, 부갑상선 기능, 대장암, 혈압, 인슐린 저항성 등에 대한 연구도 활발히 진행되고 있으며, 면역력에 대한 효과도 많은 연구가 진행 중입니다.

---

20) 이안나1 · 김세휘2 · 남정모3 · 김영진1 · 주수호1 · 이경률1, "한국 소아청소년의 비타민 D 부족과 결핍 유병률: 성별, 연령, 계절 및 지역에 따른 분석", 대한진단검사의학회, 2016

몇몇 연구 자료를 살펴보면 호흡기 질환과 관련하여 일본에서 어린이에게 하루 1200IU의 비타민D를 섭취하게 했더니 독감에 걸릴 확률이 비타민D를 섭취하지 않은 어린이들에 비해 40% 정도 낮았고[21], 아프리카 여성을 대상으로 한 연구에서도 비타민D를 보충한 여성들이 그렇지 않은 여성들에 비해 독감에 걸릴 확률이 현저하게 낮았습니다. 중이염과 관련된 연구도 있습니다. 중이염이 자주 재발하는 아이들을 대상으로 진행된 연구에서 비타민D를 4개월간 1000IU씩 복용한 군과 그렇지 않은 군을 비교했을 때 재발률이 무려 50%에서 17%까지 감소함을 확인하였습니다. 그리고 아토피와 관련해서는 아토피의 유병률이 높은 사람들이 일반적인 사람들보다 높은 비타민D 결핍률을 보이고 있다고 보고되어 있습니다. 이 밖에도 천식이나 여러 자가면역질환에 대한 효과도 연구되고 있습니다.

이처럼 적정 용량에서는 거의 부작용을 유발하지 않으면서 결핍을 예방하고, 다양한 질환에 효과가 입증되었으며, 쉽게 호전되지 않는 면역질환과 관련하여 비타민D를 찾는 수요가 상당히 늘어나고 있습니다. 이러한 효과는 여러 면역에 관련된 세포들이 비타민D 수용체를 갖고 있기 때문에 비타민D가 여기에 작용하여 면역조절기능에 도움을 주는 것으로 추정되고 있습니다. 그런데 가끔 비타민D에 대한 지나친 신뢰로 고용량의 비타민D를 오랜 기간 섭취하는 경우를 보게 됩니다. 물론 비타민D의 하루권장량이나 상한섭취량은 연구하는 학회마다 차이가 있습니다. 특정 기관에서는 성인을 기준으로 상한량을 10,000IU 정도로 높게 보기도 하고, 어떤 사례에서는 수만 단위의 비타민D를 오랜 기간 투여해도 눈에 띄는 부작용이 나타나지 않았다고 보고하기도 합니다. 하지만 이러한 고용량 투여에 대한 효과가 명확하게 입증된 경우는 드물고 고용량의 장기간 복용을 통해 고칼슘혈증으로 인한 두통, 무기력감, 신장결석과 같은 부작용이 나타날 수 있기 때문에 주의가 필요합니다.

---

21) Mitsuyoshi Urashima, Takaaki Segawa, Minoru Okazaki, Mana Kurihara, Yasuyuki Wada, Hiroyuki Ida, "Urashima M, et al. Randomized trial of vitamin D supplementation to prevent seasonal influenza A in schoolchildren.", The American Journal of Clinical Nutrition, 2010

구분	상한섭취량
[한국인의 1일 비타민D 상한섭취량 (단위 : IU)[22]]	
0~11개월	1000IU
1~2세	1200IU
3~5세	1400IU
6~8세	1600IU
9~11세	2400IU
12세 이상	4000IU

■ 추가로 면역력을 높이는 데에 도움이 될 수 있는 성분

위에서 소개한 것과 비교해서 아직까지는 과학적 근거가 다소 부족하지만, 면역력과 관련하여 크고 작은 연구들이 존재하고 이를 바탕으로 임상적으로 많이 사용되고 있는 성분들을 몇 가지만 더 소개해드리겠습니다.

▶ 엘더베리

꽤 오래전부터 북아메리카나 유럽, 남미 등에서 민간요법처럼 사용되어온 엘더베리elderberry입니다. 실제로 호흡기 질환이나 여러 바이러스 질환을 예방하고자 추천되는 대표적인 허브 중 하나로 바이러스가 세포막에 달라붙는 것을 차단하여 감염에 대한 위험도를 낮춰주는 것으로 알려져 있습니다. 감기에 자주 걸리는 사람이나 계절성 독감에 노출되는 아이들, 입술포진 같은 바이러스 질환을 자주 겪는 사람들에게 추천합니다.

▶ 프로바이오틱스

우리 몸의 면역의 70% 가량을 장이 담당하고 있다는 이야기를 들어보셨을 겁니다. 실제로 소장 점막의 GALT라는 곳에는 면역과 관련된 세포들이 많이 존재하는데요. 그러니 외부로부터 들어온 항원으로 작용하는 물질과 처음 만나 각종 면역

---

22) 보건복지부, 한국영양학회, 2015 한국인 영양소 섭취기준

반응이 일어나는 곳이 바로 장 점막인 셈이죠. 이렇듯 '건강한 장의 상태 = 건강한 면역력'으로 연결 짓는 것이 결코 과장은 아닙니다. 장을 단순히 소화기관으로 볼 것이 아니라 중요한 면역기관으로 봐야 한다는 시각은 이제 많은 전문가들이 동의하는 부분입니다.

프로바이오틱스를 보충해주면 장의 유해균을 억제해 장 상태를 개선하고, 장 점막을 안정화시키며, 장의 면역 체계를 활성화시켜 면역력 개선에 도움이 될 수 있습니다. 실제로 Lactobacillus rhamnosus GG(LGG), Lactobacillus acidophilus와 같은 균주들은 면역력과 관련해 많은 연구들이 진행되고 있고, 100% 일관성이 있는 결과는 아니지만 면역질환과 관련하여 도움이 될 수 있다고 알려져 있습니다. 또한, 앞서 베타글루칸 부분에서 잠시 소개한 면역세포들 간의 밸런스 붕괴로 알레르기 질환이 일어나기 쉬운 상태(Th2 >> Th1)를 프로바이오틱스가 조절해 줄 수 있는 것으로 연구되고 있습니다. 프로바이오틱스는 IL-12, IFN-γ과 같은 Th1 관련 사이토카인의 분비, Treg세포에 의한 IL-10 분비 등을 통해 Th2 과잉 상태를 조절해 각종 알레르기 반응을 억제하고 그 증상을 완화시킵니다.

장누수 증후군(Leaky gut syndrome)을 조절할 때에도 프로바이오틱스의 역할이 중요합니다. 장 점막에는 tight junction이라고 불리는 점막세포와 점막세포 사이의 치밀한 결합 조직이 있는데, 이것이 느슨해지면 외부로부터 세균, 독소, 덜 소화된 단백질 찌꺼기 등이 이 틈을 통해 우리 몸으로 들어옵니다. 이렇게 느슨하거나 손상된 장 점막을 통해 들어온 물질들은 면역세포와 반응해 각종 면역반응을 일으키는 것이죠. 이때 프로바이오틱스를 복용하면 손상된 장 점막을 복구하고, 직접 장 점막에 부착하여 유해균 또는 외부로부터 유입되는 항원을 막아주는 역할을 한다고 연구되고 있습니다.

이런 부분들을 바탕으로 세계 알레르기 기구(World Allergy Organization)에서는 알레르기 질환이 나타날 위험성이 큰 임산부라면 임신 중 프로바이오틱스 복용을 권장한다고도 하였습니다. 실제 임산부의 프로바이오틱스 복용이 태어날 아이의 아토피, 천식과 같은 알레르기 유병률을 낮추는 데 도움이 될 수 있다는 크고 작은 연구가 세계적으로 많이 존재합니다.

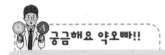

Q. 아이가 프로바이오틱스를 먹고 설사를 해요, 잘 맞지 않는 걸까요?
A. 프로바이오틱스를 복용한다는 것은 개인이 가진 장내 고유 미생물과는 다른 어떤 것을 외부로부터 주입하는 것입니다. 그것이 유익한 물질이든 유해한 물질이든 일단 장에서 상재하는 미생물의 입장에서 보면 외부인이 들어오는 것이죠. 그러니 처음에는 외부에서 들어온 손님과 쉽게 어우러지지 못하는 경우가 발생할 수 있습니다. 일명 '균교대 현상' 인데요, 주로 발생하는 현상은 복부팽만감, 가스, 설사, 변비 등입니다. 하지만 이런 증상은 프로바이오틱스를 꾸준히 복용하면 장이 새로 유익한 환경을 만들기 때문에 점차 적응됩니다. 불편함이 지속되는 기간은 개인에 따라 다를 수 있는데, 만약 1~2주가 지났는데도 동일한 증상이 반복된다면 이는 해당 제품과 개인이 잘 맞지 않음을 의미할 수도 있으니 복용을 중지하는 것이 좋습니다.

Q. 균종이 19종이나 된다면서 광고하는 제품이 있던데 좋은 제품인가요?
A. 균종을 많이 섞어 넣었다고 좋은 것은 결코 아닙니다. 현재 한국 식약처에서 그 기능을 인정하는 프로바이오틱스 균주가 총 19종인데 이를 다 집어넣었다면서 마케팅을 하는 제품이 꽤 있습니다. 하지만, 이런 제품은 오히려 큰 장점을 지니기 어렵습니다. 프로바이오틱스 제품을 고를 때는 1. 포함된 균주 각각이 충분한 임상적 근거를 가진 균주인지, 2. 어떤 세계적인 회사의 원료를 사용한 것인지, 3. 투입균수나 보장균수는 충분한지를 그 기준으로 삼아야 합니다. 물론, 이런 부분들에 대해서 자세히 알기는 어려우니 전문가인 약사와 상담을 통해 적절한 제품을 추천받을 것을 권장합니다.

3

우리 아이의 장 건강,
어떻게 관리할까요?

　프로바이오틱스가 인기를 얻기 시작하면서 많은 사람이 장 건강에 관심을 두기 시작했습니다. 이러한 관심은 이제 막 태어난 신생아부터 노인까지 전 연령에 해당하는데요. 유산균과 관련된 많은 연구가 아이부터 노년층을 대상으로 광범위하게 진행되었고, 모든 연령대의 사람들에게 저마다 다양한 이유로 도움이 될 것이라 설명하고 있습니다. 조금 더 자세하게 들여다보면 각각의 연령대에 따라 필요한 장 건강 관리법이 조금씩 다른데, 이는 사람의 인생 주기 동안 변화하는 장의 미생물군에 차이가 있기 때문입니다.

　일반적으로 성인의 장은 장내 미생물군총의 변화가 두드러지지 않는 편입니다. 고정식을 시작하는 1~3세 이후로 사람의 장내 미생물군총은 어느 정도 고정된 형태를 띠기 때문에 큰 변화를 보이는 경우는 드뭅니다. 뒤에서 다시 설명하겠지만 가장 민감하게 장내 미생물군총의 변화가 이뤄지는 시기는 바로 신생아 시기입니다.

■ 아이의 장 건강은 세상에 태어나면서부터 시작된다?

　오래전부터 산모의 태반은 무균 상태라고 알려져 왔습니다. 2014년 일본에서 '태반에도 세균이 살고 있다'라고 발표하여 화제가 되었던 논문(이후 영국에서 '태반에는 역시 세균이 존재하지 않는다'는 내용의 논문을 발표했습니다)을 제외하면 이는 어느 정도 틀림없는 사실로 받아들여지고 있습니다. 따라서 무균 상태의 태반에서 10개월간 성장하는 태아 역시 몸속 어느 곳에서도 세균이 살지 않습니다. 아이가 처음으로 균을 접하는 곳은 바로 엄마의 산도(자연분만 시) 또는 수술실의 환경(제왕절개 시)입니다. 여성의 산도에는 다양한 균이 존재합니다. 특히 젖산간균인 락토바실러스lactobacillus 속 균들의 경우 60% 가량으로 다수 발견됩니다. 다만 사람마다 지문이 모두 다르듯 여성의 산도에 존재하는 균 또한 모두 다릅니다. 이제막 태어난 아이들은 모두 저마다 엄마의 산도에 있는 균들을 몸에 적시고 또 일부는 입으로 꿀꺽 넘기며 태어납니다. 산모가 좋은 미생물군을 가지고 있다면 이는 아이에게 더할 나위 없이 좋은 선물이 될 것입니다. 하지만 제왕절개는 상황이 조금 다릅니다. 엄마의 산도가 아닌 복부 절개를 통해 처음으로 세상을 마주하다 보니 수술실에서 만나는 다양한 주변 환경으로부터 균을 접하게 됩니다. 이 차이는 이후 장내 미생물군총 형성에 큰 영향을 주는 것으로 알려져 있습니다.

일반적으로 자연분만을 통해 태어난 아이들에게서는 유익균으로 알려진 락토바실러스 속 균들이 우세하게 관찰됩니다. 이는 앞서 언급한 것처럼 아이가 태어날 때 엄마의 산도에서 온몸으로 맞이했기 때문입니다. 반면에 제왕절개를 통해 태어난 아이들은 유해균으로 알려진 포도상구균이나 프로피오니박테륨propionibacterium, 클로스트리듐 퍼프리젠스clostridium perfringens 같은 균들이 우세하게 됩니다. 제왕절개는 산모에 따라 분명한 장단점이 있는 출산법이지만 '균'이라는 측면에서는 '단점'으로 볼 수 있는 부분입니다.

제왕절개라는 출산 과정을 생각하지 않았을 때, 임신부터 출산의 순간까지 많은 예비 엄마들이 신경 쓰는 것 중 하나가 바로 유산균의 복용입니다. 우리가 먹는 유산균은 소화기관을 통해 대변으로 배설되는데 왜 '유산균의 복용이 임산부에게 도움이 될 수 있다'라고 언급되는 것일까요? 앞서 자연분만으로 아이가 세상에 나올 때 가장 먼저 엄마의 산도에 있는 균과 접촉한다고 말씀드렸습니다. 따라서 이 산도에 존재하는 미생물군을 건강하게 관리하는 것이 중요합니다. 관리 방법에는 여러 가지가 있겠지만 그중 하나가 바로 유산균을 복용하는 것입니다. 지금까지 이를 설명하는 가장 대표적인 이론은 '항문에 잔존하는 여러 균이 4cm 정도 되는 여성의 회음부를 지나 여성의 질에 영향을 줄 수 있다'라는 것인데요. 관련 연구가 많지 않다는 한계점이 존재하지만 다른 특별한 방법이 없는 이상 가장 적극적인 관리 방법이라고 여겨지는 것입니다. 물론 그렇다고 해서 임산부가 반드시 유산균을 복용해야 한다는 것은 아닙니다. 간혹 출산을 앞두고 있는데 유산균을 복용하지 못했다며 걱정하는 분들이 계시는데, 유산균의 복용은 관리법 중 한 가지일 뿐입니다. 평상시에 건강하게 먹고 스트레스를 덜 받는다면 그보다 좋은 관리법은 없을 것입니다.

■ 아이의 장 관리법

자, 엄마의 관리 덕분에 아이가 건강하게 태어났습니다. 이제 막 세상과 마주한 아이의 장 속에서는 어떤 변화가 일어날까요? 무균 상태의 태아가 아무것도 그려지지 않은 백지상태라면, 세상에 나오는 순간부터 아이의 도화지에는 많은 것들이 그려집니다. 도화지 위 그림에 영향을 주는 것들은 매우 많은데요. 그 요인들을 하나씩 살펴보도록 하겠습니다.

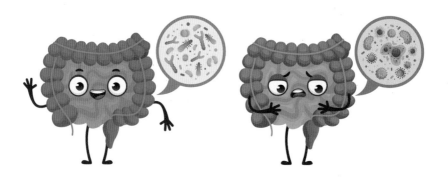

▶ 모유 수유

아이의 몸속에서 가장 먼저 활동하는 균은 엄마로부터 받은 균들과 일부 대장균, 포도상구균 같은 유해균들입니다. 이때 모유를 먹으면 비피도박테리움bifidobacterium 속 균들이 증가하게 되는데요. 비피도박테리움 속 균들은 면역력 증진이나 인체 내 유해균의 성장을 억제하는 등의 역할을 하며 장내 미생물군을 점차 안정시킵니다. 모유를 먹은 아이들은 상대적으로 균의 다양성은 떨어지지만, 더 높은 비율의 비피도박테리움 속 균들을 갖게 되고, 이를 통해 장내 상태를 안정적으로 유지하게 됩니다. 반면에 분유는 조금 다른 양상을 보여주는 것으로 알려져 있습니다. 장내에서 비피도박테리움 속 균들이 우위를 점하는 모유와 달리, 분유를 섭취한 아이는 박테로이데스bacteroides 종이나 클로스트리디움clostridium 종이 우위를 점하는 것으로 보고되어 있습니다.

이런 사실을 바탕으로 모유의 수많은 장점에 '아이의 장내 미생물군의 조성에도 긍정적인 영향을 미친다'라는 사실도 포함해야겠습니다. 물론 그렇다고 분유를 먹이는 것이 안 좋다는 것은 아닙니다. 모유 수유가 쉬운 것도 아니고 각자의 상황이 있으니까요. 다만 모유 수유가 가능한 상황이라면, 아이의 장 건강이라는 관점에서 봤을 때, 아이에게 줄 수 있는 또 하나의 선물이 될 수 있다는 것입니다.

▶ 엄마의 건강한 장 관리

앞서 언급한 모유 수유 이외에 엄마의 건강한 장 관리도 아이의 건강에 영향을 줄 수 있습니다. 이와 관련되어 등장하는 개념이 Entero-Mammary Pathway(장-유선 경로)입니다. 아이는 태아 시절 엄마와 연결된 탯줄을 통해 자신의 면역에 필요한 항체를 전달받고, 태어난 이후에는 엄마의 모유를 통해 이를 전달받게 되는데 여기에서 Entero-Mammary Pathway가 중요하게 여겨지고 있습니다. 사람의 장은 인체 면역계에서 대략 60~70% 이상의 면역세포가 집중적으로 분포되어 있는 장기입니다. 점막 면역의 주요 역할을 하는 IgA(Immunoglobulin A ; 우리 몸의 항체 중 15%를 차지)나 소장 내벽에 존재하며 병원성 박테리아의 성장을 억제하는 페이어스 패치(Peyer's Patch)는 물론, 아직 연구가 진행 중이지만 장누수증후군과 관련된 면역개념에서도 빼놓을 수 없는 다양한 면역세포들이 가득합니다. 이처럼 장에 존재하는 다수의 면역 관련 항체가 Entero-Mammary Pathway라는 루트를 통해서 모유를 통해 아이에게 전달될 수 있다고 설명하고 있습니다. 따라서 평소 엄마의 건강한 장은 아이에게 모유를 통해 좋은 면역력을 전달시켜준다고 이해할 수 있습니다.

▶ 유산균(프로바이오틱스) 복용

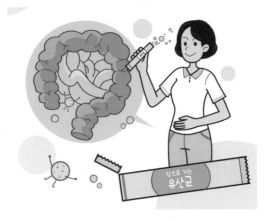

장 건강과 관련해 많은 분들이 가장 쉽게 떠올릴 방법은 바로 유산균의 복용이 아닐까 싶습니다. 요즘은 아이가 태어나면서부터 섭취할 수 있는 드롭 형식의 프로바이오틱스probiotics 제품이 많이 판매되고 있으며 아이 유산균 제품 종류만 수백 가지가 넘습니다. 프로바이오틱스가 신생아나 유소아에게 주는 장점은 이미 많은 연구를 통해 언급되고 있는데요. 적절한 프로바이오틱스 복용은 배앓이, 설사, 대장균 같은 유해균의 증식 등과 관련된 증상을 개선해 줄 수 있다고 설명합니다. 물론 소수의 반대의견도 존재합니다. 성인에게 있어서 '미생물의 다양성이 높다'는 것은 건강한 장의 지표로 설명되곤 하지만 아이들은 미생물의 다양성보다는 '선별된 소수의 박테리아 종을 바탕으로 감염을 막고 미숙한 면역 시스템을 길들이는 것'이 중요하다는 것입니다. 이렇듯 아이에게 제품화된 균들이 과연 어떻게 작용하는지에 관한 연구는 아직 걸음마 단계입니다. 사실상 특정 균주의 복용이 장내 미생물 군총에 어떤 영향을 미치고 어떤 이유로 해당 증상 개선에 도움을 주는지에 대한 명확한 설명은 아직 존재하지 않습니다. 따라서 아이를 위해 프로바이오틱스를 구매하신다면 많은 연구 결과가 존재하는 균주, 근거 등급이 높은 균주를 전문가와의 상담을 통해 선택하는 것이 조금이나마 더 나은 선택이 될 것입니다. 프로바이오틱스의 복용은 필수가 아닙니다. 다만 장 건강에 대한 중요성이 강조되고 있고, 이를 관리하기 위한 가장 쉬우면서도 직접적인 방법이 프로바이오틱스 복용이기 때문에 더 주목을 받는지도 모르겠습니다.

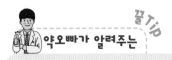
누군가가 좋다고 추천해 준 유산균이 반드시 나에게 답이 되는 것은 아닙니다. 유산균을 선택할 때 비교적 객관적인 답이 될 수 있는 것은 증상 개선에 대한 근거 등급을 확인해보는 것입니다. 근거 등급이 높다는 것은 비교적 높은 수준의 신뢰도가 있다는 것이고 많은 연구가 존재한다는 뜻이기도 합니다. 여기에 한 가지를 더 하자면 사용자의 긍정적인 복용 경험을 들 수 있는데요. 이건 조금 생각해 볼 필요가 있습니다. 사람의 장은 마치 지문과 같이 저마다 다른 특징을 보입니다. 그러므로 사람마다 다른 미생물군에 특정 균이 동일한 영향을 준다고 보는 것은 분명 무리가 있습니다. 같은 균을 먹더라도 A라는 사람과 B라는 사람이 느끼는 효과는 다를 수 있다는 것이죠. 따라서 누군가가 추천해 준 제품을 무작정 복용하기보다는 다양한 제품을 복용하면서 느끼는 긍정적인 효과에 대한 경험으로 제품을 선택하고 유지하는 것이 바람직합니다.

▶ 건강한 식이 섭취(올리고당)

건강한 식이 섭취는 프로바이오틱스를 먹는 것보다 훨씬 중요합니다. 실제로 각각 다른 먹이를 준 세 집단의 소에서 장내 공통 균주는 1% 밖에 되지 않을 정도로 식이에 따른 장 상태는 차이가 매우 큽니다. 앞서 언급했듯이 모유 수유는 아이에게 많은 이점이 있는데요. 이는 다양한 유익균뿐만 아니라 고른 영양성분도 한몫하고 있습니다. 그중 가장 눈여겨볼 성분은 바로 올리고당입니다. 프로바이오틱스의 일종으로 볼 수 있는 올리고당은 장내 유익균 증식에 있어서 매우 중요한 성분입니다. 이러한 올리고당의 종류에는 프락토올리고당fructooligosaccharide, 갈락토올리고당galactooligosaccharide, 자일로올리고당xylooligosaccharide, 말토올리고당maltooligosaccharide 등 여러 가지가 있습니다. 그중 모유에 풍부하게 들어있는 갈락토올리고당과 갈락토실락토스galactosyllactose가 비피더스균의 증식에 도움을 주는 것으로 알려져 있습니다. 즉, 아이가 태어난 이후 장내 미생물군이 불안정해진 상태에서 모유라는 훌륭한 올리고당 공급원을 통해 비피더스균이 증식되어 안정적인 장 상태를 유지할 수 있도록 도와주는 것입니다. 신생아 시기부터 충분한 기간 동안 모유를 섭취하고, 고정식으로 넘어간 이후에도 적당한 수준의 올리고당이 포함된 식이를 유지한다면 장 건강에 많은 이점을 줄 수 있습니다. 간혹 모유에서 이유식, 고정식으로 각 단계를 빠르게 넘어가는 경우가 있는데 빠르다고 무조건 좋은 것은 아닙니다. 어렸을 때 충분히 모유를 먹고 다음 식이로 넘어가는 것이 아이의 장 건강에 유익합니다. 만약 여러 이유로 모유가 아닌 분유를 먹는다고 해도 문제 될 것은 없습니다. 관련 연구를 살펴보면 모유를 먹은 아이와 여러 종류의 올리고당을 혼합한 분유를 먹은 아이를 비교했을 때 비교적 유사하게 비피더스균이 증식되었다는 보고도 있습니다. 모유가 아닌 분유를 먹이더라도 올리고당의 함유율을 잘 고려한다면 많은 도움이 될 것입니다.

참고로 모유나 분유, 음식 섭취가 장 건강과 관련해 어느 정도 선택이 가능한 부분인 반면, 유전적으로 결정되어 선택할 수 없는 부분도 있습니다. 유전성 장내 세균으로 불리는 대표적인 균 중 하나인 크리스텐세넬라시아에christensenellaceae과에 해당하는 균인데요. 근래에 와서 이 균은 주로 날씬한 사람에게서 발견되는 균주로 주목받으며 소개되기도 하였습니다.

이 밖에도 장내 미생물군에 안 좋은 영향을 주는 것에는 항생제 복용, 아이가 접하는 주변 환경(음식, 옷, 이불, 집안 환경) 등이 있습니다. 이는 1세 이전의 아이에게는 굉장히 큰 영향을 줄 수 있는데요. 이러한 복합적인 요인들이 작용하여 저마다 다른 장 생태계를 구성하게 됩니다. 앞서 설명한 각각의 요인들은 어느 정도 통제할 수 있는 것처럼 보이지만 복합적인 원인의 결과를 예상할 수 없기 때문에 사실상 간섭할 수 없는 요인이기도 합니다. 이럴 때는 복잡하게 생각할 필요 없이 기본으로 돌아가서 아이에게 건강한 이유식을 먹이는 것이 장 건강에 가장 효과적인 방법이 될 수도 있습니다.

갈수록 인체 마이크로바이옴(미생물군유전체)의 중요성이 강조되고 있습니다. 이 개념은 면역력부터 시작하여 만성질환까지 수많은 건강 키워드와 연결하여 설명되고 있습니다. 장 미생물군은 평생을 살면서 수많은 변화를 보이지만 전체적인 큰 흐름에서는 격동적인 변화를 보이지 않습니다. 그러므로 한 번 잘못 자리 잡은 미생물군유전체 역시 쉽게 바꾸기는 어렵습니다. 당장 눈에 보이지는 않지만 어릴 때부터 꾸준하게 관리한 장은 인생을 살아가면서 건강에 많은 영향을 줄 수 있습니다. 그 관리는 앞서 언급한 대로 아이가 태어나기 전부터 엄마가 건강한 미생물군을 유지하는 것에서 시작됩니다. 이후 건강한 모유를 전해주고, 아이가 먹고 접하는 일상의 모든 것에 정성과 사랑을 녹여낸다면 지금 당장은 확인할 수 없더라도 아이의 장은 분명 건강하게 자리 잡을 것입니다.

4

공부하는 수험생에게
필요한 영양성분에는 무엇이 있을까요?

우리나라 학생들의 가장 큰 목표 중 하나를 꼽으라고 한다면 바로 '수능'일 것입니다. 물론 일찍이 다른 꿈을 찾은 친구도 있고 수능이 인생의 전부인 시대는 지났지만, 태어나서 처음으로 자신이 직접 자신의 미래에 영향을 미치는 가장 큰 사건이라는 점에서 학생들에게 수능이 차지하는 부분은 확실히 크다고 볼 수 있습니다. 저는 이미 수능을 본 지 10년이 훌쩍 넘어서 수능에 대한 감흥이 많이 줄었는데요. 수능이 다가옴을 느끼는 시기가 있기는 합니다. 수능 전 수험생 자녀를 둔 부모님들이 아이에게 도움이 되는 영양제가 없냐고 물어볼 때입니다.

자녀에게 도움이 될 수 있는 영양제를 찾는 부모의 마음은 수능을 보는 수험생 못지않게 간절할 것입니다. 이런 상담을 받으면 '내가 다시 수능을 본다면 어떤 영양성분을 섭취할까?'에 대한 고민을 해봅니다. 그래서 이번에는 과대 마케팅으로 포장되어 있거나 문제가 됐던 약물을 사용한 것들은 과감하게 걸러내고 시중에 나와 있는 제품들 중 많이 사용되는 성분들에 대해 리뷰하는 형식으로 내용을 소개해드릴까 합니다.

■ 체력, 집중력, 기억력에 도움이 되는 영양성분

수험생은 육체적, 정신적으로 힘든 싸움을 하게 됩니다. 그 싸움에 조금이라도 도움이 되는 것들을 찾아보자면 체력, 집중력, 기억력일 것입니다. 이 세 가지를 고려하여 설명 드리겠습니다.

▶ 수험생의 필요 영양성분 1. 공부는 체력 싸움, '비타민B군'

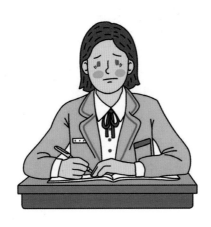

하루 종일 책상에 앉아서 공부하는 것은 굉장히 많은 에너지를 소비하는 일입니다. '가만히 앉아 있는데 무슨 에너지 소비'냐고 할 수 있는데 육체적인 활동보다는 정신적인 활동을 많이 하는 시기입니다. 우리의 뇌는 포도당을 에너지원으로 사용하는데, 공부를 하는 동안 뇌를 사용하면서 많은 에너지를 소모합니다. 잠을 줄여 가면서 공부를 하는 수험생들의 경우 체력이 뒷받침되지 않으면 공부의 효율을 높일 수 없겠죠? 그런 점에서 각광받는 영양성분이 바로 비타민B군입니다.

현대인들이 피로감을 개선하기 위해 가장 많이 찾는 영양소 중 하나를 꼽으라고 하면 바로 비타민B를 꼽을 수 있습니다. 실제로 시중에 판매되고 있는 많은 육체피로 관련 영양제를 살펴보면 비타민B군을 기본으로 하고 있습니다. 비타민B는 우리 몸에서 에너지로 사용되는 ATP를 생성하는 데 있어서 중요하게 작용하고, 섭취한 여러 영양소의 대사에 관여합니다. 이러한 작용을 통해 피로감을 개선하는 데 효과가 있다고 알려지면서 주목받고 있습니다. 뿐만 아니라 뇌의 작용에도 효과가 있는 것으로 밝혀지고 있습니다. 프랑스에서 발표된 자료에 따르면 인간이 학습을 하면 뇌의 일정 부분이 활성화되는데 비타민B군을 복용했을 때 그 활성화 영역이 더욱 확대되었다고 합니다. 이는 불안감이나 스트레스에서 벗어나 기억력이나 집중력 같은 기능들이 활성화된다는 것을 의미합니다. 대부분의 비타민B군은 뇌의 신경전달물질 생성을 돕고 신경 조직을 활성화시키는 역할을 합니다. 그 밖에도 엽산, B6, B12는 해로운 호모시스테인homocystein을 낮추어주며 신경세포의 마이엘린myelin 형성에 도움을 주어 뇌의 신호 전달을 빠르게 도와줍니다. 이런 이유에서인지 수험생 영양제라는 이름을 달고 유통되는 많은 제품들에는 비타민B군이 항상 들어 있습니다. 특히 비타민B12는 뇌의 신경 신호 전달 향상과 신경세포 안정화에 도움을 줄 수 있다고 알려져 있어 여러 필수아미노산과 함께 조합된 제품들이 많습니다.

이처럼 고른 비타민B군의 섭취는 피로 회복뿐 아니라 기억력이나 학습 능력에 도움을 줄 수 있습니다. 많은 수험생들은 식생활이 불규칙하고 밖에서 사먹는 인스턴트에 의존하는 경우가 많기 때문에 비타민B군은 수험생에게 필요한 영양소 중 대표적인 성분이라고 할 수 있습니다.

▶ 수험생의 필요 영양성분 2. 뇌기능하면 빠질 수 없는, '오메가3'

오메가3는 EPA와 DHA 2가지의 주성분으로 구성되어 있는 필수지방산이며 그중 DHA는 뇌의 주요 구성성분 중 하나입니다. 적절한 DHA의 보충은 뇌 건강과 기능을 유지하기 위해 매우 중요합니다. 뿐만 아니라 EPA는 뇌 손상과 염증으로부터 뇌를 보호해주는 효과가 있습니다. 수험생의 경우 다양한 요인으로 영양상태가 고르지 못해 식품으로 DHA를 충분히 섭취하지 못하면 뇌의 DHA 농도가 점차 감소될 수 있습니다. 이런 오메가3의 결핍은 동물실험에서 뇌의 포도당 대사를 감소시키는 것으로도 알려져 있어 직접적으로 뇌기능에 좋지 못한 영향을 미칠 수 있습니다.

비록 DHA와 관련된 많은 연구들이 실제로는 노화로 인한 치매나 기억력 장애와 관련해서 초점이 맞춰져 있기 때문에 젊은 층과 관련된 연구는 많지 않지만, 평소 DHA 섭취가 적은 젊은 사람들을 대상으로 한 연구에서 DHA 보충제를 복용한 후 사고력이나 기억력이 향상된 연구가 보고되어 있습니다[23].

▶ 수험생의 필요 영양성분 3. 뇌에 원활한 혈액 공급, '은행잎 추출물'

뇌는 정말 욕심이 많습니다. 근육보다 3배나 많은 산소를 필요로 하고, 다른 장기보다 훨씬 더 많은 포도당을 소모합니다. 이러한 이유로 원활한 혈액순환은 뇌기능에 있어서 정말 중요합니다. 은행잎 추출물은 우리나라에서 혈행 개선과 기억력 개선에 도움을 줄 수 있다는 기능성을 인정받아 많은 건강기능식품에서 사용되고 있습니다. 은행잎 추출물 역시 많은 연구가 노인성 치매나 기억력 장애에 집중되어 있어 젊은 층의 복용에 있어서는 근거가 충분하지 않지만 뇌로 가는 혈액량을 늘려주어 기억력과 사고력에 도움을 줄 수 있을 것으로 생각됩니다.

▶ 수험생의 필요 영양성분 4. 콜린 & 세린(포스파티딜콜린, 포스파티딜세린, 레시틴) 및 기타 필수아미노산

콜린choline은 세린serine이라는 아미노산으로부터 간에서 합성되는 성분입니다. 아주 유명한 성분은 아니지만 관찰력이 있는 사람이라면 여러 고함량 비타민B군에 콜린이 들어있는 것을 보았을 것입니다. 이 성분이 주목받지 못한 이유는 주로 우리가 섭취하는 음식에 많이 들어있어 따로 보충을 요하는 경우가 흔치 않기 때문입니다. 일반적으로 달걀에도 100g당 250mg 정도가 들어있습니다. 콜린은 흡수하게 되면 콜린 아세틸트랜스페라제choline acetyltransferase 효소에 의해 아세틸콜린acetylcholine으로 바뀝니다. 아세틸콜린은 인간의 정신적 기능을 위한 필수적인 성분으로 기억력, 주의력, 정신적인 명료성, 신경세포 간의 연결에 관여합니다. 아직 사람을 대

---

23) Welma Stonehouse, Cathryn A Conlon, John Podd, Stephen R Hill, Anne M Minihane, Crystal Haskell, David Kennedy, "DHA supplementation improved both memory and reaction time in healthy young adults: a randomized controlled trial", The American Journal of Clinical Nutrition, 2013

상으로 한 직접적인 학습 능력에 관한 연구는 부족하지만, 동물연구에서는 기억력 향상을 확인한 바가 있습니다. 콜린의 권장량은 건강한 성인을 기준으로 1일 250~500mg 정도로 상당 부분 식이를 통해 보충할 수 있기 때문에 보충제로 큰 용량을 섭취하는 경우는 드뭅니다. 하지만 필요에 따라 1~2g 정도의 고용량을 복용하기도 하는데, 고용량의 복용에서 두통이나 심혈관 질환에 대한 부작용이 있을 수 있으니 전문가와 상의 후 복용하는 것이 중요합니다.

아미노산의 일종인 세린은 뇌에서 주로 발견되는데, 필수아미노산은 아니고 글리신glycine과 같은 아미노산으로부터 합성됩니다. 뇌신경세포막의 구성성분 중 하나이기도 하며 뇌에서 신경전달물질로 작용합니다. 사람은 나이가 들면서 인지 기능이 감소하게 되는데 세린이 인지 기능 개선에 도움을 주는 것으로 알려져 있습니다. 실제로 60세 치매환자를 대상으로 진행한 연구에서 꾸준한 포스파티딜세린phosphatidylserine의 복용은 학습 능력이나 기억력 향상에 도움을 주는 것으로 보고되었습니다. 다만 시중에 이를 이용한 많은 제품들이 나와 있는데 반해, 건강한 성인을 대상으로 한 연구는 많지 않고 1일 권장량이 설정되어 있지 않으므로 과량 복용은 주의가 필요합니다.

이 밖에도 기타 필수아미노산 성분들로 구성된 보충제도 많이 있습니다. 필수아미노산은 몸에서 합성되지 않기 때문에 음식으로 섭취해야 하는 영양소입니다. 보충제를 통한 필수아미노산의 섭취는 결핍을 예방할 수 있고, 부족한 단백질 합성에 도움을 주기 때문에 수험생의 좋은 컨디션 유지에 영향을 줄 수 있습니다. 이러한 제품들은 필수아미노산의 보충이 뇌신경전달물질 합성에 원료가 되기 때문에 뇌기능 향상에 도움이 될 것이라고도 설명하고 있습니다.

▶ 수험생의 필요 영양성분 5. 지구력하면 바로 나, '옥타코사놀'

수험생을 타깃으로 판매되는 영양제들 중에는 옥타코사놀octacosanol이라는 성분이 포함된 제품들도 쉽게 찾아볼 수 있습니다. 이 성분은 지구력, 체력과 관련하여 많이 소개되고 있는데요. 옥타코사놀이 지구력과 관련하여 소개되는 이유는 이것이 철새의 주요한 에너지원으로 알려져 있기 때문입니다. 철새는 수천 km를 이동하기 때문에 많은 양의 에너지를 몸에 저장하고 효율적으로 사용하는데요. 이것을 가능하게 하는 것이 바로 옥타코사놀입니다. 옥타코사놀은 글리코겐을 저장하고 대신 지방을 태워 에너지를 만듭니다. 이와 관련된 기능성을 인정받아 글리코겐 저장에 대해 효능이 있다는 것이 몇몇 연구를 통해 밝혀졌습니다. 이런 이유로 인해 지구력을 가지고 꾸준히 집중해서 공부해야 하는 수험생들에게 도움이 될 수 있다고 하여 많은 제품들에 옥타코사놀이 포함되어 있습니다.

이 밖에도 여러 성분을 배합하여 수험생 영양제라는 이름으로 판매되는 제품들이 상당히 많습니다. 일단 앞서 소개한 성분들도 사실상 확실한 근거를 갖고 있는 것들은 많지 않습니다. 물론 인터넷이나 홈쇼핑에 소개되는 많은 제품들은 더더욱 '이게 왜 수험생 영양제지?'라는 생각이 들게 하는 경우도 많죠. 사실 영양제를 보약의 개념으로 생각한다면 특별한 문제가 되지 않습니다. 하지만 효과도 입증되지 않았고 오히려 검증되지 않은 성분들로 인해 부작용이 있는 제품을 광고나 주변 사람의 말만 듣고 큰돈을 들여 구입하는 것은 문제가 있습니다. 영양제는 맹신하는 것보다 '도움이 된다' 정도의 수준으로 인식하는 것이 좋습니다.

성인

자도 자도 항상 피곤한 사람, 내 몸이 예전 같지 않다고 느끼는 사람, 영양제를 먹으려고 하는데 어떤 영양제를 어떻게 먹어야 할지 모르겠는 사람들을 위해 준비했습니다. 피로회복, 혈액순환, 빈혈, 탈모 등 현대인들이 가장 걱정하고 또 신경 쓰는 부분을 모아 속 시원히 알려드립니다.

피로회복에 정말로 간장약이 도움이 되나요?

약사님, 간장약 하나 주세요.

평소 간에 문제가 있었던 적이 있거나 최근 병원에서 간과 관련된 검사를 받으신 건가요?

아뇨, 그런건 아니고요. 술도 자주 마시는 데다가 요즘 너무 피곤해서 간에 도움이 되는 약을 사려고요. 그런데 우루사가 정말 효과가 있나요?

약국을 운영하다 보면 피로를 해소하기 위해 우루사를 달라고 하는 손님들이 많습니다. 마케팅의 힘을 여지없이 실감하는 장면인데요. 실제로 우루사나 기타 다른 간장약들이 어떤 역할을 하는지에 대해서 제대로 아는 분들은 아마 거의 없을 겁니다.

■ 간이란?

간은 우리 몸의 화학 공장이라고 불릴 만큼 많은 기능을 담당하는 장기입니다. 당의 저장, 아미노산과 지방산의 대사, 대사 과정의 마지막 물질인 노폐물의 배출, 흡수된 유독물질의 해독 작용, 호르몬의 대사 등을 담당하는 중요한 기관이죠. 뿐만 아니라 담즙산을 생성하여 지방 소화를 돕는 작용도 합니다. 이쯤 되면 많은 사람들이 왜 그렇게 간 건강을 중요하게 생각하는지 알 수 있으실 겁니다.

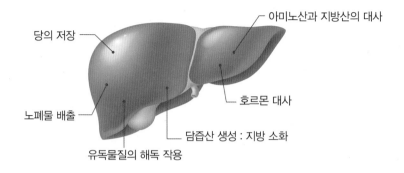

당의 저장

아미노산과 지방산의 대사

호르몬 대사

노폐물 배출

담즙산 생성 : 지방 소화

유독물질의 해독 작용

■ 사람들이 간장약을 찾는 이유

많은 사람들은 왜 간에 도움이 되는 약을 먹으려고 할까요? 심지어 본인이 지방 간이 있는 것도 아니고, 다른 여러 가지 간질환이 있는 것도 아닌데 말입니다. 물론 그중 몇몇 분은 실제로 건강검진에서 간이 좋지 않다는 소견을 들은 뒤 건강기 능식품을 구입하려는 경우도 있긴 합니다. 하지만 이런 경우를 제외하고서 정말 많은 분들이 '피로'나 '잦은 음주'를 이유로 간에 좋다는 약을 구입하러 약국에 방문합니다. 정말 '간장약 = 피로회복제'일까요?

이러한 상황이 벌어지게 된 데에는 우루사의 광고 카피가 한몫했다고 봐도 무리가 없을 것 같습니다. '피로는 간 때문이야~'라는 짧지만 강력한 문구와 중독성 있는 멜로디의 CM송으로 많은 사람들이 '피곤한 이유가 간이 좋지 않아서인가?'라는 생각을 하게 만들었죠. CM송이 인기를 끌면서 당시 우루사의 월평균 판매액은 예년에 비해 67%나 증가했다고 합니다. 이 덕분에 우루사뿐만 아니라 덩달아 다른 간장약들도 피로에 도움이 될 수 있다는 이유로 불티나게 팔리기 시작했습니다.

그런데 최근의 우루사 광고를 보면 처음 이 광고가 나왔을 때와 지금 달라진 점이 하나 있습니다. 혹시 눈치를 채신 분이 있나요? 바로 광고 카피에 변화가 생긴 것인데요. '간 때문이야~'라는 문구는 그대로 들어가지만 '피로는 간 때문이야'라는 문구는 찾아볼 수 없습니다. 저렇게 유명한 광고 카피를 자체적으로 삭제했을 리는 만무하겠죠? 무슨 사연이 있었을까요? 이제 그 이유를 살펴보겠습니다.

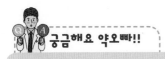

Q. 간이 정말 피로에 영향을 주나요?

A. 간이 급격하게 안 좋아지면 몸의 전반적인 해독과 대사 기능이 망가지기 때문에, 우리 몸은 급격한 피로감을 느낄 수밖에 없습니다. 하지만 그렇다고 해서 '간 = 피로'라는 공식을 직접적으로 연결하기에는 무리가 있습니다. 딱히 간에 질환이 없는 대부분의 일반인들이 느끼는 피로가 간 때문이라고는 보기 어렵기 때문입니다. 많은 약들이 광고에서 '간에 도움이 되고 그로 인해 피로를 개선한다'고 홍보하는 것은 '간은 우리 몸의 해독과 대사에 관여하는 중요한 장기이기 때문에, 간이 원활하게 기능을 하면 신진대사에 도움이 될 수 있다'는 의미로 포괄적으로 이해하는 것이 좋습니다.

■ 약국에서 판매하는 간 영양제

약국에서 판매하는 간장약들을 다빈도 판매 제품으로 정리해보자면 우루사, 실리마린, 가네진, 헤포스 등으로 나열할 수 있습니다. 이 제품들이 어떤 특징을 가지고 있으며, 어떤 약을 골라야 나에게 잘 맞을지 지금부터 하나씩 알아보겠습니다.

▶ 우루사

제품	성분
우루사 연질캡슐 알파 우루사 연질캡슐	우르소데옥시콜산 50mg 티아민질산염 10mg 리보플라빈 5mg
복합 우루사 연질캡슐	우르소데옥시콜산 25mg 타우린 300mg 인삼건조엑스 50mg 티아민질산염 5mg 이노시톨 10mg
우루사 정	우르소데옥시콜산 100mg (조제용 일반의약품) 우르소데옥시콜산 200mg & 300mg (전문의약품)

우루사의 성분은 한두 가지가 아닙니다. 일반 우루사는 세 가지 성분, 복합 우루사는 다섯 가지 성분이 들어있습니다. 이 중 우루사를 대표하는 가장 중요한 성분은 '우르소데옥시콜산(UDCA)'입니다. 우루사라는 이름은 알아도 UDCA라는 성분은 굉장히 생소하실 텐데요. UDCA는 평상시 우리 몸속에 존재하며 아래와 같은 다양한 역할을 합니다.

[UDCA의 기능]

- 콜레스테롤과 중금속 같은 유해물질 배출
- 담즙 분비 촉진과 이를 통한 지방 소화 보조
- 간 기능 개선의 보조 치료 효과

이런 이유로 예전에 우루사가 논란의 대상이 된 적이 있습니다. 과연 이것이 피로회복제인가, 아니면 이담소화제(담즙 배출을 도와줌으로써 지방 소화에 도움을 줄 수 있는 약제)인가 말이죠. 또한 방송통신심의위원회에서도 '피로는 간 때문이야'라는 광고 문구가 일반인들이 모든 피로의 직접적인 이유를 간의 문제로 오해할 수 있다며 수정을 권고했습니다. 이 때문에 유명한 광고 문구가 수정된 것입니다.

사실 우루사는 피로에 대한 접근보다는 담즙의 분비에 문제가 있는 사람에게 1차적으로 권할만한 약입니다. 담즙 분비에 문제가 있으면 설태(백태, 황태), 소화불량 및 구역, 변비, 설사, 지방 소화 이상으로 인한 피부 소양감(가려움) 및 피부 트러블 등의 증상이 나타날 수 있습니다. 이러한 진단을 받거나 이상이 있는 분들에게는 우루사가 더욱 큰 효과를 보일 수 있습니다. 우루사가 피로에 도움이 될 수 있다고 광고한 것은 주성분인 UDCA의 단일 효과라기보다는, 함께 포함되어 있는 리보플라빈riboflavin, 티아민thiamin과 같은 비타민B군과 복합적으로 작용하여 간 기능 개선 및 피로회복에 효과가 있다는 것으로 볼 수 있습니다.

UDCA의 기능을 이해하셨나요? 그렇다면 위에 소개해드린 우루사와 복합 우루사의 차이는 무엇일까요? 성분표를 보시면 복합 우루사는 우루사보다 UDCA의 함량이 절반 정도로 낮습니다. 대신 자양강장제의 대명사인 인삼과 타우린taurine(박카스에 많이 들어있는 자양강장제)이 더 들어있습니다. 아무래도 피로나 자양강장에 좀 더 도움이 되겠지요? 그래서 두 약의 식약처 분류를 보면 우루사는 해독제, 복합 우루사는 기타자양강장변질제라고 적힌 것을 확인할 수 있습니다.

▶ 실리마린

약국에 간장약을 사러 가셨던 분이라면 낯익을 만한 성분입니다. 엉겅퀴 추출물, 밀크씨슬, 카르두스마리아누스 엑스로도 불리는 실리마린silymarin은 우루사와 함께 우리나라 간장약 시장을 이끈다고 해도 과언이 아닐 정도로 많이 팔리는 제품입니다. 실제 간수치를 낮추기 위해서 국내뿐 아니라 세계적으로도 병·의원에서 다빈도로 처방되는 의약품 성분이기도 합니다.

[실리마린의 기능]

- 강력한 항산화제로서 활성산소와 같은 독성물질로부터 간 조직 보호
- 간세포의 재생 촉진 및 간 손상 예방
- 간의 해독 기능에 도움
- 간세포 내 글루타치온 수치를 높임

간의 가장 주된 기능이 여러 물질의 대사와 해독에 관련된 것이기 때문에 실리마린의 이러한 효과는 간 조직에 대한 보호와 기능 개선에 도움이 될 수 있습니다. 실리마린이 갖는 가장 큰 효과는 바로 강력한 항산화제로 작용한다는 것입니다. 사람이 생존하기 위해서는 호흡을 하고, 음식을 섭취하고, 이를 통해 여러 신진대사가 원활하게 이뤄져야 합니다. 이 과정에서 몸의 조직이나 장기에 손상을 주는 활성산소가 만들어지는데, 항산화제는 이 활성산소로부터 몸을 보호해주는 역할을 하는 것이죠. 간은 특히 여러 물질의 대사와 해독에 관여하는 장기이기 때문에 이런 실리마린의 작용은 간세포의 보호와 재생에 도움을 줄 수 있습니다. 그뿐만 아니라 간의 손상을 막아주고 글루타치온glutathione이라는 강력한 항산화제의 수준을 높여서 간의 해독 기능에 도움을 줄 수 있습니다.

▶ 가네진

가네진이 출시되기 훨씬 이전부터 전문의약품으로 쓰이고 있던 '고덱스'라는 간장약이 있는데요. 이 고덱스에서 BDD(Biphenyl Dimethyl Dicarboxylate)라고 하는 한 가지 성분을 제외하고 용량만 달리해서 만든 일반의약품이 바로 가네진입니다. 가네진의 주성분은 오로트산카르니틴carnitine orotate이라는 물질입니다.

[카르니틴의 기능]

- 혈액 중의 지방산을 세포 내 미토콘드리아로 이동시켜 에너지 생성에 쓰일 수 있도록 도움
- 이를 통해 간에 지방산이 축적되는 것을 막아주는 효과가 있음

카르니틴은 아미노산인 라이신lysine과 메티오닌methionine, 암모늄이온ammonium ion 등을 이용하여 합성되는 영양성분으로 특히 근육이나 간, 심장 등에 많이 분포하는 성분입니다. 카르니틴은 혈액 중의 지방산을 우리 몸에서 에너지를 생산하는 미토콘드리아로 이동할 수 있도록 도와주는 역할을 하는데요. 이를 통해 지방산을 태워 에너지를 만들 수 있도록 해주고, 동시에 지방산을 효과적으로 활용해서 간에 지방산이 축적되는 것을 막을 수 있습니다. 이런 일련의 작용을 통해서 피로감 개선과 간 기능에 도움을 주는 약이죠. 그밖에도 간에 필요한 성분들이 포함된 간장엑스와 비타민B군, 구연산 등이 혼합되어 있는 제품입니다. 지방간이 있는 분들에게는 실리마린이나 우루사보다 더 좋은 선택이 될 수 있습니다.

▶ 헤포스

지금까지 소개해드린 약들은 모두 판매량 기준으로 상위권에 있는 간장약들이었다면, 이번에는 최근 수년 사이 급격한 성장을 이룬 헤포스에 대해서 이야기를 해볼까 합니다. 약국에서 간장약을 따로 구매해보신 분들이나 숙취용으로 간장약을 드셨던 분들이라면 기억하실지도 모르겠습니다. 파우치에 포장된 형태도 있지만 보통은 앰플로 판매되는 약품으로 많이들 떠올리실 것 같네요. 이 제품은 아르기닌arginine, 시트르산citric acid, 베타인betaine, 베타인염산염betaine hydrochloride 총 4가지 성분으로 구성되어 있는데요. 그중 핵심이 되는 성분은 아르기닌입니다.

[아르기닌의 기능]

- 요소회로를 통해 간에서 독성물질인 암모니아를 요소로 전환해 그 배출을 도움
- 혈관 확장 기능을 통해 혈액순환에 도움
- 피로와 통증을 유발하는 물질인 혈중 젖산을 줄임
- 근육량을 늘려주고 지방은 분해함

아르기닌은 독성물질인 암모니아를 요소로 전환시켜 소변을 통해 배출되도록 돕는 역할을 하여 간의 해독과정에서 없어서는 안 될 필수아미노산입니다. 뿐만 아니라 혈관 확장 작용으로 남성 건강에도 도움을 주는 성분이죠. 또한 혈중 젖산을 줄여 피로를 개선하고 근육량을 늘리는 데 도움을 주어 헬스를 통해 근육을 키우고자 하는 분들 사이에서도 유명한 물질입니다.

[헤포스에 포함된 나머지 성분들]

시트르산
- 구연산이라고도 불리며 TCA 회로의 원료물질로서 에너지 생성에 중요한 물질

베타인
- 간에서 독성물질 배출과 해독에 관여
- 간 내 지방의 축적을 방지
- 담즙산 분비 촉진

정리해보면 헤포스는 우리 몸의 피로 개선에 도움이 될 수 있는 에너지를 생성하고, 간의 해독 및 지방간 억제에 대한 효과를 기대해 볼 수 있는 약입니다.

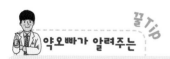

약오빠가 알려주는 꿀Tip

왜 아르기닌이 남성 건강에 좋은가?!

아르기닌은 우리 몸의 혈관 확장에 관여하는 NO(산화질소)의 생성을 증가시킵니다. 아르기닌의 이러한 작용을 통해 남성 음경 해면체의 혈관이 확장되면 그 부분으로 혈류가 몰리게 되는데, 이것이 바로 발기가 되는 과정인 겁니다. 발기가 잘된다고 함은 건강한 남성상의 또 다른 의미이기도 하죠. 이래서 아르기닌이 '천연 비아그라'로 불리기도 합니다(물론 혈관을 확장시키는 기전 자체는 비아그라와 엄연히 다르니 오해하시면 안돼요).

▶ 간장약 한방에 알아보기

제품	성분	효과
대웅 우루사(대웅제약), 쓸기담(삼성제약)	UDCA(50mg) 티아민(비타민B1) 리보플라빈(비타민B2)	• UDCA의 담즙 분비 효과를 통해 지방의 소화를 돕고 간수치 저하에 도움이 될 수 있음 • 비타민을 통한 약간의 피로 개선 효과
복합 우루사(대웅제약)	UDCA(25mg) 타우린 인삼건조엑스 티아민(비타민B1) 이노시톨	• 우루사에 비해 UDCA의 함량이 절반이지만 타우린과 인삼이 들어있어서 조금 더 우수한 자양강장효과를 기대할 수 있음 • 지방간에 도움이 되는 이노시톨 포함
실리마린 (성분으로 대체)	실리마린	강력한 항산화 효과를 통한 간보호 효과와 해독 기능에 도움
가네진(셀트리온제약)	오로트산카르니틴 항독성간장엑스 아데닌염산염 피리독신염산염(비타민B6) 리보플라빈(비타민B2) 시아노코발라민(비타민B12)	비타민과 카르니틴의 작용으로 에너지 생성에 도움이 되며 지방간이 있는 사람에게 더 좋은 선택이 될 수 있음
헤포스(조아제약)	아르기닌 시트르산 베타인 베타인염산염	간의 해독 작용에 초점

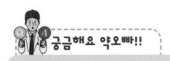

Q. 저는 일주일에 소주 두 병을 마시는데, 많이 마시는 걸까요? 술을 많이 마신다는 기준이 있나요?

A. 사람마다 과음에 대한 판단 기준은 다릅니다. 하지만 객관적인 지표는 필요합니다. 술에 공통적으로 들어가면서 술이 주는 부작용에 가장 큰 영향을 주는 것은 바로 '알코올'입니다. 중요한 것은 소주 한 병인지 두 병인지, 맥주를 마셨는지 소주를 마셨는지가 아니라 알코올을 얼마나 섭취했느냐 하는 것입니다. 약한 맥주라도 많이 마셔서 알코올의 절대량이 많아지면 독한 양주를 조금 마시는 것보다 더 건강에 해로울 수 있다는 거죠. 알코올 양을 계산하는 법은 간단합니다. 예를 들어 5% 짜리 맥주를 100cc 마셨다면 여기에는 당연히 5ml의 알코올이 들어있는 것이고 여기에 알코올의 밀도 약 0.8을 곱하면 알코올의 g이 나옵니다. 이런 식으로 계산하면 도수가 4.5%이고, 용량이 355ml인 맥주 한 캔에는 약 12g의 알코올이 들어있음을 알 수 있습니다.

주류에 따른 알코올 양을 알아보면 대략 다음과 같습니다.

주류	알코올(g)
맥주(1캔 355ml)	12~13g
소주(1병 360ml)	54g
막걸리(750ml)	35g

일반적으로 간경변증을 유발하지 않는 안전한 알코올 양은 남자의 경우 하루 40g 이하, 여자의 경우 하루 20g 이하로 알려져 있습니다. 그러므로 많은 사람들이 과음이라고 생각하지 않는 소주 반병(3~5잔 = 20~40g)도 지속적으로 매일 마시면 지방간을 유발할 수 있습니다.

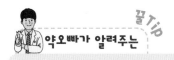

약오빠가 알려주는 꿀Tip

피로감 개선을 위한 적절한 약 선택!

피로는 원인이 다양하고 육체적, 심리적인 이유가 영향을 미치기 때문에 딱 집어서 '이것을 드시면 피로회복에 좋습니다'라고 장담하기 어렵습니다. 마찬가지로 피로의 원인을 간이라고 생각해서 간에 도움이 되는 간장약을 먹으면 피로가 무조건 나아진다고 단언하기도 어렵습니다. 물론 내 몸의 장기가 건강하면 내가 느끼는 피로도 덜하겠지만, 간질환이 있는 분이 아니고서야 간이 안 좋다는 이유로 피로감을 느끼기는 어렵기 때문이죠. 내가 음주를 자주 하거나 특정 약물을 지속적으로 먹는 것이 아니라면, 피로를 개선하는 데에는 간장약보다 비타민B군을 복용하는 것이 좋은 선택이 될 수 있습니다. 그리고 평상시에 간에 영향을 주는 약물을 복용하거나 술을 자주 드시는 분, 지방간이 있는 분이라면 비타민B군에 추가로 간장약을 함께 복용하신다면 더욱 좋습니다.

술을 많이 마시는 사람에게 필요한 간장약!

너무나도 당연한 이야기지만 사실 술 때문에 간이 안 좋아진 분들은 일단 술을 줄이는 것이 최선입니다. 또한 술을 많이 마셔서 문제가 될 수 있는 여러 알코올성 간질환은 영양 요법도 중요하지만 영양 불량 상태의 개선도 상당히 중요합니다. 식이를 통한 영양 섭취를 개선하지 않고 영양제만 챙겨 먹는 것은 결코 좋은 해결책이 될 수 없습니다. 간장약을 먹으면 간에 대한 이점이 많겠지만 정작 식이와 음주 습관이 교정되지 않은 채 약만 먹는 것은 밑 빠진 독에 물 붓기나 다름이 없습니다. 실리마린이나 가네진과 같은 성분의 약은 어느 정도 간에 대한 보호 효과를 기대할 수 있지만, 정작 간이 안 좋아졌을 때 영양제에만 의존하는 것은 오히려 병을 더 악화시킬 수도 있다는 점을 꼭 알아두셔야 합니다. '영양제를 챙겨먹으니 이제 술을 먹어도 괜찮겠지'라는 생각은 정말 위험합니다. 따라서 지나치게 약물에 의존하기보다는 '도움이 될 수 있다'는 정도로 생각하고 올바른 음주 습관과 식이 습관을 형성하시길 바랍니다. 그 외에 과도한 알코올 섭취로 인한 영양 결핍이 있는 사람에게는 BCAA로 불리는 분지아미노산이나 비타민B군이 알코올성 간질환에 좋은 영양 요법으로 제시되고 있으니 앞에서 언급한 간장약과 함께 이런 성분들을 병용하시면 좋은 효과를 기대할 수 있습니다.

2

요즘 비타민B가 좋다는데,
비타민B군은 어떤 역할을 하죠?

식품의약품안전처의 자료에 따르면 우리나라 건강기능식품 시장에서 비타민과 무기질 제품이 차지하는 비중은 11.4% 정도(2015년 기준)로 홍삼, 개별인정형 제품 (기능이 입증되어 식약처가 고시한 37개 품목)에 이어 3위를 차지하며 시장 규모가 1조원에 육박한다고 합니다. 이 정도면 '건강 챙기려고 뭐 좀 먹고 있다'고 하는 사람들 중 대부분은 비타민을 먹고 있다고 해도 과언이 아닌데요. 비타민은 A, B, C, D, E 등 여러 종류가 출시되어 있습니다. 각 비타민들이 자랑하는 대표적인 효능을 꼽아보자면 비타민A는 시력유지와 세포 재생, 비타민C는 항산화와 피부 미백, 비타민E는 혈액순환입니다. 그렇다면 비타민B의 기능에는 어떤 것들이 있을까요? 영양소를 보충제로 섭취하는 이유는 크게 두 가지입니다. 어떤 긍정적인 효과를 기대하거나 또는 결핍을 예방하고 보충하려는 것인데요. 비타민B를 이 두 가지 측면에서 살펴보면 그 역할을 쉽게 이해할 수 있습니다.

■ 비타민B군이란?

뒤에 '군'이라는 말이 붙듯이 비타민B는 하나의 성분이 아닌 여러 성분들을 묶어 부르는 단어입니다. 처음 비타민B군이 발견되었을 때는 하나의 성분으로 여겨졌지만, 이후 계속된 연구에서 이들은 공통적으로 여러 식품에 포함되나 단일 성분이 아니고 각각의 역할이 다르다는 것이 알려졌습니다. 비타민B군은 일반적으로 비타민B1·B2·B3·B5·B6·B9·B12 정도가 보충제에 포함됩니다.

　지금부터 하는 이야기는 비타민B군에만 해당되는 문제가 아닙니다. 요즘에는 먹고 싶은 것이 있을 때 스마트폰 어플로 터치 몇 번만 하면 음식이 집 앞으로 배달됩니다. 지구 반대편의 인기 있는 디저트도 이제는 마트에서 심심찮게 찾아볼 수 있습니다. 인간의 역사에서 이렇게 먹을거리가 풍요로웠던 시기가 있었을까요? 그런데 말입니다. 과연 이렇게 풍요로운 먹을거리만큼 각종 영양소도 풍요로울지는 생각해 봐야 할 문제입니다.

　이렇게 풍요로운 식생활을 영위함에도 불구하고 많은 전문가들은 현대인들의 식생활에 대해 '풍요 속의 빈곤'이라는 표현을 하곤 합니다. 'EDNP Foods'란 단어를 들어보셨나요? 풀어 쓰면 Energy-Dense, Nutrient-Poor foods로, 에너지(칼로리)는 많지만 영양소는 결핍된 식품을 의미합니다. 일반적으로 인스턴트, 정크푸드 같은 것들이 여기에 포함되지만 의외로 건강식품이라고 챙겨먹는 음식들도 영양소가 예전만 못하다고 합니다. 토양은 오염되었고 단위 면적당 토양의 질도 예전보다 좋지 않기 때문에 현재 재배되는 당근이 옛날에 재배되던 당근의 영양소보다 못하다는 것입니다. 지금으로부터 20여 년 전에 실시된 미국의 영양 설문조사 결과에 따르면 상당수의 미국인이 에너지 섭취량의 27%를 이 EDNP Foods로 섭취하고 있으며 이로 인해 고칼로리 섭취, 미량 영양소의 부족 등이 우려된다고 보고되었습니다. 한국이라고 별반 다르지 않습니다. 이미 서양화된 식생활로 인해 영양소 부족 측면에서 미국과 비슷한 방향으로 변화되어가고 있고, 커피나 술, 약물 섭취의 증가는 영양소의 결핍을 유도하여 풍요 속의 빈곤을 더욱 가속화시키고 있습니다. 약물 섭취로 인한 영양소 결핍의 한 예로, 현대의 많은 여성들이 복용하는 피임약은 비타민B 대부분을 결핍시킬 수 있습니다.

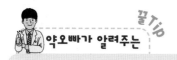

내가 먹고 있는 약물 때문에 피곤하다고?
피로감을 유발할 수 있는 대표적인 약물들

혈압약

혈압약 중에 많이 사용되는 베타차단제는 심장 박동을 느리게 하여 혈압을 감소시키는 역할을 합니다. 사람은 온몸에 적절히 혈액이 공급되어야 대사가 원활하게 이루어지는데 베타차단체로 인해 그렇지 못하다 보면 몸은 피로감을 느낍니다. 뿐만 아니라 여러 혈압약들이 마그네슘, 칼륨과 같은 미네랄, 수면에 도움이 되는 멜라토닌, 심장 건강에 필수적인 코엔자임Q10 등의 영양소를 부족하게 만듭니다. 이들은 원활한 수면, 근육 피로감이나 에너지 생산에도 좋지 않은 영향을 미치기 때문에 장기적으로 혈압약을 복용하는 사람이라면 결핍되는 영양소 보충이 필요합니다.

이상지질혈증약

'고지혈증'이라고도 부르는 이상지질혈증약들 중 '스타틴 계열'의 약물 역시 코엔자임Q10을 감소시킵니다. 따라서 장기적으로 이런 약물을 복용하는 경우 피로감이 동반될 수 있습니다.

피임약

요즘 많은 분들이 호르몬대체요법(HRT)이나 피임 등 여러 이유로 피임약을 장기간 복용하는 경우가 많습니다. 피임약은 목적에 따라서 꼭 필요한 약이기도 하지만, 에너지 생성에 필요한 비타민B군을 결핍시키기도 합니다. 그 밖에도 미네랄, 비타민C 같은 성분도 감소시키기 때문에 피로감을 유발할 수 있습니다.

이외에도 진통제, 우울증약, 스테로이드와 같은 약물의 복용도 피로감의 원인이 될 수 있습니다.

'그렇다고 설마 내가 비타민 결핍이겠어?'라고 생각하시겠지만 여러 조사에서 실제로 비타민B군의 적은 섭취로 인한 결핍 사례가 자주 보고되고 있습니다. 그러므로 이전까지는 고려하지 못했던 결핍 문제에 대해서도 고민을 해보아야 합니다. 현재 영양 섭취량과 관련하여 많이 사용되는 개념이 '1일 권장섭취량(RDA : Recommended Dietary Allowance)' 입니다. 이는 1920~1930년대에 생겨난 것으로 건강한 개인의 하루 식이 중에 포함되어야 할 영양분의 양을 의미하며, 결핍을 예방할 수 있는 최소 섭취 용량에서 출발한 개념입니다. 보통 97~98%에 해당하는 사람들이 영양소 필요량을 충족하고 있기 때문에 많은 비타민 회의론자들은 '일반적으로 음식을 잘 챙겨먹으면 1일 권장섭취량을 충분히 충족시킬 수 있는데 굳이 보충제를 복용할 필요가 있느냐'라고 주장하기도 합니다. 이와 관련하여 자주 등장하는 개념으로는 '최적섭취량(ODI ; Optimal Daily Intakes)'이 있습니다. 최적의 건강을 유지하는 데 필요한 양이라는 뜻으로, 단순히 1일 권장섭취량을 넘어 이 정도의 용량을 보충했을 때 보다 더 개인의 건강에 도움이 된다는 것입니다.

[비타민 성분별 1일 권장섭취량 VS 최적섭취량]

영양성분	RDA	ODI
B1(티아민)	1.0 ~ 1.4mg	50 ~ 100mg
B2(리보플라빈)	1.2 ~ 1.5mg	15 ~ 50mg
B3(니아신)	14 ~ 16mg	15 ~ 50mg
B5(판토텐산)	5mg	50 ~ 100mg
B6(피리독신)	1.4 ~ 1.5mg	50 ~ 100mg
B9(엽산)	250mcg	400 ~ 800mcg
B12(코발라민)	2.4mcg	200 ~ 400mcg

이 표를 보면 시중에 나와 있는 많은 비타민B군 영양제의 용량이 왜 그렇게 높게 설정되어 있는지 이해가 될 것입니다. 아직 완전하게 확립된 개념은 아니지만 많은 피로감 관련 연구에서 최적섭취량에 가까운 용량을 섭취했을 때 더욱 나은 개선도를 보여주었습니다.

■ 영양보충제로서 비타민B군의 효과와 가치

우리 몸에서 비타민B군이 영향을 미치는 것들을 나열해보면 정말 다양하다는 것을 알 수 있습니다. 에너지 생성, 건강한 뇌기능, 신경 기능, 호르몬 작용, 심혈관 건강, 세포의 정상적인 기능, 식욕 등 인간이 살아가는 데 필수적인 기능에 도움을 줍니다. 말 그대로 없어서는 안 되는 성분인 것입니다. 1일 권장섭취량을 기준으로 본다면 보충제를 통한 비타민B군의 추가 복용은 필요 없을 것입니다. 그런데 요즘 비타민B군 보충제가 각광을 받는 이유는 무엇일까요? 그것도 1일 권장섭취량을 훨씬 상회하는 최적섭취량에 맞춰진 제품들이 출시되는 데에는 어떤 배경이 있을까요? 약국에서 최적섭취량에 맞춰진 고함량 비타민B군을 추천하는 몇 가지 이유를 알려드리겠습니다.

▶ 피로감 개선과 비타민B군 영양제

피로의 정의는 다음과 같습니다. '일상생활에 영향을 주는 육체적, 정신적 기능의 저하상태' 그런데 피로라는 것은 객관적으로 평가하기가 어렵습니다. 그 원인이 매우 다양하고 개인이 느끼는 피로감을 수치화할 수 없을 뿐더러 여러 요인이 복합적으로 작용하는 경우가 많기 때문입니다. 피로의 가장 중요한 해결책은 피로의 원인을 찾아서 고쳐나가는 방법입니다. 도대체 나의 피로 원인은 무엇일까요? 딱히 떠오르는 것이 없다면 이 중에서 한번 찾아보세요.

> 수면 부족, 영양 결핍, 잘못된 식습관, 호르몬, 무리한 육체노동, 스트레스, 약물, 빈혈, 간 기능 이상, 자가면역질환, 기생충 질환, HIV감염증, 비만, 알레르기성 비염, 갑상선 질환, 류머티즘, 암, 당뇨, 신장 기능 이상, 음주, 부신 기능 이상, 결핵, 우울증, 코골이, 수면무호흡증, 주변 소음, 인간관계, 근무환경…

피로의 원인은 이렇게 셀 수 없이 많습니다. 특히 추상적인 개념의 원인도 있고 현재 내가 알지 못하는 특정 질환도 원인이 될 수 있기 때문에 정확하게 원인을 알아낸다는 것은 사실상 거의 불가능합니다. 그래서 약국에서 종종 이뤄지는 피로감에 대한 상담은 간단하게 답을 내릴 수 없습니다. 짧은 상담으로는 원인이나 해결책을 찾기가 어렵고, 약을 복용하기에 앞서 식습관이나 생활습관, 수면습관에 대한 교정이 필요하지만 현실적인 여건상 쉽지 않은 것이 사실이죠. 이런 고민에 대한 답으로 추천드릴 수 있는 것 중 하나가 바로 비타민B군입니다. 피로에 대해 이야기하기 전에 비타민B군 각각의 기능을 살펴보면 다음과 같습니다.

성분	기능
B1(티아민)	탄수화물을 에너지로 변환시키는 데 있어서 필수적인 조효소 분지아미노산인 루신, 이소루신, 발린 대사에도 필수
B2(리보플라빈)	탄수화물과 지방을 에너지로 만드는 데 필요 아미노산 대사에 필요 여러 효소 반응에 관여
B3(나이아신)	탄수화물, 지방 대사에 필요 신경전달물질 생성에 관여 피부의 수분 유지 콜레스테롤 저하 효과
B5(판토텐산)	지방산의 합성과 대사에 관여 콜린의 아세틸콜린으로 전환 부신피로증후군 개선(1500mg까지 권장)
B6(피리독신)	단백질과 아미노산의 대사 호모시스테인 정상 수치 유지 신경전달물질 합성에 관여
B12(코발라민)	적혈구 생성에 관여 단백질, 지방, 당 대사에 관여 신경 조직 유지

비타민B가 피로 개선에 활용될 수 있는 이유는 에너지 대사에 관여하기 때문입니다. 사람이 살아가기 위해서는 무언가를 먹어야 합니다. 그리고 사람이 섭취한 것들은 몸에서 에너지로 바뀌는데, 그 에너지를 이용하여 활동하고 생각하고 건강을 유지할 수 있는 것입니다. 사람은 ATP라는 에너지원을 통해 살아가는데, 사람이 섭취한 탄수화물, 단백질, 지방의 대사를 통해 ATP를 생성하는 많은 과정에서 비타민B군은 필수적인 성분으로 작용합니다. 다음의 그림은 생물의 세포 내 물질 대사에 있어서 가장 보통적인 경로라 일컫는 TCA회로(시트르산 순환)를 나타낸 것입니다. 이 과정 곳곳에서 비타민B군이 보조 효소의 역할을 하고 있으며 이러한 과정을 거쳐 에너지(ATP)가 생성됨을 확인할 수 있습니다.

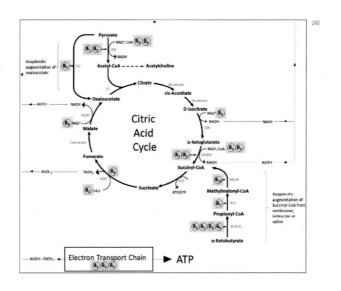

24)

  비타민B군의 결핍을 비유해서 표현하자면, 나무(섭취한 음식)를 베어 장작(에너지)을 만들어야 하는데 톱(비타민B군)이 없는 것과 마찬가지입니다. 따라서 고함량 비타민B군은 이런 비타민B의 결핍을 예방함과 동시에 충분히 공급하여 우리 몸의 원활한 에너지 대사를 돕는 역할을 하는 것입니다. 이것만으로도 비타민B군의 장점이 충분히 설명되지만 이외에도 무수히 많은 장점들이 있습니다.

▶ 비타민B군과 간의 해독

  약국에서 피로감을 느낀다며 상담하는 사람들 중 상당수는 '간 이야기'를 꺼냅니다. 평소에 '술도 적잖이 마시는 것 같고, 가뜩이나 요즘 피곤할 걸 보니 간이 문제인가 보다'라는 생각이 드는 것입니다. 실제로 잦은 음주는 피로의 원인이 되고 동시에 간에도 안 좋은 영향을 주기 때문에 간장약을 먹으면 피로회복에 도움이 될 수 있습니다. 그런데 간장약 이전에 비타민B군도 좋은 선택이 될 수 있으며, 간장약과 비타민B군을 병행하는 것 역시 추천합니다. 그 이유는 간의 해독 기능에 비타민B군이 꼭 필요하기 때문입니다.

---

24) B Vitamins and the Brain: Mechanisms, Dose and Efficacy—A Review, David O. Kennedy, 2016

간은 크게 2가지 과정을 거쳐 독소를 해독합니다. 1단계 해독 과정에서는 '시토크롬 P450cytochrome P450'이라는 효소에 의해 독소를 덜 해로운 화학물질로 변환시키는 과정이 발생하는데, 이 과정에서 효소나 보조 인자로 비타민B군이 필요합니다. 그러므로 비타민B군의 결핍은 간의 해독 기능에도 안 좋은 영향을 줄 수 있습니다. 이러한 이유로 간장약과 비타민B군이 같이 조합된 보충제들이 많고, 두 가지를 병용하면 더욱 좋은 효과를 기대할 수 있는 것입니다. 제 경우 특별한 원인이 없는 단순 피로감 개선에는 주로 간장약과 비타민B군 제품을 함께 이용합니다.

▶ 비타민B군의 결핍과 구내염

비타민B군은 꼭 피로에만 적용되는 것이 아닙니다. 좋은 효과를 기대할 수 있는 증상 중 하나가 바로 '구내염'입니다. 구내염 역시 피로감처럼 원인이 굉장히 다양합니다. 대표적인 원인으로는 물리적인 손상, 감염, 영양결핍, 복용하는 약물, 혈액순환 장애 등이 있는데 구내염 환자의 20% 정도는 육류 섭취 부족으로 인한 엽산, B6, B12의 결핍이 영향을 주는 것으로 알려져 있습니다.

구내염과 혈중 영양성분 농도의 상관관계를 연구한 실험에서 구내염이 있는 사람들이 상대적으로 엽산과 비타민B12가 결핍되었다는 결과가 있었습니다. 또한 구내염을 겪는 사람에게 비타민B12를 보충하게 했을 때 통증의 정도, 월 평균 구내염의 개수, 구내염 치료에 걸리는 시간이 상당히 감소함을 확인한 연구도 있습니다. 물론 구내염의 원인은 다양하기 때문에 모든 경우에 정답이 된다고 말할 수는 없지만, 심한 구내염이 있는 사람은 외용제와 함께 비타민B군을 복용한다면 좋은 효과를 기대할 수 있습니다.

▶ 저림과 감각 이상 개선에 도움을 주는 비타민B12

저림 및 감각 이상 개선에는 신경비타민이라고 불리는 비타민B12의 보충이 도움될 수 있습니다. B12는 육류를 통해서만 섭취가 가능하기 때문에 육류 섭취가 부족한 채식주의자나 당뇨로 인해 메트포르민metformin을 복용 중인 사람, 위산의 분비가 저하되는 노인, 크론병과 같은 염증성 장 질환을 앓고 있는 사람, 만성 간질환자의 경우 비타민B12가 부족해질 수 있습니다. 비타민B12가 결핍되면 신경의 전기적인 신호 전달에 문제가 생겨 저림, 감각 이상, 신경통 증상이 발생할 수 있기에 이런 경우 B12을 보충해주면 증상 개선에 도움이 될 수 있습니다.

▶ 그 외에도 다양한 기능을 하는 비타민B군

비타민B군은 우리 몸에 있는 호모시스테인homocystein의 수치를 낮춰주며 세로토닌serotonin 생성에 도움을 줄 수 있습니다. 호모시스테인은 사람이 고단백 식품을 섭취했을 때 생성되는데, 혈중 호모시스테인 농도가 높아지면 혈관을 파괴하고 혈전 위험성을 증가시켜 심혈관질환의 주요 원인으로 작용합니다. 엽산과 비타민B6, B12는 이 호모시스테인의 분해 과정에 필요한 영양소입니다. 또한 세로토닌이라는 물질이 생성되는 데에도 비타민B군이 필요합니다. 세로토닌이 부족하면 우울감이나 불면증, 학습 능력 저하 등을 유발하는데, 원료 물질로부터 세로토닌이 생성되는 과정에 다른 미네랄과 함께 주요 조효소로 비타민B군이 작용합니다. 그 밖에도 편두통, 부신피로증후군, 피부염, 신경통, 근육통 등의 다양한 증상에도 적용할 수 있기 때문에 전문가와 상담을 통해 적절한 용량의 비타민B 보충이 권장됩니다.

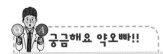
궁금해요 약오빠!!

Q. 비타민B군 제품을 먹으면 소변이 노랗게 나오던데 왜 그런 거죠?
A. 대부분의 제품에는 비타민B2(리보플라빈)가 포함되어 있습니다. 이 비타민B2는 노란 형광빛을 띠기 때문에 일반적으로 비타민B2가 포함된 제품을 복용하면 소변이 노랗게 보이는 것입니다.

Q. 활성형 비타민B가 포함되어 있다는데 활성형은 뭐죠?
A. 사실 요즘 약국에서 판매되는 대부분의 일반의약품 비타민B 제품에 활성형의 형태로 B군의 일부가 들어갑니다. 만약 우리가 비활성 형태의 비타민을 복용하면 이것이 체내로 흡수된 이후 인체의 필요한 곳에 작용하기 위해서 활성형으로 바뀌는 과정을 거쳐야 합니다. 반면에 이미 활성 형태인 활성형은 비활성형에 비해 두 가지 측면에서 장점을 가집니다. 흡수율 자체도 높으며, 생체 이용률 또한 높아 기대하는 효과를 더 잘 낼 수 있습니다. 그러니 흡수율이 낮은 비활성형을 복용했을 때 체내에서 비활성형 → 활성형으로의 전환이 제대로 일어나지 않으면, 아무리 비타민제를 열심히 섭취해도 그 효과가 떨어질 수 밖에 없겠죠? 그래서 많은 제품들이 아예 활성형 비타민B를 포함시켜 제품화하고

이를 마케팅에 이용하는 것입니다. 이때 들어가는 모든 비타민이 다 활성형은 아니고 일부를 활성형으로 포함시킵니다.

그렇다고 해서 무조건 활성형으로 복용해야 하는 것은 아니며, 단순히 결핍을 예방하기 위함이나 비타민 부족을 유발하는 생활환경을 갖는 사람이 권장섭취량에 맞게 보충할 목적이라면 비활성형을 선택해도 별 무리는 없습니다. 다만, 특정 증상에 대한 개선이나 기대하는 효과를 충분히 내기 위해서는 활성형을 고려해 볼 수 있습니다. 현재 약국에서 판매되는 일반의약품 비타민B군의 비활성형-활성형은 아래와 같습니다.

종류	비활성형	활성형
B1	티아민	벤포티아민, 푸르설티아민 비스벤티아민
B2	리보플라빈	리보플라빈부티레이트
B6	피리독신	피리독살포스페이트
B9	폴산	5-MTHF
B12	시아노코발라민	히드록소코발라민 메코발라민

Q. 활성형 비타민B1 중에 벤포티아민과 푸르설티아민 두 가지가 있던데 어떤 차이가 있나요?

A. 두 가지 모두 비타민B1의 활성 형태인데, 푸르설티아민은 혈액-뇌 관문(Blood Brain Barrier)을 통과할 수 있어 뇌세포의 당대사 촉진으로 인한 집중력 장애 개선, 정신적 피로감 개선 등에 보다 더 효과적으로 작용할 수 있습니다. 주로 술을 자주 마시는 사람에게서 비타민B1의 결핍이 나타날 수 있기에 평소 음주를 하면서 정신적 피로감이나 집중력 장애 등의 증상을 느끼는 경우라면 푸르설티아민이 포함된 제품을 선택하는 것이 좋습니다. 단점은 벤포티아민에 비해 더 역한 냄새가 나거나 위장장애, 두근거림 등의 부작용이 발생할 수 있다는 점입니다. 생체이용률 측면에서는 벤포티아민이 조금 더 높다고 알려져 있어 동일 용량이라면 단순 피로감 개선에는 벤포티아민이 보다 나은 선택이 될 수 있습니다.

3

혈액순환이 잘 안되는지 손발이 차고 여기저기 결리고 저려요.

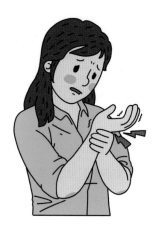

혈액은 우리 몸을 한 바퀴 돌면서 각종 영양분을 조직과 세포에 공급하고, 노폐물을 간이나 폐로 보내 제거하는 역할을 합니다. 우리 몸에서 혈액과 관련된 순환계를 심혈관계라고 부르는데 그 중심에는 심장과 혈관이 있습니다. 펌프 역할을 하는 심장이 혈액을 짜주면 통로 역할을 하는 혈관을 통해 혈액이 이동하는 것입니다. 심장은 평생 20억 번을 뛰며 혈액을 뿜어냅니다. 기계도 오랫동안 자주 사용하다 보면 고장이 나는데, 평생을 뛰어야 하는 심장이라고 예외일 수는 없겠죠? 그래서 우리 몸의 펌프인 심장에 문제가 생기면 혈액순환도 제대로 이루어질 수 없습니다. 그뿐만 아니라 혈관도 잘 관리해야 합니다. 혈관에 찌꺼기가 끼어 좁아지거나 탄력이 저하되면 펌프가 아무리 쥐어 짜내더라도 혈액이 제대로 돌 수가 없기 때문입니다.

평상시 건강한 식습관과 몸 관리를 통해 심장과 혈액의 건강을 잘 유지하는 것이 최선이지만 이게 마음먹은 것처럼 쉽지만은 않습니다. 게다가 체감하지 못한 상태에서 세월의 흐름을 이기지 못하고 나도 모르는 사이에 심장이나 혈관이 안 좋아지는 경우도 많습니다. 그때 많은 분들이 찾는 영양제가 바로 혈액순환제입니다. 혈액순환제는 우리 몸에서 순환에 중요한 두 곳, 바로 심장과 혈관에 주로 작용하는 약들입니다.

혈액순환이 잘 되기 위한 방법에는 어떤 것이 있을까요? 심장에 무리가 가지 않는 선에서 심장의 기능이 원활하도록 도와주는 방법이 있을 수 있고, 혈관의 찌꺼기를 제거하거나 혈관을 확장시켜서 혈액이 원활하게 흐를 수 있도록 하는 방법이 있습니다. 그럼 지금부터 어떤 성분들이 있는지 하나씩 살펴볼까요?

■ 마그네슘

마그네슘의 주요 작용은 혈관 확장과 연관이 있습니다. 시중에 판매되는 비타민B, 비타민E, 마그네슘 복합의 영양제를 보신 적이 있으신가요? 해당 제품에 쓰여 있는 문구들을 살펴보면 혈액순환, 손발 저림, 수족냉증, 말초혈행장애 같은 문구를 확인할 수 있습니다. 대체 마그네슘의 어떤 기능이 있기에 이러한 효과를 나타내는 걸까요?

조금 어려운 얘기일 수 있지만 혈압약 중에 칼슘채널차단제라는 약이 있습니다. 칼슘채널차단제가 무엇이냐고요? 일단 우리 몸의 세포막에는 칼슘채널이라는 것이 존재합니다. 칼슘채널은 말 그대로 칼슘 이온을 선택적으로 투과시키는 통로로 혈관과 심장 근육의 수축에 깊게 관여합니다. 칼슘채널차단제는 이러한 칼슘의 유입을 차단하여 혈관을 확장시키고 심장박동 속도와 심장박동력을 줄이는 약물입니다. 마그네슘은 이러한 칼슘채널차단제와 유사한 작용을 하여 혈관의 확장을 도와 혈액순환에 도움을 줄 수 있습니다. 그뿐만이 아닙니다. 고혈압 환자에게 나트륨이 안 좋다는 이야기는 많이 들어보셨을 겁니다. 나트륨은 혈관 평활근 세포에 자극을 주어 혈관을 수축시키고 혈관 내에서 삼투압을 높여 혈압을 높이는 작용을 하는데, 마그네슘은 이러한 나트륨과 경쟁적으로 작용하여 혈관의 수축을 억제하기도 합니다. 그리고 우리 몸에서 강력한 혈관 확장제로 작용하는 프로스타글란딘 E1(PGE1)이라는 물질이 생성되는 데에 있어서도 필수적인 조효소로 알려져 있습니다. 이러한 일련의 기전을 통해 마그네슘을 적절하게 보충하면 혈액순환에 도움이 될 수 있습니다.

마그네슘의 또 다른 중요한 역할 한 가지는 바로 근육의 움직임에 관여한다는 점입니다. 우리 몸의 근육은 칼슘과 마그네슘이 적절한 농도로 유지되어야만 원활하게 작동합니다. 미네랄의 균형이 무너지게 되면 근육이 제대로 수축과 이완을 반복하지 못하게 됩니다. 심장의 주요 조직은 심근이라는 근육인데요. 이 역시 우리 몸의 근육 중 하나이기 때문에 마그네슘의 부족은 심장 건강에 좋지 않은 영향을 줄 수 있습니다. 마그네슘은 심장과 관련하여 심근경색이나 부정맥 개선에 대한 여러 연구가 진행되어 왔고 그 중요성이 많이 강조되고 있는 미네랄입니다.

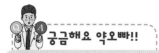

궁금해요 약오빠!!

Q. 마그네슘은 밥만 잘 챙겨 먹어도 부족하지 않다고 들었는데 사실인가요?

A. 마그네슘과 같은 미네랄은 사실 많은 음식에 포함되어 있습니다. 그래서 특정 질환이 없고 술, 담배, 커피를 즐겨 하지 않으며, 채소와 견과류를 잘 챙겨 먹는 사람이라면 마그네슘이 부족한 경우가 드뭅니다. 하지만 현대인의 식습관은 마그네슘의 결핍을 유도하는 방향으로 바뀌고 있습니다. 최근 미국에서 시행된 조사에 의하면 미국인들이 일반적으로 먹고 마시는 음식으로는 충분한 마그네슘의 섭취가 이뤄지지 않는 것으로 조사되었습니다. 이러한 결핍은 성장기 청소년이나 노년층에게 집중되어 있다고는 하나 성인들도 안심할 수는 없습니다. 우리나라 역시 많은 사람들의 식습관이 서구화되었고 술과 담배, 약물의 복용이 늘면서 마그네슘 부족이 증가하고 있을 것이라 예상됩니다.

■ 은행잎 추출물

혈액순환제의 대명사라고 할 수 있는 성분 중 하나가 바로 은행잎 추출물입니다. 가을이 되면 노랗게 물들어 우리에게 계절이 바뀌었음을 알려주는 이 나무가 약으로 사용되고 있다는 것을 아는 분은 많지 않을 것입니다. 정확하게 말하자면 은행나무의 잎에서 추출한 성분을 약으로 사용하고 있는데요, 은행나무는 1억 9천만 년 전부터 존재했던 것으로 알려져 있으며 역사적으로 중국에서 5천 년 전부터 약용으로 사용했다고 합니다. 현대에 와서 의약품으로서 본격적으로 이용되기 시작한 것은 50여 년 전으로, 지금까지 말초혈행장애나 허혈성 뇌질환, 망막 질환, 이명, 치매, 집중력 감소 등에 대해서 다양한 연구가 진행되었습니다. 물론 이 중에서 몇몇 질환은 대조적인 연구 결과도 많기 때문에 특정 질환을 치료하고자 하는 목적으로서 복용하기에는 무리가 있지만, 은행잎 추출물의 인기는 영양제 중에서 세계적으로 열 손가락 안에 꼽을 정도로 높습니다.

은행잎 추출물에는 플라보노이드flavonoid라는 여러 화학적 물질을 함유한 식물의 대사산물이 들어있습니다. '추출물'이라는 말처럼 이러한 제품들은 유기용매와 물을 이용하여 은행잎에서 필요한 성분은 추출하고 불필요한 성분은 제거하여 만들어집니다. 1965년에 은행잎이 순환장애나 뇌혈관 질환에 치료 효과가 있다고 발표된 이후 추가적인 많은 연구를 통해서 기억력 감퇴, 감각신경 질환, 인지 기능저하 등에도 효과가 있는 것으로 알려져 있습니다.

주된 효능 및 효과로 알려진 것은 말초동맥 순환장애입니다. 말이 조금 어렵나요? 쉽게 설명하자면 손발에 많이 분포한 말초동맥의 혈액순환을 도와, 흔히 많은 사람들이 호소하는 손발 저림이나 수족냉증에 도움이 된다는 것입니다. 이러한 효능은 혈관 확장 인자로 알려진 내피세포유래이완인자(EDRF)와 PGI2를 증가시키고 혈관 확장에 관여하는 평활근의 조절에 작용하는 것에서 기인합니다. 그뿐만 아니라 항산화 효과에 대한 부분도 주목을 받으면서 혈관 보호 작용에 대한 부분도 연구가 진행 중입니다. 또한 뇌의 혈액순환을 도와 어지럼증이나 혈관성 이명, 두통, 기억력 감퇴, 치매성 증상을 수반하는 뇌기능 장애의 치료 목적으로도 사용됩니다. 간단하게 정리해보자면 은행잎 추출물은 혈관을 확장시키고, 항산화 효과를 통해 혈관을 보호하며, 혈관을 막을 수 있는 혈소판의 응집을 억제하여 전반적인 혈액순환에 도움을 준다고 할 수 있습니다.

은행잎 추출물의 가장 큰 장점은 부작용이 거의 없다는 점입니다. 간헐적으로 보고되는 출혈 경향의 증가 외에는 크게 알려진 바가 없습니다. 혈당이나 혈압과 관련하여 몇몇 부작용이 보고된 바가 있으나 이 역시 매우 드문 일입니다. 다만, 주의할 부분은 혈액 응고에 영향을 주거나 출혈 경향을 높이는 약제와 함께 복용할 경우에 출혈 위험도가 높아진다고 알려져 있으니 이런 약을 드시는 분이라면 전문가와 상담 후 복용하는 것이 중요합니다.

■ 비타민E

한때 우리나라에서 비타민E(토코페롤tocopherol)가 상당한 인기를 끌었던 적이 있습니다. 제가 약사로 일을 시작한 지 얼마 되지 않았을 때, 심심찮게 약국에 비타민E를 사러 오시는 분들을 만날 수 있었습니다. 비타민E는 항산화제로 꽤나 유명합니다. 그래서 당시 고용량 비타민E를 복용하면 항산화 효과를 누릴 수 있고 혈액순환에도 도움이 된다는 소문 때문에 수요가 늘어났던 것이지요. 그러나 그후 고용량 비타민E가 뇌출혈 위험 증가에 따른 사망률을 높일 수 있다는 연구가 발표되면서 서서히 그 인기가 사라졌습니다. 그래서인지 요즘에는 예전에 비해 비타민E를 찾는 분들이 많지 않습니다. 이런 비타민E가 혈액순환에는 어떤 역할을 할까요?

비타민E는 지용성 비타민의 한 종류로 위에서 언급한 것처럼 항산화 작용이 있습니다. 항산화 작용이란 우리 몸의 세포와 조직에 손상을 가하는 활성산소로부터 세포를 보호하는 것을 말합니다. 적당한 항산화제의 복용은 노화 예방이나 여러 만성질환의 예방에 도움이 될 수 있습니다. 항산화 작용을 통해 혈관을 보호하는 효과를 얻을 수 있으며, 혈관 확장 기능과 이를 통한 말초혈액순환 촉진 기능도 있다고 알려져 있습니다. 그래서 많은 마그네슘 제품에는 비타민E가 함께 포함되어 있으며 효능 및 효과로서 말초혈행장애 및 갱년기로 인한 어깨·목결림, 수족냉증, 손발 저림이 표기되어 있습니다.

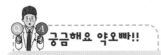

Q. 비타민E, 꼭 복용해야 하나요?

A. 영양제를 복용하는 이유는 크게 두 가지입니다. 결핍될 수 있는 영양성분을 보충하려는 것과 현재 불편하게 느껴지는 증상의 개선을 위해 보충하는 것. 비타민E는 실제로 몇몇 증상을 제외하고는 권장하는 경우가 많지 않습니다. 일단 비타민E는 지용성으로 쉽게 결핍이 일어나지 않습니다. 비타민E의 흡수를 저해하는 크론병과 같은 질환이나 저지방 식이를 하는 사람을 제외하고는 결핍을 찾기 어렵습니다. 따라서 건강한 성인에게 비타민E 보충제의 복용이 권장되는 경우는 드뭅니다.

혈행 개선이나 항산화 효과를 목적으로 비타민E를 복용한다면 일반적인 마그네슘 종합 보충제나 종합비타민에 들어가는 50~200IU 정도의 용량이면 크게 문제되지 않습니다. 그런데 만약 다른 목적으로 고용량을 복용한다면 뇌출혈에 대한 위험도를 고려해야 하고 추가적으로 출혈 경향을 높이는 약물을 복용하고 있지는 않은지 점검이 필요합니다. 이에 대해서는 앓고 있는 질환 또는 복용 중인 약물과 관련하여 전문가와의 상담이 필요합니다.

■ 피크노제놀

우리나라의 홍삼이 세계적으로 인정을 받고 있다면 프랑스에는 피크노제놀pycnogenol이 있습니다. 피크노제놀은 프랑스 남부 해안에서 자라는 소나무 껍질에서 추출한 유효성분을 의미합니다. 이 유효성분은 프로시아니딘procyanidins이라는 물질의 양으로 표기가 되는데 이는 녹차에 들어있는 카테킨과 유사한 구조를 갖고 있습니다. 녹차의 카테킨은 항산화제로 유명한데요. 프로시아니딘 역시 강력한 항산화 효과와 항염증 효과, 고혈압에 대한 유익한 효과, 혈소판 응집 억제 효과, 콜라겐 생성 촉진, 관절 통증 및 염증 개선 효과 등으로 잘 알려져 있습니다. 이 외에도 항균, 항암, 항바이러스 효과를 갖는 플라보노이드가 다량 함유되어 혹자는 프랑스의 인삼이라고 부르기도 합니다.

혈액순환과 관련하여 피크노제놀이 갖는 장점은 혈관 보호 작용, 혈관 확장 작용, 혈관 탄력 강화 작용 등입니다. 항산화 효과를 통해 혈관의 산화적 손상을 줄여주는 것이 가장 큰 장점이며, 그 외에도 혈관 내피세포에서의 NO(일산화질소) 생성 과정에 관여해 혈관 확장 작용과 이로 인한 혈류 증가, 콜라겐의 생합성을 위한 mRNA 발현도 증가로 인한 혈관벽의 탄력 증가 등에도 그 역할을 기대할 수 있습니다. 여러 연구에서 밝혀진 근거 수준도 높은 편입니다. 실제로 관상동맥질환을 앓는 환자에게 매일 8주간 피크노제놀 200mg을 투여한 연구에서 혈류 개선에 대한 유의미한 효과가 있었고, 모든 연구 결과가 같은 것은 아니었지만 고혈압 환자의 혈압 강하 효과에도 기대할 수 있다는 연구 결과가 발표되기도 했었습니다.

아직 우리나라 사람들에게는 상대적으로 낯선 이름이지만 최근 그 효과가 괄목할 정도로 주목을 받고 있습니다. 일반적으로 알려진 효능으로는 혈행개선 이외에 과민성피부질환이나 갱년기 증상, ADHD 같은 주의력결핍장애에도 도움이 될 수 있다고 보고되고 있습니다.

■ 오메가3 지방산

혈행개선하면 빼놓을 수 없는 것이 바로 오메가3입니다. 이는 EPA와 DHA 두 가지 종류의 오메가3 지방산의 합을 말하며 불포화지방산의 일종으로 우리 몸의 세포막을 구성하는 지방산의 성분이기도 합니다. 식약처에서 인정하는 기능성 원료로 '혈중 중성지질 개선 및 혈행개선에 도움을 줄 수 있음'이라고 표기되기도 합니다.

혈중 중성지방이 과도하게 되면 이것이 혈관에 들러붙어 염증 반응을 일으키거나 혈관 탄력을 저하시키고, 혈액 응고 작용에 변화를 일으켜 혈액의 흐름을 방해하게 됩니다. 오메가3는 이러한 중성지방이 간에서 합성되는 것을 막고, 혈액 응고를 억제하여 혈행개선에 도움을 줄 수 있습니다. 또한, 적혈구 세포막의 유동성을 증가시키는 역할도 하는데 이는 곧 적혈구의 변형 능력을 증가시켜 말초 모세혈관을 통한 혈액의 흐름이 원활하도록 하는 데 도움을 줍니다. 하루 3~4g 가량의 고용량 오메가3 지방산의 섭취는 출혈 경향을 증가시킬 수 있다는 유럽의 보고가 있으므로 혈액응고저해제를 복용 중이거나, 출혈 경향이 높은 환자, 수술을 앞둔 환자의 경우는 고용량의 오메가3 복용에 있어서 주의할 필요가 있습니다.

오메가3는 주로 생선에서 추출한 기름의 일종인데 제품 선택 시 주의사항은 '이런 기름이 산패되지 않고 얼마나 신선한가?'입니다. 실제로 국내뿐 아니라 외국에서 들어오는 많은 제품들의 경우 산패도가 높거나 또는 산패도 검사와 관련한 데이터 자체가 존재하지 않은 제품이 많은데, 이런 소위 '썩은 기름'을 복용하는 것은 오히려 혈액 및 혈관에 좋지 못한 영향을 미칩니다.

※ 오메가3를 고르는 방법에 관련하여 보다 자세한 내용은 '좋은 오메가3 고르는 방법을 알려주세요.(p.433)'를 참고해 주세요.

빈혈이 있어서 철분제를 복용 중인데 수치가 개선되지 않아요.

빈혈이란 혈액 검사를 통해 산소를 운반하는 적혈구 내의 혈색소인 '헤모글로빈 수치'를 통해 판단하며, 그 기준은 아래와 같습니다.

분류	헤모글로빈 수치(g/dL)
성인 남성	13
성인 여성	12
6~16세 청소년	12
6개월~6세	11
임산부	11

해당 수치 미만일 경우를 빈혈이라 판단하는데요. 이로 인한 증상은 어지러움, 두통, 만성 피로감, 무기력감, 창백한 피부, 숨이 참, 수족냉증 및 손발 저림 등이 있습니다. 이는 모두 혈액 속의 산소와 영양분이 조직으로 제대로 전달되지 못하기 때문에 발생하는 증상들입니다. 대부분의 사람들은 빈혈을 진단받으면 철분제를 열심히 복용합니다. 그런데 몇 개월 후 다시 수치를 측정해 봐도 마음처럼 쉽게 수치가 회복되지 않는 경우가 종종 발생합니다. 분명히 좋다고 하는 비싼 철분제를 꾸준히 복용했는데 수치가 회복되지 않는 건 대체 무엇이 문제일까요? 여기에는 여러 가지 복합적인 원인이 있을 수 있습니다.

▶ 복용하는 철분제의 함량이 충분치 못한 경우

철분제는 매우 다양한 형태와 용량으로 제품화되어 있습니다. 하루 복용량 당 철분의 함량도 천차만별이죠. 적게는 5~10mg부터 많게는 150mg이나 되기도 합니다. 당연히 본인의 헤모글로빈 수치나 상황에 적합한 용량을 섭취하는 것이 중요합니다. 예를 들면, 건강한 성인의 경우 1일 철 소실량을 1mg 정도로 봅니다. 이는 장내 상피세포의 소실로 인한 것으로 정상인 대부분이 동일하게 소실되는데요. 그러니 이것을 보충해 줄 수 있는 1mg 정도가 매일 흡수되면, 소실량 = 흡수량 균형이 맞아 건강을 유지하는데 무리가 없습니다. 이는 보통 음식을 통해서 충분히 보충이 가능한 정도죠.

반면, 여성의 경우는 생리로 인한 소실까지 고려하여 체내로 흡수되는 철분의 양을 기준으로 하루 2mg 정도가 필요하다고 보는데 비헴철(흡수율 5~10%)의 경우는 철로써 20~40mg 정도, 헴철(흡수율 20~35%)의 경우 6~10mg 정도를 보충해주는 것이 적절합니다. 만약 철분이 더 필요한 빈혈 환자이거나 임산부라면 더 많은 양의 철분을 보충해야겠죠. 이에 대해서 간단하게 정리하면 아래와 같습니다.

철분의 하루 소요량 (흡수되는 양 기준)	건강한 여성	건강한 임산부	철분 부족 임산부, 빈혈 환자	(심한) 철분 부족 임산부, 빈혈 환자
	2mg	3~6mg	8~10mg	15mg

그런데 보통 대부분의 사람들이 본인의 상황이나 수치에 상관없이 임의로 철분제를 선택합니다. 흡수율과 위장장애에 있어 중요하게 영향을 미치는 부분인 제형에도 전혀 신경 쓰지 않고 그저 주변인의 경험담, SNS의 리뷰를 보고 제품을 선택하기도 합니다. 그러다 보니 아무리 남이 좋다고 한 것을 복용한들 수치의 개선이 있을 리 만무하겠죠? 만약 본인이 혈액 검사 상 수치가 낮은 빈혈 환자라면 반드시 의사나 약사와 상의하여 그에 맞는 충분량의 철분을 보충하는 것이 중요합니다. 반대로 필요 이상으로 고용량을 장기간 복용하면 철 중독 증상이 발생할 수 있으며

간경화, 심부전, 암 환자의 증상 악화 등의 부작용을 겪을 수도 있기에 꼭 전문가와의 상담이 필요합니다.

▶ 철분제 복용 기간이 충분하지 않은 경우

보통 철분이 보충되면 두통, 무기력감 등의 자각 증상이 며칠 만에 **빠르게** 개선됩니다. 또한 복용 시작 후 4일~30일까지 수치의 개선도 나타납니다. 하지만 이것이 '빈혈이 치료되었다' 또는 '건강한 적혈구가 충분하게 존재한다'는 것을 의미하지는 않습니다. 그러므로 철분제 복용 후 한두 달 뒤 복용을 중지했을 때 빈혈이 재발하는 경우가 많습니다.

충분한 체내 철분에 대한 개념으로 '저장철(stored iron)'을 이야기합니다. 철분을 섭취하면 십이지장이나 공장의 점막에서 최종적으로 2가 형태로 흡수되고(헴철은 전용 흡수 경로가 있어 다름), 흡수된 철분은 이후 장 점막 세포에서 다시 3가로 산화됩니다. 이들 중 일부는 철의 저장단백인 아포페린apoferrin과 결합해 페리친ferritin(저장형)을 형성하여 페리친성 철로서 저장이 되고, 나머지는 아포트랜스페린apotransferrin과 결합해 트랜스페린transferrin의 형태(운반형)로 골수로 운반되어 적혈구(헤모글로빈) 생성에 쓰입니다. 말이 복잡해졌는데, 요지는 흡수된 철분 중 적혈구 생성에 쓰이는 철분 이외의 여분의 철분은 페리친의 형태로 저장된다는 것입니다. 이는 특히 간에 많으며 이것이 저장철의 개념입니다.

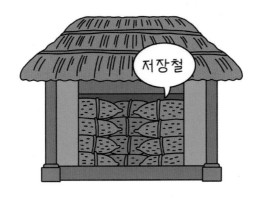

쉽게 말해 곡식이 풍부해서 먹고도 남을 정도가 되면 곳간에 쌓인다(페리친이 늘어난다)고 보는 것이죠. 신생아는 가지고 있던 저장철을 태어나서부터 부지런히 사용하는데 대략 생후 6개월 정도가 되면 저장철이 슬슬 바닥난다고 합니다. 그러니 이때부터는 음식을 통한 충분한 철분의 섭취가 이루어져야 합니다.

그럼 몸에 여분의 철분이 많을수록 페리친성 철(저장철)이 증가한다는 의미인데, 사실 이것이 무한정으로 증가하지는 않습니다. 우리 몸은 제법 똑똑해서 페리친성 철이 충분하다면 그 다음부터는 철분의 흡수율을 자체적으로 떨어뜨려 철분을 섭취해도 이전만큼 흡수하지 않게 됩니다. 이렇게 페리친성 철까지 충분하게 흡수될 때까지는 약 6개월 이상의 꾸준한 철분제 복용이 필요합니다. 따라서 완전한 빈혈 치료를 위해서는 철분제 복용을 중단하지 마시고 꾸준히 복용하는 것이 좋습니다.

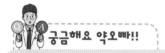

궁금해요 약오빠!!

Q. 빈혈인데 오히려 페리친 수치가 높아요. 이건 어떤 경우인가요?
A. 일반적으로 철 결핍성 빈혈의 경우 헤모글로빈 수치뿐 아니라 페리친 수치도 낮게 나오는 것이 맞습니다. 하지만 철분의 저장량과 상관없이 비정상적으로 페리친 수치가 높아지는 경우도 있는데요. 급성 염증, 간 손상, 산화적 스트레스, 감염, 악성 종양 등이 이에 해당합니다. 그러므로 단순히 헤모글로빈 수치 또는 페리친 수치 등의 단편적인 부분을 볼 것이 아니라 전문가와 함께 전반적인 몸의 건강 상태를 살피는 것이 중요합니다.

▶ 적혈구 생성량이 소실량을 따라가지 못하는 경우

철분제를 꾸준히 보충해서 건강한 적혈구가 만들어졌지만 특정 원인에 의해 소실되는 양이 더 많아지는 상태가 발생할 수 있습니다. 장독대에 물을 붓고 있는데 아래 뚫린 구멍이 커서 소실되는 속도와 양이 채우는 것보다 더 크고 빠른 상태를 떠올리면 쉽게 이해가 될 것입니다. 위궤양 및 십이지장궤양, 치질, 피임용 자궁내 장치 시술, 월경 과다, 만성 출혈, 위 또는 소장의 수술로 인한 출혈 등이 그 원인일 수 있습니다. 이런 경우는 철분의 보충에도 신경을 써야 하지만 그에 앞서 원인이 되는 기저 질환에 대한 치료가 선행되어야 합니다.

▶ 신장의 이상으로 인해 에리스로포이에틴의 정상적인 생성이 저하된 경우

에리스로포이에틴erythropoietin은 신장(콩팥)에서 만들어지는 일종의 당단백으로 조혈호르몬이라고도 불립니다. 철분과 기타 조혈성분들을 원료로 하여 골수에서 적혈구가 생성되는 과정에 필요한 일종의 자극을 에리스로포이에틴이 담당하는 것인데요. 이것에 의해 적혈구 모세포erythroblast의 생성이 촉진됩니다. 그런데 신부전과 같이 신장이 망가져있거나 또는 다른 방식으로 신장의 기능이 떨어진 경우는 이 호르몬의 생성이 정상적이지 않게 될 수 있는데 이것은 곧 적혈구 생성에 문제가 생길 수 있음을 의미합니다.

▶ 적혈구 생성에 필요한 다른 영양분이 부족한 경우

적혈구(헤모글로빈) 생성은 철분만 가지고는 되지 않습니다. 철분이 주원료이지만 그것과 결합할 글로빈 단백질 역시 중요하며, 이런 헤모글로빈과 적혈구 생성 과정에 보효소로 작용하는 비타민B9(엽산), 비타민B12 등도 필요합니다. 일반적인 경우 이런 원료들이 부족한 일은 드물지만, 여러 가지 원인에 의해 결핍될 가능성도 있는 만큼 단순 철분만의 보충보다는 적절한 단백 식이와 조혈비타민의 보충도 신경 쓸 필요가 있습니다.

▶ 철분이 제대로 흡수되지 않는 경우

1. 올바르지 못한 방법으로 철분제를 보충하는 경우

철분제의 복용은 다른 영양성분 섭취에 비해 특히 더 주의해야 하는데, 이를 제대로 지키지 않으면 그렇지 않아도 낮은 철분의 흡수율(5~10%)이 더 낮아질 수 있기 때문입니다. 헴철을 제외한 대부분의 비헴철은 일반적으로 공복에 복용하는 것이 권장되는데, 공복에 복용해야 충분한 위산의 농도 하에(낮은 pH 레벨을 의미) 이온화되어 흡수되기 때문입니다. 또한 음식을 먹으면 음식물 속의 특정 성분들과 철분이 킬레이트를 형성해 흡수에 방해를 받을 수 있기 때문인데요. 이런 성분들은 현미와 같은 전곡류에 많은 피틴산phytic acid, 홍차와 녹차 등에 포함된 탄닌, 커피에 포함된 클로로겐산chlorogenic acid, 고구마나 과일에 많은 식이섬유, 시금치에 많은 옥살산oxalic acid 등이 있습니다.

철분과 같이 2가 양이온 형태로 흡수되는 다른 미네랄들과의 동시 섭취도 제한해야 합니다. 이들은 모두 같은 흡수 통로를 공유하기 때문에 서로 간의 흡수를 방해할 수 있기 때문입니다. 예를 들면 칼슘, 마그네슘, 아연 등의 미네랄이 이에 해당합니다. 특히 고함량의 미네랄제, 미네랄이 들어있는 제산제나 우유 등의 섭취와는 충분한 시간 간격을 둘 것을 권장합니다. 이런 부분을 제대로 지키지 않은 채, 커피 한 잔을 마신 후 바로 이어서 철분제를 복용하는 등의 잘못된 방식으로 복용한다면 철분이 제대로 흡수되기 어렵고 빈혈이 개선되는 속도도 더딜 수밖에 없습니다.

※ 철분제 복용 방법에 관련하여 보다 자세한 내용은 '영양제, 언제 먹어야 가장 효과가 좋을까요?(p.122)'를 참고해주세요.

2. 위산의 부족으로 인해 흡수가 저해되는 경우

철분의 흡수에는 위산이 필요한데, 어떤 원인에 의해서든 위산이 부족한 상태라면 철분이 제대로 흡수되지 않을 수 있습니다. 그 원인들로는 위축성 위염, 위 절제술, 위산분비억제제의 장기간 복용 등이 지목되며, 이런 위산의 부족은 비단 철분의 흡수뿐 아니라 조혈비타민으로 작용하며 특히 거대적아구성 빈혈과 직접적으로 연관이 있는 비타민B12의 결핍도 초래할 수 있습니다.

어떤가요? 그냥 아무 철분제나 하나 챙겨 먹으면 될 것 같았지만 생각보다 복용 방법이나 빈혈을 개선하는 방법이 까다롭지요? 실제로 철분제를 복용하고 있는데 수치가 개선되지 않는다고 말씀하시는 분들이 꽤 많습니다. 위에서 알려드린 여러 가지 원인 중 본인이 간과하고 있는 부분이 있지는 않은지 한 번쯤 확인해보시고, 올바른 철분제 섭취로 빈혈을 극복하시길 바랍니다.

월경전증후군이랑 생리통 때문에
너무 힘들어요.

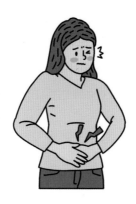

성인 여성이라면 생리가 다가오면서 괜스레 예민해지며 짜증이 나고, 잠도 잘 안 오고, 단 것이 당기고, 없던 변비도 생기는 등 '내 몸이 왜 이러지?' 하는 경험을 아마 한 번쯤은 해보셨을 겁니다. 물론 대부분은 증상이 심하지 않고 큰 불편함 없이 넘어가기도 하지만, 때로는 일상생활에 지장을 초래할 정도로 증상이 심한 경우가 있습니다. 이런 증상들을 '월경전증후군(Premenstrual Syndrome, PMS)' 또는 '생리전증후군'이라고 부릅니다.

■ 월경전증후군

월경전증후군은 보통 월경을 시작하기 7~14일 전에 반복적으로 겪게 되는 다양한 정서적, 신체적, 행동적 증상을 특징으로 하는 일종의 증상군을 의미합니다.

대한산부인과의사회에 따르면 우리나라의 경우 배란을 하는 여성들의 약 75% 가량이 PMS와 관련해서 아래와 같은 다양한 증상들을 경험한다고 합니다.

- **신체적 증상**
  유방 압통, 근육통, 부종, 체중 증가, 두통, 소화불량, 변비, 피부 트러블

- **행동적 증상**
  불면, 단 것에 대한 갈망, 집중력 저하, 심한 피로감

- **정서적 증상**
  불안, 우울, 예민, 짜증, 무기력감

▶ 월경전증후군의 원인은 무엇일까?

뚜렷한 기전이 밝혀진 것은 아니지만, 여성호르몬의 변화와 연관지어 생각하는 것이 일반적입니다. 이에 대해서 이해하려면 여성의 생리 주기 동안 분비되는 각종 호르몬에 대해서 간단히 살펴볼 필요가 있습니다.

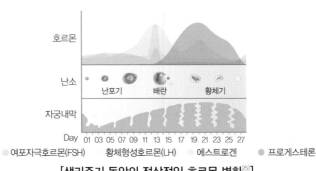

[생리주기 동안의 정상적인 호르몬 변화[25]]

위 그림을 보면 생리 주기를 28일로 봤을 때 일반적으로는 배란이 시작되는 14일째까지는 에스트로겐의 분비량이 지속적으로 증가하는 반면, 프로게스테론은 분비되지 않고 있습니다. 그러다가 배란 이후 황체기에 접어들면 에스트로겐의 분비는 줄어들고, 프로게스테론이 본격적으로 분비되기 시작합니다.

25) http://m.sofybodyfit.co.kr/know/know_view03.asp

하지만 어떤 원인에 의해서 이런 호르몬들의 분비 패턴에 변화가 생기면 이로 인해 체내 밸런스가 깨지면서 여러 문제를 일으키는 것으로 알려져 있습니다. 예를 들면, 배란을 했음에도 불구하고 에스트로겐의 분비가 줄어드는 정도가 약하거나 프로게스테론의 분비가 늘어나는 정도가 약해, 에스트로겐은 과다한 상태가 되고 반대로 프로게스테론은 결핍된 상태가 되는 식으로 두 호르몬의 밸런스가 평소와 맞지 않는 상황이 발생할 수 있습니다. 이런 호르몬 불균형이 여성에게 평소와는 다른 신체적, 정신적 변화에 영향을 미칠 수 있다고 알려져 있습니다.

그 외에도 잘못된 식이습관(지방 섭취 과다, 정제된 탄수화물 및 설탕 섭취 과다, 카페인의 잦은 섭취), 담즙 분비 정체, 해로운 화학제품의 잦은 사용, 유전, 스트레스, 비만, 운동 부족 등이 PMS의 원인으로 지목되기도 합니다.

▶ 월경전증후군의 증상 개선에 도움이 되는 영양소

1. 칼슘

충분한 칼슘 보충이 우울감, 부정적인 감정, 부종 등의 증상에 있어 대조군에 비해 확연하게 개선되었다는 연구 사례들이 있습니다.

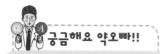
궁금해요 약오빠!!

Q. 칼슘제, 보충제로 먹어야 하나요?

A. 식이만으로 칼슘의 충분량을 섭취하기란 사실상 어렵습니다. 흡연, 음주, 화학물질의 잦은 사용, 스트레스 등으로 인해 발생하는 활성산소를 제거하는 과정에는 다양한 미네랄이 보조 효소로 필요한데, 현대인의 경우 이런 활성산소의 발생이 증가함에 따라 칼슘을 비롯한 여러 미네랄의 요구량이 점점 늘어나고 있습니다. 또한 커피, 술, 각종 차의 잦은 음용은 체내 미네랄이 소변으로 배출되는 것을 촉진시켜 이를 더 부족하게 하고, 다이어트, 가공식품의 섭취, 편식 등으로 인해 식이로는 충분량의 미네랄을 섭취하기 힘듭니다. 따라서 칼슘을 비롯한 여러 미네랄을 따로 보충해 줄 필요가 있습니다.

A. 건강한 성인의 경우 칼슘으로 하루 600~700mg을 보충할 것을 권장하고, 월경전증후군의 증상 완화를 위해서는 하루 1000~1400mg까지도 보충을 권장합니다. 일반적으로 우유 한 컵에 약 200~300mg 내외의 칼슘이 포함되어 있다고 보는데 만약 우유를 하루 한 잔씩 꾸준히 마신다고 가정하면, 나머지는 식이를 통해서 보충을 해야 되는 셈입니다. 그런데 사실상 균형 잡힌 식사를 세 끼씩 꼬박꼬박 하지 않는 이상 이를 충분히 만족시키기는 어렵고 실제로 매일 우유를 한 컵씩 마시는 경우도 드물죠. 그러니 이런 부분들을 고려해서 칼슘제를 복용하되 어느 정도의 용량으로 복용할지를 생각해보면 되겠습니다. 칼슘은 한 번에 500mg 이상은 흡수되지 않으니, 칼슘제를 복용할 때에는 한 번에 고용량을 먹는 것보다 500mg 이하로 하루에 2회 정도에 걸쳐 나누어 복용하는 것이 좋습니다.

Q. 칼슘제를 먹으니까 속이 쓰리던데 왜 그런가요?

A. 시중의 탄산칼슘과 같은 무기염 형태의 칼슘제 복용 시 속쓰림이나 복통과 같은 위장장애가 발생할 수 있습니다. 이런 무기염 형태의 칼슘제는 값이 싸다는 장점이 있으나 흡수율이 많이 떨어지고 위장장애를 빈번하게 일으킵니다. 이런 경우 유기염 형태의 칼슘이나 코랄 칼슘 등으로 섭취하면 이런 불편들을 상당 부분 개선할 수 있습니다. 칼슘제라고 다 같은 것은 아니기 때문에 잘 알아보고 양질의 칼슘제를 섭취하는 것이 좋습니다.

Q. 칼슘제를 많이 먹으면 오히려 혈관에 안 좋다던데요?

A. 칼슘을 과잉 섭취하면 신장결석, 담석증, 혈관석회화, 동맥경화 등이 발생할 수 있다고 알려져 있습니다. 하지만 이는 칼슘만을 아주 과잉으로 섭취했을 때, 또는 혈액 중에 잉여 칼슘이 과도하게 존재할 때의 이야기입니다. 비타민D, 마그네슘, 비타민K2 등은 칼슘의 흡수를 돕고 정상적인 대사를 촉진하며, 뼈로 칼슘이 잘 가도록 도와줍니다. 따라서 칼슘을 단독으로 섭취하는 것보다 이런 성분들과 함께 고르게 섭취한다면 혈액 중에 불필요한 잉여 칼슘이 넘치는 것에 대한 염려는 하지 않으셔도 됩니다. 그리고 이런 부분을 고려하여 요즘에는 대부분의 칼슘제에 마그네슘과 비타민D가 적절히 조합되어 판매되고 있습니다.

2. 마그네슘

가장 우선적으로 권장되는 영양성분 중 하나입니다. 월경전증후군 증상을 심하게 겪는 사람들은 혈액 내 마그네슘 수치가 정상보다 낮은 경향이 있다고 합니다. 하루 300~400mg의 충분한 마그네슘 보충은 신경 예민, 우울감, 통증, 유방 압통, 부종, 수면장애 등을 개선하는 데 도움이 될 수 있습니다. 이때, 마그네슘의 단독 보충보다는 비타민B6(피리독신)와 병행해서 2개월 이상 복용하는 것이 더 효과적이라는 연구 결과들이 존재하므로 비타민B 영양제와 함께 복용할 것을 권장합니다.

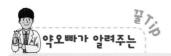

칼슘과 마그네슘은 평소 우리 몸에서 이런 역할을 해요!

- **칼슘**
  뼈와 치아의 형성 및 유지, 체내의 각종 효소 활성화, 근육 수축, 신경 전달, 혈액 응고 기전에 관여하여 지혈, 혈액의 산성화 방지, 각종 호르몬 분비에 관여

- **마그네슘**
  300여 종의 체내 효소 활성화, 근육 이완, 신경 안정, 에너지 생성, 단백질 및 핵산 합성, 신경물질 전달, 피로감 개선, 심장 보호, 혈관 보호 및 확장, 비타민D 활성화

3. 비타민B군

일반적으로 비타민B군은 체내 여러 대사의 활성화에 필요한 보조 효소들로 작용하여 에너지 생성, 피로 회복, 각종 통증 완화, 해독, 스트레스 완화, 피부 증상 개선 등에 도움을 준다고 알려져 있습니다. 비타민B군에는 B1 · B2 · B3 · B5 · B6 · B7 · B9 · B12 등이 있는데 단독으로 사용하는 것도 좋지만, 이들을 함께 보충하였을 때 훨씬 더 좋은 시너지 효과를 내므로 가급적이면 비타민B군 복합제의 복용을 권장합니다.

이 중 월경전증후군과 관련해서는 특히 피리독신(B6)이 피로감 개선, 우울감 및 신경 예민 완화, 유방통과 두통 등의 개선에 효과가 있음이 여러 연구를 통해 밝혀졌습니다. 1975년 이후 10건 이상의 이중맹검법[26]을 통한 임상 연구가 이루어졌는데 대부분의 결과에서 대조군에 비해 긍정적인 효과를 보였습니다. 하지만 일각에서는 피리독신이 체내에서 활성형으로 대사되지 못하여 그 효과가 덜하다는 주장도 있기 때문에 비활성 형태인 피리독신의 보충으로 효과를 보지 못했다면 비타민

---

26) 이중맹검법[二重盲檢法] : 환자와 의사 양쪽에 치료용 약과 플라시보(placebo ; 새로 개발된 약을 시험하거나 환자에게 심리적 효과를 주기 위한 약)의 구별을 알리지 않고, 제3자인 판정자만이 그 구별을 알고 있는 약효의 검정법.

B6의 활성형인 '피리독살-5-포스페이트pyridoxal-5-phosphate'로 복용하는 것도 한 방법입니다. 1일 50~100mg 정도의 보충이 상용량인데 한 번에 100mg을 복용하는 것보다는 50mg을 2회에 걸쳐 복용하는 것이 더 효과적이고, 마그네슘과 여러 생리적 기능에서 상호작용을 하므로 마그네슘과 함께 보충하는 것을 권장합니다.

비타민B6 외에도 하버드대 영양학과 연구팀에서는 비타민B1과 B2를 투여한 실험을, 영국 왕립일반의협회에서는 종합적인 비타민B군 투여로 실험을 진행했는데, 모두 대조군에 비해 신체적·정신적 증상에 있어 유의미한 개선을 보였다고 결론을 내렸습니다.

4. 아마씨

아마씨의 리그난lignan은 대표적인 피토에스트로겐phytoestrogen의 한 종류입니다. 이는 에스트로겐과 구조적으로 유사하여 체내에서 마치 에스트로겐처럼 작용을 하거나 내인성 에스트로겐의 생합성에 영향을 미치는 식물성 물질들을 총칭합니다. 아마씨의 리그난은 에스트로겐과의 구조적 유사성을 바탕으로 에스트로겐이 과잉일 때 에스트로겐 수용체에 대신 결합해 에스트로겐의 작용을 저해합니다. 또한 아로마타제aromatase라는 효소의 작용을 억제해, 테스토스테론과 안드로스텐디온androstenedion을 원료로 하여 에스트로겐이 생성되는 과정을 저해하기도 합니다. 이런 작용 기전을 통해, 체내 여성호르몬의 균형을 맞추어 에스트로겐의 상대적 우세로 인한 월경전증후군의 여러 증상을 개선하는 데 도움이 될 수 있습니다.

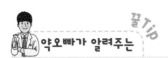

약오빠가 알려주는 꿀Tip

월경전증후군을 예방할 수 있는 식이습관!
1. 카페인의 섭취를 줄입니다.
2. 나트륨(소금)의 섭취를 줄입니다.
3. 정제된 탄수화물 및 설탕의 섭취를 줄입니다.
4. 과도한 지방의 섭취를 줄입니다.
5. 비타민과 무기질이 풍부한 채소와 과일을 섭취합니다.

■ 생리통

생리통은 프로스타글란딘prostaglandin과 류코트리엔leukotriene의 생성으로 인한 염증 및 통증이 발생하는 현상을 말합니다. 이런 물질들의 생성 증가는 자궁의 근육과 혈관의 수축을 유발하는데 이것은 생리통이 더욱 심하게 느껴지는 원인이 됩니다. 생리통에 먹는 다양한 진통제는 이런 생리통을 일으키는 원인 물질인 프로스타글란딘의 생성을 억제하는 기전을 통해 그 증상을 완화하는 역할을 하는 것입니다.

※ 생리통 약과 관련하여 보다 더 자세한 내용은 '생리통 : 생리통에 제일 좋은 약은 무엇인가요?(p.145)'를 참고해주세요.

생리통이 심하지 않으면 증상 발현 시 또는 전조 증상이 있을 때 미리 소염진통제를 복용하는 것으로 관리하면 됩니다. 하지만 진통제를 먹어도 별 효과가 없다거나, 생리통이 매우 심해 일상생활에 영향을 미친다고 불편함을 호소하는 경우도 있습니다. 또한 단순 하복부의 통증 외에도 두통, 두중감(머리가 무거운 현상), 부종, 소화불량, 피로감 등이 동반되는 경우도 있습니다. 이런 증상들을 완화하기 위해 다음과 같은 영양소의 보충을 고려해 볼 수 있습니다.

▶ 생리통 및 이와 동반되는 다양한 증상 개선에 도움이 되는 영양소

1. 마그네슘

근육 이완 작용을 통해 자궁 근육의 과도한 수축을 억제하므로 뒤틀리거나 쥐어짜는 듯한 극심한 생리통 완화에 도움을 줄 수 있습니다.

2. 철분

생리로 인해 체내 혈액이 부족한 상태에서는 신체 곳곳으로 혈액이 영양분과 산소를 운반해주지 못해 일시적인 허혈이 발생할 수 있는데 이와 연관되어 생리 기간 중 두통, 어지러움, 소화불량, 수족냉증 등이 발생할 수 있습니다. 아랫배가 찢어질 듯 아픈 생리통의 경우 그 원인은 과도한 자궁 근육의 수축뿐만 아니라 프로스타글란딘에 의한 자궁 혈관 수축과 이로 인한 자궁의 일시적 허혈이 지목됩니다. 허혈이 발생하면 이는 곧 조직의 저산소증을 초래할 수 있다는 것인데 이 경우 극심한 통증이 느껴지는 것입니다.

이는 평소 빈혈 환자가 아니더라도 생리를 하는 여성의 경우라면 생리 기간 중 누구라도 경험할 수 있기 때문에 만약 극심한 생리통 또는 두통을 겪는 사람이라면 평소 철분의 보충을 고려해 보는 것이 좋습니다. 특히, 흡수가 빠르며 생체이용률이 높은 액상형 철분제의 보충은 단기간의 컨디션 개선에 도움이 될 수 있습니다.

3. 혈액순환제

철분을 보충하는 것이 우리 몸에서 혈액이 부족한 부위에 혈액을 공급해주는 원료 보강의 개념이라면 이 원료를 필요한 곳에 잘 전달하는 개념으로는 혈액순환제가 있습니다. 철분제와 혈액순환제를 병용하면 시너지 효과를 낼 수 있는데요. 이와 관련하여 은행잎 추출물, 비타민E, 피크노제놀 등의 보충이 임상적으로 생리통 또는 생리 기간 중 심한 두통 개선에 도움이 되는 사례가 많았습니다.

4. 오메가3

오메가3는 보통 중성지방 감소나 혈행개선 효과로 많이들 알고 계실 겁니다. 하지만 평소 꾸준한 오메가3의 보충은 생리통 완화에도 어느 정도 도움을 줄 수 있습니다. 이는 오메가3가 생리통 원인 물질인 프로스타글란딘과 류코트리엔의 생성 억제 작용을 하는 것에서 기인합니다. 이로써 염증 및 통증이 억제될 뿐 아니라 자궁 근육과 혈관의 수축을 억제하여 생리통 완화에 도움을 줄 수 있습니다.

만약 생리통이 극심하거나 생리 기간 중 두통, 소화불량, 피로감, 어지러움, 소화불량 등의 증상이 동반된다면 평소 위와 같은 영양성분의 보충을 고려하는 것이 좋습니다. 하지만 25세 이상이면서 생리통이 심하거나, 생리 기간 외에도 생리통이 잦거나, 출혈량이 많은 경우는 병원에 방문하여 전문의의 진료를 받아보는 것을 권합니다. 이는 위에서 말한 일반적인 1차 생리통과 달리 2차 생리통이라고 하여 자궁내막증, 골반염증성질환, 자궁근종 등과 연관된 문제일 수 있기 때문입니다.

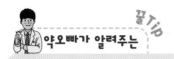

약오빠가 알려주는 꿀Tip

생리통 완화를 위한 생활 요법!

1. 찜질 등으로 아랫배를 따뜻하게 해줍니다.

2. 규칙적인 걷기나 달리기 등 가벼운 운동을 통해 신진대사를 원활하게 해줍니다.

3. 인스턴트나 가공식품의 잦은 섭취는 피합니다.

4. 충분한 휴식과 수면을 취합니다.

5. 너무 조이는 옷보다는 여유 있는 옷을 입도록 합니다.

6. 같은 자세로 오래 앉아있는 경우 중간 중간 스트레칭하여 근육을 이완시킵니다.

7. 반신욕이나 가벼운 샤워 등을 통해 몸의 긴장을 풀어주고 혈액순환을 촉진시켜줍니다.

8. 흡연과 음주는 체내 염증반응을 가속화하고 혈관을 수축시키므로 자제합니다.

머리숱이 적어지고 머리카락이 가늘어져요. 저 탈모인가요?

우리 몸에 있는 털은 전부 몇 개나 될까요? 머리부터 발끝까지 우리 몸에 있는 털을 모두 합하면 100만 개 정도 된다고 합니다. 그 100만 개의 털 중에서도 사람들이 가장 중요하다고 생각하는 털, 우리 몸에 있는 털 중 1/10 정도를 차지하지만 1/10 이상의 존재감을 갖는 털이 있습니다. 바로 머리카락이죠. 대부분의 사람들이 다른 부위에 있는 털은 크게 신경 쓰지 않지만, 머리카락만큼은 예외일 것입니다. 머리카락은 두피와 머리를 보호해주는 역할을 하면서 동시에 사람의 심미적 관점에 있어서 무엇보다 중요한 역할을 하기 때문입니다. 특히 우리나라의 경우 탈모약 시장이 일본에 이어 세계에서 2번째로 굉장히 큽니다. 이는 미용에 대한 관심이 다른 나라에 비해 더 많다는 반증이기도 합니다. 실제로 제가 서양 국가를 여행해보니 그곳에서는 나이 든 사람들뿐 아니라 비교적 젊은 사람들도 탈모가 많았는데요. 그들은 그것을 부끄러워하거나 가리려 하지 않고 남의 시선을 크게 의식하지 않는 모습이었습니다. 그런데 한국인을 비롯한 동양인들은 사뭇 다른 듯합니다.

예전에는 30~40대 이후에 탈모를 호소하며 치료를 시작하는 사람들이 많았지만 요즘에는 20대 탈모 환자도 늘어나고 있습니다. 건강보험심사평가원의 자료에 따르면 2009년부터 2013년까지 전체 탈모 환자 중 20~30대 환자가 43.9%에 육박했다고 합니다. 탈모에 대한 일반인들의 관심이 예전보다 늘어났고 미리 예방하여 관리하려는 사람들이 늘어났기 때문이기도 하지만, 변화한 생활환경과 식습관으로 인해 탈모 환자가 증가했다고도 볼 수 있습니다.

일반적으로 하루에 100개 이상의 모발이 빠지는 것을 탈모라고 정의합니다. 하지만 빠지는 머리카락을 일일이 다 세어볼 수는 없기 때문에 평소보다 유난히 머리카락이 많이 빠지거나, 두피가 휑해 보이거나, 머리카락이 눈에 띄게 얇아지는 것을 경험한 사람들이 병원이나 약국을 찾게 됩니다.

한 가닥의 머리카락은 성장기(3~8년), 퇴화기(3주), 휴지기(3개월)를 거쳐서 빠지게 됩니다. 지금 내 머리에 10만 개의 머리카락이 있다면 이중 10%는 휴지기 상태입니다.

$$(-)10000개 모발 ÷ 100일 = (-)100모발/일$$

휴지기는 3개월(100일) 정도에 해당하기 때문에 대략적으로 계산해보면 정상적인 경우에도 하루에 100개 정도 빠지게 됩니다. 그래서 이 이상 빠지게 되면 탈모를 의심하게 되는 것입니다. 한 예로 휴지기의 모발에서 정신적·육체적인 스트레스를 심하게 받게 되면 2~4개월 후에 머리카락이 빠지게 되는데, 이로 인해 휴지기에 평소보다 더 많은 머리카락이 빠지는 것을 휴지기 탈모증이라고 부릅니다.

그렇다면 도대체 건강한 모발들이 왜 빠지는 걸까요? 대표적인 원인들을 정리해보면 남성호르몬, 여성호르몬, 갑상선호르몬, 노화, 지루성 피부염, 혈액순환 장애, 빈혈, 임신, 스트레스, 급격한 체중 변화(다이어트), 영양 섭취 문제, 폐경, 피임약, 혈압, 건선, 여드름, 특정 약물 복용 등으로 굉장히 다양합니다. 원인은 다양하지만 탈모의 유형은 크게 남성형/여성형 탈모, 원형 탈모, 휴지기 탈모, 반흔성 탈모, 견인성 탈모 등으로 나눌 수 있습니다.

▶ 남성형 탈모

남성호르몬이 원인인 남성형 탈모는 탈모를 호소하는 대부분의 남성이 해당될 가능성이 매우 높은 유형입니다. 정확하게는 남성호르몬의 대사체가 그 원인인데,

이는 뒤에서 다시 자세히 이야기하겠습니다. 남성호르몬과 탈모와의 연관성을 조사한 연구에서 가장 대표적인 것이 사춘기 이전에 거세를 한 남성은 대머리가 되지 않았다는 것입니다. 하지만 이 남성에게 다시 남성호르몬을 인위적으로 투여했더니 탈모가 나타났습니다. 그러나 대머리라고 해서 무조건 남성호르몬이 많다고 할 수 없고, 마찬가지로 남성호르몬을 가지고 있는 모든 남성이 대머리가 되지는 않습니다. 그 이유는 남성호르몬, 즉 테스토스테론이 탈모를 유발하는 것은 아니기 때문입니다. 테스토스테론은 우리 몸에서 5-알파환원효소(5α-reductase)에 의해 디하이드로테스토스테론dihydrotestosterone(DHT)이라는 호르몬으로 변하게 되는데 이 DHT가 모낭을 위축시키고, 모발 성장에 필요한 단백질 합성을 저해시켜 탈모를 유발하는 원인으로 알려져 있습니다.

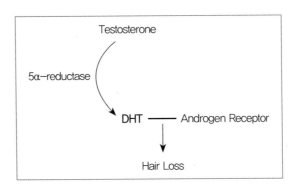

남성형 탈모를 간단히 설명하면 이렇습니다. 남성호르몬 테스토스테론은 DHT로 대사되는데, 바로 이 DHT가 직접적인 탈모의 원인 물질이며, 이 과정은 5α-reductase라는 효소에 의해 진행된다는 것입니다. 이 호르몬이 얼마나 많은지, 그리고 모낭이 이 호르몬에 얼마나 민감하게 반응하느냐에 따라서 탈모에 영향을 주며 보통 M자 형태로 모발이 빠지거나 속머리가 비는 경향을 보입니다. 탈모는 부계 유전의 영향을 강하게 받기 때문에 아버지가 대머리라면 자녀도 대머리가 될 확률이 높습니다. 이런 유전은 30대에 주로 시작하지만 요즘은 10~20대에서 탈모를 호소하는 비율이 늘어나고 있습니다.

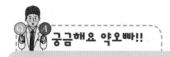

▶ 여성형 탈모

확산성 탈모라고도 불리는 여성형 탈모는 남성형 탈모에 비해 복합적인 요인이
작용합니다. 여성형 탈모의 특징은 남성처럼 완전히 빠지는 형태가 아니라, 머리
카락이 가늘어지거나 짧아지면서 속 머리가 성글게 된다는 것이 특징입니다. 가장
대표적으로는 가르마 중심으로 탈모가 진행된다는 것인데요. 유전이나 스트레스,
호르몬 같은 기본적인 영향을 받기도 하지만 임신 기간에 호르몬의 영향으로 임신
성 탈모가 발생하기도 하고 폐경에 가까워지면서 남성호르몬이 증가하여 남성형
탈모가 나타나기도 하는 등 여러 원인에 의해 다양한 형태로 나타납니다.

▶ 원형 탈모

원형 탈모가 발생한다면 바로 병원에 가야 합니다. '원형 탈모'라는 말이 익숙하
기 때문에 심각하게 생각하지 않는 사람도 있지만, 이는 자가면역질환의 하나인 경
우가 많기 때문입니다. 원형 탈모는 나이와 상관없이 발생하며 동전 하나가 딱 맞
게 들어갈 정도로 모발이 휑하게 빠지는 것이 특징입니다. 일반적인 탈모처럼 스트
레스가 근본 요인이 아니라, 자신의 세포나 조직을 적으로 인식해 공격하는 자가면

역질환으로 인해 모발이 공격을 받아서 머리카락이 탈락하는 것입니다. 보통 먹는 약으로 치료하기보다는 병변에 스테로이드를 주입하거나 바르는 약을 사용하여 치료합니다.

▶ 휴지기 탈모

휴지기는 전체 모발의 10%에 해당합니다. 그런데 사람이 스트레스를 받거나, 출산을 하거나 특정 질환에 걸려 몸 상태가 나빠지면 휴지기 모발이 급격하게 탈락하면서 머리카락이 빠지게 됩니다. 이때 모발을 잡아당겨보면 휴지기 탈모인지 아닌지 어느 정도 확인할 수 있습니다. 대략 50~60개의 모발을 잡아당겨보았을 때 휴지기 탈모에 해당하는 사람은 10% 이상의 모발이 빠지게 됩니다. 보통은 원인이 해결되면 좋아지지만 이 증상이 6개월 이상 진행되면 만성이 되기도 하며, 가르마를 중심으로 빈 부분이 많이 보이게 됩니다. 머리 감는 것에 영향을 받기 때문에 너무 자주 머리를 감거나 두피 관리가 잘되지 않는다면 이 역시 악화 요인이 될 수 있습니다.

▶ 견인성 탈모

이는 평상시 습관에 의해 진행되는 탈모입니다. 말 그대로 머리카락을 자주 당겨 모근에 스트레스를 주면 이로 인해 탈모가 발생하는 것입니다. 이는 스트레스를 모발에 푸는 사람들의 특징으로 정의됩니다. 흔하지는 않지만 평상시 강박증이 있거나 급격한 스트레스에 노출이 되는 사람들에게서 많이 나타나고, 정신과 병력이 있어서 치료 중이거나 증상을 보이는 사람에게서도 자주 발견됩니다. 이는 역시 원인 치료와 습관에 대한 교정으로 치료가 가능합니다. 또한, 평소 모발을 끈으로 묶을 때 강하게 잡아당겨 장시간 묶고 있는 것도 좋지 않은 영향을 줍니다.

■ 탈모 치료 관련 약물 및 영양성분

인류는 엄청난 과학의 발전을 이루었지만 아직 정복하지 못한 영역이 많습니다. 그중 하나가 바로 탈모입니다. 흔히 농담 삼아 하는 말 중, '지구에서 가장 부자가 되는 방법은 탈모치료제를 만드는 것이다'라는 이야기가 있습니다. 탈모에 도움이 된다는 새로운 약과 건강기능식품들이 끊임없이 나오고 있지만 아직 효과는 물음표인 것들이 많습니다. 탈모는 원인이 다양하고 그 원인에 따른 치료법도 모두 다르기에 무조건 어떤 약을 먹으라고 단정할 수가 없어 그 접근이 더욱 조심스러운데요. 그중 그래도 탈모에 관련하여 신빙성이 있는 약품 및 영양성분에 대해서 크게 네 가지로 나누어 살펴보겠습니다.

▶ 전문의약품

1. 피나스테리드 & 두타스테리드

피나스테리드finasteride는 프로페시아라는 상품명으로도 유명한 대표적인 남성형 탈모치료제입니다. 앞서 언급한 남성호르몬의 대사체이자 탈모의 직접적인 원인 물질인 DHT 생성을 막아주는 약물이죠. 테스토스테론이 DHT로 대사되는 과정에서 작용하는 효소인 5α-reductase를 억제하여 DHT의 생성을 막아 이로 인해 모낭세포가 공격을 받아 위축되어 탈모가 일어나는 일련의 과정을 방지합니다. 미국 FDA로부터 탈모치료제로 정식 허가가 난 2가지 성분 중 하나로 본래 피나스테리드 성분은 1992년 남성의 양성 전립선비대증 치료제로 시작되었습니다. 이후 이 성분에 대한 다양한 연구 과정에서 탈모의 억제에도 도움이 될 수 있음이 밝혀지면서 1997년부터 탈모약으로도 사용하게 되었습니다. 전립선비대증 치료에는 일반적으로 5mg의 용량을 사용하고, 탈모 치료에는 1mg 내외의 용량을 사용하는 점이 다릅니다.

두타스테리드dutasteride는 최근 들어 연구가 활발하게 진행되고 있는 성분인데, 피나스테리드와 동일한 기전으로 탈모 방지에 효과를 보입니다. 두 약물 간의 차이는 피나스테리드는 모낭에 분포한 Type2 효소에만 작용하는 반면 두타스테리드는 Type2 효소뿐 아니라 피지선에 분포하는 Type1 효소에도 작용하여 지루성 두피염이 탈모의 원인이 되는 경우에 보다 더 효과적으로 작용할 수 있다는 점입니다. 일부 연구에서는 두타스테리드가 피나스테리드보다 좀 더 효과적이라고 평가하는 경우도 있지만, 대다수의 연구에서 두 성분 모두 널리 사용되며 효과에 있어 큰 차이가 없는 것으로 알려져 있습니다. 이 약물들은 단기간에 효과가 나타나기보다는 꾸준히 복용해야 그 효과를 기대할 수 있기에, 약물의 유효성 평가를 위해 최소한 3개월 이상 복용해야 모발의 밀도가 증가하는 것을 확인할 수 있습니다. 그러니 인내심을 가지고 복용하는 것이 중요하겠지요? 남성호르몬 대사체 DHT가 탈모의 원인인 대부분의 남성형 탈모는 다른 어떤 약물보다도 이들 성분이 우선시되어야 합니다.

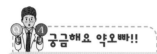

궁금해요 약오빠!!

Q. 남성호르몬을 억제하는 약이면 성기능 관련 부작용이 있다는데 사실인가요?
A. 정확하게 말하자면 이 약은 남성호르몬 중 대표격인 테스토스테론의 생성 자체를 막는 약이 아닙니다. 남성호르몬이 DHT라는 물질로 대사되는 것을 억제하는 것이죠. 물론 DHT 역시 다양한 남성 기능과 관련이 있는 호르몬 대사체이나 실제로 남성의 성기능과 관련해서는 테스토스테론이 중요한 것이므로 이를 억제하지 않는 이상 너무 우려할 필요는 없습니다. 물론 적은 빈도(1~3% 내외)이고 직접적인 연관성이 밝혀진 것은 아니지만 성욕 감소, 발기 부전, 사정량 감소 등의 부작용 발생이 보고되어 있기는 하므로 약물 복용 중 이런 증상이 평소와 달리 지속된다면 처방의와 상담을 통해 약물을 조절해 볼 수 있습니다.

Q. 여성은 이 약물을 복용하면 안 된다고 하던데 정말인가요?
A. 피나스테리드의 경우 임산부 금기 약물로 지정되어 있습니다. 그 이유는 해당 성분이 남성 태아의 외부 생식기 비정상을 초래할 수 있기 때문입니다. 일명 최기형성 부작용인데요. 이는 복용하는 경우뿐 아니라 부서진 알약을 손으로 만져 피부로 흡수되는 경우에도 일어날 수 있는 부작용입니다. 따라서 복용을 해서도, 조각난 알약을 만져서도 안 됩니다. 이는 임산부 또는 임신 가능성이 있는 경우의 이야기이며, 나머지 여성의 경우는 상관이 없습니다.

2. 미녹시딜(경구용)

바르는 외용제 미녹시딜 성분과는 달리 경구용 미녹시딜minoxidil은 정식 탈모치료제로 허가가 난 것은 아니며, 오프라벨(허가된 적응증 외 사용)로 사용되는 경우가 있습니다. 의사의 판단 하에 도움이 된다고 생각되면 처방을 하는 것입니다. 미녹시딜은 본래 혈관 확장 작용을 가져 혈압 강하제로 쓰이는 약물이지만, 미녹시딜을 적용받은 혈압 환자들에게서 다모의 부작용이 관찰되어 이를 계기로 탈모 치료 목적으로도 사용하게 된 것입니다. 알려진 미녹시딜의 탈모 관련 기전은 다음과 같습니다.

> - 말초 혈관확장 & 이로 인한 혈류량 증가로 모발 성장에 필요한 물질을 모근으로 원활히 공급
> - 모발 진피 유두의 혈관 내피세포 성장인자의 발현 증가로 혈관 신생 촉진
> - 미녹시딜의 활성 대사체가 모낭을 자극해 모발 성장을 유발

부작용으로는 원치 않는 부위의 다모증, 두통, 빈맥(가슴 두근거림) 등이 있습니다.

3. 스피로노락톤

마찬가지로 오프라벨로 사용되는 경우입니다. 스피로노락톤spironolactone은 본래 칼륨보존성이뇨제로 사용되는 약물입니다. 그런데 이 성분의 구조를 보면 남성호르몬 테스토스테론과 그 대사체인 DHT와 많이 닮아 있습니다. 이로 인해 테스토스테론의 체내 생성을 저해시키기도 하며, DHT가 수용체에 결합하여 모낭을 공격하고 위축시키는 것을 억제하는 효과를 지닌다고 알려져 있습니다. 알려진 부작용으로는 여성형 유방, 가슴의 몽우리(유방종창), 성욕 변화, 발기 부전 등이 있습니다. 그리고 칼륨보존성이뇨제이다보니 고칼륨 혈증을 유발할 수 있으므로 이와 관련해 정기적인 전해질 검사가 필요할 수 있습니다.

※ 미녹시딜(경구용)과 스피로노락톤의 탈모 치료 사용은 허가된 사항으로의 사용이 아니므로 개인이 임의로 판단하여 복용해서는 안 되며, 처방의와의 상담을 통해 필요한 경우에 한해서 복용하는 것을 권장합니다.

▶ 일반의약품

• 판토가, 판시딜, 마이녹실S

혈액의 헤모글로빈을 구성하는 데에 있어서 철분은 필수적인 성분입니다. 칼슘은 뼈를 구성하는 데 있어서 없어서는 안 되는 성분이고요. 그렇다면 우리의 소중한 모발에 중요한 성분은 무엇일까요? 이에 대한 답을 찾으려면 모발이 어떻게 구

성되어 있는지를 살펴보면 됩니다. 우리의 모발은 케라틴keratin이라는 단백질이 주 구성성분입니다. 케라틴은 여러 종류의 아미노산으로 구성되어 있고 이 외에 수분 과 지질, 멜라닌, 미량원소들이 나머지를 차지합니다. 따라서 이런 성분을 영양제로 보충하게 되면 모발 건강에 도움이 될 수 있습니다. 그리고 그 대표 주자가 바로 효모입니다.

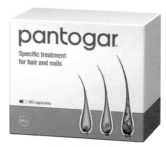

[판토가(후파마)]

현재 국내에서 유통되는 경구용 일반의약품 중 탈모와 관련된 제품은 아마 위와 같은 약용 효모를 주성분으로 하는 약품이 유일할 겁니다. 판토가라는 이름의 독일 MERZ사의 약품이 오리지널 제품이며, 국내에서는 다양한 이름의 카피약이 판매되고 있습니다. 대표적으로 판시딜, 마이녹실S, 볼두민 캡슐 등이 있으며 모든 성분과 함량은 동일합니다. 이런 제품들의 주성분은 약용 효모(맥주 효모)인데, 이 역사는 1960년대로 거슬러 올라갑니다. 그 당시 독일의 칼스버그 맥주 공장의 근로자들이 풍성한 머리숱과 건강한 머릿결을 가지고 있었다고 하는데, 그 비결이 맥주 효모인 것이 밝혀지면서 이것을 응용해 제품화한 것 중 하나가 바로 판토가인 것입니다. 약용 효모는 모낭세포의 분열을 촉진하여 상피세포 증식에 작용하고, 모발이 자라는데 필요한 다양한 영양성분들을 공급하며, 모발의 성장기를 지속시켜 탈모를 억제하는 것으로 알려져 있습니다. 약용 효모 외에도 모발과 손발톱을 구성하는 단백질인 케라틴, 그리고 케라틴을 형성하는 아미노산인 L-시스틴, 비타민B1, B5가 조합되어 있습니다. 1캡슐씩 하루 3회 복용이 권장되며 최소 3개월 이상 꾸준히 복용해야 효과를 볼 수 있습니다.

이와 같은 영양성분들은 모발 성장에 필요한 영양을 두루 공급해준다는 측면에서 복용할 수 있는데, 중요한 점은 이는 주로 정수리 부근에서 시작되어 모근이 약해져 머리카락이 가늘어지면서 진행되는 확산성 탈모의 치료제로 효과가 있는 것이지 남성호르몬 대사체인 DHT가 원인이 되는 남성형 탈모(안드로겐성 탈모)에는 직접적으로 효과를 보기 어렵다는 점입니다. 그러므로 남성의 경우, 특히 M자 형태로 올라가는 남성형 탈모라면 이런 약용 효모 제품을 복용할 것이 아니라 앞서 말한 대로 병원에서 피나스테리드나 두타스테리드와 같은 호르몬대사억제제를 처방받아 복용해야 합니다. 이것이 선행되고 난 뒤에 보조적으로 이와 같은 약용 효모 성분의 약물을 병행하면 좋습니다. 또한 모발의 건강 이외에도 손발톱의 발육 부진에도 좋은 효과를 기대할 수 있습니다.

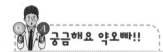

궁금해요 약오빠!!

Q. 효모 위주의 제품 복용 시 주의사항은 무엇이 있나요?
A. 효모 성분이기에 부작용이 거의 없다고 할 수 있지만 주의가 필요한 사람도 있습니다. 바로 통풍 환자입니다. 통풍은 우리 몸에서 요산이라는 성분이 배출되지 못하고 혈중에 누적되어 요산 결정을 만들고, 이 날카로운 요산 결정이 조직을 자극하여 염증과 심한 통증을 유발하는 질환입니다. 요산은 퓨린이라는 핵산의 구성성분이 대사되면서 생기는 분해산물인데 효모에는 핵산이 풍부하게 들어있기 때문에 통풍 환자가 이러한 제품을 고용량으로 복용하게 되면 증상이 악화될 가능성이 있습니다.

▶ 도움을 주는 영양성분

모발을 구성한다고 알려진 영양성분, 모낭 세포의 보호 및 산화를 방지하는 성분, 피지를 억제하고 대사를 촉진하는 성분, 남성호르몬 대사체의 생성을 억제하는 성분 등의 복용이 보조적으로 도움될 수 있습니다. 이에 해당하는 성분들은 바로 아미노산, 철분, 비타민C, 아연, 비타민B군, 비오틴, 구리 등입니다.

특히 비타민B7이라고도 불리는 비오틴biotin은 지방산과 아미노산의 대사에 필요한 물질로 에너지 생성 과정에서 조효소로 작용하기도 합니다. 이는 모발의 탄력성을 높이고 가는 모발, 잘 부서지는 모발, 건조한 모발을 튼튼하고 윤기 있게 만들어주며 손발톱의 건강에도 도움을 줄 수 있습니다. 비타민B8로도 불리는 이노시톨inositol은 체내에서 포도당으로부터 합성되기 때문에 결핍이 쉽게 나타나는 영양성분은 아닙니다. 탈모에 있어서는 콜린choline이라는 성분과 결합하여 사용하면 모낭 세포의 분화와 유지에 필요한 특정 인지질을 합성하는 것으로 알려져 있습니다. 우리나라의 많은 종합영양제에 이노시톨이 소량씩 함유되어 있으나, 해외에서는 이노시톨 고함량 제품이 출시되고 있기 때문에 많은 사람들이 해외에서 구입해 오기도 합니다.

▶ 외용제
1. 미녹시딜

앞서 언급한 혈관확장제인 미녹시딜을 외용제로 만든 것인데, 경구 복용 미녹시딜과 달리 이는 미국 FDA에서 탈모증에 적용 가능한 약으로 정식 허가되어 있습니다. 여성은 주로 3%로 사용하고 남성의 경우 5%로 사용합니다. 물론 여성의 경우도 5%로 사용할 수 있으나, 이럴 경우 두피 외의 원치 않는 부위인 팔, 다리, 얼굴 등에 털이 나는 부작용이 있을 수 있어 주로 3%를 권장합니다. 하루 2회씩 최소 4개월 이상 꾸준히 사용하는 것이 중요하며 제형은 뿌리는 액상형, 바르는 겔형, 폼(거품)형 등 다양하게 출시되고 있습니다. 일반적으로 겔 형태는 액상에 비해 흐름이 덜해 보다 위생적으로 적용할 수 있고, 액상의 경우 스프레이 형태로 사용 가능하기에 보다 넓은 부위에 손쉽게 적용할 수 있다는 장점이 있습니다. 사용에 있어 본인의 상황에 맞게 편리한 제형으로 사용하면 됩니다.

미녹시딜 외용제의 적용 시 초기에 머리가 더 빠지는 것과 같은 '쉐딩 현상'을 경험을 하는 경우가 가끔 발생하곤 합니다. 이는 새로운 모발 성장이 촉진되는 과정에서 기존의 휴지기 모발이 밀려나게 되는데, 이때 휴지기의 약한 모발은 많이 빠지는 반면 새로운 모발이 나기까지는 일정 시간이 걸리기 때문입니다. 도포 시작 후 2~4주차에 발생할 수 있으며 시간이 지나면서 새로운 모발의 성장으로 인해 점차 회복됩니다. 하지만 이런 현상이 1개월 이상 지속된다면 병원을 방문해 정확한 진단을 받을 필요가 있습니다.

2. L-크라넬 알파액

안드로겐 탈모증 즉, 남성호르몬이 원인이 되는 탈모증에 사용되는 외용액입니다. 성분은 여성호르몬인 에스트라디올의 불활성화된 이성질체인데 실제 여성호르몬으로서의 작용은 거의 없다고 알려져 있습니다. 알려진 작용 기전은 다음과 같습니다.

- 5α-reductase를 억제하여 DHT의 생성 저해
- 17β-HSD라는 효소의 작용을 저해하여 안드로스텐디온이 테스토스테론으로 전환되는 것을 감소
- 아로마타제를 자극하여 테스토스테론이 에스트라디올로 변환되는 것을 촉진

쉽게 말하면 탈모의 원인이 되는 테스토스테론과 DHT를 줄여주는 작용을 통해 탈모를 개선한다고 볼 수 있으며, 남성호르몬이 원인이 되는 경중의 여성형 탈모증 및 경중의 남성형 탈모증에 사용할 수 있습니다. 사용법으로는 1일 1회, 약 3ml 정도를 어플리케이터를 이용해 두피에 적용하고 1분간 마사지하여 흡수시키면 되는데 증상이 개선된다면 사용 횟수를 2~3일에 1회로 줄일 수 있습니다.

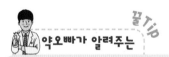

외용제 사용 시 알아두면 좋은 주의사항

1. 모발에 약물이 묻으면 효과가 덜하거나 없을 수 있으니 두피에 직접 닿도록 바르거나 뿌린 후 손으로 문질러 흡수시키는 것이 중요합니다.
2. 약물 적용 후 몇 시간 동안은 약물이 흡수되어야 하기 때문에 머리를 감거나, 땀을 많이 흘리는 운동을 하거나 사우나를 하는 등의 활동은 삼가는 것이 좋습니다.
3. 머리를 감고 적용하면 두피의 이물질을 최소화하여 흡수에 유리할 수 있으나 두피에 물기가 남아있으면 약물 흡수에 방해가 되고 약물이 타고 흘러내려 적용하고자 하는 부위에 제대로 적용되지 않을 수 있습니다. 때문에 두피에 남은 물기를 완전히 제거한 상태에서 사용해야 합니다.

약물의 도움을 받는 것도 좋지만 생활습관이 개선되지 않으면 큰 효과를 볼 수 없습니다. 탈모를 줄일 수 있는 대표적인 생활습관을 안내해 드리자면 가장 먼저 금연을 하는 것입니다. 흡연을 하게 되면 흡연으로 인한 유해물질들이 체내의 활성 산소를 높이게 되는데, 이는 모낭 세포를 산화적 손상으로부터 지키는 항산화제의 고갈을 촉진시키는 격입니다. 또한, 흡연 자체가 탈모에 영향을 미치는 다양한 남성호르몬을 증가시키는 것으로 보고되어 있기 때문에 금연을 하거나 최소한 탈모 치료 시에는 흡연 횟수를 줄이는 것이 좋습니다.

식이요법으로는 동물성 기름의 포화지방산과 트랜스 지방의 과한 섭취를 제한하는 것이 좋습니다. 닭고기, 생선, 콩, 두부 등 양질의 단백질을 섭취하는 것이 좋고 과일이나 채소 등의 보충은 균형 잡힌 미네랄 및 비타민 공급의 측면에서 도움이 됩니다. 과도한 밀가루나 탄수화물의 섭취는 호르몬 균형을 깨트리고 인슐린 저항성을 유발할 수 있어 탈모에 좋지 못한 영향으로 작용할 수 있으니 주의하는 것이 좋습니다.

마지막으로 영양불균형을 초래하는 다이어트 역시 탈모에 영향을 줍니다. 과도한 다이어트는 지양하고 무조건 굶는 것보다는 균형 잡힌 식이를 하되 운동을 통해 체중 감량을 하는 것이 좋습니다. 그 외에 잦은 파마, 염색, 스프레이와 같은 헤어용품의 사용, 자외선으로의 직접적인 노출 등이 탈모에 악영향을 미칠 수 있으니 피하는 것이 좋습니다.

7 좋은 오메가3 고르는 방법을 알려주세요.

어머님, 현재 어머님의 경우처럼 중성지방이 높고, 혈액이 탁할 때는 평소 질 좋은 오메가3를 꾸준히 섭취하는 것이 큰 도움이 될 수 있어요.

난 이미 먹고 있는데요?
우리 아들이 나 먹으라고 저기 깨끗한 나라 뉴질랜드에서 사다준 좋은 거 먹고 있어요.

그럼 혹시 복용 중이신 제품의 산패도에 대해서 알고 계신가요?

산패?? 그런 건 모르겠고 그냥 좋다고 하니까 먹어요.

오메가3는 세계적으로도 가장 많이 소비되는 건강보조제 중 하나입니다. 미국에서는 성인의 1/3이 심혈관질환 예방을 포함하여 다양한 건강상 이점을 위해 복용하고 있다고 하는데요. 우리나라 성인들도 최소 한 번쯤은 복용해봤거나 또는 주변에 있는 지인과 가족이 복용하는 것을 본 적이 있을 겁니다. 요즘은 접근성이 좋아져서 다양한 루트를 통해 구매할 수도 있고요. 약국에서 상담을 하다 보면 손님에게 오메가3를 권할 일이 종종 생기는데 거의 70~80% 정도는 이미 복용을 하고 있거나 또는 복용하고 있지는 않아도 집에 구매해 놓은 것이 있다고 말씀하십니다. 주로 인터넷, 네트워크 판매 업체, 마트, 홈쇼핑 등을 통한 구매가 대부분이고 약국에서 구매해서 복용 중인 경우는 극히 드뭅니다. 요즘은 해외 직구 사이트를 이용하는 사람들이 늘어나면서 본인은 해외 직구로 소위 가성비가 훌륭한 좋은 제품을 먹고 있다며 스마트 컨슈머임을 은근히 어필하기도 합니다.

이토록 다양한 루트를 통해 판매되고 있는 오메가3, 과연 지금 드시고 계신 오메가3가 제대로 된, 질 좋은 오메가3일까요? 물론 일반인들의 입장에서 어떤 것이 질 좋은 오메가3인지 알기는 정말 힘듭니다. 그래서 오메가3 구입 시 참고할 수 있는 몇 가지 기준에 대해 소개해 드리겠습니다.

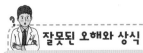

잘못된 오해와 상식

오메가3, 다 비슷한 거 아닌가요?
여러 학계와 세계적인 논문에서 오메가3(fish oil)의 산패에 대해서 경고하고 있습니다. 오메가3는 생선에서 추출한 기름의 일종이기 때문에 지질과산화물이나 기타 2차 산화생성물로의 산화가 매우 쉽기 때문입니다. 문제는 이런 산화된 오일이 인체의 생물학적 활성을 변화시켜 이들을 비효율적이거나 해롭게 만들 수 있다는 점입니다. 다시 말해, 기름은 열이나 빛, 압력 등에 취약하여 산패되기 쉬운데 이렇게 산패된 오메가3를 계속해서 보충하면 오히려 심혈관 건강에 해로운 영향을 미칠 수 있다는 것이죠. 건강하자고 보충제를 먹는 것인데 이것을 먹을수록 오히려 건강을 해칠 수 있다니 정말 무서운 일입니다. 이것은 우리가 음식을 먹을 때도 마찬가지입니다. 쉰 것, 상한 것, 썩은 것을 먹으면 건강할 리가 없겠죠. 그러니 무조건 싸고 양 많은 것을 찾을 것이 아니라 양질의 오메가3를 섭취하는 것이 중요합니다.

■ 양질의 오메가3 판별 기준 1. 산패도

다른 전문가들은 어떻게 생각할지 몰라도 오메가3에 있어서 제가 가장 중요하게 생각하는 부분입니다. 산패도라는 것은 쉽게 말해 '지방산의 부패한 정도'라고 볼 수 있는데, 더 직관적으로 표현하자면 기름이 어느 정도 신선한지 또는 얼마나 썩어 있는지를 나타내는 지표입니다. 오메가3는 생선 기름에서 추출하여 가공한 지방산의 일종입니다. 그러니 이 기름이 얼마나 신선한지가 매우 중요한 문제가 됩니다. 산패도가 엉망인 제품들은 다 이유가 있습니다. 애초에 원료 자체가 저품질이거나, 원료의 보관이나 유통 과정에 문제가 있거나, 제조 시설을 제대로 갖추지 않은 곳에서 제조되어 공정상 문제가 있기 때문이죠.

내가 가진 오메가3가 신선한지 아닌지에 대해서 간단하게 확인할 수 있는 방법은 현재 가지고 계신 오메가3 제품을 깨물어 내용물을 맛보는 것입니다. 생선에서 추출한 것이기 때문에 어느 정도의 비릿한 향이 나는 것이 정상이지만, 만약 심한 악취나 삼키기 힘든 정도의 비린내가 난다면 이는 신선한지 못한 것이라 판단할 수 있습니다. 하지만 이렇게 자의적인 판단은 아무래도 신뢰도가 떨어지겠죠? 그래서 국제적으로는 산패한 정도를 나타내는 몇 가지 지표를 사용하여 해당 제품이 얼마나 신선한지 또는 산패되어 있는지를 판단합니다.

▶ 산패도와 관련된 세 가지 지표[27]

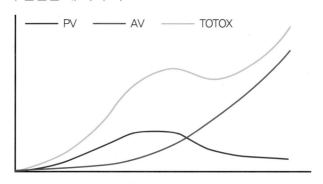

1. Peroxide Value (PV)

초기의 산패 정도를 나타내는 것으로 1차 산패를 판단하는 데 유용한 지표입니다. 당연히 신선한 원료를 사용한 제품일수록 그 수치는 낮게 나옵니다. 그런데 문제는 PV 값은 초기에 산패가 진행되는 동안 일정 수준으로 높아지다가 시간이 지날수록 다시 낮아진다는 데에 있습니다. 그러니 오랜 기간 산패된 정도를 확인하기에는 부족한 지표라고 볼 수 있습니다.

----

27) https://www.oilsfats.org.nz/documents/Oxidation%20101.pdf

2. Anisidine Value (AV)

후기의 산패 정도를 나타내는 것으로 2차 산패를 판단하는 데 유용한 지표라고 볼 수 있습니다. 과산화물peroxide이 산화되면서 아니시딘anisidine으로 변하는 것을 나타내는 수치로, 이를 이용해 후기 산패된 정도를 판단할 수 있습니다.

3. TOTOX Value

위에서 사용한 두 가지 지표를 전체적으로 고려한 지표라고 볼 수 있습니다. 종합적인 산패 정도를 따져볼 수 있는 값이며, 이와 관련하여 몇 가지 국제적인 기관에서 정한 각 항목의 상한선은 다음과 같습니다.

구 분	상한선[28]		
	GOED* (국제 오메가3 협회)	IFOS* (국제 정제어유 표준)	USP (미국 약전)
Acid Value	–	3	3
Peroxide Value (PV)	5	5	5
Anisidnie Value (AV)	20	20	20
TOTOX Value	26	19.5	26

* GOED : Global Organization for EPA and DHA Omega-3
* IFOS : International Fish Oil Standards

표에 나타난 해당 항목에 대해 각 기관에서 정한 상한선을 넘지 않아야 적합한 양질의 오메가3 제품이라 할 수 있습니다. 이처럼 산패도는 신선하고 질 좋은 오메가3에 대한 판단을 하는 데 유용한 지표로 현재 세계적으로 널리 사용되고 있습니다. 이와 관련하여 소비자가 특정 제품의 산패도에 대해 알아보기 위해서는 IFOS와 같은 공신력 있는 기관에서 인증 받은 원료를 사용했는지, 더 확실하게는 완제품 자체를 IFOS로부터 인증을 받았는지 확인하는 것도 저품질을 피하고 양질의 제품을 고르는 한 가지 방법이 될 수 있습니다.

---

28) Anna A. De Boer a, Adam Ismail b, Keri Marshall c, Gerard Bannenberg b, Kevin L. Yan a, William J. Rowe a, "Examination of marine and vegetable oil oxidation data from a multi-year, third-party database", science direct, 15 July 2018
(https://www.sciencedirect.com/science/article/pii/S0308814618302048)

▶ 우리나라의 오메가3 산패도 규격

자, 이제 문제는 현재 우리나라에 유통되고 있는 제품은 과연 어떠한가겠죠? 아쉽게도 최근까지 국내에는 오메가3의 산패도에 대한 규격이 없었습니다. 그러니 당연히 어떤 제품들이 유통되는지 판단을 할 수 없었죠. 그나마 다행인 것은 최근 들어 식약처에서 Acid Value와 PV에 대한 규격을 신설하고 향후 제품들에 적용할 예정이라 하니, 이를 바탕으로 수치를 만족하는 제품들이 유통될 것이라 기대해 볼 수 있습니다. (식약처 제시 기준 : Acid Value 3이하, PV 5이하)

하지만 1차 산패를 나타내는 PV의 규격은 정했으나 2차 산패를 나타내는 AV에 대한 규격이 없는 점은 여전히 아쉽습니다. 표면적으로는 아니시딘을 측정할 수 있는 시설이 국내에 존재하지 않는다는 것이 이유인데 이러면 사실 반쪽짜리 규격이 될 수밖에 없기 때문입니다. AV 값에 대한 규격이 없으니 당연히 종합적인 산패도를 따지는 TOTOX 값도 알 수 없어 아쉬울 따름입니다.

▶ 외국 제품이라면 믿을만하지 않을까?

'미국 판매 1위!', '청정 뉴질랜드산!' 이런 광고 문구를 보면 마치 좋은 품질일 것만 같아 마음이 혹합니다. 그런데 이런 국가들에서 많이 판매되었던 오메가3 제품들의 상당수에서 산패도가 엉망이었다는 사실이 밝혀졌습니다. 「Omega-3 fatty acid fish oil dietary supplements contain saturated fats and oxidized lipids that may interfere with their intended biological benefits」이라는 이름으로 2016년 발표된 한 연구에서는 미국에서 가장 많이 팔린 오메가3 제품들 중 세 종류에 대해서 산패도에 대한 조사를 진행했습니다. 이 세 가지 제품 중 두 가지는 산패도를 나타내는 세 가지 지표 모두에서 기준치를 몇 배나 초과했습니다. 나머지 하나의 제품도 그다지 지표가 좋지는 않았고요. 하나 더, 「Fish oil supplements in New Zealand are highly oxidised and do not meet label content of n-3 PUFA」라는 이름으로 2015년 발표된 연구 또한 충격적입니다. 뉴질랜드에서 그 당시 판매되었던 32가지 오메가3 제품들의 여러 수치에 대해 조사한 연구인데, 그 결과는 다음과 같습니다.

1. 라벨에 표기된 함량을 충족시키는 제품이 32종류 중 단 3종류였으며, 대부분은 실제 함량이 라벨에 표기된 것의 50% 수준
2. 산패도와 관련해서는 대부분 제품이 1차 산패를 나타내는 PV가 기준치를 초과했고, 2차 산패를 나타내는 AV는 28% 제품이 기준치 초과
3. 이를 바탕으로 종합적인 TOTOX 값은 절반 이상이 기준치를 상회

즉, 쉽게 말해서 그 당시 뉴질랜드에서 유통되던 오메가3 제품 중 대부분이 함량 미달이었으며, 절반 이상은 산패되어 있었다는 것입니다. 'Made in USA, CANADA, NEWZEALAND'라고 하면 당연히 좋을 것이라 막연하게 생각해서는 안 된다는 것을 보여주는 연구 결과입니다.

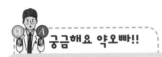 궁금해요 약오빠!!

Q. MADE IN 캐나다, 호주, 뉴질랜드, 미국이라고 다 믿을만한 것은 아닌 건가요?

A. 네, 'MADE IN'은 말 그대로 '해당 국가에서 만들어졌다, 제품화되었다'라는 뜻인데 사실상 오메가3 제품에 있어서 만드는 공정 못지않게 중요한 부분이 '어디서 잡은 어떤 신선한 원료를 사용하였는가?'입니다. 대부분의 저가형이면서 산패도가 엉망인 제품들은 주로 남미의 페루나 칠레 연안에서 잡은 멸치나 정어리 등을 이용하는 경우가 많다고 합니다. 이 해역은 깨끗하지도 않을뿐더러 이곳에서 잡은 생선들을 제품화하기 위해 각 국가로 이동하기까지의 보관 상태 및 운반 과정 또한 문제로 지적된 적이 있습니다. 노르웨이 국영방송의 취재 결과 생선들을 저온이 아닌 상온에서 보관하며, 이 상태로 몇 주는 기본이고 심지어 몇 달을 방치한 채로 두고 운반을 한 사실이 드러난 적이 있었기 때문입니다. 이런 원료들을 가져다가 각국의 제조사에서 제품화만 하면 Made in CANADA, Made in AUSTRALIA가 되는 식입니다. 물론 각 제조사에서 훌륭한 기술력을 바탕으로 잘 정제해서 최종적으로 제품을 생산한다고는 하지만 그래도 애초부터 원료의 질이 좋지 못하거나 이미 산패되어 있는 경우라면 아무리 잘 만들어봤자 신선한 오메가3라고 말하기는 힘들겠죠? 따라서 어디에서 만들었는지에 대한 'MADE IN'만 보고 제품을 신뢰하기는 어렵습니다. 비단 오메가3 제품뿐 아니라 외국의 건강기능식품 제조사에서 만든 다양한 성분의 제품들은 국내로 반입될 때 철저한 검수를 받지 않는 경우가 많아 오히려 이것이 독이 되는 경우도 많습니다.

현재 판매되는 fish oil 오메가3는 총 3가지 폼으로 제품화되어 있습니다. 흔히 1세대, 2세대, 3세대라는 표현을 쓰기도 하는데 이들의 간략한 특징은 다음과 같습니다.

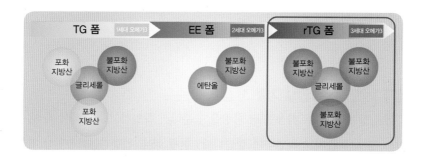

▶ TG(Triglyceride) 폼

가장 처음 오메가3가 제품화된 형태입니다. 자연에 존재하는 그대로의 불포화지방산 형태로 생체이용률은 높지만, 순도가 떨어진다는 단점이 있습니다. 제품의 전체 질량 대비 EPA + DHA 함량이 낮다는 것이죠. 그래서 현재는 액상형 일부 제품을 제외하고는 널리 사용되지는 않는 형태입니다.

▶ EE(Ethyl-ester) 폼

TG 폼의 순도가 떨어지는 점을 개선하기 위해 정제 과정을 한 번 거치면서 순도를 높인 형태입니다. 그 결과 고순도의 불포화지방산을 섭취할 수 있게 되었는데, TG 폼과 같은 자연상태 그대로가 아니다보니 생체이용률이 떨어졌다는 단점이 있습니다. 최근 몇 년 전까지 가장 많이 유통되던 형태입니다.

▶ rTG(re-esterified Triglyceride) 폼

고순도를 유지하면서 생체이용률과 흡수율을 높인 형태입니다. 자연 그대로 형태의 TG 폼에서 불필요한 포화지방산을 제거하고, 필요한 불포화지방산을 결합시

킨 것으로 EE 폼에 비해서 최대 1.7배까지 흡수율이 높다고 알려져 있습니다. 산화적 안정성과 생체이용률 면에서 가장 뛰어난 형태로 현재 국내에서 많이 유통되는 형태입니다. 단점은 상대적으로 비싸다는 것인데요. 하지만 고함량의 복용이 가능하고, 생체이용률이 높아 혈중 중성지방 수치를 낮추는 데에도 가장 효과적이라고 알려져 있기 때문에 약간의 금액을 더 지불하고서라도 좋은 제품을 복용하는 것을 추천합니다.

■ 양질의 오메가3 판별 기준 3. 함량 및 순도

한 캡슐 당 또는 하루 복용량 당 함량을 구분해서 확인하고 복용해야 하며, 순도는 어느 정도 되는지도 확인하면 좋습니다. 현재 국내 건강기능식품법상 'EPA와 DHA의 합으로 얼마'라고 표기가 되는데, 이때 주의해야 하는 부분은 이 표기된 용량이 한 캡슐을 기준으로 말하는 것인지, 하루 복용을 기준으로 말하는 것인지를 확인하는 것입니다. 그리고 이를 바탕으로 복용량 및 금액적인 부분을 전체적으로 고려하면 됩니다.

A제품	1캡슐 당 함량 : EPA 795mg + DHA 305mg = 1,100mg
B제품	1일 섭취량(2캡슐) 당 함량 : EPA 460mg + DHA 240mg = 700mg

예를 들어서 A제품처럼 캡슐 당 함량이 아닌 B제품과 같이 하루 복용량 당 함량을 표기해놓은 경우가 있습니다. 주로 제품 앞면에는 큰 숫자로 총 함량을 표시해놓고, 제품 뒷면 상세정보란에 조그마한 글씨로 하루 2캡슐 또는 4캡슐을 복용하라고 써놓은 식입니다. 이럴 경우 대게는 한 캡슐 당 함량이 그리 높지 못한 경우가 많습니다. 물론 함량이 높다고 해서 무조건 좋은 것은 아니지만 오메가3의 경우는 EPA + DHA의 합으로 하루 1~2g 정도는 보충해주는 것이 좋기 때문에 어느 정도는 함량이 높아야 합니다.

순도는 말 그대로 해당 제품의 총 질량에 유효 성분인 EPA + DHA가 어느 정도를 차지하고 있는가를 나타내는 정도입니다. 국내 유통되는 제품들도 그렇고 특히 해외 직구를 하는 제품들 중 순도가 매우 낮은 제품들이 간혹 있습니다. 이는 그만큼 상대적으로 유효성분 이외의 다른 물질들이 많이 함유되어 있을 수 있다는 의미겠죠. 상대적으로 EE 폼이 rTG 폼에 비해 순도가 높게 나올 수 있기 때문에 폼에 대한 비교 없이 무조건 높은 순도라고 해서 좋다고 말할 수는 없습니다. 일반적으로 같은 폼끼리의 비교라면 순도가 높은 게 좋다고 볼 수 있습니다.

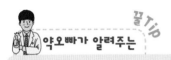

약오빠가 알려주는 꿀Tip

유효성분에 대한 함량을 올바르게 읽는 방법

많은 분들이 알약 또는 캡슐 자체의 질량과 그 안에 포함되어 있는 특정 유효성분의 함량에 대해서 구분하기를 어려워합니다. 예를 들어 제품의 앞면에 보통 표기되어 있는 '600mg × 60캡슐'과 같은 표기는 이 제품의 한 캡슐 당 질량이 600mg 임을 뜻하는 것이지, 이것이 유효성분의 함량을 뜻하는 것은 아닙니다. 캡슐 당 무게를 쟀더니 600mg인 것이고, 그 안에 유효성분이 400mg이 있을지 300mg이 있을지는 따로 표기된 유효성분의 정보에 대한 부분을 읽어야 알 수 있다는 것이지요. 그러므로 본인이 복용 중인 영양제가 있다면 그것의 함량이 얼마인지에 대해서 이야기를 할 때에는 제품 앞면에 쓰여 있는 자체의 중량이 아니라 영양정보란에 표기된 유효성분의 함량을 제대로 읽고 이해하는 것이 좋습니다.

전반적으로 이를 고려하여 제품을 선택한다면 양질의 오메가3를 복용하는 데 한 걸음 더 가까이 다가갈 수 있으리라 생각합니다. 복용을 할 때에는 제대로 된 양질의 제품을 선택하는 것이 매우 중요하다는 사실을 꼭 기억하시길 바랍니다.

유산균의 종류가 너무 많은데
어떤 것이 좋은 건가요?

본격적으로 이야기를 시작하기에 앞서, 유산균과 프로바이오틱스probiotics 두 용어에 대해서 간략하게 짚어보겠습니다. 엄밀한 의미에서 유산균은 프로바이오틱스와 다릅니다. 우리가 장 건강을 위해 건강기능식품으로써 섭취하는 제품들의 겉면을 보면 '프로바이오틱스'라고 명시되어 있는 것을 볼 수 있는데요. 이는 식약처에서 '유산균 증식 및 유해균 억제·배변 활동 원활에 도움을 줄 수 있음'이라는 기능성을 인정해 제품 겉면에 표기된 것입니다. 하지만 정확한 용어를 살펴보면 프로바이오틱스는 '건강한 사람의 장에 살고 있는 균'으로 우리 몸에 이로운 기능을 하는 유익균을 통칭하고 있는 반면, 유산균은 미생물 중 '젖산lactic acid을 생성하는 모든 균'들을 말합니다. 즉, 유산균 모두가 우리 몸에 이로운 기능을 하는 건 아니라는 뜻입니다. 그러니 유산균 중에는 프로바이오틱스인 것도 있고 아닌 것도 있으며, 프로바이오틱스 중에는 유산균에 속하는 것도 있고 아닌 것도 있는 것이죠. 이처럼 서로 구분되는 것임에도 불구하고 일반적으로 이 둘을 구분 없이 쓰고 있으니 이어질 내용에서는 편하게 '유산균'으로 통칭하도록 하겠습니다.

■ 유산균을 선택할 때 고려할 사항

▶ 보장균수

해외 직구 제품은 표기법이 조금 다르지만, 현재 국내 회사들에 의해 생산·유통되는 제품들은 보장균수를 의무적으로 표기하게 되어있습니다. 여기서 잠깐! 보장균수에 대해 알기 위해서는 투입균수를 먼저 알아야 합니다. 투입균수는 말 그대로 제품의 생산에 투입한 균수를 의미하고, 보장균수는 해당 제품의 유효기간까지 생균으로서 활성을 유지하는 수가 얼마나 보장되느냐를 의미합니다. 보장균수는 곧 균주의 안정성, 제조 공법이나 기술력의 우수함, 기대할 수 있는 효과의 지속 정도 등을 담보하는 척도가 될 수 있기에 유산균 제품 평가의 여러 요소 중 중요한 한 가지입니다. 그래서 투입균수와 보장균수는 엄격히 구분되어야 하는데, 일반적으로 대부분의 소비자는 투입균수와 보장균수를 크게 구분하지도 않거니와 큰 관심이 없습니다. 이를 이용해 교묘하게 투입균수를 사용해서 50억, 100억 유산균 등으로 마케팅에 이용하는 업체들도 있는데요. 이 둘은 아예 다른 개념이고, 더 중요한 것은 보장균수라는 것을 반드시 알아두어야 합니다.

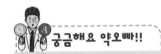

궁금해요 약오빠!!

Q. 보장균수가 많으면 무조건 좋은 유산균인 건가요?

A. 유산균을 선택함에 있어서 보장균수가 중요한 요소이긴 한데, 그렇다고 해서 무조건 이 숫자가 높다고 해서 다 좋은 건 아닙니다. 정확하게는, '널리 연구가 되어 그 안정성과 효과가 검증된 좋은 원료의 균주'가 많이 보장될수록 좋습니다. 쉽게 예를 들어볼게요. A 제품은 50억 보장이지만 글로벌 원료회사의 우수한 균주들만 사용한 제품이고, B 제품은 100억 보장이지만 이름조차 알 수 없는 원료회사의 균주들을 썼거나, 큰 기능성 없이 그저 숫자 뻥튀기나 균수 유지만을 위한(예를 들면 써모필러스 균주) 균주들을 사용했습니다. 이렇게 보면 당연히 A 제품이 훨씬 좋은 것이라 확신할 수 있습니다.

이상을 정리해보면 보장균수가 많다는 것이 우선 좋은 제품의 여러 기준 중 하나를 충족시키는 건 맞습니다. 하지만 더 중요한 것은 '어떤 균주'를 '얼마나' 넣었는가 하는 것입니다. 사실 회사별로 각자의 제품을 구성하는 균주들의 배합 비율을 100% 공개하는 경우는 거의 없어 아쉽게도 소비자가 이를 확인하는 데에는 분명히 한계가 있습니다. 다만 '대략적으로라도 많은 임상 연구를 통해 다양한 기능에 대한 근거를 확보한 균주들의 비율이 높음을 알 수 있다면, 이는 조금 더 신뢰해도 좋다'라고 생각해 볼 수 있겠습니다.

여기서 하나 아쉬운 부분은 표기된 보장균수 대로 보장이 잘 되는지에 대한 엄격한 관리가 제대로 시행되지 못하고 있다는 점입니다. 종종 '시중에 유통되는 유산균 제품들을 무작위로 수거하여 검사해 보았더니 일부 제품에서 보장균수 이하로 균수가 유지됨이 확인되었다'라는 뉴스가 주기적으로 나오는 이유도 바로 여기에 있습니다. 현재 한국인들이 가장 많이 섭취하는 건강기능식품 순위에서 유산균은 홍삼에 이어 2위를 차지할 만큼 많이 섭취하고 있기에 품질 유지와 관련된 부분의 타이트한 재평가가 지속적으로 이루어지길 바라봅니다.

▶ 좋은 균주

유산균에 대한 연구나 임상이 역사적으로 굉장히 오래되었다고 볼 순 없지만 그래도 관련된 수많은 회사 중에서 가장 활발히 연구와 개발을 하고, 이를 바탕으로 우수한 균주를 자체적으로 보유·생산하는 글로벌 원료회사들이 있습니다. 바로 일명 3대 유산균 원료회사로 불리는 '크리스챤 한센(덴마크), 듀폰-다니스코(미국, 듀폰이 덴마크의 다니스코를 인수), 렐러먼드 로셀(캐나다)'입니다. 이 회사들의 균주를 사용한 제품이라면 일단 기본적으로 신뢰할 수 있습니다. 더하여 이런 회사들의 균주이면서 특히 임상적으로 널리 연구되어 다양한 기능에 대한 근거를 충분히 확보한 균주가 많이 들어있다면 더욱 믿고 섭취할 수 있고요. 가령 크리스챤 한센의 LGG로 불리는 락토바실러스 람노서스 GG(lactobacillus rhamnosus GG)의 경우 관련 연구 논문이 천 건 가까이 되고, 인체 적용 시험도 수백 건이 진행된 상태입니다. 이에 따른 다양한 기능들도 계속 밝혀지고 있죠. 이렇게 우수한 균주들이 많이 포함됐다는 것은 효과뿐만 아니라 안정성 측면에서도 중요한 의미를 가집니다. 이런 우수한 균주들이 사용되었다면 그렇지 않은 균주들이 잔뜩 들어간 제품에 비해 보장균수가 좀 더 적더라도 훨씬 뛰어난 효과를 기대할 수 있기도 합니다.

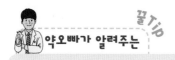

약오빠가 알려주는

꿀Tip

균주(strain)로 '찐'을 구분하는 방법!

광고를 보면 간혹 '○○에 효과적인 균을 함유한 제품!!'이라는 문구로 홍보하는 것을 자주 볼 수 있습니다. 가령, 다이어트 유산균이라고 열심히 광고하는 수많은 제품을 살펴보면 '락토바실러스 가세리ₗactobacillus gasseri'라는 균을 포함하고 있는 것을 발견할 수 있습니다. 하지만 실질적으로 식약처로부터 '체지방 감소에 도움을 줄 수 있음'이라는 기능성 내용을 인정받은 균은 정확하게 Lactobacillus gasseri BNR17입니다. 어떤 차이가 있냐고요? 이름의 가장 끝에 'BNR17'이 붙었다는 것입니다. 이것이 가장 중요한 요소인데 많이들 간과하고 계시기 때문에 이를 이용한 잘못된 광고가 판을 치고 있습니다.

사실 유산균의 풀네임을 칭하려면 속(Genus) – 종(Species) – 균주(Strain)로 불리는 세 가지가 포함되어 있어야 합니다. Lactobacillus gasseri BNR17에 적용해보면 Lactobacillus는 속(Genus), 가운데의 gasseri는 종(Species), 마지막의 BNR17이 균주(Strain)에 해당하는 거죠. 이 중에서 가장 중요한 부분은 '균주'로, 이는 특정 회사의 고유한 유산균의 종류와 특징을 나타내는 표시입니다. 즉 Lactobacillus gasseri까지는 같으나 뒤에 붙은 균주(BNR17)에 따라 그 기능의 차이는 천차만별이라고 할 수 있습니다. 조금 과장하면 속과 종이 같아도 균주가 다르면 아예 다른 것이라고 볼 수 있다는 겁니다. 균주마다 신경학적, 면역학적, 항미생물학적 기능이 다릅니다. 그러므로 BNR17이라는 균주로 '체지방 감소에 도움을 줄 수 있음'이라는 기능성 인정을 받은 것이지 단순히 Lactobacillus gasseri만으로는 그런 기능이 전혀 없습니다. 이처럼 사실상 전혀 관련이 없는데 소비자들이 잘 알지 못하는 부분을 가지고 교묘하게 마케팅에 이용하는 경우가 있으니 소비자가 똑똑해져야겠습니다.

▶ 균종의 수

균종의 수에 대해서는 아직 명확한 정답이 나오지 않았습니다. 일반적으로 '여러 종류의 균이 들어가면 다방면으로 도움이 될 테니 균의 종류가 많은 제품이 더 좋지 않을까?'라고 생각할 수 있습니다. 이를 마케팅에 사용해 '식약처 인정 19종 모두 함유!'라고 홍보하는 제품들도 많고요. 하지만 개인적으로 이런 제품에는 그다지 관심이 없는 편입니다. 균의 종류가 많다는 것을 바꿔 말하면 '별다른 기능은 갖지 않으면서 내열성(높은 온도에서 견디는 성질)이 강해 균수 뻥튀기에 쓰이는 균종이 많이 포함되어 있음'을 뜻할 수 있기 때문이죠. 기능이 없는 균종이 많다는 것은 그만큼 우수한 균종의 비율이 떨어진다는 것을 내포합니다. 최근 이와 같은 문제점을 지적하는 목소리도 높아지고 있습니다.

> … 다만 균종의 수와 함량에는 문제가 있었다. 한국소비자원이 조사한 15개 제품 가운데 11개 제품은 3~19개의 균종을 포함하고 있다고 광고했지만 1~2개 균종의 함량이 대부분이었고 나머지 균종의 함량은 크게 낮은 수준이었다.
>
> 제약사들이 극소량의 균종만 담아두고도 '특정 균이 포함되었다'고 홍보할 수 있는 이유는 프로바이오틱스가 건강기능식품인지 여부를 따질 때 현행 기준이 '총 균수'에만 맞춰져 있기 때문이다. 각 균종의 함량이 얼마든 전체 균 수가 생균 1억 CFU 이상이라면 건강기능식품으로 인정해주는 셈. 하지만 소비자들은 균종이 많이 표시된 제품을 '좋은 성분의 제품'으로 오해할 가능성이 있는 만큼 관련 기준을 재정비해야 한다는 지적이 나온다.…
>
> – 류승연, "유산균 19종 있다던 프로바이오틱스, 함량은 1~2종에 편중",
오마이뉴스, 2020년 7월 22일 기사 中 부분 발췌

즉, 균종이 많다고 무조건 좋은 것이 아니라 어떤 원료회사의 어떤 균종(균주)을 쓰느냐가 중요하며 선택의 핵심이라고 볼 수 있습니다.

▶ 제형

'캡슐에 들어있지 않은 유산균은 살아서 장까지 못 간다던데 정말인가요?'라는 질문을 심심찮게 받습니다. 이는 내산성, 내담즙성과 관련된 이야기인데요. 기본적으로 생균은 위산과 담즙에 약하기 때문에 아무런 보호장비 없이 입을 통해 식도와 위를 거쳐 장까지 가려면 험난한 여정을 거치게 됩니다. 그래서 위산과 담즙에 의해 불활성화되지 않고 최종 목적지인 장까지 살아서 잘 갈 수 있도록 보호해주는 장비가 필요한데, 그것이 바로 '캡슐'입니다. 많은 업체가 이를 마케팅 포인트로 내세워 '캡슐로 보호해 안전하게 장까지 살아서 간다!'라고 홍보하는 것도 이런 이유 때문입니다.

그런데 시중의 제품을 확인해보면 캡슐이 아니라 분말 형태인 것들도 상당수입니다. 특히 아이들 유산균은 모두 분말 형태이고요. 그럼 이런 제품들은 다 효과가 없는 것일까요? 그렇지 않습니다. 사실 현재 상업적으로 이용되고 있는 많은 균주는 pH 2.5 부근의 인공 위액에서도 생존율이 80~90% 이상은 된다고 합니다. 또한 분말 형태의 유산균제라도 미세캡슐화(=마이크로캡슐레이션microencapsulation),

듀얼코팅, 프롤린 공법 등과 같은 특수 공법이 들어간 경우라면 위산과 담즙에 의해 불활성화되는 부분에 있어서 염려를 덜 수 있습니다. 또한 균주의 종류에 따라 기본적으로 내산성과 내담즙성이 특히 더 뛰어난 경우가 많습니다. 이런 경우는 굳이 캡슐화할 필요가 없습니다.

사용 목적에 따라 제형을 선택하는 경우도 있습니다. 일반적인 유산균 섭취의 주된 목적은 장에서의 이로운 작용으로, 유산균을 장용성 캡슐에 보호해야 장까지 살아서 갈 확률이 높고 장 건강에 효과적이라고 하는데요. 때로는 구강, 식도, 위에서 유산균의 이로운 기능을 기대하며 분말 형태의 제품을 섭취하기도 합니다. 이런 측면의 연장선상에서 본다면 요즘은 구강부터 대장까지 모두 균총이 형성되어 있기 때문에 이 모든 부분에 걸쳐 작용하는 분말 형태가 더 낫다는 의견도 있습니다.

좋은 유산균제를 선택하여 꾸준히 섭취하는 것은 건강을 유지하는 데 좋은 선택지 중 하나입니다. 아니 약사로서 강력하게 추천하는 바이며 저도 평소 그렇게 실천하고 있습니다. 하지만 유산균제를 섭취하는 것에 앞서 더 중요한 것은 본인의 건강한 식습관 형성이라는 점을 꼭! 꼭! 알아두셨으면 합니다. 식이 형태가 바로잡혀 있지 않은 상태에서는 아무리 좋은 유산균을 섭취해봤자 효과가 잘 나지 않거나 그 의미가 퇴색될 수 있기 때문이죠. 평소에 가공식품, 인스턴트, 밀가루 음식, 맵고 짠 자극적인 음식을 많이 먹으면서 비싸고 좋은 유산균제를 먹어봤자 장 건강이 좋아지기란 쉽지 않습니다. 또한 이런 식이 습관을 교정해 장의 상태를 개선하는 데에는 꽤나 긴 시간이 걸립니다. 그러니 지금부터라도 건강한 식이와 함께 자신에게 맞는 유산균을 선택해 복용하며 건강을 지키셨으면 좋겠습니다.

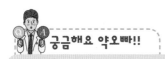
Q. 유산균은 냉장 배송, 냉장 보관이 필수인가요?

A. 살아있는 생균의 경우 열과 습도에 취약하므로 장기간 보관하기 위해서는 서늘한 곳 또는 냉장 보관이 유리할 수 있습니다. 하지만, 무조건 그런 것은 또 아닌데요. 균주마다 내열성이 다르므로 냉장 보관이 필요 없는 경우도 있습니다. 어떤 회사는 냉장 보관 시 발생하는 온도와 습도의 잦은 변화로 인한 크리스탈 형성이 생균을 불안정하게 만들거나 손상시킬 수 있어 오히려 상온 보관을 권장하는 경우도 있습니다. 아직까지는 냉장 배송과 냉장 보관에 대해 '마케팅의 한 측면일 뿐이다 vs 실질적으로 중요한 부분이다'라며 의견이 팽팽하게 갈리고 있는 상황입니다. 지극히 개인적인 의견을 조금 덧붙이자면, 서늘한 상온과 냉장 보관 중 본인이 보관과 섭취에 있어 보다 더 편하게 접근과 유지가 가능한 방법을 선택하라고 권하고 싶습니다. 무엇보다 꾸준히 복용하는 것이 중요하니까요. 배송에 있어서는 한여름처럼 택배 배송차의 내부 온도가 40℃ 이상 올라가는 경우라면, 냉장 배송 시스템을 갖춘 업체나 해당 제품에 조금 더 점수를 주고 싶습니다.

Q. 유산균제는 주기적으로 바꿔줘야 하나요?

A. 이에 대한 특별한 근거나 명확한 가이드라인은 현재 없습니다. '주기적으로 바꿔주는 것이 좋다'라는 측의 의견을 들어 보면, 똑같은 유산균제를 몇 개월 이상 섭취하면 그 균들의 장내 정착이 이루어지는데, 이걸 고착화하기보다는 조금씩 바꿔줘야 한다는 겁니다. 그런데 생각해 보면 살아있는 균의 장내 정착과 증식이라는 것은 이처럼 단순하게 천편일률적으로 이야기할 수 있는 부분이 아닙니다. 생균의 장내 정착에 미치는 대표적인 인자로는 1. 개인의 식습관 2. 위장관의 건강 상태 3. 섭취하는 균의 종류 등을 생각해 볼 수 있는데요. 이 부분들이 개인마다 천차만별이기 때문에 정착과 증식도 다양한 형태로 나타날 것입니다. 그러니 단순하게 '몇 개월 먹으면 정착되니 바꿔주어야 한다'라고 하는 것은 근거가 매우 빈약한 주장입니다.

개인적으로는 특정 제품이 본인에게 잘 맞는다면 그냥 꾸준히 섭취하는 것이 좋다고 생각합니다. 그런데 만약 기존과 다르게 본인에게 효과가 덜한 것 같다고 느껴지는 경우라면, 예를 들어 변비 및 설사를 잡아주는 효과가 예전만 못하다든가 감기에 오히려 더 자주 걸린다든가 하는 경우라면 한 번 바꿔볼 것을 고려해 볼 수는 있겠습니다.

A. 유산균과 관련된 여러 질문 중 결론이 나지 않은, 여전히 논쟁이 많은 주제가 바로 복용 시점입니다. 이런 상황을 바꿔 말하면 완벽한 정답은 없다는 것입니다. 그래서 정답을 내리기보다는 이와 관련한 여러 연구 결과들에 제 개인적인 의견을 더해서 나름의 정리를 해보겠습니다.

일단 유산균 섭취 시 고려해야 할 것은 위산과 담즙의 영향입니다. 이 두 가지를 잘 피해야 생존율이 높다고 앞에서도 말씀드렸는데요. 그럼 위 내 산도가 가장 높을 때와 낮을 때는 각각 언제일까요? 많은 분이 헷갈리실 텐데요. 실제로 위 내 산도가 가장 높을 때(pH가 낮을 때)는 바로 공복입니다. 공복에는 pH농도가 1.5~2.5 정도인데 사실 이는 굉장히 산성이 강한 상태입니다. 그러다가 우리가 음식을 먹으면 이를 소화하기 위해 위산이 더 활발히 분비되기 시작하는데, 아이러니하게도 이때부터 위 내 산도는 떨어집니다. 즉, pH가 높아지는 거죠. 얼핏 보면 이해하기 힘들 수 있는데, 이러한 일이 일어나는 이유는 바로 음식물에 의해 위산이 중화되기 때문입니다. 그리고 시간이 지나 위 내 음식물이 십이지장으로 내려가면 다시 위 내 산도는 높아집니다. 이처럼 산도만 생각하면 식사를 할 때 유산균을 함께 먹는 게 유리하다고 볼 수 있습니다.

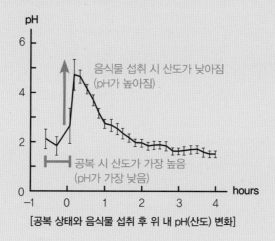

[공복 상태와 음식물 섭취 후 위 내 pH(산도) 변화]

그런데 하나 더, 담즙에 의해서도 살아있는 생균은 불활성화될 수 있습니다. 담즙은 우리가 음식을 먹으면 음식 중 지방의 소화를 돕기 위해 간에서 십이지장으로 분비되는 물질인데요. 이렇게 되면 식사와 함께 유산균을 섭취할 경우 오히려 담즙의 영향을 받는 조건이 되어 버립니다. 이런 두 가지 요인에 더해서, 유산균이 음식물과 섞여 위 내에 머무르면서 위산이나 각종 효소에 의해 영향을 받는 시간 등을 모두 고려했을 때 가장 효과적인 유산균 섭취 시점을 개인적으로 결론 내려보았습니다.

1위. 공복(식전) : 공복에 섭취할 때는 물 한두 컵을 먼저 마셔서 위산을 씻어낸 후 섭취하는 게 좋다고 봅니다.

2위. 식사와 함께

3위. 식후 : 식후 30분부터 그 이후에 섭취하는 것입니다.

여기에 더해 작은 팁을 하나 드리자면, 우유를 함께 섭취해 위 내 pH를 높여서 알칼리 환경을 만들어주면 장까지의 생존율이 더 높다는 일부 연구도 존재하므로 참고하면 좋겠습니다.

Q. 항생제를 복용하고 있는데, 유산균을 먹어도 될까요?

A. 항생제 먹을 때는 유산균을 먹지 말아야 한다고 알고 계신 분들이 있는데, 이건 전혀 틀린 말입니다. 오히려 더 적극적으로 먹어주는 것이 좋습니다. 단! 복용할 때 시간차를 두는 것이 중요합니다. 살아있는 유산균도 일종의 균이므로 항생제의 영향을 받을 수 있기 때문이죠. 항생제의 종류에 따라 다르겠지만 항생제의 영향을 최소화하기 위해서는 최소 2시간 이상의 간격을 두는 것이 좋다고 할 수 있습니다.

CHAPTER

 04

장년층

우리의 부모님들을 위한 코너입니다. 나이가 들면 신체 역시도 노화가 일어 나기 때문에 젊었을 때와는 다른 영양성분을 섭취해야 합니다. 부모님들께 흔하게 나타나는 질병에 대해 소개하고 어떤 영양성분이 건강에 어떻게 도 움을 주는지 알려드릴 테니 이번 기회에 마음속에만 간직했었던 효도를 꺼 내 보세요.

1

노년기에 필요한 영양성분에는
어떤 것이 있나요?

약사로서 일을 하다 보면 약사의 가족이나 친구들은 다른 사람들보다 약을 더 많이 먹게 된다는 것을 느낍니다. 아무래도 약에 대해 쉽게 물어볼 수 있을 뿐만 아니라, 평소에 '한번 먹어볼까?'라고 생각했던 약들도 쉽게 찾아 먹을 수가 있기 때문인 것 같습니다. 저 또한 가족이나 친구로부터 어떤 영양제가 좋은지 추천해달라는 부탁을 받기도 하고, 먼저 좋은 영양제를 권유하기도 합니다.

나이가 들어 독립된 가정을 꾸리고 부모님과 떨어져 살다 보니 예전보다 더 부모님의 건강이 신경 쓰입니다. 꼭 어디가 편찮으신 것은 아니지만, 아무래도 젊은 사람들과는 건강 상태가 달라서 어떤 영양성분을 챙겨드리면 좋을까 항상 고민하게 됩니다. 누구나 마음 한구석에 '효도해야지' 하는 생각을 품고 살지만, 막상 실천하지 못하는 분들이 많을 것입니다. 그래서 이번에는 부모님께 영양제라도 하나 더 챙겨드리고 싶은 분들에게 도움이 될 만한 내용을 소개해보겠습니다.

■ 우리나라 노년층의 영양 섭취 실태

인간의 수명은 옛날과 비교해 놀랄만한 수준으로 길어졌습니다. 최장수국인 일본만큼은 아니지만, 우리나라도 의료기술의 향상과 보건 위생 환경의 개선으로 평균 수명이 매우 길어졌습니다. 하지만 베이비부머 세대로 불리는 우리 부모님 세대는 일에 치여 노후를 미처 준비하지 못한 채 노년기를 맞이하게 되었는데요. 이는 경제적인 것뿐만 아니라 건강에도 적용이 됩니다. 제가 있는 약국은 도시 외곽에 위치하고 있어서 상대적으로 연세가 있는 분들이 주로 방문합니다. 상담을 하다 보면 한평생 고생만 하시다가 '지금은 약을 먹지 않으면 온몸이 쑤셔서 견디기 힘들다'고 하시며 눈시울을 붉히시는 어르신들이 많습니다. 젊은 시절에는 일하느라 몸을 챙길 시간과 여유가 없었고, 나이가 들어 건강을 챙기려 하니 어떻게 해야 할지 모르겠다고 말씀하십니다. 이제는 이런저런 만성질환으로 먹는 약도 늘어나다 보니 '약만 먹어도 배부르다'라는 볼멘소리를 하시기도 합니다.

실제로 우리나라 질병관리본부에서 나온 자료를 살펴보면 노인의 영양 섭취가 다른 연령층에 비해 매우 불량한 것으로 보고되어 있습니다. 기본적으로 동반되는 신체 기능의 저하, 경제적인 어려움 등은 이를 더욱 가속시고요. 구체적으로 우리나라 65세 이상 노인의 32.7%가 실제로 필요한 에너지 필요추정량의 75% 미만으로 섭취하고 있었고 단백질, 인, 철을 제외한 나머지 영양소를 평균필요량 미만으로 섭취하는 비율이 50%를 넘는 것으로 나타났습니다[29].

■ 노년기 영양 섭취의 올바른 접근은?

노년기 영양 섭취에 대한 첫 번째 접근은 몸의 변화를 고려하는 것입니다. 가장 큰 문제는 미각, 후각, 시각과 같은 감각이 둔해지고 치아 상태가 안 좋아지면서 식사량이 줄어드는 것입니다. 실제로 약국에 입맛이 없다는 이유로 찾아오는 분들이 많고, 이런 분들은 식사량이 적다 보니 대부분 변비나 만성 피로 같은 불편함을 호소하곤 합니다. 당장 느껴지는 이런 부분 이외에 소화 기능이 떨어지는 것도 고려해야 합니다. 몸에 영양소가 흡수되기 위해서는 소화액과 위산의 분비가 굉장히 중요한데, 나이가 들면 점차적으로 소화액과 위산의 분비는 줄고 장운동 기능 역시 떨어집니다. 그래서 같은 양을 먹더라도 상대적으로 젊은 사람보다 흡수할 수 있는 영양성분의 양이 적어집니다. 특히 위산 분비 저하는 대표적으로 철분·칼슘·마그네슘·아연과 같은 미네랄, 그리고 비타민B12 등의 흡수를 저해합니다. 또한

---

29) 질병관리본부 질병예방센터 '윤성하' - 우리나라 노인의 영양소 섭취 현황 참조

기초대사량도 줄어들고 신장기능과 간기능 등 전반적인 신진대사 능력이 감소하기 때문에 효율적인 에너지나 영양분의 활용이 어려워질 수밖에 없는 것입니다. 따라서 부족할 수 있는 영양 결핍을 보충하는 것에 초점을 맞춰 영양제를 선택해야 합니다.

두 번째는 만성질환과 복용하는 약물을 고려해야 합니다. 사람의 수명은 많이 늘어났지만 건강 상태가 개선된 것은 아닙니다. 현재 우리나라의 은퇴 후 생활비 중 압도적으로 가장 큰 부분을 차지하는 것이 바로 '의료 및 약료 서비스' 지출입니다. 나이가 들면서 필연적이라고 해도 될 만큼 다양한 만성질환이 나타나고 있고, 이를 예방하고 치료하기 위해 복용하는 약물 역시 몸에 많은 영향을 줍니다. 우리나라 만성질환 중 가장 큰 비중을 차지하는 고혈압을 예로 들면, 대부분의 고혈압 약물들은 코엔자임큐텐CoQ10이나 아연 같은 필수 영양성분의 결핍을 초래합니다. 코엔자임큐텐은 심장에 가장 많이 분포하는 영양소로 결핍 시에는 피로감, 근육 경련, 심혈관 질환의 발생률 증가에 영향을 줍니다. 아연 역시 결핍되면 다른 미네랄의 균형을 무너뜨리고 면역력이나 인슐린 저항성과 관련하여 문제가 생깁니다. 또한 복용된 약물은 필연적으로 몸에서 대사가 이뤄지고 배설하는 과정을 통해 빠져나가야 하는데, 이 과정에서 필수영양소를 소모하고 식욕 저하나 변비 같은 부정적인 측면이 발생합니다. 그러므로 영양제 선택 시 현재 복용하고 있는 약들과 영양제 간의 상호작용은 없는지 살펴야 합니다. 문제가 되는 부분이 없다면 지금 겪고 있는 질환에 도움이 될 수 있는 영양제를 선택하는 것이 바람직합니다.

정리하자면, 노년층은 전반적으로 영양 섭취가 고르지 못하고, 잘 먹는다고 하더라도 위장 기능이 떨어져 있어 충분한 양의 영양소 흡수가 어렵습니다. 게다가 많은 만성질환 약물의 복용은 영양소 결핍을 불러오기도 합니다. 이러한 큰 관점에서 접근한다면 1차적으로는 부족할 수 있는 영양 결핍을 보충하는 것에 초점을 맞추고, 2차적으로 현재 겪고 있는 노인성 질환이나 만성질환에 도움이 되는 보충제를 선택하는 것이 좋습니다.

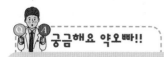
Q. 저희 아빠에게 영양제를 사드리고 싶은데 당뇨를 앓고 계세요. 혹시 드시면 안 되는 영양제가 있을까요?

A. 보통 쉽게 구매할 수 있는 건강기능식품은 특별한 부작용이 없을 거라고 생각하는 경향이 있습니다. 하지만 어떤 약물이든 간에 부작용이 없는 약은 거의 없다고 보셔도 됩니다. 자연에서 나온 음식도 특정 만성질환에는 독이 될 수 있듯이 영양제 또한 가볍게 생각할 문제는 아닙니다. 당뇨의 경우라면 글루코사민 복용은 가급적이면 하지 않는 것이 좋습니다. 왜냐하면 글루코사민은 당뇨에 영향을 주는 인슐린 저항성에 안 좋은 영향을 미칠 수 있기 때문입니다. 바꿔 말하면 글루코사민의 복용이 당뇨를 악화시킬 수도 있다는 것이죠. 당뇨는 대사성 증후군으로 명명되는 질환 중에서도 치료와 관리가 가장 까다로운 질병입니다. 관절을 치료하기 위해 약을 먹다가 오히려 당뇨 증상이 악화된다면, 득(+)이 되는 부분보다는 실(−)이 되는 부분이 더 많기에 좋은 선택이 될 수 없습니다.

■ 노년기에 더 중요한 영양성분

영양 섭취에서 가장 중요한 것은 곡류, 고기, 생선, 달걀, 채소, 과일, 우유, 콩류 등 다양한 식품군을 골고루 섭취하는 것입니다. 그중에서도 식사량 자체가 줄어드는 점을 고려하여 우리 몸 이곳저곳을 구성하는 단백질 섭취를 늘리는 것이 좋습니다. 단백질이 풍부한 음식을 섭취하되, 만약 음식으로 충분한 섭취가 어렵다면 맥주효모나 콜라겐 같은 단백질이 풍부한 영양제를 복용하는 것도 한 가지 방법입니다.

또한 노년층에서는 변비가 자주 발생하기 때문에 식이섬유도 중요합니다. 위에서 언급한 대로 위산이나 소화액의 분비가 줄어들면서 미네랄 흡수가 방해를 받을 수 있기 때문에 칼슘, 마그네슘, 철분, 아연 등을 종합적으로 보충하는 것도 필요합니다. 그리고 젊은 사람들에 비해 실외 활동의 비중이 줄어들면서 비타민D가 부족해질 수 있는데, 칼슘의 흡수와 면역력 증가, 각종 암 예방과 관련하여 비타민D를 섭취하는 것도 좋습니다. 연령이 증가하면서 요구량도 증가하는 영양소인 비타민 B·C군, 항산화제, 혈관 건강에 도움이 되는 엽산, 심혈관 질환 예방에 도움이 되는 오메가3 등도 필요합니다. 따라서 고함량의 비타민보다는 미네랄과 비타민 성분들이 하루 권장량에 맞게 골고루 배합된 영양제를 복용하는 것이 좋습니다. 여기에 추가적으로 앓고 있는 만성질환에 도움이 되는 영양성분의 섭취를 권장합니다.

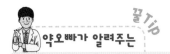

고혈압이 있는 노년기 분들에게 필요한 영양소 : 칼륨

칼륨은 나트륨과 함께 혈압 조절에 중요한 인자입니다. 칼륨과 나트륨은 서로 대항적으로 작용하여 칼륨이 부족하면 혈압이 상승하고 충분히 섭취하면 혈압을 낮추는 데 도움이 됩니다. 따라서 칼륨이 풍부한 채소, 과일을 적절히 섭취하면 미네랄 균형에 도움이 됩니다. 다만 신장질환이 있는 분들은 칼륨 배출이 원활하지 않을 수 있기에 추가적인 섭취에 있어서 주의가 필요합니다.

고지혈증이 있는 노년기 분들에게 필요한 영양소 : 불포화지방

고지혈증 역시 대사성 질환의 하나로 관리가 중요합니다. 육류나 가공육, 우유, 버터, 커피 프림 같은 고 포화지방이나 가공식품, 마가린 같은 고 트랜스지방은 고지혈증에 좋지 않은 영향을 줍니다. 따라서 음식을 섭취하거나 조리할 때 불포화지방을 사용하는 것이 좋습니다. 불포화지방은 생선유, 들기름, 참기름, 홍화유 등에 많이 들어있고, 이를 적절히 섭취한다면 고지혈증 예방 및 치료에 도움이 됩니다.

골다공증이 있는 분들에게 필요한 영양소 : 칼슘과 비타민D

골다공증이 있는 분들에게는 단연 칼슘의 섭취가 중요합니다. 일반적인 노인 1일 칼슘 권장량은 700~800mg이고 골다공증이 있는 환자의 경우 1일 1500mg까지 칼슘 섭취가 권장됩니다. 하지만 이정도 양의 칼슘을 음식만으로 섭취하기는 굉장히 어렵기 때문에 보충제를 통한 칼슘의 섭취가 필요합니다. 마찬가지로 비타민D 역시 음식으로 섭취하기가 굉장히 까다로워서 보충제를 통해 섭취하는 것을 권장합니다. 칼슘제를 섭취할 때 주의할 사항은, 단순히 고함량의 칼슘만을 보충하는 것은 오히려 혈관이나 신장에 칼슘이 침착되어 악영향을 줄 수 있다는 점입니다. 이를 방지하기 위해 비타민D, 마그네슘, 비타민K2 등을 함께 섭취하는 것이 좋습니다.

■ 음식으로 먹는 영양제 : 세계 10대 장수 식품

미국 TIME지에서 2006년에 선정한 세계 10대 장수 식품입니다. 풍부한 파이토 케미컬phytochemical과 한쪽에 치우치지 않은 다양한 영양소를 함유하고 있어 음식으로 먹는 영양제라고 할 수 있습니다. 평소 이런 식품의 섭취를 늘리면 조금 더 건강한 노후생활을 보낼 수 있습니다.

1. 토마토	6. 견과류
2. 시금치	7. 연어
3. 마늘	8. 블루베리
4. 녹차	9. 브로콜리
5. 레드와인	10. 귀리

아버지께서 무릎이 쑤시고 관절 여기저기가 아프시대요.

사람의 뼈는 총 206개로 이루어져 있습니다. 젊을 때는 격한 운동을 하거나 높은 곳에서 펄쩍 뛰어내려도 괜찮았지만 나이가 들수록 이야기는 달라집니다. 뼈는 겉으로 볼 때는 특별한 변화가 없는 것처럼 보이지만, 매 순간 끊임없이 분해되고 새로 만들어지기를 반복합니다. 젊을 때는 이렇게 분해되는 속도와 새로 생성되는 속도의 균형이 맞아 뼈의 건강이 유지되지만 나이가 들수록(35세 이상) 매년 골량이 0.5%씩 줄어드는 퇴화기에 접어듭니다. 특히 여성의 경우 줄어드는 호르몬의 영향으로 뼈에 구멍이 송송 생기는 골다공증이 발생할 가능성도 높습니다. 바로 이런 이유 때문에 충분한 양의 칼슘, 마그네슘, 비타민D의 보충이 권장되는 것입니다.

[관절 연골의 구성]

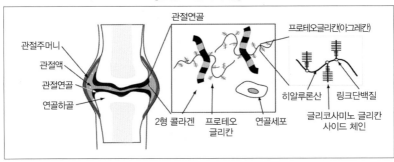

뼈 사이의 충격을 흡수하는 물렁뼈인 관절연골도 나이가 들면서 문제가 발생합니다. 관절연골의 기질을 구성하는 물질은 2형 콜라겐, 프로테오글리칸proteoglycans, 물, 히알루론산hyaluronic acid입니다. 연골의 70~75%인 물과 나머지 연골을 구성하는 기질들로 인해 관절연골은 탄력성과 충격 흡수력이 매우 좋습니다. 하지만 관절을 많이 사용하고 노화가 진행되면서 연골을 구성하는 물질들이 감소하고 변성 또는 파괴되면 골 관절끼리의 마찰이 발생하게 됩니다. 이것이 지속되면 관절에 염증과 통증이 나타나고, 나중에는 관절 자체의 변성에까지 이르기도 합니다. 이렇게 나이가 들면 뼈와 관절에 전반적으로 노화가 발생하면서 움직임도 예전 같지 않고 조금만 힘을 써도 무리가 옵니다. 200여 개의 뼈와 그 사이에 있는 관절이 총체적으로 약해지기 때문에 "비가 오면 쑤신다."라고 하시는 어르신들의 말씀도 과장이 아님을 알 수 있습니다.

아무래도 약국은 젊은 층보다 노년층의 방문이 더 잦습니다. 어르신들께 복약지도를 하다 보면 중복되는 약물의 동시 복용을 거르기 위한 'DUR[30]' 시스템에 진통제가 중복으로 뜨는 경우가 많습니다. 다양한 종류의 진통제를 복용하시는 이유를 여쭤보면 관절이나 근육 통증을 병소로 약을 처방받은 것이었습니다. 정도의 차이만 있을 뿐 나이가 들수록 필연적으로 약해지는 뼈와 관절이기에 이를 조금이라도 관리하고 불편함을 덜기 위해 도움이 될 수 있는 건강기능식품이나 의약품을 찾는 빈도가 늘고 있습니다. 하지만 대부분의 사람들은 약의 어떤 성분이 어떤 기능을 하는지, 그리고 효능에 대한 근거는 얼마나 있는지 잘 알지 못한 채로 식품이나 약을 복용하는 경우가 대부분입니다. 그래서 이에 대해서 간단하게 정리를 해 보았습니다.

---

30) DUR[Drug Utilization Review] : 의약품 안전사용 서비스. 의사와 약사가 처방·조제 시 함께 먹으면 안 되는 약. 어린이·임산부가 먹으면 안 되는 약 등 의약품 정보를 실시간으로 제공해 부적절한 약물 사용을 사전에 점검·예방하는 서비스

■ 어떤 성분이 포함된 관절약을 먹어야 효과가 있을까요?

▶ MSM(Methyl Sulfonyl Methane)

현재 관절영양제 시장에서 제일 주목받는 성분을 꼽으라면 MSM이 아닐까 싶습니다. 식이유황(유기유황)으로도 불리는 이 성분은 녹색 채소와 달걀, 우유에 함유되어 있습니다. 주요 효능 중 어느 정도 근거가 확실하게 입증된 부분은 항염증 효과입니다. 염증매개인자인 NF-κB를 억제해 염증 생성을 줄이는 역할을 합니다. 아플 때 먹는 소염진통제 정도의 효과는 아니지만 실제로 관절에 적용한 실험에서 염증으로 비대해진 활액막의 크기를 감소시켰고, 지속된 근육 통증을 줄이는 효과와 더불어 항산화 작용을 통해 조직을 보호하는 효과를 기대할 수 있었습니다. 또한 결합조직의 주요 물질인 콜라겐을 생성하는 데에도 도움을 줄 수 있다고 합니다.

다른 관절영양제로 사용되는 성분들이 아직까지는 그 효능에 있어서 논란의 여지가 많은 것과는 달리 MSM은 그 근거 수준이 높고 다양한 질환에 대해 활발한 연구가 지속적으로 이루어지고 있습니다. MSM은 하루 1500mg 이상의 복용이 권장되며, 원료에 따른 효능의 차이가 크기 때문에 양질의 MSM으로 널리 인정된 회사의 원료를 사용한 제품을 선택하는 것이 좋습니다.

▶ 글루코사민

관절영양제의 대표주자로 오래전부터 사용된 성분입니다. 자세히는 모르더라도 '글루코사민glucosamine'이라는 말을 들어본 사람은 많을 것입니다. 글루코사민은 갑각류의 껍질이나 연체류의 뼈를 화학적인 방법으로 가공하여 만들어지는데 현재 시중 제품에 사용되고 있는 원료들로는 글루코사민 염산염, 글루코사민 황산염, N-아세틸 글루코사민이 있습니다.

우리나라 건강기능식품공전에 글루코사민은 관절 및 연골 건강에 도움을 줄 수 있다고 명시되어 있습니다. 효능이 있다고 알려진 연구들을 살펴보면 피실험자가 하루 일정량의 글루코사민을 꾸준히 복용했을 때 운동 능력이 향상되었다고 보고하고 있습니다. 하지만 이후 여러 차례에 걸쳐 효능에 대한 의구심이 제기되었고 실제로 효과가 없다고 발표한 연구도 있었습니다. 명확하게 입증이 된 부분은 아니지만 효과가 없다고 발표된 연구에서는 주로 글루코사민 염산염이 사용되었습니다. 반대로, 유의미한 개선을 보였던 연구는 염산염보다 황산염이나 N-아세틸글루코사민이 더 많았습니다. 이러한 연구 결과를 토대로 제품을 선택한다면 염산염 형태는 피하고 나머지 두 형태인 글루코사민 황산염과 N-아세틸 글루코사민을 선택하는 것이 좋습니다.

글루코사민 섭취 시 주의해야할 점이 있다면 인슐린 저항성과 관련하여 당뇨에 안 좋은 영향을 줄 수 있다는 것입니다. 그러므로 심한 당뇨를 앓고 있는 사람은 주의가 필요합니다. 복용 시에는 하루 1200mg 이상의 복용이 권장되고, 단독 복용보다는 이어서 소개할 '콘드로이친chondroitin'과 병행했을 때 훨씬 효과적이라는 연구 결과들이 존재합니다.

▶ 콘드로이친

이 성분은 예전에 비해 사용량이 줄어 젊은 사람들보다는 노년층에서 더 유명한 성분일 것으로 생각됩니다. 콘드로이친은 연골 유지를 돕는 물질로 알려져 있으며 주로 소나 돼지의 껍질로 만들어집니다. 연골 안으로 수분을 끌어당기는 역할을 하여 연골 유지를 돕고, 염증 및 연골 파괴를 유발하는 사이토카인cytokine 류를 감소시켜 염증 및 통증 억제 작용을 합니다. 또한 연골에 중요한 성분인 히알루론산 형성에 도움을 줄 수도 있습니다. 이런 작용을 통해 관절염, 관절통 증상을 개선하기 위해 글루코사민과 함께 자주 사용되는 성분입니다.

하지만 이 성분도 논란의 여지는 있습니다. 글루코사민과의 병용에서 장점이 있다고 주장하는 연구도 많지만, 단독 투여에서 기대하는 효과는 위 약에 비해 크지 않다고 보고된 자료도 많습니다. 물론 콘드로이친 단독 복용으로 통증 완화와 관절 기능 개선, 연골 보호 효과가 있었다는 연구 결과도 있으나 소규모 연구라는 한계가 있습니다. 정리하자면 콘드로이친의 효능을 무시할 수는 없지만 이는 충분히 개인차가 있고, 근본적인 치료를 대신할 수 없다는 사실을 인지하고 있어야 합니다.

만약 복용한다면 최소 3개월 이상 꾸준히 복용하는 것을 권장하며, 요즘에는 비타민B군과 복합된 형태의 일반의약품으로 분류된 제품들이 있으니 이런 제품의 복용을 통해 통증 경감에 어느 정도 도움을 줄 수 있을 것으로 생각됩니다.

▶ 콜라겐

여전히 학계에서 논란의 여지가 많은 성분이지만 어떤 제품을 복용하느냐, 그리고 이 성분을 개인의 몸이 얼마만큼 잘 활용할 수 있느냐에 따라 일정 수준의 효과를 얻을 수 있기에 소개해드리겠습니다. 정확하게 관절을 구성하는 콜라겐은 Type2이지만, 주로 우리가 복용하는 보충제 형태의 콜라겐은 Type1이 많습니다. 물론, Type2 콜라겐으로 복용하는 경우도 있습니다만 비율을 따지자면 Type1이 더 많습니다. 그렇기 때문에 일반적으로 먹는 콜라겐 보충제가 관절에 직접적으로 도움이 된다고 보기보다는 전반적인 인대, 근육, 힘줄 등의 결합조직과 뼈를 건강하게 하는 데 도움을 줄 수 있다고 보는 것이 더 좋겠습니다.

콜라겐은 결합조직에서 흔히 발견되는 인체 내 가장 풍부한 단백질 중 하나입니다. 사람 체중의 20% 가량을 단백질이 차지하는데, 그 단백질의 30%가 콜라겐 단백질입니다. 특히 건조 중량 기준으로 피부 진피 중량의 75%를 차지하여 피부의 보습, 탄력, 노화방지, 주름개선에 있어 꼭 필요한 물질입니다. 대중들은 일반적으로 콜라겐을 피부와 관련해서만 인지하고 있는데, 사실은 우리 몸 이곳저곳에 콜라겐이 없는 곳을 찾기가 더 힘들 정도로 몸 전체적으로 많은 관련이 있습니다. 근골격계와 관련해서는 건조 중량 기준으로 뼈의 유기물 중 80%, 근육의 80%, 관절의 35%, 인대의 70%, 힘줄의 주요 조직 성분의 85%, 관절 연골의 70% 가량을 콜라겐이 차지하고 있습니다. 치아와 잇몸도 상당 부분이 콜라겐으로 구성되어 있고요. 하지만 나이가 들어감에 따라 체내 콜라겐이 감소하면서 자연스레 근골격계가 약해지므로 이를 강화하기 위해서 콜라겐의 섭취가 필요한 것입니다. 고령자들의 건강에 있어 가장 중요한 부분으로 꼽는 것은 바로 '근육'입니다. 이를 위해서는 콜라겐을 비롯한 양질의 단백질 보충이 반드시 필요합니다.

그런데 문제는 보충제를 통해 콜라겐을 섭취했을 때 '이것이 내 몸의 각종 근골격계를 이루는 데에 정말로 사용되는가' 하는 것입니다. 콜라겐은 매우 거대한 분자이기 때문에 장을 통해 흡수되기 위해서는 작은 단위체인 아미노산 또는 펩타이드 peptide 형태로 쪼개져야 하는데, 사람의 장내 환경이나 소화력에 따라 이것이 흡수되는 정도가 달라집니다. 바로 이 부분에서 1차적인 논란이 발생합니다. '어차피 콜라겐을 먹어봐야 분자량이 커서 흡수가 되질 않는다'라고 말이죠. 그리고 2차적 논란은 흡수가 된 후에 발생합니다. '설령 잘게 쪼개져 흡수가 됐다 하더라도 이것들이 실제로 체내에서 다시 콜라겐을 구성하는데 오롯이 쓰이는가' 하는 문제입니다. 아미노산과 펩타이드는 단백질을 구성하는 작은 단위체들인데 이들이 꼭 콜라겐 단백질의 합성에만 쓰인다는 보장이 없기 때문입니다. 다른 종류의 단백질 합성에 쓰일 수도 있다는 것이죠. 이런 점들이 먹는 콜라겐의 효용성 논란 이유입니다.

　제 개인적인 의견으로는 '얼마나 작은 분자량(입자의 크기)의 콜라겐 제품을 섭취하는가, 얼마나 충분한 양으로 섭취하는가'에 따라 먹지 않는 것보다는 어느 정도 효과가 있다고 봅니다. 지금까지 세계적으로 콜라겐 보충과 관련해서 진행되었던 연구들은 대부분 그 분자량이 최소 1,000~2,000달톤(Da) 이상의 콜라겐 가수분해물을 이용한 것이었습니다. 이에 따라 그 효용성을 인정하는 연구도 있었고, 그렇지 않다고 하는 연구도 있었습니다. 하지만 기술력의 발전에 따라 최근에는 어린(물고기 비늘)에서 추출한 400~500달톤 정도로 작은 크기의 콜라겐 보충제가 제품화되어 있습니다. 참고로 족발이나 닭발을 먹으면 피부가 탱탱해진다고 하여 챙겨드시는 분들이 계신데, 이런 식품 콜라겐은 그 분자량이 수만~수십만 달톤 가량으로 엄청나게 큽니다. 그러므로 이 콜라겐이 잘게 쪼개져 흡수가 되는 것은 사실상 극히 제한적이라 콜라겐 보충으로써의 의미를 갖기 어렵습니다. 반면 400~500달톤 정도의 작은 분자량으로 제품화된 콜라겐 보충제를 충분하게 보충하는 것은 체내에 콜라겐 합성의 원료를 공급한다는 측면에서 의미를 가진다고 생각합니다.

모든 약과 영양제가 그렇듯이 개인마다 대사 정도가 다르고 받아들이는 감수성이 다르기 때문에 효과는 저마다 다르게 나타날 수 있습니다. 그렇기에 콜라겐 역시 무조건 효과가 없다고 관심조차 주지 않기에는 너무 아깝습니다.

▶ 커큐민

커큐민curcumin은 강황 뿌리 추출물의 유효 성분 중 하나로 항종양, 항염증, 항산화 효능과 관련해 세계적으로 크고 작은 무수한 임상 연구가 진행되었고 이에 대해 꽤 긍정적인 결과물들을 가진 성분입니다. 관절 건강뿐 아니라 심혈관 보호, 위장관 건강, 각종 암 예방, 알레르기 억제, 치매 예방, 간 기능 개선 등에 대한 효능이 어느 정도 입증되고 있는 성분이죠. 하지만 직접 강황가루를 먹어서 이런 효과를 기대하기는 힘듭니다. 흡수되는 양 자체가 한 자릿수 정도로 너무 적기 때문입니다. 실제로 강황가루를 많이 섭취해도 혈장, 소변, 말초조직에서 커큐민의 대사체가 발견되는 양은 극히 적다는 연구결과가 있기도 합니다. 또한 제대로 흡수되지도 않았는데 체외로 빠르게 배설되기까지 하죠. 이런 이유로 강황가루를 섭취해서 기대하는 효과를 얻기 위해서는 하루에 엄청난 양을 섭취해야 한다는 것인데 그걸 매일 할 수는 없는 노릇입니다. 그러니 특수 공법을 적용하거나 개량을 통해 흡수율을 높여서 제품화된 커큐민으로 보충하는 것이 필요합니다.

항산화와 관련된 약리활성에 대해서 커큐민보다는 테트라하이드로커큐민tetrahydrocurcumin(THC)과 같은 커큐민의 대사산물이 조금 더 활성이 높다는 연구들도 존재합니다. 이는 장내 미생물의 작용 아래 'CurA'라고 불리는 효소인 NADPH-dependent curcumin/dihydrocurcumin reductase에 의해 커큐민이 대사되어 생기는 물질입니다. 그러므로 커큐민 복용 시 프로바이오틱스와 함께 복용하면 이런 대사를 촉진하는 데 어느 정도 도움이 될 수 있고, 이에 따른 대사체 THC 생성 촉진으로 인해 보다 더 높은 항산화 효과를 기대할 수 있습니다. 커큐민의 항염증 작용은 NF-κB 복합체의 활성을 억제함으로써 가능한데, 이는 IL-1, IL-6, IL-12, TNFα와 같은 염증 전 단계의 사이토카인 생성과 관련된 유전자의 복제를 조절하는 물질로 염증을 억제하여 연골 세포의 사멸을 막아 골관절염에 도움이 될 수 있습니다.

▶ 프로테오글리칸

　프로테오글리칸은 동물 세포 외 기질의 주요 구성성분으로 관절연골을 구성하는 물질입니다. 물과 프로테오글리칸의 농축된 형태가 콜라겐 매트릭스에 의해 내장된 형태로 존재하는 식이죠. 쉽게 이해하자면, 콜라겐 기둥 안에 수분을 품은 프로테오글리칸이 존재하는 모양을 떠올리면 됩니다. 이런 방법으로 연골은 수분을 유지하여 외부로부터의 충격을 흡수하고 탄력성과 유연성을 가지게 됩니다. 프로테오글리칸(protein + glycosaminoglycan)이라는 이름에서도 알 수 있듯이 중심 단백질에 글리코사미노글리칸glycosaminoglycans(GAGs)이라는 당 체인이 결합된 형태의 당단백질의 한 종류입니다. 이 GAGs를 구성하는 물질들 중 하나가 앞서 소개한 글루코사민이며, 콘드로이친 역시 GAGs의 한 종류입니다. 그러니 글루코사민과 콘드로이친은 모두 프로테오글리칸을 만드는 원료인 셈이죠.

　문제는 이런 관절연골을 구성하는 성분들을 보충제로 경구 섭취했을 때 효과가 있냐는 것입니다. 일본의 한 연구를 살펴보면 연골 분화 정도를 측정한 실험에서 글루코사민, 콘드로이친, 콜라겐, 히알루론산 등을 보충한 그룹에 비해 프로테오글리칸을 보충한 그룹에서 유의미하게 그 수치가 증가함을 확인할 수 있습니다. 또한, 프로테오글리칸의 보충은 각종 근골격계 질환의 원인이 되는 연골의 석회화를 억제한다는 것이 해당 실험을 통해 밝혀졌습니다. 다만, 이는 소규모 연구라는 점에서 한계가 있습니다. 관절 건강 외에도 프로테오글리칸은 1형 콜라겐과 히알루론산 생성을 증가시키고 EGF(상피세포성장인자)의 기능을 가지는데, 이는 피부 탄력 개선, 건조감 완화, 주름 개선 효능이 있어 피부과 영역에서도 많이 활용되고 있습니다. 현재 관절영양제로 시중에 판매 중인 것은 주로 연어 코의 연골에서 프로테오글리칸을 추출 후 제품화하여 사용하는 것입니다.

　위에서 소개한 성분들 외에도 보스웰리아boswellia, 피크노제놀pycnogenol 등의 성분 역시 염증 및 통증 억제 작용을 통해 관절염 및 관절통을 비롯한 다양한 근골격계 질환에 이용되고 있습니다.

3

엄마가 갱년기 증상이 있는 것 같아요.

여성의 일생에서 큰 변화를 꼽자면 생리의 시작과 끝이 아닐까 싶습니다. 젊은 시절 초경으로부터 시작된 일상의 변화부터 서서히 안녕을 고하는 폐경기까지. 저는 남자이기에 이런 변화를 잘 이해할 수는 없지만 아마도 복잡하고 미묘한 감정으로 다가올 것 같습니다. 일반적으로 많은 여성들이 빠르면 40대 중반에서 50대 초반에 폐경을 맞이하는 것으로 알려져 있습니다. 의학적인 정의로는 '마지막 생리 이후 무월경 상태가 12개월 이상 지속되는 경우'를 폐경이라고 부릅니다. 건강상 문제로 수술을 한 뒤 난소 기능이 소실되어 폐경이 되는 경우도 있지만 대부분은 생리적인 폐경으로 연령 증가에 따라 자연스럽게 나타납니다.

갱년기는 개인차가 있긴 하지만 일반적으로 45~55세에 나타납니다. 갱년기 증상은 초기, 중기, 말기, 장기적 후유증으로 구분할 수 있습니다. 갱년기 증상이 나타나는 가장 큰 이유는 여성호르몬의 감소입니다. 평생 여성의 신체적, 정신적 변화에 관여해왔던 에스트로겐이 갑자기 감소하게 되면서 몸이 이러한 변화에 적응하지 못하고 여러 반응을 나타내는 것입니다. 그리고 에스트로겐이 줄어듦과 동시에 프로게스테론도 줄어드는데 그 차이에서 기인한 에스트로겐과 프로게스테론의 비율 변화가 발생할 수 있습니다. 이를 '에스트로겐 우세증'이라고 표현하기도 합니다. 이러한 복합적인 원인으로 인해 갱년기 전반에 걸쳐서 여러 증상이 나타나고 시기에 따라 증상의 다양한 변화가 발생합니다.

기간	증상
초기	초기 급성 증상으로 얼굴이 달아오르는 홍조가 빈번하고 야간에 땀이 나는 발한 증상이 가장 흔합니다. 그리고 경우에 따라 심리적인 변화가 동반되기도 하는데 이런 초기 증상은 시간이 지나면서 소실됩니다.
중기	비뇨기계 증상이 많이 동반됩니다. 비뇨기계 위축 증상이 나타나 질건조증, 질염, 가려움증, 성교통 등이 나타나고 방광염이나 요실금, 빈뇨도 나타날 수 있습니다. 또한 여성호르몬 감소와 더불어 콜라겐이 감소하여 주름이 증가하고 피부탄력이 떨어집니다. 시간이 지나면서 소실되는 초기 증상과는 다르게 시간이 지나면서 더욱 악화되는 경향을 보입니다.
말기 및 장기적 후유증	여성호르몬의 감소로 인해 뼈가 약해지고 심혈관질환이 증가할 수 있습니다. 나쁜 콜레스테롤로 알려진 LDL과 중성지방의 증가가 나타날 수 있으며, 이로 인한 심혈관질환의 증가는 뇌혈관질환과 치매 등의 위험도를 상승시킬 수 있습니다. 이전의 증상과는 다르게 직접적인 건강 악화에 영향을 줄 수 있기 때문에 관리와 검사가 필요합니다.

증상이 나타나는 기간과 정도는 개인차가 있습니다. 전혀 증상을 못 느끼고 넘어가는 사람도 있는 반면, 짧게는 6개월에서 길게는 10년까지 불편함을 겪기도 합니다. 갱년기 증상이 단기간에 소실되는 경우는 드물기 때문에 일상에 영향을 줄 정도로 불편함을 느끼는 여성이 많습니다. 특히 평균 수명이 늘어나면서 폐경 이후의 삶이 30여 년 정도로 길어졌다는 점에서 갱년기의 적절한 관리와 건강 유지는 이후의 삶에도 영향을 줍니다.

갱년기 증상의 가장 직접적인 치료는 호르몬 대체요법으로, 줄어드는 호르몬을 대신해 경구용 호르몬제를 복용해 증상을 관리하는 방법입니다. 현재는 치료의 효용성이 위험성을 상회하는 것으로 결론지어졌으나 아직까지 많은 사람들이 부작용으로 인해 부정적인 시각을 갖는 것도 사실입니다. 그래서 약국에서 와서 호르몬제를 대체할 만한 영양요법에 대한 문의를 상당히 많이 하십니다. 그렇다면 갱년기로 힘들어하는 여성에게 도움이 될 수 있는 영양요법에는 어떤 것들이 있을까요?

■ 식물성 에스트로겐

갱년기 증상은 여성호르몬이 감소하면서 나타나기 때문에 이를 개선하기 위해서는 부족한 에스트로겐을 보충하면 됩니다. 그러한 이유로 현대의학에서는 경구용 합성 호르몬제를 복용하는 '호르몬 대체요법'을 시행합니다. 하지만 혈전, 유방암, 자궁내막암, 심혈관질환 유발 등 부작용에 대한 우려로 논란이 있었던 것이 사실입니다. 이 호르몬제를 대신하여 부작용이 적으면서도 유사한 효과를 기대할 수 있는 것이 바로 식물성 에스트로겐을 보충하는 것입니다. 화학적 합성물질이 아닌 자연에 존재하는 호르몬 유사물질을 통하여 증상을 조절하는 것이 이 영양요법의 핵심입니다.

식물성 에스트로겐은 주로 콩, 채소, 곡물, 과일 등에서 발견되는 에스트로겐 유사물질로 이소플라본isoflavones과 리그난lignan 같은 성분들이 있습니다. 이 성분들은 체내에서 에스트로겐 수용체(화학적 전달물질이 달라붙어 생리적 변화를 유발하는 스위치와 같은 것)와 약하게 결합하여 여러 생리 효과를 나타냅니다. 실제로 식물성 에스트로겐의 구조를 살펴보면 에스트로겐과 유사한 구조를 갖는 것을 확인할 수 있습니다.

에스트로겐 | 대두 이소플라본
17β-에스트라디올 | 다이드제인 | 제니스테인

위 그림처럼 구조적으로 유사하여 에스트로겐 수용체에 대신 결합하는 방식으로 효과를 나타냅니다. 다만 완전히 똑같은 구조는 아니기에 에스트로겐보다는 더 약하게 작용하여, 호르몬 대체요법의 여러 부작용이 발생할 가능성이 적고 체내 축적되지 않는 것이 장점입니다. 땅을 파야하는데 삽이 녹슬어 사용하지 못하니 대신 호미를 쓰는 것이라고 이해하시면 됩니다. 그리고 또 다른 장점은 위에서 언급한 것처럼 에스트로겐 우세증에도 효과가 있다는 점입니다. 에스트로겐보다 프로게스테론이 감소하는 속도가 빨라서 갱년기에는 상대적인 에스트로겐 우세 증상이 나타날 수 있습니다. 이때 식물성 에스트로겐은 실제 에스트로겐과 경쟁적으로 작용하여 에스트로겐 대신 수용체에 결합하는데, 그 효과가 더 약하기 때문에 에스트로겐의 강한 작용으로 나타나는 에스트로겐 우세 증상을 경감시킬 수 있는 것입니다. 반대로 에스트로겐이 부족할 때는 에스트로겐처럼 작용하여 이것이 부족하여 생기는 증상을 경감시킬 수 있습니다.

간단하게 정리하자면 에스트로겐이 항진된 상황에서는 억제를, 에스트로겐이 부족한 상황에서는 에스트로겐처럼 작동한다고 추정되고 있습니다. 다시 말해 중재자(modulator)같은 역할을 한다고 보면 됩니다. 뿐만 아니라 부작용면에서도 장점이 있습니다. 지금까지 계속 에스트로겐 수용체에 대한 이야기를 해왔는데 수용체는 한 가지가 아닙니다. 에스트로겐이 달라붙는 수용체는 α(알파)와 β(베타) 두 가지가 존재합니다. α수용체는 자궁내막, 유방 등에 주로 존재하고, β수용체는 심혈관계, 뼈, 혈관 등에 존재합니다. 식물성 에스트로겐인 이소플라본은 β수용체에 결합하는 비중이 높기 때문에 유방이나 자궁에 대한 자극이 적어 일반적인 호르몬 대체요법에 비해 유방암, 자궁내막암 등이 생기는 위험도가 낮다고 여겨지고 있습니다. 그렇다면 어떤 성분들이 이러한 목적으로 사용되는지 알아볼까요?

▶ 승마

에스트로겐과 유사한 작용을 하면서 사람에게 사용했을 때 안전성이 검증된 성분들은 여럿 존재합니다. 그중 가장 많은 연구가 행해졌고 이를 바탕으로 사용되어 온 성분이 바로 서양 승마black cohosh입니다. 승마 추출물의 성분을 살펴보면 역시 에스트로겐과 구조적으로 유사성을 보임을 알 수 있습니다.

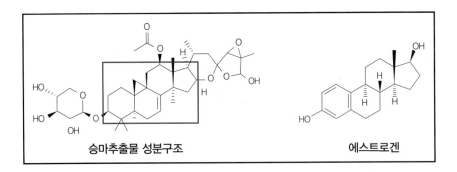

승마추출물 성분구조   에스트로겐

굉장히 복잡해보이지만 어느 정도의 유사성이 보이시나요? 이러한 구조적 유사성으로 인해 승마 추출물은 여성호르몬 수용체에 약하게 결합할 수 있으며, 에스트로겐이 부족할 때는 에스트로겐처럼 작용하고 넘칠 때는 억제하는 방향으로 작용합니다. 특히 승마 추출물은 가장 흔한 갱년기 증상인 열성 홍조와 관련하여 진행된 연구들이 많습니다. 열성 홍조는 야간에 땀이 나는 발한 증상과 더불어 대표적인 혈관 운동성 증상으로, 혈관 확장에 의해 얼굴이나 상부로부터 발열감이 시작되어 전신으로 번지며 피부 온도 및 심박동수 상승이 나타납니다. 일반적인 체온 상승과는 다르게 불쾌감이 동반되어 심한 경우 실신에 이르기도 하는데요. 승마 추출물이 이런 증상들을 개선할 수 있다는 연구 결과가 많습니다. 다만 아쉬운 점이 있다면 상반되는 연구 결과도 다수 존재하며 결론의 일관성이 떨어진다는 것입니다. 당연한 이야기지만 누군가 효과를 본 약이 나에게도 동일한 효과가 있으리라는 보장이 없고, 있더라도 정도의 차이가 나타날 수 있음을 염두에 두셔야 합니다.

하지만 여러 논란에도 불구하고 승마 추출물이 많이 사용되는 이유는 수많은 연구들을 종합한 여러 체계적인 연구 분석에서 긍정적인 결과를 도출한 연구가 더 많았기 때문입니다. 호르몬 대체요법은 꺼려지지만 증상을 견디기 힘들어 고생하는 여성에게 승마는 1차로 좋은 선택이 될 수 있습니다. 다만 과거 몇 차례 서양 승마를 복용한 환자들에게서 간독성이 보고된 케이스가 있기 때문에 간질환이나 유방암을 앓고 있는 사람은 주의가 필요합니다. 물론 이러한 간독성 케이스들은 정량화된 제품을 복용하지 않았거나 다른 생약 제제를 같이 복용한 경우였으므로 승마 추출물 자체에 대한 명확한 인과관계가 밝혀진 부분은 없었습니다. 하지만 돌다리도

두들겨보고 건너야하기에 어떤 질환에 우선순위를 두느냐는 굉장히 중요하고, 복용하게 되더라도 지속적인 간 검사를 통한 건강관리가 필요합니다.

승마가 유방암과 관련하여 도움이 된다는 글들을 많이 볼 수 있는데, 암과 관련하여 영양요법을 시행하거나 영양요법이 암에 미치는 영향을 판단할 때는 최대한 보수적인 접근을 추천합니다. 승마와 유방암의 관련성을 따져보면 도움이 된다고 보고된 연구도 있고 그렇지 않은 연구도 있습니다. 10명 중 9명이 좋아졌다고 하더라도 1명이 악화되었다면 복용을 권장해서는 안 됩니다. 참고로 말씀드리자면 복용자에 한하여 조금이라도 안심할 수 있는 부분은 유방의 에스트로겐 수용체에 관하여 승마 추출물은 항에스트로겐적인 측면에서 작용한다고 보는 연구가 많다는 점입니다. 승마 관련 제품 중 주목받는 것으로는 '레미페민'이라는 제품이 있습니다. 시중에 나와 있는 많은 승마 추출물과는 달리 40% 이소프로판올isopropanol로 정제된 제품으로 임상 논문이 다수 존재합니다. 또한 유방암과 관련된 연구도 있는데 이 연구에서는 유방 밀도나 유방세포조직을 증가시키지 않았습니다[31].

▶ 아마씨

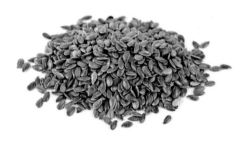

아마씨는 아마씨유로 많이 섭취되는 슈퍼푸드 중 하나로, 유익성분이 풍부하고 식품으로도 섭취가 용이하여 추천하는 건강식품입니다. 아마씨는 필수지방산인 알파-리놀렌산α-linolenic acid이 풍부한데, 알파-리놀렌산은 체내에서 오메가3인 EPA와

---

31) Angelica Lindén Hirschberg, Måns Edlund, Gunilla Svane, Edward Azavedo, Lambert Skoog, Bo von Schoultz, "An isopropanolic extract of black cohosh does not increase mammographic breast density or breast cell proliferation in postmenopausal women", Menopause, 2007

DHA로 전환되는 전구물질로 콜레스테롤과 염증 저하에 효과가 있다고 알려져 있습니다. 그래서 '식물성 오메가3'라고 부르기도 합니다. 물론 전환률 자체가 높지는 않기 때문에 만약 EPA와 DHA 보충이 목적이라면 직접 EPA+DHA 성분의 오메가3를 복용하는 것이 좋습니다.

갱년기와 관련해서는 리그난이라는 식물성 에스트로겐 성분이 포함되어 있습니다. 일반적으로 리그난의 함유량은 채소나 과일에서 100g당 2mg을 초과하지 않는 반면, 아마씨는 100g당 335mg로 상당히 많은 양을 함유하고 있습니다. 리그난 역시 에스트로겐 수용체에 있어서 부족하면 대신해서 작용하고, 과도하면 억제하는 방향으로 작용합니다. 다른 식물성 에스트로겐인 이소플라본 성분과의 차이라면 리그난은 '아로마테이스aromatase'라는 효소를 억제할 수 있다는 것입니다. 이것은 상대적 에스트로겐 우세증을 조절하는 것과 관련이 있습니다. 나이가 들면서 우리 몸에는 지방세포가 많아지는데, 난소나 부신뿐 아니라 이 지방세포에서도 에스트로겐이 만들어집니다. 나이가 들어 난소의 기능이 퇴화하면서 프로게스테론과 에스트로겐이 같이 줄어드는 것이 당연한데 에스트로겐은 지방세포에서도 만들어지다 보니 줄어드는 정도가 프로게스테론과 차이가 나고, 이것이 에스트로겐 우세를 유발하는 여러 요인 중 하나로 작용하는 것입니다. 여기서 리그난은 지방세포에서 에스트로겐이 생성되는데 작용하는 효소인 아로마테이스를 억제하는 기능을 가져 에스트로겐 우세를 막아줄 수 있습니다.

여성 갱년기 증상 완화와 더불어 심혈관계 질환과 만성 퇴행성 질환을 예방한다는 연구 결과도 다수 발표되어 있습니다. 140명의 갱년기 여성을 대상으로 한 3개월간의 복용에서 갱년기 증상 개선과 삶의 질 향상에 있어서 유의미한 결과를 보여주었고, 호르몬 대체요법과 효능을 비교한 연구에서도 갱년기 증상 개선과 동반되는 퇴행성 질환의 완화에도 도움을 주었습니다. 일반적으로 아마씨나 아마씨유는 호르몬 대체요법이 필요할 정도로 증상이 심한 여성보다는 경증의 갱년기 증상을 겪거나 갱년기가 어느 정도 진행되어 증상이 많이 경감된 여성에게 추천합니다. 야간 발한이 있거나 경증의 갱년기 증상으로 고생하는 여성, 그리고 다른 식물성 에스트로겐과 관련하여 유방암에 대한 우려가 있다면 아마씨를 고려해볼 만합니다. 프랑스에서 이뤄진 대규모 연구에서 리그난이 높은 식이 섭취는 폐경기 유방암의 위험도 감소를 보여주었고 종양의 전이나 성장에 관련하여 유의미한 효과가 있다고 결론지어졌기 때문입니다.

이런 아마씨 역시도 주의할 부분이 없는 것은 아닙니다. 식이로 섭취하면 초기에 소화불량이나 설사가 나타날 수 있고 장과 관련하여 변비나 가스, 복통 증상이 나타날 수 있습니다. 그리고 지방산 성분의 산패는 아마씨의 질을 떨어뜨릴 수 있기 때문에 보관과 양질의 제품 선택에 굉장히 신경 써야 합니다. 요즘은 리그난 유효 성분을 포함한 아마씨유 보충제가 많이 출시되어 있으니 식이로 섭취가 어렵다면 이런 제품을 복용하는 것도 좋습니다.

▶ 대두

콩은 아주 좋은 이소플라본 섭취원입니다. 갱년기 증상 중 흔히 나타나는 발열 증상이 서양 여성에 비해 아시아계 여성들에게서 덜한 원인을 콩에서 찾는 연구자들도 많습니다. 콩에는 식물성 에스트로겐 작용을 하는 이소플라본 성분이 세 가지 존재합니다. 대략 30~60%를 차지하는 제니스테인genistein, 40~60%를 차지하는 다이드제인daidzein, 1~13% 차지하는 글리시테인glycitein입니다. 이 성분들은 배당체라고 불리는 당 구조와 결합된 형태로 존재합니다. 이 결합이 끊어지지 않으면 우리 몸에서 흡수되기 어렵기 때문에 소장의 β-갈락토시다아제β-galactosidase라는 효소가 둘 사이를 떨어뜨려 비배당체로 흡수되게 합니다. 그래서 몇몇 연구에서는 이 과정에서 장내 유익균들의 역할이 중요하다고 보고 있습니다.

대두 이소플라본이 주로 들어간 갱년기 제품들이 시장에 많이 출시되어 있는데, 이 제품들을 복용하고도 효과를 보지 못했다면 적절한 유익균을 함께 섭취해 보는 것도 좋습니다. 실제로 대두 이소플라본 중 하나인 다이드제인은 Equol 또는 O-Desmethylangolensin이라는 물질로 전환되는데 이 전환률에 영향을 주는 특정 장내 유익균이 존재합니다. 그리고 이 장내 유익균의 개인차로 인해 식물성 에스트로겐 효과 또한 차이를 보인다고 보고되어 있습니다. 사실 어떤 영양성분을 섭취하든 그것을 받아들이는 우리 소화기관의 건강 상태는 정말 중요합니다. 이런 개인차를 차치하고도 콩의 이소플라본은 홍조나 발열 증상에 높은 개선 효과를 보여주었습니다. 물론 결론에 차이가 있는 연구들도 많지만 효과를 입증한 유명한 연구들을 보면 대두 추출물 섭취 그룹에서 폐경 증상이 호전되었고, 호르몬 대체요법과 병용한 기간에서도 현저한 증상 개선도를 보여주었습니다. 그리고 단독으로 사용하였을 때 호르몬 대체요법에 비해 부작용도 나타나지 않았습니다. 유방암과 관련된 이슈에서도 긍정적인 효과를 보이는 것으로 나타나고 있습니다.

대두 이소플라본의 주성분인 제니스테인은 유방에 있는 α에스트로겐 수용체에 작용하여 좋지 않은 영향을 줄 수 있다고 하지만, 치료 목적으로 먹는 10mcM 이상에서는 그 효과가 역전되어 위험도를 감소시킬 수 있다고 보고되어 있습니다. 물론 이런 유방암의 측면을 고려하면서 식물성 이소플라본을 섭취하는 분은 거의 없겠지만, 혹시 복용을 고려한다면 현재의 몸 상태를 가장 잘 아는 담당의와 상의가 필요합니다. 특히 '타목시펜'을 복용하는 여성의 경우는 약의 효과가 감소될 수 있으니 주의해야 합니다.

▶ 레드클로버

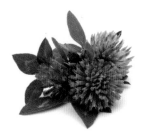

붉은 토끼풀이라고도 불리는 레드클로버는 갱년기 증상과 관련된 다양한 효능이 연구되었습니다. 레드클로버는 비오카닌A biochanin A, 포르모노네틴 formononetin, 제니스테인, 다이드제인라는 네 가지 주요 이소플라본을 함유하고 있습니다. 같은 과에 해당하는 다른 클로버들보다 훨씬 더 많은 이소플라본을 함유하고 있고, 형태는 다르지만 콩에 비해서도 더 많은 이소플라본이 함유되어 있으며 흡수율 또한 높습니다. 그래서인지 약국에서 수년간 경험한바, 레드클로버 추출물이 다른 이소플라본 성분의 약보다 환자로부터의 피드백이 더 좋았던 경우가 많았습니다.

레드클로버 역시 효능의 논란에서 자유롭지는 못합니다. 그러나 1966년부터 1990년까지 행해진 여러 건의 논문을 종합적으로 분석한 결과, 레드클로버 추출물을 복용한 참여군의 홍조나 발열 빈도가 복용하지 않은 참여군에 비해 낮다고 보고되었습니다. 또한 40세 이상 여성 60명을 대상으로 한 90일간의 연구에서 레드클로버 추출물을 복용한 참여자가 쿠퍼만 지수(Kupperman Index ; 갱년기 증상 관련 테스트를 가중치에 따라 점수화한 것)의 개선을 보였습니다[32]. 아쉬운 점이 있다면 약으로 사용되어 온 역사가 아주 짧지는 않지만, 유방암과 관련된 정보가 제한적이고 발진이나 근육통, 두통 같은 경미한 부작용이 보고되었습니다. 다른 식물성 에스트로겐(피토에스트로겐phytoestrogen)과 마찬가지로 호르몬 의존성 종양 환자의 경우에는 복용을 제한하는 것이 좋습니다.

▶ 세인트존스워트(성요한초)

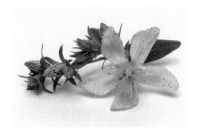

이름이 특이하죠? 종교가 있는 분이라면 잘 아는 세례자 '성 요한'과 관련이 있다고 알려져 있습니다. 두 가지 가설이 있는데 성 요한 축일인 6월 24일에 꽃이 피고

32) Luis A Hidalgo, Peter A Chedraui, Nancy Morocho, Susana Ross, Glenda San Miguel, "The effect of red clover isoflavones on menopausal symptoms, lipids and vaginal cytology in menopausal women: a randomized, double-blind, placebo-controlled study.", Gynecological Endocrinology, 2005

수확하기 좋아서 붙여진 이름이라는 설과, 요한이 처형된 8월 24일에 요한초 잎에 마치 피처럼 붉은 점이 나타나서 붙여졌다는 설이 있습니다.

세인트존스워트는 16~17세기부터 사용된 약물로 20세기에 들어서 많은 임상 연구가 진행되었고 약으로 사용되기 시작했습니다. 현재는 갱년기 약물로도 주목을 받고 있지만 처음에는 우울장애 치료를 위한 연구가 많이 진행되었습니다. 실제 몇몇 연구에서는 우울증 약의 대표주자 격인 TCAs(Tricyclic Antidepressants ; 삼환계 항우울제)와 효과 면에서 실질적인 차이가 없는 것으로 나타나기도 했습니다. 때문에 미국에서는 '해피 허브'라는 닉네임으로 불리기도 합니다. 이런 의미로 갱년기 주요 증상 중 하나인 우울증에 긍정적인 효과를 기대할 수 있습니다. 실제로 많은 갱년기 제품에 다른 식물성 에스트로겐 성분과 같이 세인트존스워트가 들어 있는 것을 쉽게 볼 수 있습니다. 특히 우울증을 개선하는 다른 약물들에서는 많은 부작용이 보고된 반면, 세인트존스워트는 대조 연구에서 위약군과 부작용 측면에서 큰 차이를 보이지 않아 안전성이 높은 약물로 여겨지고 있습니다. 갱년기 증상으로 우울증이 나타나는 여성이라면 세인트존스워트가 포함된 제품을 선택하는 것을 추천합니다.

단, 여러 가지 약물을 복용 중이라면 주의가 필요합니다. 갱년기를 맞이한 여성은 호르몬 감소와 더불어 여러 질환의 발생도가 높아지기 때문에 약물 복용이 늘어나는 시기입니다. 세인트존스워트는 여러 약물과 상호작용을 나타냅니다. 대표적으로 항우울제, 항정신병약, 간질약, 기관지 확장제, 와파린, 몇 가지 고혈압 약물, 몇 가지 이상지질혈증 약물, PPIs 위장약, 경구 피임약, 항진균제, 항바이러스제, 면역 억제제 등의 약물에 영향을 줄 수 있습니다. 따라서 세인트존스워트가 포함된 약을 복용하려는 분들은 꼭 약사와 상담 후 복용하는 것을 권장합니다.

▶ 피크노제놀

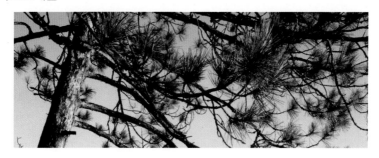

마지막으로 소개해드릴 성분은 피크노제놀pycnogenol입니다. 피크노제놀은 프랑스 남부에서 자라는 해안송 껍질에서 추출한 천연 추출물로, 일반 소나무에서 추출한 추출물은 피크노제놀이라는 이름이 붙지 않습니다. 추출물이다 보니 단일 성분은 아니고 여러 성분들이 복합되어 있습니다. 피크노제놀이 낯익은 이름은 아니지만 사용되어 온 역사는 긴 편입니다. 유래를 거슬러 가보면 대항해시대 때, 프랑스의 탐험가가 바다를 건너 캐나다에 도착하게 됩니다. 당시 배에서는 과일이나 채소를 충분히 섭취하기 어려웠기 때문에 괴혈병에 걸려 죽는 선원들이 많았는데, 인디언들이 준 소나무 껍질차를 마신 선원들의 몸 상태가 호전된 것을 발견하게 되었습니다. 이후 연구를 통해 피크노제놀에 많은 종류의 항산화제가 들어있음이 확인되었고, 추출법 개발 후 본격적으로 제품화되기 시작했습니다. 피크노제놀은 복잡한 이름의 여러 항산화제들로 구성된 화합물로서 현재까지도 많은 연구가 진행 중이며, 대표적인 유효 성분은 프로시아니딘procyanidin입니다.

근거 수준이 높은 효과로는 갱년기 증상 개선, 혈류 개선, 혈압 개선, 항산화 효과, 염증 개선이 있습니다. 이 밖에도 근거 수준은 높지 않지만 다리 부종, 천식, 인지 기능 향상, 콜레스테롤 개선에 대한 효과도 언급되고 있습니다. 이러한 효과에 대한 기대 때문인지 혹자는 우리나라에 홍삼이 있다면 프랑스에는 피크노제놀이 있다고 말하기도 합니다. 또한 피크노제놀은 2015년에 우리나라에서 갱년기 증상과 관련하여 여성 건강에 대한 기능성을 인정받은 성분입니다. 다른 약들과의 차이점은 식물성 에스트로겐과 유사한 작용을 하지 않는다는 점입니다. 피크노제놀은 항염증, 항산화력 개선, 혈행 개선 작용을 통해 호르몬의 변화 없이 갱년기에 자주 발생하는 홍조, 야간 발한, 수족냉증, 성욕 감퇴, 질 건조, 감정 기복 등의 증상 개선에 도움을 줄 수 있습니다.

일반적으로 이러한 증상에 대한 연구는 검사학적으로 증상의 개선도를 평가하기 어렵기 때문에 다수의 실험자를 대상으로 설문조사를 통해 평가하는데, 그 중에서 특히 혈관 관련된 증상 개선에 높은 영향을 준 연구가 많습니다. 2013년 발간된 「Effect of low-dose French maritime pine bark extract on climacteric syndrome in 170 perimenopausal women: a randomized, double-blind, placebo-controlled trial」 논문을 인용하면, 이 연구는 갱년기 증상을 겪고 있는 여성 170명에게 30mg씩 하루 2회, 총 12주간 피크노제놀을 섭취하게 한 후 설문조사와 쿠퍼만 지수의 변화를 통해 그 효과를 확인하였습니다. 그 결과 총 쿠퍼만 지수는 위약군에 비해 56%로 유의미하게 낮아졌으며, 각종 증상에 대한 점수도 위약군에 비하여 훨씬 더 좋게 나타났습니다. 특히 우리나라 주변 국가인 일본이나 대만에서 이뤄진 임상 연구에서 모두 긍정적인 결과를 보여주어 우리나라 여성에게도 어느 정도의 좋은 효과를 기대할 수 있습니다.

이밖에도 갱년기 여성 피부에서 1형 콜라겐 발현과 히알루론산 합성 증가 작용을 통해 갱년기 여성의 피부 탄력, 보습을 개선하여 노화를 지연시키는 효과를 보여주었습니다. 다른 성분들에 비해 더 많은 연구가 필요해보이지만 현재까지 진행된 연구를 살펴보았을 때, 식물성 에스트로겐이 갖는 부작용으로부터 자유롭다는 장점을 가지고 있습니다.

4

엄마가 요즘 눈이 안 좋다고 하시는데, 눈 건강에 좋은 성분을 알려주세요.

약국에 눈 영양제를 구매하러 오는 분들이 가장 많이 찾는 영양제는 무엇일까요? 피로 개선제에는 '아로나민', 간장약은 '우루사'처럼 각각의 기능에 따라 그 카테고리를 대표하는 제품들이 있습니다. 하지만 눈 영양제는 딱히 떠오르는 게 없죠. 굳이 꼽자면 '토비콤' 정도가 생각납니다. 요즘은 특정 제품보다 특정 성분을 찾는 분들이 정말 많습니다. 그 성분은 바로 '루테인'입니다. TV광고를 시작하고, 한 연예인이 황반변성으로 힘들어하는 방송이 나오면서 루테인은 그야말로 현재 인기 절정의 눈 영양제로 자리 잡았습니다. 분명히 장점이 많은 성분이지만 문제는 눈으로 겪는 불편한 증상은 정말 다양한데 마치 루테인을 눈에 대한 만병통치약으로 생각하는 경향이 있다는 점입니다.

> *"눈이 너무 건조해서 루테인을 먹으려고요."*
> *"눈이 쓰리고 피곤합니다. 루테인 먹으면 좋아질까요?"*

눈은 우리 몸의 장기 중에서 정말 중요한 역할을 담당합니다. 눈이 조금만 불편해도 하루 종일 일에 집중하기 어렵고 앞으로의 시력에 영향을 주는 것은 아닌지 걱정되기도 합니다. 눈은 평상시 관리가 중요하기 때문에 보충제가 눈 건강을 유지하는 데 어느 정도는 도움이 될 수 있습니다. 하지만 각각의 성분들이 눈의 모든 영역에 도움이 되는 것은 아니기 때문에 현재 어떤 부분이 불편한지, 어떤 것을 예

방하고자 하는 것인지 따져보아야 합니다. 물론 여러 성분들이 복합적으로 조합된
제품들도 많지만 선택과 집중에 대한 고민은 필요합니다.

■ 대세로 떠오르는 성분, 루테인

카로티노이드carotenoid에 대해 들어보셨나요? 카로티노이드는 식물(사람이 먹는
식품 중에는 녹황색 채소)에서 많이 발견되는 물질로, 식물의 광합성을 돕고 자외
선의 유해한 작용을 막아주는 색소입니다. 루테인 역시 노란색~빨간색을 띄는 카
로티노이드 색소 중 한 성분으로 강력한 항산화제입니다. 사람이 살아가는 동안 음
식을 소화할 때나 에너지 대사 후 생기는 독성물질을 해독하는 여러 과정에서 활성
산소가 만들어집니다. 활성산소는 강력한 산화작용으로 세포나 조직을 손상시키고
노화의 핵심적인 역할을 하는 것으로 알려져 있는데, 항산화제는 이러한 손상으로
부터 우리 몸을 보호하는 작용을 합니다. 넓은 관점에서 볼 때 이러한 항산화 효과
만으로도 눈이나 눈 주변 혈관의 손상을 막고 자외선으로부터 눈을 지켜주는 효과
를 기대할 수 있습니다. 그런데 루테인 이외에도 비타민C·E, 셀레늄, 구리, 아연
등 정말 셀 수 없이 많은 성분들이 항산화제의 역할을 합니다. 그렇다면 단순히 이
이유만으로 눈 영양제로서 주목받는 것은 아니겠지요? 루테인이 주목받는 이유는
눈 구조의 한 부분인 '황반'에서 그 이유를 찾을 수 있습니다.

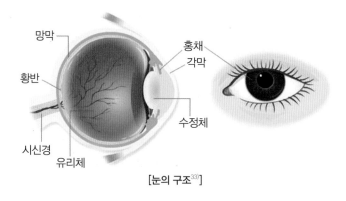

[눈의 구조[33]]

---

33) 보건복지부, 국립암센터, 대한의학회 참고

빛을 받아들이는 망막의 중심부에는 1.5mm정도 함몰된 부분이 존재합니다. 이곳을 황반이라고 부르는데, 우리 눈으로 빛이 들어와서 가장 정확하고 선명하게 상이 맺히는 부분입니다. 시신경이 밀집되어 있기에 시력의 90% 정도를 담당하는 것으로 알려져 있습니다. 황반에는 두 가지 색소가 존재하는데 그중 하나가 바로 루테인입니다(다른 하나는 지아잔틴zeaxanthin이라는 색소입니다). 루테인은 눈뿐만 아니라 신체의 여러 부분에 존재하지만, 황반에 다른 곳보다 훨씬 더 높은 밀도로 존재합니다. 그런데 사람이 나이가 들면 황반의 루테인 밀도가 감소하거나 황반변성이라고 부르는 안질환이 발생하기도 합니다. 이 경우 시야에 왜곡이 생기거나 맹점이 나타나고 습성 황반변성으로 진행될 경우에는 점차적으로 시력을 잃게 됩니다. 황반변성은 건성과 습성으로 나누는데 건성의 경우 시력에 큰 영향을 주지 않지만 습성으로 발전할 수 있으니 주기적인 검사가 필요합니다.

루테인이 들어간 영양제 복용은 부족해지는 황반에 루테인을 공급해 줄 수 있습니다. 실제 연구에서도 황반 색소 밀도가 감소한 사람이 루테인을 복용했을 때 황반 카로티노이드의 증가를 확인할 수 있었습니다. 평소에 녹황색 채소나 카로티노이드가 풍부한 식사를 하면 좋겠지만 현대인의 식생활이 지나치게 인스턴트 위주로 바뀌고 있기 때문에 관리가 어려운 부분이 있습니다. 황반변성의 원인은 아직 확실하게 밝혀지지 않았지만, 예상되는 원인으로는 노화로 인한 시세포와 시신경의 손상, 주변 혈관의 문제, 노폐물 축적, 자외선에 의한 손상, 산화적 스트레스로 인한 신경과 혈관의 손상, 루테인의 소실 등이 지목되고 있습니다. 이와 관련하여 루테인의 섭취는 황반의 루테인을 보충해 줄 뿐만 아니라 항산화 효과와 더불어 태양광에서 오는 자극적인 블루라이트를 필터링해주어 눈을 보호하는 데 좋은 효과를 기대할 수 있습니다. 특히 요즘은 스마트폰이나 TV 시청이 늘어나면서 440~460nm 파장의 블루라이트가 우리의 시력을 위협하고 있습니다. 40대부터 루테인이 서서히 감소하고 전자 기기의 사용이 늘어남을 감안할 때 적절한 루테인의 섭취는 눈 건강에 도움이 됩니다.

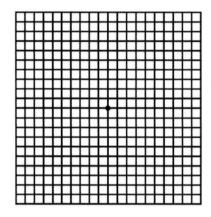

'암슬러 격자'라는 그림으로, 황반변성을 가볍게 테스트할 때 사용되는 방법입니다. 이 그림과 30cm 정도 거리를 둔 다음, 두 눈 중 한쪽 눈을 가리고 중심점을 응시해보세요.

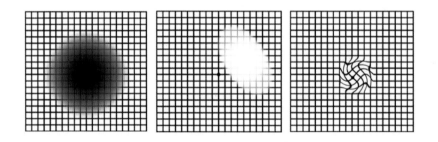

만약 그림과 같이 중심에 암점이 보이거나, 격자가 이어지지 않고 흐릿하거나, 칸의 크기가 다르게 보이거나, 왜곡되어 보인다면 황반변성을 의심해볼 수 있으니 반드시 검사를 받아보아야 합니다.

루테인의 1일 권장량은 5~30mg으로, 연구마다 권장하는 용량에 차이가 있어서 섭취 범위가 넓은 편입니다. 이 사이의 범위에서 적절한 용량을 섭취하되 30mg은 넘기지 않는 것이 좋습니다. 다행히도 국내에 판매되는 대부분의 영양제에는 20mg 이하로 들어가 있으니 걱정하지 않아도 됩니다.

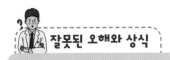

눈의 건조, 눈의 피로에도 루테인이 효과가 있다?

눈이 건조해서, 또는 피곤해서 루테인을 먹어보겠다고 찾는 분들이 많습니다. 하지만 현재까지 루테인의 효능으로 연구된 부분은 황반의 색소 증가, 황반변성 예방, 당뇨성 망막병증 정도입니다. 그러므로 눈의 시력 향상, 피로감 개선, 안구건조증의 개선을 위해 루테인 복용을 고려하는 경우에는 사실상 직접적인 효과를 기대하기 어렵습니다. 이런 오해가 마치 눈에 대한 만병통치약처럼 루테인을 권하는 광고들을 거르셔야 하는 이유입니다. 물론 루테인과 함께 들어있는 다른 영양성분들에 의해 간접적으로 도움이 될 수는 있지만, 본인이 복용하는 또는 복용하려는 눈 영양제에 어떤 성분들이 루테인과 함께 복합되어 있는지 잘 따져보아야 합니다.

■ 눈이 건조할 때 필요한 성분에는 어떤 것이 있을까요?

나이가 들수록 아침에 일어났을 때 눈이 잘 떠지지 않을 때가 많습니다. 눈이 서로 끈끈하게 달라붙어서 뜨기가 괴롭게 느껴지기도 합니다. 하지만 시간이 조금 지나면 눈물이 나와 언제 그랬냐는 듯 다시 눈이 촉촉해집니다. 그러다가 출근 후 사무실에 앉아 컴퓨터를 보고, 천장에서 내려오는 히터 바람을 맞다보면 어느새 눈에 또 다시 불쾌한 느낌이 찾아옵니다. 며칠 전에 사다둔 인공눈물을 사용하니 잠시 눈이 시원해졌지만 이내 증상은 도돌이표가 됩니다. 날이 갈수록 심해지는 안구건조증, 도움이 되는 약은 없을까요?

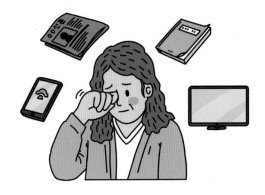

눈물샘에서는 분당 1.2mcl의 눈물이 만들어지고 눈을 깜빡이는 행위를 통해 눈 전체에 골고루 퍼집니다. 그런데 이러한 과정에서 여러 가지 방해를 받으면 눈이 건조해집니다. 그 원인은 눈물이 덜 만들어지거나, 만들어진 눈물이 빠르게 증발하여 사라지는 경우로 나눌 수 있습니다. 눈물이 덜 만들어지는 대표적인 원인 중 하나는 눈물샘에 염증이 생기는 '쇼그렌 증후군(Siogren's Syndrome)'이 대표적인데 자가면역질환의 하나로 중년 여성에게 많이 발생합니다. 그밖에도 눈물샘 자체의 염증, 눈물관 폐쇄 등이 원인이 되기도 합니다. 눈물의 증발이 증가하는 원인에는 눈물 구성성분의 변화(수분의 증발을 막아주는 지질층의 변화가 가장 주된 요인)와 깜빡이는 눈 작용의 기능적 이상이 대표적입니다. 물론 건조한 겨울 날씨나 실내 환경 같은 외부적 요인도 영향을 줄 수 있습니다. 건강보험심사평가원의 자료에 따르면 안구건조증이나 건성안으로 진료를 받은 환자가 2004년 97만 명에서 2014년 214만 명으로 10년 사이에 두 배 이상 증가하였을 정도로 갈수록 빠르게 증가하는 추세를 보이고 있습니다.

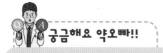

궁금해요 약오빠!!

Q. 저는 눈물이 자주 나는데 병원에서 인공눈물을 처방해주더라고요. 왜 그런 거죠?
A. 눈물이 자주 나는 것에 대한 원인은 여러 가지가 있을 수 있지만, 이는 대표적으로 안구건조증에서도 나타나는 증상입니다. 건조하여 예민해진 각막 신경이 눈을 보호하기 위해 일으키는 일종의 방어 작용으로, 눈물의 생성이 증가하여 눈물이 줄줄 흐른다고 표현합니다. 안구건조증을 방치하여 만성이 되면 각막이 손상되거나, 결막염이 자주 발생하거나, 장기적으로는 시력 저하로까지 이어질 수 있으므로 적극적인 치료 및 관리가 필요합니다.

▶ 사유

인공눈물 대신 안구건조에 도움을 줄 수 있는 첫 번째 성분, 사유입니다. 사유(蛇油)는 뱀을 물에 끓이는 과정에서 표면에 떠오르는 기름을 의미합니다. 뱀의 기름을 먹는다는 말이 꺼름칙하게 들리는 분도 분명 있을 것 같은데요. 사유는 4000년 전부터 사용되었다는 기록이 남아있는데 염증을 치료하는 효과가 우수했다고 합니다. 왜냐하면 염증에 효과적인 오메가3 지방산이 풍부하기 때문입니다. 사유는 오메가3 지방산의 종류 중 하나인 EPA를 20%나 함유하고 있는데, 이는 연어 같은 생선류보다도 더 높은 함량입니다. 실제로 많은 경우에 눈물샘 염증이 안구건조증의 주된 원인이 되기 때문에 이러한 항염 효과와 더불어 눈물막의 지질층 보강을 통해 건성안 개선에 도움이 되는 것이 아닐까 추측하고 있습니다.

▶ 오메가3

사유에 거부감이 드는 분들에게 추천합니다. 사유에 포함된 EPA가 안구건조증에 도움될 수 있으니 EPA를 따로 복용한다면 증상을 개선하는 데 마찬가지로 도움이 될 것입니다. 그러한 제품들 중 하나가 바로 오메가3입니다. 많은 사람들이 오메가3가 중성지방을 낮춰주고 혈행 개선에 도움을 준다고 알고 있습니다. 하지만 오메가3는 다른 부분에 있어서도 좋은 효능을 기대할 수 있는 '슈퍼맨' 같은 물질입니다. 바로 안구건조증에도 말이죠.

45세~84세의 여성 32,000명이 참여한 연구에서 상대적으로 오메가6보다 오메가3의 비율이 낮은 실험자들이 오메가6보다 오메가3의 비율이 높은 실험자들에 비해 안구건조증의 위험이 매우 높은 것으로 나타났습니다. 바꿔 말하면 오메가3의 보충은 안구건조증의 위험을 낮출 수 있다고 접근할 수 있습니다. 그 이유는 바로 오메가3의 성분에서 찾을 수 있는데요. 오메가3의 성분은 EPA와 DHA로 나누어집니다. DHA는 눈의 주요 구성성분 중 하나로, 안구에 존재하는 모든 오메가3 지방산 중 93%를 차지할 정도로 높은 비율로 존재합니다. 따라서 적절한 DHA의 섭취는 눈의 구조적 유지에 도움이 될 수 있습니다. 그리고 EPA와 함께 염증을 개선하여 염증으로 눈물샘의 눈물 생성이 저하되는 것을 막을 수 있는 것입니다. 여러 연구 결과 대조군 그룹에 비해 오메가3를 보충한 그룹에서 TBUT(Tear Break Up Time ; 눈물막이 파괴될 때까지 걸리는 시간을 측정한 테스트) 수치가 큰 차이로 긍정적인 양상을 보였고 눈물 생성 정도를 알아보는 연구에서도 월등한 차이를 보여주기도 했습니다. 오메가3 보충 시 가장 중요한 점은 산패되지 않은 신선한 오메가3를 보충하는 것이니 잘 알아보고 복용해야 합니다.

※ 오메가3에 관련하여 보다 자세한 내용은 '좋은 오메가3 고르는 방법을 알려주세요.(p.433)'를 참고해주세요.

▶ 빌베리건조엑스(안토시아닌)

한때 왕좌의 자리를 차지하여 지금까지 그 자리를 쉽게 양보하지 않는 성분이 있습니다. 바로 '안토시아닌anthocyanin'입니다. 이 성분은 이름이 정말 다양한데, 여러 가지 베리(Berry)류에 함유되어 있기 때문입니다. 그러다보니 '안토시아닌', '바키니움미르틸루스엑스' 이외에도 '블루베리추출물', '빌베리건조엑스'와 같은 이름으로 불리고 있습니다.

이 성분의 가장 큰 특징은 강력한 항산화 작용입니다. 항산화라는 단어가 굉장히 많이 나오죠? 좋다는 것은 알겠지만 잡힐 듯 잡히지 않는 개념의 효능입니다. 쉽게 예를 들면, 칼이 녹슬지 않도록 기름칠을 하고 갈아서 오랫동안 사용하게 해주는 것이라고 생각하면 됩니다. 눈과 관련해서는 활성산소에 의한 망막 손상을 방지하고 콜라겐의 분해를 방지하여 안구의 탄력을 유지합니다. 또한 손상되기 쉬운 눈 혈관이 약해지는 것을 방지하는데, 이를 통해 충혈이나 부종을 억제하고 영양소의 공급을 돕는 다재다능한 성분입니다. 이러한 안토시아닌 성분들은 실제로 의약품으로 사용되어 당뇨병에 의한 망막변성을 예방하고 눈의 혈관장애를 개선하기 위해 처방되기도 합니다. 그리고 조금이나마 황반변성에도 도움이 될 수 있는데, 증상이 심하지 않은 초기 건식 황반변성의 중요한 치료 중 하나가 바로 항산화제를 복용하여 추가 손상을 방지하는 것입니다. 정리하자면 당뇨병으로 인한 망막변성, 그리고 충혈이 잦은 사람에게 좋은 효과를 기대할 수 있고 눈을 보호하는 차원에서 복용하는 것도 좋습니다.

▶ 아스타잔틴

최근 들어 국내에서 주목받고 있는 아스타잔틴astaxanthin입니다. 이미 서구권 국가와 일본에서는 크고 작은 연구들이 다양하게 행해졌고 여러 분야에서 사용되고 있는 성분이지만, 한국에서는 이제야 서서히 대중들에게 노출되고 있죠. 아스타잔틴 역시 루테인처럼 카로티노이드계 색소의 한 종류로 해조류, 새우, 연어 등에 풍부하게 존재합니다. 루테인이 노란색~빨간색을 띈다면 아스타잔틴은 보다 더 빨간색에 가깝습니다. 특히 헤마토코쿠스hematococcus라는 단세포 녹색 해조류에 매우 높은 농도로 함유되어 있으며 현재 사용하는 많은 아스타잔틴 영양제는 대부분 헤마토코쿠스에서 유효성분을 추출한 것입니다. 그래서 제품 겉면에 '아스타잔틴' 또는 '헤마토코쿠스 추출물'이라고 표기되어 있기도 합니다. 실제 헤마토코쿠스는 평소 녹색을 띠는 조류입니다. 하지만 영양분의 공급이 중단되거나 직사광선에 노출되는 등 극한의 상황에 처하면 자신을 방어하는 수단으로 아스타잔틴을 생성하여 세포 내에 축적하고 적색으로 변하게 됩니다.

아스타잔틴이 주목받고 다양한 연구가 이루어지는 이유는 강력한 항산화력 때문입니다. 보통 '항산화제' 하면 어떤 성분들이 떠오르시나요? 아마도 비타민C·E, 글루타치온, 베타카로틴, 코엔자임Q10, 피크노제놀, 루테인, 실리마린 등을 떠올리실 텐데요. 실제로 단위 중량당 항산화력을 비교하면 아스타잔틴이 다른 모든 성분들보다 압도적으로 높습니다. 정확한 수치 비교는 힘들지만 앞서 언급된 다른 항산화제에 비해 대략 수십 배에서 수천 배까지도 강력한 항산화 효과가 있다고 알려져 있습니다. 이런 이유로 슈퍼 항산화제(Super-antioxidant)라고 불리기도 합니다. 또한 다른 항산화제들은 각각 친수성 또는 친유성을 띠는 성질을 가지고 있어 세포막의 외부와 내부로 나뉘어 작용하는데, 아스타잔틴은 구조적 특이성으로 인해 세포막 이중층의 내부와 외부에 걸쳐 마치 다리처럼 존재하여 세포막을 안정화시킵니다. 이렇게 넓은 범위로 세포막에 걸쳐 존재함으로써 더 강력하고 넓은 범위의 항산화 능력을 가지는 것으로 추측됩니다. 다른 물질들이 쉽게 통과하지 못하는 혈액-뇌 관문(Blood Brain Barrier)과, 혈액-망막 관문(Blood retinal barrier)을 잘 통과하므로 뇌와 눈 관련 질환에도 응용 가능성이 높습니다. 또 세포막에 유동성을 제공하고, 그 기계적 강도를 증가시켜 향상된 세포막의 기능을 가질 수 있게 합니다. 허나, 한 가지 주의할 점은 아스타잔틴도 합성과 천연이 있는데 이 둘 간의 항산화 효과는 최소 20배에서 최대 50배 이상까지 차이가 납니다. 그러므로 천연 아스타잔틴이어야 강력한 항산화제로서 그 의미가 있습니다.

눈 건강과 관련해 살펴보자면 동물실험에서 망막 허혈로 인한 세포 사멸 및 손상을 줄이고 시각의 선명도를 개선할 수 있음이 보고되었고, 장시간 컴퓨터 모니터를 보는 업무를 하는 사람들의 눈의 피로감과 시야 흐림을 개선하는데 유의미한 효과를 나타냈습니다. 이는 아스타잔틴이 강력한 항산화 작용을 하여 활성산소로부터의 산화적 손상을 막고, 각종 염증 생체지표(biomarker)를 줄여주며, 망막의 미세 혈류 순환을 개선해 모양체에 풍부한 혈액 공급을 가능하게 하기 때문입니다.

그러나 아스타잔틴은 다른 항산화제들과 달리 충분한 양의 원료를 얻기가 어려워 단위 중량당 금액이 비쌉니다. 때문에 아직 세계적으로도 아스타잔틴을 보편적인 성분으로 적극 활용하는 단계는 아니지만 앞으로의 가능성이 기대되는 물질이라고 할 수 있겠습니다. 요즘은 루테인과 아스타잔틴이 복합된 눈 영양제들도 많이 판매되고 있으니 본인의 증상과 필요한 부분을 잘 고려하여 적절한 영양제를 선택하시면 됩니다.

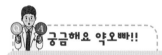 궁금해요 약오빠!!

Q. 아스타잔틴, 매력적인 성분으로 보이는데 또 어떤 곳에 사용되고 있나요?
A. 눈 건강과 관련된 부분 외에도 여러 분야에서 다양하게 연구 및 사용되고 있습니다. 특히 피부와 관련하여 활발하게 연구가 이루어지고 있고, 실제로 화장품 등에도 널리 사용되고 있습니다. 아스타잔틴의 항산화 기능, 항염증 효능, 면역 강화 효능, 피부 손상에 대한 효능 등을 바탕으로 주름 개선, 수분 함유 증가, 노화 억제, 탄력 증가, 상처 치유에 도움이 될 수 있다고 많은 연구 결과를 통해 알려져 있습니다.

5

혈압, 고지혈증, 당뇨로 고생하시는 할머니께 도움을 드리고 싶어요.

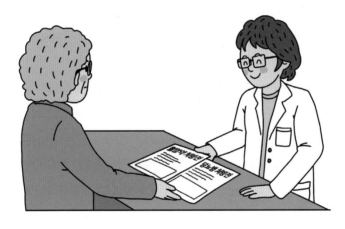

약국에서 일을 하다 보면 가끔 처방전을 한꺼번에 두 장 가져오는 환자분들이 있습니다. '병원 두 곳을 다녀오신 건가?' 하고 받아보면 한 병원의 처방전입니다. 일반적으로 한 병원에서 처방전이 두 장 나오는 일은 거의 없지만 드물게 처방받은 약의 종류가 너무 많아서 처방전 한 페이지에 약이 모두 입력되지 못하는 경우 두 장이 나오기도 합니다. 약은 한 번 복용하기 시작하면 줄이기가 쉽지 않아서 정말 몸 관리를 열심히 하는 사람이 아니고서는 먹는 약을 줄이는 경우가 드뭅니다. 약국에 오시는 오래된 단골 분들도 가끔 약이 바뀌거나 늘어나는 경우는 있지만 약을 끊거나 줄인 분들은 손가락에 꼽을 정도입니다. 어디서부터 잘못된 것일까요? 그 답을 알아보기 전에 먼저 대사증후군에 대해서 짚고 넘어가겠습니다.

약국에서 상담을 하다 보면 '아직 약을 먹을 정도는 아닌데 건강검진을 했더니 혈압이 조금 높게 나왔어요. 어떻게 관리해야 할까요? 몸에 좋은 걸 먹어야 할까요?'라고 물어보시는 분들이 계십니다. 병원에서 적절한 진찰을 받으셨을 텐데도 마음 한 구석이 불편한지 이것저것 물어보시는데요. 혈압약은 한 번 먹으면 계속 먹어야 한다는 주변의 말과 지금까지 건강하게 살아왔는데 이제 하나둘 몸에 이상이 생기는 것은 아닌가 하는 걱정이 밖으로 표출된 것이라 생각합니다. 몸의 여러 장기 기능은 30~40대를 기준으로 점점 나빠지기 시작합니다. 몸의 기능이 떨어지는 것이 자연스러운 섭리라고 하더라도, 진단 검사가 발전하고 건강 수준이 향상된 것에 비해 여러 만성질환의 발생률은 해마다 증가합니다. 어떤 원인이 있는 것일까요? 그리고 어떻게 하면 증상이 진행되는 것을 예방할 수 있을까요?

삶의 수준은 높아졌지만 늘어난 식품첨가물로 인해 먹는 음식의 질은 떨어졌고, 여러 기기의 발달로 운동 시간은 줄어들었습니다. 관리하지 않고 건강검진도 받지 않으면 언제 질병의 그림자가 들이닥칠지 알 수 없습니다. 이와 관련해 만들어진 개념 중 하나가 '대사증후군'입니다. 어떤 질병의 원인이 한 가지가 아니고 여러 가지 원인이 복합되어 나타나는 상태로, 그중 중요한 원인을 고려하여 질병과의 연관성을 평가하고 정립하는 것이 바로 대사증후군이라는 개념입니다.

▶ 대사증후군 진단 항목

복부 비만, 혈압, 고중성지방혈증, 저HDL콜레스테롤혈증, 혈당

위의 5가지 항목을 평가하여 3가지 이상 문제가 있을 경우 대사증후군으로 진단합니다. 또한 5가지 중 일정 부분에 문제가 있다면 만성질환에 걸릴 확률이 더 높아집니다. 혈압이 높은 사람 중에 고혈당 환자 비율이 높았고 다른 항목의 경우도 비슷한 양상을 보였습니다. 즉, 나에게 혈압 관련 문제가 있다면 단순히 혈압 문제로만 접근하지 말고 현재 몸의 객관적인 상태를 파악하고 종합적인 측면에서 접근해야 합니다. 처음에는 혈압약만 드시던 분이 결국에는 당뇨약과 이상지질혈증약

까지 드시는 것은 사실 무척이나 자연스러운 경과입니다. 식이습관이 서양화되었고 풍요 속의 빈곤처럼 알맹이가 빠진 고칼로리 섭취가 늘어났기 때문입니다. 건강에 적신호가 켜졌을 때 단순히 지금의 문제만 해결하는 것보다는 여러 관점에서 나의 건강을 되짚어 보아야 문제를 정확히 파악할 수 있습니다.

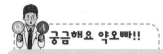

Q. 혈압약은 한번 먹기 시작하면 평생 먹어야 하나요?

A. '만성질환에 대한 약물은 한번 먹기 시작하면 끊을 수 없는가'에 대한 질문을 많이 받습니다. 가장 흔한 예가 혈압약입니다. '혈압약은 절대 끊을 수 없다'는 말은 틀린 말이긴 합니다. 조금 더 정확하게 말하자면 끊을 수는 있지만 끊기가 어렵다고 봐야 합니다. 혈압은 보통 1차성 고혈압과 2차성 고혈압으로 분류합니다. 2차성 고혈압은 고혈압이 나타나는 이유가 어떤 질병에 의해서 나타나는 것이기 때문에 보통 그 질병을 치료하면 대부분 호전됩니다. 예로는 신장 기능 이상, 혈관 이상, 호르몬 분비 이상 등이 있습니다. 이 경우에는 당연히 원인 질병이 호전되면 혈압약을 끊을 수 있겠죠?

하지만 많은 경우의 고혈압 환자들은 1차성 고혈압으로 원인을 알 수 없는 경우입니다. 본태성 고혈압이라고 부르기도 하는데 이 경우 혈압약을 복용하게 되면 끊기가 쉽지 않습니다. 물론 엄격하게 식단 조절을 하고 운동을 통해 관리하면 끊을 수는 있습니다. 하지만 사람이 약을 먹는 동안 노화가 진행되고 혈관이나 심장의 기능이 감소하기 때문에 점차적으로 약이 늘어나기는 쉬워도 약을 줄이거나 끊기가 쉽지 않은 것입니다. 어떤 교수님은 이러한 이유로 혈압약을 안경을 쓰는 것에 비유하기도 합니다. 눈은 점차 나빠지지만 안경을 씀으로써 시력을 교정하듯이 심혈관 기능은 떨어지지만 혈압약을 통해 혈압을 조절하는 것이 좋다고 말입니다.

약을 복용하는 것에 너무 두려움을 갖는 것은 좋지 않습니다. 경각심을 가지고 몸 관리를 잘 한다면 나의 건강은 보다 더 개선될 수 있습니다. 고혈압에 영향을 가장 많이 주는 신체 인자로는 체중을 꼽습니다. 운동을 꾸준히 해서 체중을 1kg 낮추면 혈압은 1~2.5mmHg 정도 감소한다고 알려져 있습니다. 따라서 열심히 운동하여 체중을 조절하고, 짜게 먹지 않고, 음주를 줄이는 생활 습관을 갖는다면 혈압약의 용량을 낮출 수 있고 약을 끊을 수도 있습니다.

■ 많은 종류의 약을 복용하는 경우 어떻게 건강관리를 하나요?

중세시대 약리학자인 파라셀수스는 "약은 독이다."라는 말을 남겼습니다. 어떤 약이라도 100% 부작용이 없을 수는 없다는 말입니다. 평소 한 가지 약을 먹는 상황에서도 부작용이 생길 수 있는데 이렇게 여러 종류의 약을 먹는다면 우려되는 부작용은 더 늘어날 수밖에 없습니다. 그렇다면 어떻게 관리를 해야 할까요?

가장 중요한 것은 정기적인 건강검진입니다. 검사를 통해 몸 상태를 확인하고 꾸준히 관리하는 것이 중요하기 때문입니다. 그 다음은 현재 내가 복용하고 있는 약을 잘 이해하는 것입니다. 이는 약국에서 복약상담을 통해 도움받을 수 있는 부분입니다. 마지막으로 추가적인 운동과 적절한 영양요법으로 몸의 상태를 개선하는 것입니다. 약국에서는 약에 대한 올바른 정보, 그리고 운동 방법과 영양요법에 대한 정보를 얻을 수 있습니다. 그렇다면 이렇게 많은 약을 드시는 분들에게는 어떤 영양요법이 도움이 될까요?

영양적인 측면에서 가장 문제가 되는 부분은 두 가지로 나눠 생각해 볼 수 있습니다. 첫 번째로 사람은 점차 나이가 들어가면서 미각의 기능이 떨어지고 식욕을 잃게 됩니다. 많은 약을 드시는 어르신들의 공통적인 어려움은 식욕이 없다는 것입니다. 이런 현상은 결국 적절한 영양 섭취와 거리가 멀어지게 됩니다. 두 번째로 약을 섭취하는 과정에서 발생하는 영양 손실입니다. '드럭머거'라는 단어로 많이 표현되는 이러한 영양 손실은 안 그래도 영양 섭취가 부족한 어르신들께 더욱 심각한 영양 손실을 유발합니다. 또한 약이 대사되고 배설되는 일련의 과정에서도 많은 영양소가 소모되고 배출됩니다.

그렇다면 혈압, 이상지질혈증, 당뇨와 관련된 영양소 도둑들은 어떤 것이 있을까요? 국내에서 많이 쓰는 약물 위주로 정리해보았습니다.

분류	기전에 따른 분류	성분	소실되는 영양소
혈압약	베타차단제	프로프라놀론, 카르베디롤 등	CoQ10, 유익균, 칼륨, 멜라토닌
	이뇨제	히드로클로로티아지드	비타민B1, 비타민B3, 비타민B6, 엽산, 비타민C, 칼슘, 마그네슘, 칼륨, CoQ10, 유익균
	칼슘 채널 차단제	암로디핀, 니페디핀, 펠로디핀, 딜티아젬, 베라파밀	비타민D, 유익균, 칼륨
	ACE inhibitors	에날나프린	칼륨
	ARBs	발사르탄, 텔미사르탄	칼륨
이상지질 혈증약	Statin 계열	심바스타틴, 아토르바스타틴, 로바스타틴, 플루바스타틴, 로수바스타틴, 프라바스타틴 등	CoQ10, 유익균
	Fibric Acid 유도체	겜피브로질, 페노피브레이드, 클로피브레이드, 에제티미브 등	비타민B12, CoQ10
당뇨약	구아나이드	메트포르민	엽산, 비타민B12, CoQ10, 유익균
	설포닐우레아	글리메피리드, 글리피지드, 글리부리드, 클로르프로파미드	엽산, 비타민B12, CoQ10, 유익균
	치아졸리딘다이온	피오글리타존, 로시글리타존	엽산, 비타민B12, CoQ10, 유익균
	메글리티나이드	레파글리니드	CoQ10, 유익균

■ 혈압, 이상지질혈증, 당뇨에 도움이 되는 영양요법

▶ 혈압

혈압은 심장과 혈관의 상태로 결정됩니다. 심장의 기능이 떨어지거나 혈관의 탄력이 안 좋아지고 혈관 벽에 찌꺼기가 쌓이면 점차 혈관 벽에 가해지는 압력이 증가합니다. 이러한 변화는 오랜 시간에 걸쳐 서서히 진행되기에 평상시 꾸준한 건강관리가 중요합니다. 혈압관리에 도움이 될 수 있는 몇 가지 영양요법을 소개해드리겠습니다.

1. 코엔자임큐텐/코엔자임Q10(CoQ10)

코엔자임Q10은 강력한 항산화제로 우리 몸의 에너지 생성을 담당하는 미토콘드리아라는 세포 소기관에서 주로 발견됩니다. 사람이 살아가는 데 필요한 에너지를 만드는 데에 매우 중요한 역할을 하고, 체내에 존재하는 여러 효소들의 기능을 돕는 보조효소로 작용합니다. 이밖에도 혈당 수준, 근육 수축, 면역기능, 뇌 건강에도 관여합니다.

코엔자임Q10은 인간의 몸에서 만들어지기 때문에 엄밀하게 비타민으로 분류되지는 않습니다. 하지만 섭취가 부족하거나 특정 이유로 코엔자임Q10이 적어지면 심장 기능의 저하뿐만 아니라 파킨슨병, 남성 불임, 편두통 등 여러 질병을 유발할 수 있는 것으로 알려져 있습니다. 특히 코엔자임Q10은 심장에 가장 높은 밀도로 존재하는데, 나이가 들수록 인체가 생성하는 코엔자임Q10의 양이 감소하고 위에서 언급한 것처럼 몇몇 혈압약들이 코엔자임Q10의 고갈을 초래하기 때문에 혈압이 있는 환자에게는 코엔자임Q10의 보충을 권장하고 있습니다. 실제로 영양제나 식이를 통한 코엔자임Q10 보충이 심장 조직의 코엔자임Q10 농도를 높이는 것으로 확인되었고, 단기간에 발생한 급성 심근경색환자에게 코엔자임Q10을 보충했을 때 협심증이나 부정맥의 위험을 감소시키는 것으로 알려져 있습니다. 그리고 상당히 오랜 기간 진행된 스웨덴 연구에서 심혈관질환으로 인한 사망률을 더 낮출 수 있는 것으로 보고되기도 하였습니다[34]. 혈압은 1차적으로 심장 기능과 밀접하게 연관되어 있기 때문에 식이를 통한 코엔자임Q10의 보충이 부족한 사람이라면 보충제를 통한 영양 섭취가 중요합니다. 영양 보충제로 섭취할 경우 하루 100~200mg의 용량이 권장됩니다.

---

34) Urban Alehagen, Peter Johansson, Mikael Björnstedt, Anders Rosén, Ulf Dahlström, "Cardiovascular mortality and N-terminal-proBNP reduced after combined selenium and coenzyme Q10 supplementation: a 5-year prospective randomized double-blind placebo-controlled trial among elderly Swedish citizens.", International Journal of Cardiology, 2013

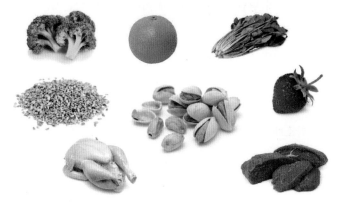

[코엔자임Q10이 많이 함유된 음식]

　혈관과 관련해서는 혈관 내 혈관 확장에 관여하는 NO(산화질소)의 양을 보전하여 혈류를 개선하는 것으로 추측되고 있습니다. 혈압과 관련된 연구에서 상반되는 결론도 물론 있지만 특별한 부작용 없이 수축기 혈압을 최대 17mmHg, 이완기 혈압을 최대 10mmHg까지 낮출 수 있는 것으로 보고되기도 하였습니다. 이러한 근거로 심장에 문제가 있거나 고혈압이 있는 환자에게 코엔자임Q10은 1차적으로 권장될 수 있습니다.

2. 마그네슘

　마그네슘은 의외로 결핍률이 높은 미네랄이지만 많은 사람들이 영양제를 섭취할 때 마그네슘보다는 다른 미네랄을 우선순위에 두는 경우가 많습니다. 선진국에서는 나라에 따라 2번째로 높은 결핍률을 보이는 미네랄이기도 합니다. 왜냐하면 마그네슘은 견과류나 채소에 많이 포함되어 있지만 갈수록 이런 식품의 소비는 줄어들고 가공식품의 섭취가 늘어나기 때문입니다. 특히 식사량이 줄고 소화기능이 떨어지는 노년층에서 결핍이 흔하고 불면증이나 고혈압, 인슐린 내성 증가 같은 여러 증상으로 나타나기도 합니다. 혈압, 심장 건강과 관련하여서 낮은 수준의 마그네슘 농도는 심장 질환의 발병률과 상관관계가 있다고 알려져 있습니다. 특히 많은 사람들이 나이가 들면서 고혈압이 발생하고 마그네슘 결핍률은 증가하기 때문에 노년층의 마그네슘 보충은 상당한 도움이 됩니다.

아직까지 마그네슘이 혈압을 조절하는 데 어떤 역할을 하는지는 명확하게 밝혀지진 않았지만, 혈관 평활근의 수축을 억제하고 혈압에 중요하게 작용하는 칼륨의 이동을 조절하여 혈압이 상승하는 것을 억제하는 것으로 추측되고 있습니다. 물론 혈압약에 비하면 낮은 감소 정도를 보이지만, 2016년까지 발표된 분석 연구에서 34건, 2080명을 대상으로 한 분석에서 마그네슘의 보충이 체내 마그네슘 상태와 무관하게 혈압 감소에 도움이 되었다고 보고하고 있습니다.

3. 피크노제놀

갱년기 편에서 한번 소개해드린 적이 있는 강력한 항산화 성분입니다. 혈압 관련 연구에서 100~200mg의 피크노제놀을 투여한 실험자의 혈류량이 확실하게 증가하였고, 이는 혈관을 확장시키는 NO의 생성을 촉진하기 때문으로 알려져 있습니다. 물론 이것이 혈압 개선에 100% 관여하거나 혈압약보다 큰 효과가 있는 것은 아니지만, 많은 연구에서 혈압약을 복용하고 있는 실험자들에게 피크노제놀을 투여했을 때 복용 중인 혈압약의 용량을 낮추게 되었다는 보고가 있었습니다.

▶ 이상지질혈증
1. 코엔자임Q10

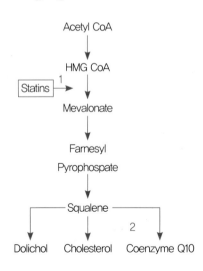

그림에서 1을 먼저 살펴보겠습니다. 현재 우리나라에서 가장 많이 처방되는 이상지질혈증 약은 일명 스타틴statin이라고 불리는 계열의 약물입니다. 이 약은 'HMG-CoA Reductase'라는 효소를 억제하여 최종적으로 콜레스테롤이 만들어지는 과정을 차단합니다. 그런데 2를 보시면 콜레스테롤과 함께 생성이 차단되는 성분이 있습니다. 바로 코엔자임Q10입니다. 인체에 여러 가지 유익한 작용을 하는 코엔자임Q10이 스타틴 계열의 고지혈증 약물에 의해 줄어드는 것입니다. 앞서 말했듯이 코엔자임Q10이 몸에서 하는 여러 가지 좋은 기능들을 살펴볼 때, 장기적으로 약을 먹어야 하는 이상지질혈증 환자의 코엔자임Q10 보충은 건강에 도움이 될 수 있습니다. 그리고 논란의 여지가 있기는 하지만 코엔자임Q10 복용이 스타틴 계열 약물 복용 시에 나타날 수 있는 근육통 관련 부작용에 효과가 있을 수 있다는 의견도 있습니다.

2. 폴리코사놀

폴리코사놀policosanol은 아주 유명한 성분은 아니었지만 최근에 건강 프로그램과 CF에서 자주 이름을 비추고 있습니다. 사탕수수 왁스에서 추출한 천연 성분으로, LDL(나쁜 콜레스테롤)은 낮추고 HDL(좋은 콜레스테롤)은 높일 수 있다고 알려져 있습니다. 우리나라 건강기능식품 기능 등급에서 생리활성기능 1등급을 받은 성분은 몇 없는데 폴리코사놀이 그 1등급 중 하나입니다. 하지만 이 성분은 아직도 논란이 많습니다. 폴리코사놀 입장에서 보자면 좋은 견해와 나쁜 견해가 있습니다.

긍정적인 견해를 이야기해보자면 실제 임상 연구에서 좋은 결과가 도출된 경우입니다. 스타틴 계열의 약물처럼 변환 효소를 억제하여 콜레스테롤을 낮추는 효과가 있으면서도 동시에 부작용이 거의 없어서 안전하게 콜레스테롤을 조절하기 좋은 성분이라고 언급합니다. 디테일하게 단순 위약군과 효능을 비교하는 것을 넘어 20mg 용량과 40mg 용량을 사용할 때 효과 차이가 얼마나 나는지에 대한 연구도 존재합니다. 생리활성기능 1등급이고 효과가 입증된 연구가 있으니 당장 먹어야 할까요? 부정적인 견해를 살펴보면 고개를 갸우뚱하게 됩니다. 이러한 효과가 입증된 연구들은 대부분 '쿠바'에서 발표된 논문이라는 것입니다. 그래서 '쿠바산 폴리코사놀만 효과가 있을 것이다'라는 의견도 있었습니다. 이러한 이유에서인지 우리나라에서 판매되는 많은 폴리코사놀 제품들을 보면 쿠바산 원료를 사용했다고 홍보하고 있습니다. 하지만 이후 이 쿠바산 원료를 사용한 다른 나라에서 행해진 연구에서는 효과가 입증되지 못했습니다. 국내외 여러 기관에서는 어느 정도의 개선 효과는 있을지라도 그 근거는 모두 의심스러운 '쿠바에서 진행된' 연구에 바탕을 두고 있다고 설명하고 있습니다.

3. 홍국

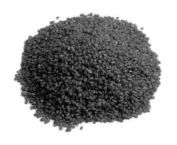

홍국은 영어로 'red yeast rice'로 표기되는 쌀의 한 종류로, 'Monascus Purpureus'라는 홍국균에 쌀을 발효시켜 얻을 수 있는 붉은 색의 쌀입니다. 발효되는 과정 중에 생기는 이차 대사산물들 중 '모나콜린-K$_{monacholin-K}$'라는 성분이 이상지질혈증에 쓰이는 스타틴계 약물 중 '로바스타틴$_{lovastatin}$'이라는 약물과 같은 작용을 보입니다. 그리하여 모나콜린-K를 천연 로바스타틴이라고 부르기도 하며, 현재까지 알려진 천연 스타틴 중 가장 효과적인 성분으로 알려져 있습니다. 실제로 약물과 작용이 유사하여 많은 연구에서 LDL 감소가 확인되었고, 물론 치료 약물을 대신할 수는 없지만 안전성 면에서도 약물에 비해 장점이 있습니다. 스타틴 계열 약물은 보고된 몇몇 부작용들이 있기 때문에 지속적인 모니터링이 필요하지만, 홍국은 유사한 기전임에도 불구하고 약물에 비해 실제 유효성분 함량이 낮고 적은 용량 대비 우수한 효과를 보여주었습니다.

4. 오메가3 지방산

오메가3는 중성지방의 수치를 낮추는 데에 매우 강력한 효과가 입증되어 있습니다. 생선을 꾸준히 먹는 사람이 아니라면 굳이 질병이 없더라도 복용할 것을 권장하고 싶습니다. 오메가3는 많은 연구들을 분석한 종합적인 연구에서 보통 수주 이내에 눈에 띄는 부작용 없이 강력하게 중성지방을 감소시키는 것으로 보고되고 있습니다. 1주일에 2회 이상 해산물을 섭취한다면 좋겠지만 그렇지 못한 사람이라면 질 좋은 오메가3의 보충은 건강에 굉장히 도움이 될 수 있습니다. LDL 저하나 HDL 상승과 관련하여 긍정적인 효과가 보고된 연구도 있지만, 아직 확실한 근거가 부족한 편이기는 합니다.

▶ 당뇨

대사증후군과 관련된 대사성 질환 중 가장 관리가 어려운 '끝판왕'을 꼽자면 개인적으로 '당뇨'라고 생각합니다. 혈압이나 이상지질혈증에 비해 관리가 어렵고, 당뇨가 동반된 환자에게는 다른 대사성 질환이 나타날 가능성이 매우 높기 때문입니다. 당뇨를 제대로 관리하지 않으면 돌이킬 수 없는 문제들이 발생합니다. 대표적인 것이 당뇨병성 망막병증, 신경병증, 신증입니다. 당뇨로 인해 미세혈관 순환에 문제가 생겨 발생하는 합병증인데 실명 위험도가 높아질 수 있고 저림과 감각이상이 발생할 수 있으며, 신부전증 등 신장이 망가질 수 있습니다. 그 외에도 족부 궤양, 각종 심혈관질환의 악화로도 이어질 수 있으니 당뇨는 아주 철저하게 관리해야 합니다. 당뇨 관리에는 아직까지 명확하게 효과가 입증된 영양요법이 많지는 않습니다만, 병원 치료를 우선으로 하면서 병행하면 좋을 몇 가지 영양요법을 소개합니다.

1. 아연, 셀레늄, 크롬

당뇨 환자의 건강관리에 많이 사용되는 미네랄 삼총사입니다. 당뇨에 도움이 될 수 있는 기능성 제품에는 대부분 이 세 가지 미네랄이 포함되어 있다고 봐도 무방합니다. 삼총사 중 아연은 인슐린과 연관이 있습니다. 인슐린은 우리 몸속에 있는 포도당 수치를 일정하게 유지하는 데 중요하게 작용하는 호르몬입니다. 이런 인슐린 분비에 문제가 생기거나 인슐린 자체의 기능에 문제가 생기면 당뇨병이 발생하게 됩니다. 인슐린이 작용하기 위해서는 세포에 존재하는 인슐린 수용체에 달라붙어 신호를 보내야 하는데 아연은 이 신호에 부정적으로 작용하는 조절인자를 억제하여 인슐린의 효과를 돕는 것으로 알려져 있습니다. 아연이 결핍된 사람은 혈당 조절에 문제가 있을 수 있다는 보고가 있는데 이런 경우 신속한 아연 보충은 증상 개선에 도움이 될 수 있습니다.

셀레늄은 아직 논란의 여지가 있습니다. 셀레늄은 당의 대사를 증진시키고 지방과 근육세포에 포도당의 축적을 도와 혈당 조절에 도움이 될 수 있다고 보고되었습니다. 하지만 이와 반대로 최근의 연구에서는 제2형 당뇨병의 발병 가능성을 증가시킬 수 있다고 보고되기도 했습니다. 아직은 추가 연구가 더 필요한 부분으로 보입니다.

크롬은 필수 미네랄이지만 많은 사람에게 익숙한 성분은 아닙니다. 일반적인 식이를 통해 보충되어 선진국에서는 결핍이 드문 편입니다. 하지만 크롬이 충분치 않다고 가정했을 때 크롬의 추가 보충은 인슐린 호르몬의 신호 전달을 증가시킬 수 있다고 알려져 있습니다. 많은 제2형 당뇨병 환자들은 인슐린 저항성이 높아져 있는데, 크롬은 이러한 인슐린 저항성 개선에 도움이 될 수 있습니다. 물론 효과를 입증하지 못한 연구도 제법 있지만 전반적인 인슐린 기능과 관련된 연구에서는 긍정적인 개선도를 보여주었습니다.

2. 바나바잎

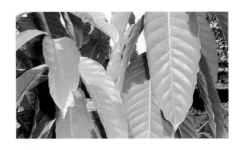

바나바잎 추출물은 개별인정형 기능성 원료로 당뇨에 많이 사용되고 있습니다. 바나바는 필리핀과 동남아시아에서 자라는 식물로, 이 식물의 잎을 에탄올을 이용하여 추출하고 농축하여 만듭니다. 추출물의 유효성분인 코로솔산corosolic acid은 포도당이 세포 내로 이동하는 것을 도와주어 혈당을 조절하는 것으로 알려져 있습니다. 혈액 속에 존재하는 높은 농도의 포도당은 세포로 들어가서 이용되거나 저장되어야 합니다. 이 포도당을 운반하는 역할을 하는 것이 GLUT4라는 물질인데 바나바잎은 이 GLUT4의 장소 이동(translocation)을 활성화시킵니다. 쉽게 말하면 세포 내에 있는 GLUT4를 세포막으로 이동시켜 포도당이 세포 외부로부터 세포 내로 잘 이동하도록 도와주는 것입니다. 다만 아쉬운 점은 다른 성분들에 비해 연구나 발표 논문이 많지는 않다는 것입니다.

할아버지가 힘이 없고
걷는 게 힘들다고 하세요.

약사 선생님, 내가 다리에 힘이 없고 걷는 게 너무 힘든데 왜 그런 거요?

할아버님께서 음식을 잘 못 챙겨 드시고 운동량이 적어서 그래요.

그럼 어떻게 해야 하는데요?

음식을 잘 챙겨 드시고, 가벼운 운동이라도 꾸준히 하셔야죠!

실제로 제가 약국에서 어르신들과 종종 나누는 대화입니다. 이를 보고 옆에 있던 직원분이 "약사님! 너무 대답이 성의 없는 거 아니에요?"라고 말한 적이 있습니다. 그런데 사실 '잘 챙겨 드시고 운동 열심히 하셔야 합니다' 보다 이 상황에서 더 적절한 대답은 없을 겁니다.

■ 어른들은 잘 챙겨 먹는 것이 최고!

나이가 들면 미각이 둔해지고 입맛이 떨어집니다. 치아가 약해지다 보니 충분하고 고르게 음식을 섭취하기도 쉽지 않습니다. 위장 운동도 저하되고 위산과 소화액 분비도 줄어드니 조금만 먹어도 소화가 잘되지 않아 먹는 것 자체가 큰일이 되어버립니다. 이런 이유로 노인은 고른 영양 섭취가 쉽지 않아 각종 미네랄과 비타민 등의 영양소가 부족해집니다. 슬프지만 어찌 보면 아주 당연한 일입니다.

그중에서 가장 중요하고 특히 더 신경을 써야 할 부분은 바로 단백질 섭취입니다. 단백질은 우리 몸의 각종 기관뿐만 아니라 효소, 호르몬을 구성하는 주원료이며 세포 내에서 일어나는 각종 화학반응의 촉매 역할을 합니다. 그러니 단백질이 부족하면 신체 모든 부위가 약해지고 각종 화학반응이 제대로 일어날 수 없는 것입니다. 우리 몸의 뼈를 구성하는 물질 중 가장 큰 비중을 차지하는 것은 누구나 다 알고 있듯이 칼슘입니다. 그럼 칼슘과 수분을 제외한 나머지 대부분은 무엇일까요? 바로 콜라겐 단백질입니다. 즉 칼슘이 부족해도, 단백질이나 아미노산의 섭취가 부족해도 뼈가 약해질 수 있는 것입니다. 또한 뼈를 지탱하고 외부 충격으로부터 보호해줄 수 있는 근육 역시 대부분 단백질로 이루어져 있습니다. 그러니 단백질의 공급이 부족하면 뼈와 근육이 모두 약해진다고 할 수 있습니다. 이런 식으로 단백질의 섭취가 충분하지 않은 노인은 근력이 저하되고 뼈가 약해지는데, 이로 인해 운동 부족에 시달릴 수밖에 없고 이는 또다시 근력의 약화를 가속시킵니다. 악순환의 연속인 셈입니다.

> 단백질 섭취 부족으로 인해 근육량 부족 → 뼈와 관절의 지탱이 어려워져 운동이 어려워짐 → 운동량 부족으로 또다시 근육이 약해짐

그래서 힘이 없어 걷기 힘들다고 말씀하시는 어르신들에게는 특히 단백질을 잘 챙겨 드시고 꾸준히 운동하시라고 말씀드립니다.

■ 로코모티브 신드롬, 들어보셨나요?

노인의 근 감소증은 세계적으로도 중요하게 이야기되는 부분입니다. 인간은 누구나 나이가 들면서 근육량이 줄어드는데 70~80대가 되면 20대 때 근육량의 절반 정도로 감소합니다. 이러한 근육량 감소는 대사증후군의 위험도를 높여 각종 만성

질환을 증가시키고, 인슐린 저항성을 악화시키며 낙상, 피로감, 입원, 사망을 증가시키는 것으로 보고되었습니다. 최근 연구에서는 혀, 저작근, 인두근육에서도 근육량이 감소해 음식을 삼키는 기능이 악화되는 삼킴 장애로까지 이어질 수 있다고 지적합니다.

일본에서는 특히 노인의 근육감소증을 심각하게 인지하고 정부 차원에서 대대적으로 이에 대한 관리를 시행했습니다. 우리말로 하면 '운동기능저하증후군' 정도로 해석할 수 있는 로코모티브 신드롬(Locomotive Syndrome)은 우리나라보다 훨씬 고령화가 빠르게 진행된 일본의 정형외과학회에서 2008년 정립한 개념입니다. 일본 정형외과학회에서 만든 로코모티브 신드롬 자가진단 체크리스트는 아래와 같으며, 위 항목 중 1개 이상에 해당하면 운동기능 장애에 해당합니다.

[로코모티브 신드롬 자가진단 체크리스트]

1. 파란불이 빨간불로 바뀌기 전에 횡단보도를 건너지 못한다.
2. 2kg 물건(1L 우유 두 팩 정도의 무게)을 들고 움직이는 것이 힘들다.
3. 한 발로 서서 양말을 제대로 신지 못한다.
4. 청소기, 이불 개서 올리기 등의 힘을 쓰는 집안일이 버겁다.
5. 계단을 오르려면 잡고 올라갈 난간이 필요하다.
6. 집 안에서 발을 헛디뎌 넘어지거나 미끄러진다.
7. 15분 이상 지속해서 걷지 못한다.

이런 식으로 가까운 이웃 나라인 일본에서는 노인의 근육 감소를 중요한 문제로 인지하고 체계적으로 관리하고 있는데, 현재 고령화 속도가 세계 선두권을 달리는 우리나라도 이에 대한 심각한 고민과 각종 제도적 뒷받침을 통해 미리 대비할 필요가 있어 보입니다.

일단 종합적인 측면을 고려해서 항산화제가 풍부한 노인용 종합비타민의 복용이 필요합니다. 아무래도 골고루 음식을 섭취하지 못하여 각종 영양성분들이 결핍될 확률이 높으며 여러 만성질환을 앓고 있는 경우가 많기 때문입니다. 약해지는 뼈와 치아를 보강하기 위해 칼슘과 비타민D의 추가 보충 역시 고려하는 것이 좋습니다.

그리고 근육량 감소 측면에서 보자면, 노인들 역시 젊은 사람들과 마찬가지로 음식을 통한 양질의 단백질 섭취가 중요합니다. 소고기·닭고기·돼지고기 등의 육류, 우유, 달걀, 생선, 콩 등 말이죠. 음식으로 섭취한 단백질은 위와 소장에서 각종 효소에 의해 분해되어 아미노산으로 변환되어야 흡수할 수 있고, 이후 순환계를 통해 우리 몸에서 필요한 곳으로 옮겨져 다시 각종 단백질로 합성됩니다. 그런데 노인은 소화 기능이 저하되어 있어 단백질을 섭취해도 이것이 제대로 흡수되지 못할 가능성이 큽니다. 그래서 단백질의 구성성분이 되는 아미노산 영양제를 보충하는 것도 좋은 방법입니다. 만약 단백질이 풍부한 음식을 챙겨 먹기가 힘든 상황이라면 맥주효모를 영양제로 보충하는 방법도 있습니다. 각종 비타민, 미네랄, 단백질이 풍부하다고 알려진 맥주효모는 성장기 아이, 청소년, 성인 모두에게 좋은 영양 공급원인데 특히 단백질이 부족한 노인에게 비교적 저렴한 금액으로 양질의 단백질을 공급해줄 수 있는 좋은 선택지입니다. 만약 소화 기능이 정상보다 저하된 경우라면 소화효소제와 유산균제를 함께 복용하는 것을 권장합니다.

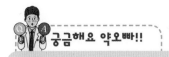
Q. 실버 비타민(장년층을 위한 영양제)은 일반 비타민제와 어떻게 다른가요?

A. 나이가 들면서 세포가 각종 활성산소로부터 공격을 받아 손상되고 노화하는 것이 인간이 늙어가는 과정입니다. 그러니 나이가 들수록 항산화 성분들이 더 필요하겠죠. 장년층을 위해 나오는 실버 제품들은 일반 비타민제보다 좀 더 고르게 여러 가지 항산화제를 포함하고 있습니다. 또한 골소실에 대비하여 칼슘과 비타민D가 들어있는 경우도 있습니다. 하지만 종합비타민에 들어있는 수준으로는 큰 효과를 기대하기 힘드니 칼슘과 비타민D는 따로 보충을 해주는 것이 좋습니다. 그리고 고함량 비타민B군 제품의 경우 위장관 기능이 저하된 노인이 복용 시 위장에 부담을 주거나 다른 부작용을 유발할 수 있어서, 비타민B군 제품의 경우 젊은 층이 복용하는 것과 비교해 함량이 조금 더 낮은 편입니다.

- 가네진 www.ganezin.com
- 경동제약 www.kdpharma.co.kr
- 광동제약 www.ekdp.com
- 건일제약 www.kuhnil.com
- 구미제약 www.gumipharm.co.kr
- 그린제약 www.greenpharmaceutical.co.kr
- 녹십자 www.greencross.co.kr
- 대웅제약 www.daewoong.co.kr
- 대원제약 www.daewonpharm.com
- 동국제약 www.dkpharm.co.kr
- 동성제약 dongsung-pharm.com
- 동아제약 www.dapharm.com
- 동화약품 www.dong-wha.co.kr
- 라니아 www.rania.kr
- 머시론 www.mercilon.co.kr
- 명인제약 www.myunginph.co.kr
- 바이엘코리아 www.bayer.co.kr
- 보령제약 www.boryung.co.kr
- 부스코판 www.buscopan.co.kr
- 삼남제약 www.samnam51.com
- 삼성제약 www.sspharm.co.kr

- 삼아제약 www.samapharm.co.kr
- 삼진제약 www.samjinpharm.co.kr
- 셀트리온제약 www.celltrionph.com
- 약학정보원 www.health.kr
- 옥시 www.rb.com/kr
- 유한양행 www.yuhan.co.kr
- 일동제약 www.ildong.com
- 일양약품 www.ilyang.co.kr
- JW중외제약 www.jw-pharma.co.kr
- 조아제약 www.choa.co.kr
- 종근당 www.ckdpharm.com
- (주)퍼슨 www.firson.co.kr
- 타이레놀 www.tylenol.co.kr
- 태극제약 www.taiguk.co.kr
- 코오롱제약 www.kolonpharm.co.kr
- 하나제약 www.hanaph.co.kr
- 한국다케다제약 www.takeda.com/ko-kr
- 한독 www.handok.co.kr
- 한미약품 www.hanmi.co.kr
- 현대약품 www.hyundaipharm.co.kr
- 후파마 www.huhphama.com

알아두면 쓸모있는 신통방통 약이야기

약 짓는 오빠들이 들려주는 알쓸신약

개정1판 3쇄 발행	2023년 10월 10일
초 판 발 행	2019년 06월 10일
발 행 인	박영일
책 임 편 집	이해욱
저 자	이정철, 임성용
편 집 진 행	강현아
표 지 디 자 인	박수영
편 집 디 자 인	신해니
발 행 처	시대인
공 급 처	(주)시대고시기획
출 판 등 록	제 10-1521호
주 소	서울시 마포구 큰우물로 75 [도화동 538 성지 B/D] 6F
전 화	1600-3600
홈 페 이 지	www.sdedu.co.kr
I S B N	979-11-254-9726-4(13510)
정 가	20,000원

시대인은 종합교육그룹 (주)시대고시기획·시대교육의 단행본 브랜드입니다.